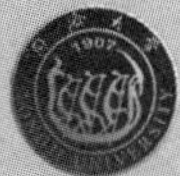
高等医学院校医学专业必修课程考试同步辅导丛书

配套“十二五”普通高等教育本科国家级规划教材

供医学专业本科生课程考试复习使用　　供医学硕士研究生入学考试复习使用

医学影像学应试向导

Medical Imaging Exam Guide

主　编　李长勤　朱建忠

副主编　闫呈新　辛　越　秦　健

编　委　（按汉语拼音排序）

冯　蕾（山东大学医学院）
贾明胜（泰山医学院附属医院）
刘　真（山东大学医学院）
李长勤（泰山医学院附属医院）
李　浩（山东大学齐鲁医院）
刘胜全（泰山医学院附属医院）
秦　健（泰山医学院附属医院）
汤煜春（山东大学医学院）
王　梅（泰山医学院附属医院）
辛　越（泰山医学院附属医院）
邢子英（山东大学医学院）
闫呈新（泰山医学院附属医院）
于广会（泰山医学院附属医院）
赵红金（泰山医学院附属医院）
朱建忠（泰山医学院附属医院）

同济大學出版社
TONGJI UNIVERSITY PRESS

内 容 提 要

本书以"十二五"普通高等教育本科国家级规划教材《医学影像学》为蓝本，以相应教学大纲为指导编写而成，具有实用性、实战性、及时性、新颖性等特点。本书共分十四章，第一章总论，第二章至第十章为各系统的影像诊断学，第十一至第十四章为介入放射学。主要内容包括影像检查技术、正常影像表现、基本病变的影像表现、疾病的影像学诊断与鉴别诊断等。每一章节由【大纲要求】、【内容精析】、【同步练习】和【参考答案】四部分组成。

本书适合医学专业本科生(课程考试)、专科生(专升本考试)和研究生(入学考试)复习使用，也可作为医学影像学教师、低年资医师及进修医师的配套学习用书。

图书在版编目(CIP)数据

医学影像学应试向导/李长勤，朱建忠主编. --上海：同济大学出版社，2014.10

(高等医学院校医学专业必修课程考试同步辅导丛书)

ISBN 978-7-5608-5588-2

Ⅰ. ①医… Ⅱ. ①李…②朱… Ⅲ. ①医学摄影-医学院校-教学参考资料 Ⅳ. ①R445

中国版本图书馆CIP数据核字(2014)第183024号

医学影像学应试向导

主　编　李长勤　朱建忠

责任编辑　沈志宏　**助理编辑**　陈红梅　**责任校对**　徐春莲　**封面设计**　陈益平

出版发行　同济大学出版社　www.tongjipress.com.cn

(地址：上海市四平路1239号　邮编：200092　电话：021-65985622)

经　销　全国各地新华书店

印　刷　同济大学印刷厂

开　本　787mm×1092mm　1/16

印　张　15

印　数　1—5100

字　数　374000

版　次　2014年10月第1版　2014年10月第1次印刷

书　号　ISBN 978-7-5608-5588-2

定　价　32.00元

前　　言

医学影像学是应用医学成像技术对人体疾病进行诊断和在医学影像技术引导下应用介入器材对人体疾病进行微创性诊断和治疗的医学学科，是临床医学的重要组成部分。随着医学影像设备和检查技术的不断创新和发展，影像学检查在临床疾病诊断中的作用愈发重要，影像诊断已从早期单纯依赖形态学变化进行疾病诊断发展为目前集形态、功能和代谢改变为一体的综合诊断体系。医学影像学不同于临床物理诊断、实验室诊断及其他辅助诊断，它是临床医学各学科的桥梁，是临床各专业学科疾病诊断的重要依据。主要内容包括影像检查技术、正常影像表现、基本病变的影像表现、疾病影像诊断等部分。

《医学影像学应试向导》是专门为帮助医学学生更有效地学习和掌握该门课程而精心编写的教学辅导和应试参考书。努力遵循“三基”(基础理论、基本知识和基本技能)和“五性”(思想性、科学性、先进性、启发性和适用性)的编写原则，以“十二五”普通高等教育本科国家级规划教材《医学影像学》为蓝本，以相应教学大纲为指导编写而成。每个章节由【大纲要求】、【内容精析】、【同步练习】和【参考答案】四部分组成。同步练习中名词解释和问答题均配有英文题目，满足了不同层次学习、考试复习的需要。本书编写时考虑到知识结构的完整性，我们根据上岗证考试、职称考试以及准入制考试所采用的标准化试卷格式编写。希望读者可以通过这些试题测试，评估一下自己的学习效果。

【大纲要求】 对学生需要掌握、熟悉和了解的内容提出了具体要求。

【内容精析】 简明扼要地介绍了各章节的重点内容，力求做到框架清晰、内容精要和重点突出。

【同步练习】 包括选择题(单选、多选)、名词解释题、填空题和问答题四种常考题型，便于学生复习之余及时自测，有利于知识的巩固。

【参考答案】 便于学生自我测试时参考，及时更正和补充知识点。

本书适合于医学专业本科生(课程考试)、专科生(专升本考试)和研究生(入学考试)复习使用，也可作为医学影像诊断学教师、低年资医师及进修医师的配套学习用书。

由于深感目前市场上医学参考书良莠不齐，本书作者力求能提供给广大医学生和医务工作者一本真正实用、有效的参考书。本书的编写过程中得到了全体参编作者的大力支持和通力合作，使得本书的编写得以顺利完成，在此表示衷心的感谢。

由于作者水平有限、经验不足和编写时间紧迫，书中难免有错误、疏漏之处，恳请同行和广大读者予以批评和指正。

主　编

2014年8月20日

目　录

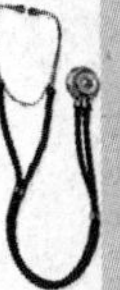

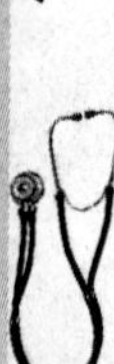

第一章　影像诊断学总论

【大纲要求】

掌握：X线、CT成像的基本原理及X线、CT图像特点；超声、MRI成像的基本概念；图像的观察和分析与影像诊断原则。

熟悉：X线、CT、超声、MRI检查方法；超声、MRI图像特点；不同成像技术的临床应用、比较和综合应用；影像检查的申请和影像诊断报告的应用。

了解：X线、CT、超声、MRI设备与成像性能和检查的安全性；CT图像后处理技术；存档和传输系统与信息放射科；分子影像学概念和成像基本原理、主要应用。

【内容精析】

医学影像学包括影像诊断学和介入放射学。成像技术的发展极大拓展了影像诊断学领域，尽管各种成像技术的原理和检查方法不同、对人体不同系统和部位疾病的诊断价值与限度各异，但都是通过检查所获取的影像来显示人体内部组织器官的形态和生理状况，以及疾病所造成的病理改变，借以达到疾病诊断的目的。对于临床医师而言，认真学习并正确运用影像诊断学具有十分重要意义。

一、X线成像的基本原理

X线之所以能够使人体组织结构成像，基于下述两方面原因的相互作用：

1. X线的基本性质　包括穿透性、荧光效应、感光效应。

2. 人体组织结构分类　人体各部的组织结构之间存在着固有的密度和厚度差异，人体组织结构依密度不同分为三类：属于高密度的有骨组织和钙化灶等；中等密度的有软骨、肌肉、神经、实质器官、结缔组织和体液等；低密度的有脂肪组织和含有气体的器官等。

二、X线图像特点

1. 图像上的黑白度　其反映的是组织结构的密度，图像上的黑影、灰影和白影在诊断描述时分别称之为低密度、中等密度和高密度。

2. X线图像是组织结构影像的叠加图像　X线图像为X线束穿透某一部位不同密度和厚度的组织结构后的投影总和，是这些组织结构影像的叠加。

三、CT值和窗设置

1. CT值　表示组织密度的量的概念，CT检查中特定的密度单位。代表单位体积内各种组织结构的X线吸收系数的平均值，CT值单位为Hu(Hounsfield unit)。人体各种组织结构及病变的相关CT值：水的CT值为0 Hu，骨为+1 000 Hu，空气为−1 000 Hu，脂肪为−70～−110 Hu，软组织为30～75 Hu。

2. 窗设置　包括窗宽和窗位，窗宽为CT图像显示的可供选择的、所需了解的CT值范围；窗位为窗宽的中心位置的CT值。欲观察某一组织结构及其发生的病变，应以该组织的CT值为窗位，调整合适的窗宽。

四、超声成像的基本原理

1. 超声成像的物理特性　主要有指向性，反射、折射与散射，衰减与吸收，多普勒效应。

2. 超声成像的类型和显示方式　主要类型有二维、M型和D型。①二维超声为辉度调制型显示，根据组织内部声阻抗和声阻抗差的大小，将人体组织器官分为四种声学类型：无回声、低回声、高回声和强回声；②M型超声亦是辉度调制型显示，纵坐标代表回声深度，横坐标代表时间；③D型超声亦称多普勒超声，包括频谱多普勒超声和彩色多普勒血流成像。频谱多普勒超声以频谱方式显示，纵坐标以速度表示，横坐标代表时间。彩色多普勒血流成像是利用多普勒效应，提取二维切面内所有差频回声，以彩色显示，并叠加在匹配的二维声像图上。朝向探头的血流以红色表示，背向探头者以蓝色表示，湍流呈五彩镶嵌或绿色。

五、MRI成像弛豫时间和检查方法

1. 弛豫时间　有两种弛豫时间：一种为纵向磁矢量恢复的时间，为纵向弛豫时间，简称T1；另一种为

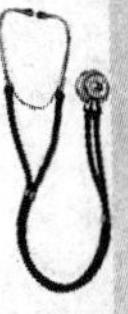

横向磁矢量的衰减和消失时间，为横向弛豫时间，简称 T2；发生共振的^{1}H 在弛豫过程中就会产生代表 T1 值和 T2 值的 MR 信号。

2. MRI 检查方法　包括①普通平扫检查；②特殊平扫检查，常用包括脂肪抑制 T1WI 和 T2WI，梯度回波同、反相位 T1WI，水抑制 T2WI，磁敏感加权成像；③对比增强检查；④MRA 检查；⑤MR 水成像检查；⑥^{1}H 磁共振波谱检查；⑦功能磁共振成像检查，包括扩散加权成像和扩散张量成像检查、灌注加权成像检查和脑功能定位成像。

六、图像的观察和分析的原则与影像诊断原则

1. 图像的观察和分析的原则　要遵循全面、重点和比对相结合的原则。

2. 影像诊断原则　①熟悉正常影像表现；②辨认异常影像表现；③异常影像表现的分析，主要包括部位，数目，形状和边缘，密度、信号强度和回声，邻近器官和结构；④结合临床资料进行综合诊断。

七、影像诊断结果和如何应用影像诊断报告

1. 影像诊断结果　基本有四种类型：确定性诊断、符合性诊断、可能性诊断和否定性诊断。

2. 如何应用影像诊断报告　①核对患者的一般资料；②认真比对影像诊断报告与图像；③及时与影像诊断医师进行沟通。

【同步练习】

一、名词解释

1. 人工对比(artificial contrast)　**2.** 对比剂(contrast media)　**3.** 体素(voxel)　**4.** 容积 CT(volume CT)　**5.** CT 值(CT value)　**6.** 多普勒效应(doppler effect)　**7.** 彩色多普勒血流成像(color doppler flow imaging)　**8.** 弛豫时间(relaxation time)　**9.** 流空效应(flowing void effect)　**10.** MR 胆胰管成像(MR cholangiopancreatographay, MRCP)　**11.** MR 血管成像(MR angiography, MRA)　**12.** 图像存档与传输系统(picture archiving and communication, PACS)

二、选择题

(一) 单选题

1. 关于 X 线成像，下列哪项是**错误**的(　　)

A．组织密度和厚度的不同是产生影像对比的基础
B．组织的密度高，吸收的 X 线量多，照片图像呈白影
C．组织的厚度小，透过的 X 线量少，照片图像呈黑影
D．组织的厚度大，透过的 X 线量少，照片图像呈白影
E．组织的密度小，透过的 X 线量多，照片图像呈黑影

2. X 线在人体内的透过率从大到小，其正确排列为(　　)

A．气体、液体及软组织、脂肪、骨　　B．骨、脂肪、液体及软组织、气体
C．脂肪、气体、液体及软组织、骨　　D．骨、液体及软组织、脂肪、气体
E．气体、脂肪、液体及软组织、骨

3. 指出与 X 线诊断和治疗**无关**的特性(　　)

A．穿透性　B．衍射　C．荧光效应　D．摄影效应　E．电离效应

4. 孕妇应避免 X 线检查，是因为 X 线的(　　)

A．穿透作用　B．感光作用　C．生物作用　D．荧光作用　E．光学特性

5. 窗宽为 300、窗位为 20 时，CT 值显示范围为(　　)

A．−170～130 Hu　B．−150～150 Hu　C．−130～170 Hu
D．0～300 Hu　E．−300～0 Hu

6. 装有心脏起搏器的病人**不能**进行下列哪种检查(　　)

A．MRI　B．CT　C．X 线平片　D．SPECT　E．PET

7. 下列哪项**不是** CT 扫描的适应证(　　)

A．眼部外伤　B．眼眶内异物　C．眼的先天性疾病
D．近视眼　E．眼球及眶内肿物

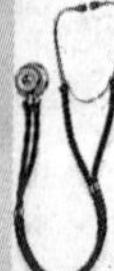

8. 目前最广泛应用于临床磁共振成像技术的原子核是(　　)

A．氢(^{1}H)　B．氟(^{19}F)　C．钠(^{23}Na)　D．磷(^{31}P)　E．其他

9. MRI成像参数有(　　)

A．T2　B．T1　C．流速　D．质子密度　E．以上全对

10. 关于MRI检查安全性论述，**错误**的是(　　)

A．体内有金属异物、人工铁磁性关节等不应行MRI检查

B．带有心脏起搏器患者禁止MRI检查

C．幽闭症患者不宜做MRI检查

D．正在进行生命监护的危重病人不能进行MRI检查

E．早期妊娠妇女接受MRI检查肯定是安全的

11. 利用电子计算机处理数字化的影像信息，以消除重叠的骨骼和软组织影，突出血管影像的检查是(　　)

A．X线体层　B．CT　C．MRI　D．DSA　E．DR

12. 以下哪项**不是**直接引入造影剂的方法(　　)

A．口服法，如钡餐检查　B．灌注法，如支气管造影　C．穿刺注入法，如心血管造影

D．静脉肾盂造影　E．子宫输卵管造影

13. 以下CT优于MRI检查的是(　　)

A．软组织分辨率高　B．显示钙化灶　C．多参数成像

D．多切层成像　E．无需血管造影剂即可显示血管

14. 哪一项**不是**MRI的优点与特点(　　)

A．无电离辐射　B．多切层多参数成像　C．软组织分辨率高

D．可显示钙化灶　E．无需血管造影剂即可显示血管

15. 彩色多普勒血流显像的特点，**错误**的是(　　)

A．血流朝向探头，显示红色　B．血流背离探头，显示蓝色

C．血流朝向或背离探头，流速高均显示亮度大　D．动脉血流显示为红色

E．高速湍流则以五彩表示

16～18题共用备选答案

A．0～20 Hu　B．30～60 Hu　C．－60～0 Hu　D．1 000 Hu　E．－1 000 Hu

16. 空气的CT值(　　)

17. 软组织的CT值(　　)

18. 脂肪的CT值(　　)

19～23题共用备选答案

A．穿透作用　B．荧光作用　C．生物作用　D．电离作用　E．感光效应

19. 透视利用X线的(　　)

20. 摄片主要利用X线的(　　)

21. 孕妇应避免X线检查，是因为X线的(　　)

22. 放射治疗主要利用X线的(　　)

23. 放射防护主要利用X线的(　　)

(二) 多选题

1. CT平扫极高密度，T1、T2加权像极低信号见于(　　)

A．肌腱　B．脂肪　C．钙化　D．脑脊液　E．脑白质

2. MRI的成像参数包括(　　)

A．组织衰减系数　B．T1时间　C．T2时间　D．质子密度　E．流空效应

3. 现代医学影像学包括的内容有(　　)

A．普通X线检查　B．CT、MRI　C．核素扫描

D．超声医学　E．介入放射学和放射治疗学

4. 下列X线特性中用于诊断的是(　　)

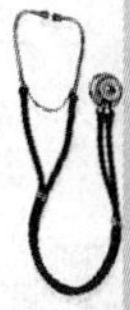

A．穿透性　B．生物效应　C．电离效应　D．感光效应　E．荧光效应

5. 请指出X线检查三大类别(　　)

A．常规检查　B．电视透视　C．特殊摄影检查　D．体层摄影　E．造影检查

6. CT检查的主要优点为(　　)

A．CT图像清晰，密度分辨率高

B．CT能显示真正的断面图像

C．CT空间分辨率较X线高

D．CT检查迅速

E．CT无电离辐射

7. 目前MRA中常用技术有(　　)

A．TOF　B．黑血技术　C．最小强度投影　D．最大密度投影　E．PC

8. 关于MRI的理论，正确的是(　　)

A．MRI属生物磁自旋成像技术

B．人体正常与病理组织间的T1、T2弛豫时间上的差别，是MRI成像的基础

C．MRI多参数、多方位成像，能提供比CT更多的诊断信息

D．MRI成像系统应包括MRI信号、数据采集与处理及图像显示几部分

E．磁场的强度、均匀度和稳定性与图像的质量有关

9. MRI与CT相比，其特点为(　　)

A．无骨性伪影

B．MRI对椎管内脊髓病变显示，优于CT

C．因为纵隔内有脂肪及血管结构，故MRI显示较好

D．由于MRI无放射性，所以是一种最安全的检查方法

E．MRI不使用造影剂就可使血管显像

10. 产生X线必须具备的条件是(　　)

A．光电管

B．电子源

C．旋转阳极

D．适当的障碍物(靶面)

E．高压电场和真空条件下产生的高速电子流

三、填空题

1. X线具有______、______、______、______基本性质。

2. X线对比剂引入途径包括______和______。

3. X线检查时应遵循防护的三项基本原则______、______、______。

4. 人体各种组织、器官______和______的差别是产生影像对比的基础，是X线成像的基本条件。

5. CT成像的主要优势包括______、______、______、______，CT成像的局限性包括：不能整体显示______、不利于______、受到______影响和易发生______。

6. 超声波的物理特性主要有______、______、______、______。

7. MRI成像的主要优势包括______、______、______，MRI成像局限性包括：______、______、______、______、______。

8. 图像观察和分析时要遵循______、______和______相结合的原则。影像诊断的基本原则为熟悉______、了解______、对异常影像表现进行______。

9. X线的穿透性决定于X线的波长和被穿透物质的密度和厚度。X线的波长愈______，穿透力愈强；物质的密度愈______，厚度愈______，X线愈容易穿透。

10. X线的穿透力与X线管电压密切相关，电压愈高，产生的X线的波长愈______，穿透力愈______。反之，电压愈低，产生的X线的波长愈______，穿透力愈______。

11. 影像诊断的结果有4种类型，分别为______、______、______、______。

12. 分子探针的组成分为三部分：______、______和______。

四、问答题

1. 简述医学影像诊断步骤。

Describe the medical imaging diagnostic procedure.

2. 简述X线的防护原则。
Describe the X-ray protection principle.

【参考答案】

一、名词解释

1. 人工对比　对于缺乏自然对比的组织或器官，可以用人为的方法引入一定量的在密度上高于或低于它的物质，使产生对比。
2. 对比剂　人工对比引入的产生对比的物质，称为对比剂。
3. 体素　CT扫描将扫描层面分为若干体积相同的立方体或长方体，称为体素。
4. 容积CT　MSCT采集的不再是某一横断层面的数字信息，而是某一段容积内的数字信息，因此也称容积CT。
5. CT值　表示组织密度的量的概念，CT检查中特定的密度单位。代表单位体积内各种组织结构的X线吸收系数的平均值。
6. 多普勒效应　超声束遇到运动的反射界面时，其反射波的频率将发生改变，此即超声波的多普勒效应。
7. 彩色多普勒血流成像　是利用多普勒效应，提取二维切面内所有差频回声，以彩色显示，并叠加在匹配的二维声像图上。朝向探头的血流以红色表示，背向探头者以蓝色表示，湍流呈五彩镶嵌或绿色。
8. 弛豫时间　停止发射RF脉冲后，^{1}H迅速恢复至原有的平衡状态，这一过程所需要的时间。
9. 流空效应　被RF激发的H^{+}在释放MR信号时，由于流动超出了接收线圈的接收范围，新流入的同类物质由于没有被RF激励，故无MR信号产生，在MRI上显示为黑色。
10. MR胆胰管成像　利用重T2WI序列检查，不用对比剂能够使含有相对静止液体的胆胰管显影。
11. MR血管成像　利用液体流动效应，不用对比剂，采用时间飞跃或相位对比法使血管整体显示。
12. 图像存档与传输系统　将数字化成像设备、高速计算机网络、海量存储设备和具有后处理功能的影像诊断工作站结合起来，完成对医学影像信息的采集、传输、存储、后处理及显示等功能，使得图像资料得以有效管理和充分利用的复杂系统。

二、选择题

(一) 单选题

1. C　2. E　3. B　4. C　5. C　6. A　7. D　8. A　9. E　10. E　11. E　12. D
13. B　14. D　15. D　16. E　17. B　18. C　19. B　20. E　21. C　22. C　23. D

(二) 多选题

1. C　2. BCDE　3. ABCDE　4. ADE　5. ACE　6. ABD　7. ABE　8. ABCDE
9. ABCDE　10. BDE

三、填空题

1. 穿透性　荧光效应　感光效应　电离作用　2. 直接引入法　间接引入法　3. 屏蔽防护　距离防护　时间防护　4. 密度　厚度　5. 密度分辨力高　可行密度量化分析　组织结构影像无重叠　可行图像后处理　器官结构和病变　快速观察　部分容积效应　伪影　6. 指向性　反射、折射与散射　衰减与吸收　多普勒效应　7. 组织分辨力高　直接水成像　直接血管成像　成像速度慢　对钙化灶和骨皮质病灶不够敏感　图像易受多种伪影影响　禁忌证多　定量诊断困难　8. 全面　重点　对比　正常影像表现　异常影像表现　分析和归纳　9. 短　低　薄　10. 短　强　长　弱　11. 确定性诊断　符合性诊断　可能性诊断　否定性诊断　12. 亲和组件　信号组件　连接物

四、问答题

(一) 简答题

1. 简述医学影像诊断步骤。
答：①阅读申请单；②了解技术条件；③观察照片应按一定顺序，要全面系统；④区分正常与异常；⑤对病变的观察，包括位置和分布、数目、信号(包括密度、回声及信号等)、大小、形状、边缘、邻近器官、组织改变、功能变化、动态变化；⑥结合临床全面分析判断；⑦诊断结果：确定性诊断、符合性诊断、否定性诊断和可能性诊断。

2. 简述X线的防护原则。
答：防护实践正当化、防护的最优化和个人剂量限制是X线防护的3大基本原则。实际工作中要遵循下列原则：

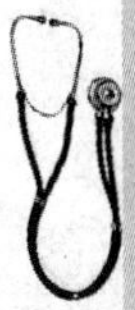

①时间防护，应尽可能减少在X线场内停留的时间，缩短照射时间，减少受照射的剂量；②距离防护，X线机工作时，应尽可能使工作人员远离X线源；③屏蔽防护，即在X线源与人员间放置一种能吸收X线的物质，如铅玻璃、混凝土墙壁、铅围裙等，从而减弱或消除X线对人体的危害。

（于广会　李长勤）

第二章　中枢神经系统

第一节　脑

【大纲要求】

掌握：颅脑CT和MRI检查方法、基本病变及颅脑常见疾病的影像学表现及诊断。

熟悉：颅脑各种影像学检查方法及各自的影像特点。

了解：颅脑常见疾病的脑血管造影的及功能性MRI成像的影像学表现。

【内容精析】

对于颅骨本身的病变或颅内病变对颅骨的侵犯，颅骨平片仅能大致反映骨质改变，已极少应用。CT和MRI已成为脑部检查的主要技术，结合增强扫描可对病变做出定位及定性诊断；脑MRI对中线结构、后颌窝和近颅底病变的显示较CT优越，功能性MRI更有利于占位病变的鉴别诊断和治疗。脑血管性病变，DSA虽然作为诊断的金标准，但为创伤性检查，应用大为减少；无创性MRA和微创性CTA的诊断作用逐步得到肯定，应用范围不断扩大。脑的各种影像学正常表现与基本病变分析可以看出，X线、DSA、CT、和MRI等成像技术在反映脑部病变上各有优势和不足。

一、检查技术

（一）X线检查

1. 颅骨平片　常用后前位和侧位。临床已极少应用。

2. 脑血管造影　(cerebral angiography)是将有机碘对比剂引入脑血管显示脑血管的方法，包括颈动脉造影(carotid arteriography)和椎动脉造影(vertebral angiography)。常用DSA技术，分别摄取脑动脉期、静脉期和静脉窦期图像，是脑血管疾病诊断的金标准。

（二）CT检查

1. 平扫CT　为颅脑疾病的常规检查方法，其中部分疾病如急性颅脑外伤、急性脑出血和先天性脑发育畸形等，平扫CT检查常可明确诊断。

2. 增强CT　平扫发现颅内病变时，多需行增强CT检查，并依临床拟诊疾病和平扫检查表现，采取不同的增强检查方法。

(1) *普通增强检查*　是大多数颅脑疾病如肿瘤性、血管性、感染性疾病等常用的增强方法，依据病变的强化程度和方式，多可明确诊断。

(2) *CTA检查*　主要用于脑血管疾病检查，可以发现和诊断脑动脉主干及主要分支狭窄和闭塞、颅内动脉瘤和动静脉畸形等。由于CTA检查的安全性高、成像质量佳，已部分取代了有创性DSA检查。

(3) *CT灌注检查*　可以反映脑实质微循环和血流灌注情况，主要用于检查急性脑缺血(图2-1，见教材末彩页插图)，此外对于脑肿瘤病理级别的评估、肿瘤治疗后改变与复发的鉴别等也有一定价值。

3. 图像后处理技术　运用MSCT获得的容积数据，可行多种CT后处理，例如行冠状、矢状乃至任一方位的多层面重组以更清楚地显示病变的空间位置，应用最大强度投影(MIP)可更好地发现颅内动脉瘤及其与载瘤动脉的关系等。

（三）MRI检查

1. 平扫检查

1) *普通平扫检查*　需常规进行，包括横断层T1WI和T2WI检查，必要时加行冠状和(或)矢状位成像。其中，T1WI像显示解剖结构较好，T2WI像则对发现病变较为敏感。对于较小病灶，如垂体微腺瘤、局限于内耳道的听神经瘤等，则需要薄层检查。

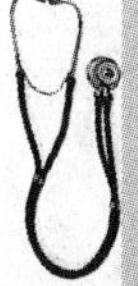

2）特殊平扫检查

(1) 水抑制 T2WI(FLAIR)检查 能够敏感的检出普通平扫 T2WI 上难以发现的脑室旁和脑沟、脑池旁的脑实质病灶 CT。

(2) 脂肪抑制技术 主要用于检查和诊断颅内含有脂肪组织的病变，例如胼胝体脂肪瘤、松果体区畸胎瘤等。

(3) 磁敏感加权成像(SWI)检查

2. 增强检查 常需进行，其应用特征是：平扫发现异常，但难以确定病灶的具体大小、数目和性质；临床高度疑为颅内疾病，而平扫检查未发现明确异常。

3. MR 血管成像(MRA)检查 可用于检查脑血管疾病，但显示效果通常不及 CTA 检查。

4. ^{1}H 磁共振波谱(^{1}H－MRS)检查 通过分析病变组织内代谢物的改变，有助于颅内病变其是为肿瘤性病变的诊断和鉴别诊断。

5. 功能性 MR(fMRI)检查 能够反映疾病所导致的脑功能性改变，以此达到病变诊断与鉴别诊断的目的。同时，fMRI 也是精神影像学这一新的学科分支的重要检查方法。

扩散加权成像(DWI)和扩散张量成像(DTI)检查：DWI 主要用于急性脑梗死的早期诊断、脑肿瘤的诊断与鉴别诊断及其病理分级的评估等；DTI 的脑白质纤维束成像能够显示正常脑白质纤维束走向和结构完整性，以及病变所致的脑白质纤维束受压、移位或破坏、中断，对疾病的诊断、治疗及预后评估均具有重要价值。

6. 灌注加权成像(PWI)检查 主要用于脑缺血性疾病检查，并对评估急性脑梗死的缺血性半暗带有一定价值；此外，还可用于常见的星形细胞肿瘤的诊断、鉴别诊断以及病理分级的评估。

7. 脑功能定位检查 是利用血氧水平依赖(BOLD)原理对脑皮质功能区进行定位，主要用于脑外科术前方案制订，以避免损伤重要功能脑区，此外也用于术前癫痫灶的定位。

二、正常影像表现

(一) X 线检查

颈动脉 DSA 检查显示，颈内动脉经颅底入颅后，先后发出眼动脉、脉络膜前动脉和后交通动脉。终支为大脑前、中动脉：①大脑前动脉的主要分支依次是额极动脉，胼缘动脉、胼周动脉等；②大脑中动脉的主要分支依次是额顶升支、顶后支、角回支和颞后支等。这些分支血管多相互重叠，结合正侧位造影片容易辨认。正常脑动脉走形迂曲、自然，由近及远逐渐分支、变细，管壁光滑，分布均匀，各分支走形较为恒定。

(二) CT 检查

1. 平扫 CT

(1) 颅骨 颅骨为高密度，颅底层面可见其中低密度的颈静脉孔、卵圆孔、破裂孔等。鼻窦及乳突内气体呈极低密度。

(2) 脑实质 分大脑额、颞、顶、枕叶及小脑、脑干。皮质密度略高于髓质，分界清楚。大脑深部的灰质核团密度与皮质相近，在髓质的对比下显示清楚：①尾状核头部位于侧脑室前角外侧，体部沿丘脑和侧脑室体部之间向后下走行；②丘脑位于第三脑室的两侧；③豆状核位于尾状核与丘脑的外侧，呈楔形，自内而外分为苍白球和壳核；苍白球可钙化，呈高密度；④豆状核外侧近岛叶皮层下的带状灰质为屏状核。尾状核和丘脑与豆状核之间的带状髓质结构为内囊，自前向后分为前肢、膝部和后肢；豆状核与屏状核之间的带状髓质结构为外囊。内、外囊均呈略低密度。

(3) 脑室系统 包括双侧侧脑室，第三脑室和第四脑室，内含脑脊液，为均匀水样低密度。双侧侧脑室对称，分为体部、三角区和前角、后角、下角。

(4) 蛛网膜下腔 包括脑沟、脑裂和脑池，充以脑脊液，呈均匀水样低密度。脑池主要有鞍上池、环池、桥小脑角池、枕大池、外侧裂池和大脑纵裂池等；其中鞍上池在横断面上表现为蝶鞍上方的星状低密度区，多呈五角或六角形。

2. 增强扫描

(1) 普通增强检查 正常脑实质仅轻度强化，血管结构、垂体、松果体及硬脑膜呈显著强化。

(2) CTA 检查 脑动脉主干及分支明显强化，MIP 上所见类似正常脑血管造影的动脉期表现。

(3) CT 灌注检查 可获得脑实质各种灌注参数图，其中皮质和灰质核团的血流量和血容量均高于髓质。

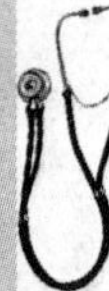

（三）MRI 检查

1. 平扫检查

(1) 脑实质　脑髓质结构不同于皮质，其中 T1 和 T2 值较短，故 T1WI 脑髓质信号稍高于皮质，T2WI 则稍低于皮质。脑内灰质核团的信号与皮质相似。

(2) 含脑脊液结构　脑室和蛛网膜下腔含脑脊液，信号均匀，T1WI 为低信号，T2WI 为高信号，水抑制 T2WI(FLAIR)像呈低信号。

(3) 颅骨　颅骨内外板、钙化和脑膜组织的含水量和氢质子很少，T1WI 和 T2WI 均呈低信号。颅骨板障和颅底内黄骨髓组织在 T1WI 和 T2WI 均呈高信号。

(4) 血管　血管内流动的血液因“流空效应”在 T1WI 和 T2WI 均呈低信号；当血流缓慢时，则呈高信号。

2. 增强扫描　脑组织的强化表现与普通增强 CT 相似。

3. MRA 检查　表现类似正常脑血管造影所见。

4. ^{1}H－MRS 检查　正常脑实质在^{1}H－MRS 的谱线上，位于 2.02 ppm 的 N－乙酰天门冬氨酸(NAA，为神经元标志物)的峰高要显著高于 3.2 ppm 的胆碱复合物(Cho，参与细胞膜的合成和代谢)峰和 3.03 ppm 的肌酸(Cr，为脑组织能量代谢物)峰。

5. DWI 和 DTI 检查　在 DWI 上，正常脑实质除额极和岛叶皮质、内囊后肢和小脑上脚可成对称性略高信号外，其余部分均为较低信号，无明显高信号区；此外，还可通过计算，获取脑实质各部水分子运动的量化指标即表观扩散系数(apparent diffusion coefficient，ADC)值以及重组的 ADC 图。在 DTI 上，可见用不同色彩标记的不同走向的白质纤维束；纤维束成像则可显示其分布和走向。

6. PWI 检查　表现类似正常脑实质 CT 灌注检查所见。

三、基本病变表现

（一）X 线检查

脑血管 DSA 检查　脑血管单纯性狭窄、闭塞常见于脑动脉粥样硬化；脑血管局限性突起多为颅内动脉瘤；局部脑血管异常增粗、增多并迂曲为颅内动静脉畸形表现；脑血管受压移位、聚集或分离、牵直或扭曲见与颅内占位性病变。

（二）CT 检查

1. 平扫 CT

(1) 密度改变　①高密度病灶：见于新鲜血肿、钙化和富血管肿瘤等；②等密度病灶：见于某些肿瘤、血肿吸收期、血管性病变等；③低密度病灶：见于某些肿瘤、炎症、梗死、水肿、囊肿、脓肿等；④混杂密度病灶：为各种密度混合存在的病灶，见于某些肿瘤、血管性病变、脓肿等。

(2) 脑结构改变　①占位效应：为颅内占位性病变及周围水肿所致，表现局部脑沟、脑池、脑室受压变窄或闭塞，中线结构移向对侧；②脑萎缩：可为局限性或弥漫性，皮质萎缩显示脑沟和脑裂增宽、脑池扩大，髓质萎缩显示脑室扩大；③脑积水：交通性脑积水时，脑室系统普遍扩大，脑池增宽；梗阻性脑积水时，梗阻近侧脑室扩大，脑沟和脑池无增宽。

(3) 颅骨改变　①颅骨本身病变：如外伤性骨折、颅骨炎症和肿瘤等；②颅内病变累及颅骨：如蝶鞍、内耳道或颈静脉孔扩大以及局部骨质增生和(或)破坏，常见于相应部位的肿瘤性病变。

2. 增强 CT

(1) 普通增强 CT　可见病变呈不同形式强化：①均匀性强化：见于脑膜瘤、转移瘤、神经鞘瘤、动脉瘤和肉芽肿等；②非均匀性强化：见与胶质瘤、血管畸形等；③环形强化：见于脑脓肿、结核瘤、胶质瘤、转移瘤等；④无强化：见于脑炎、囊肿、水肿等。

(2) CTA 检查　异常表现与 DSA 检查所见类似。

(3) CT 灌注检查　脑血流量减低、血容量变化不明显或增加、平均通过时间延长且范围与脑血管供血区一致，为脑缺血性疾病表现；局灶性脑血流量和血容量均增加，常见于脑肿瘤。

（三）MRI 检查

1. 平扫检查

1) 信号改变　病变的信号变化与其性质和组织成分相关。

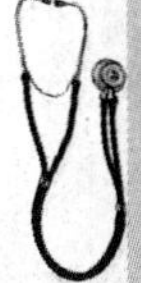

(1) 肿块　一般肿块含水量高，呈长 T1 长 T2 信号改变；脂肪类肿块呈短 T1 长 T2 信号改变；含顺磁性物质的黑色素瘤呈短 T1 短 T2 信号改变；钙化和骨化性肿块呈长 T1 短 T2 信号改变。

(2) 囊肿　含液囊肿呈长 T1 长 T2 信号改变；而含黏液蛋白和类脂性囊肿则呈短 T1 长 T2 信号改变。

(3) 水肿　脑组织发生水肿时，T1 和 T2 值均延长，T1WI 上呈低信号，T2WI 上呈高信号。

(4) 出血　因血肿时期而异：①急性血肿，T1WI 和 T2WI 呈等或稍低信号，不易发现；②亚急性血肿，T1WI 和 T2WI 血肿周围信号增高并向中心部位推进；③慢性血肿，T1WI 和 T2WI 呈高信号，周围可出现含铁血黄素沉积形成的低信号环；④囊变期，T1WI 呈低信号，T2WI 呈高信号，周围低信号环更加明显。

(5) 梗死　①急性脑梗死早期(超急性期脑梗死)在 T1WI 和 T2WI 上信号多正常；②急性期和慢性期由于脑水肿、坏死和囊变，呈长 T1 长 T2 异常信号。

2) **脑结构改变**　脑结构改变的表现和分析与 CT 相同。

2. 增强检查　脑病变的增强 MRI 表现和分析与 CT 相似。

3. MRA 检查　异常表现及意义与 CTA 检查相同。

4. ^{1}H－MRS 检查　代谢物峰的异常改变常见于脑肿瘤、脑梗死、脑脓肿等，如星形细胞肿瘤的 NAA 峰减低，而 Cho 峰明显增高甚至超过前者。

5. DWI 和 DTI 检查　DWI 异常信号是高信号，见于所有能导致组织内水分子运动改变(主要是受限)的疾病，如超急性期脑梗死、脑肿瘤和脑脓肿等；其中，星形细胞瘤的病理级别越高，信号强度也越高；脑脓肿的脓液呈高信号，而肿瘤的坏死灶为低信号，有助于其间鉴别。DTI 的白质纤维束成像上，可见其受压移位，常为占位性病变所致；也可表现破坏中断，多见于脑梗死、脱髓鞘疾病，也可为高级别星形细胞肿瘤等。

6. PWI 检查　异常表现及意义与 CT 灌注检查所见相似。

四、疾病诊断

(一) 脑肿瘤

以星形细胞肿瘤、脑膜瘤、垂体瘤、颅咽管瘤、听神经瘤和转移瘤等较常见。影像学检查目的在于确定肿瘤有无，并对其做出定位、定量乃至定性诊断。各项影像学检查中，颅骨平片和脑 DSA 主要观察颅高压征和间接的肿瘤定位征，其诊断价值有限，CT 和 MRI 为主要检查。

1. 星形细胞肿瘤(astrocytic tumors)

成人多发生于大脑，儿童多见于小脑。是神经系统最常见的肿瘤。按肿瘤组织学分为 6 种类型，且依细胞分化程度之不同分属于不同级别为Ⅰ～Ⅳ级。即：毛细胞型星形细胞瘤(Ⅰ级)、室管膜下巨细胞星形细胞瘤(Ⅰ级)、弥漫性星形细胞瘤(Ⅱ级)、多形性黄色星形细胞瘤(Ⅱ级)、间变性星形细胞瘤(Ⅲ级)、和胶质母细胞瘤(Ⅳ级)。Ⅰ、Ⅱ级肿瘤的边缘较清楚，多表现为瘤内囊腔或囊腔内瘤结节，肿瘤血管较成熟；Ⅲ、Ⅳ级肿瘤呈弥漫浸润生长，肿瘤轮廓不规则，分界不清，易发生坏死、出血和囊变，肿瘤血管丰富且分化不良。临床上，常有局灶性或全身性癫痫发作、运动障碍及颅内压增高的表现。

◎影像学表现

1) CT 检查　病变多位于白质。

(1) Ⅰ级肿瘤　通常呈低密度灶，分界清楚，占位效应轻，无或轻度强化。

(2) Ⅱ～Ⅳ级肿瘤　平扫多呈高、低或混杂密度的囊性肿块，可有斑点状钙化和瘤内出血，肿块形态不规则，边界不清，占位效应和瘤周水肿明显，多呈不规则环形伴壁结节强化，有的呈不均匀性强化，也可表现为无明显强化。

2) MRI 检查

(1) 平扫　病变 T1WI 呈稍低或混杂信号，T2WI 呈均匀或不均匀性高信号。

(2) 增强扫描　类似于 CT 增强检查，囊壁和壁结节强化愈明显。恶性度越高，其 T1 和 T2 值愈长，在 DWI 中其 ADC 值越低；DTI 白质纤维束成像能很好地显示皮质脊髓束的破坏。

◎诊断与鉴别诊断

根据上述 CT 和 MRI 表现，大多数肿瘤可以定位、定量，80％可做出定性诊断。CT 上，Ⅰ级低密度无强化肿瘤需与脑梗死、胆脂瘤、蛛网膜囊肿等鉴别。

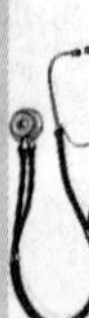

（1）脑梗死的低密度灶形态与血管供应区一致，皮髓质同时受累，边界清楚，有脑回状强化。

（2）蛛网膜囊肿的CT值更低；胆脂瘤可为负CT值，MRI上呈短T1和长T2信号。

囊性肿瘤（环形强化）需与脑脓肿、转移瘤、血管网状细胞瘤等鉴别：脑脓肿壁较光滑，厚薄均匀，一般无壁结节；转移瘤的壁较厚且不均匀，内缘凹凸不平；血管网状细胞瘤好发于小脑半球，壁结节小，囊壁无强化。少数肿瘤的密度较高，均一性强化，类似脑膜瘤和转移瘤，可根，瘤周水肿常更广泛。据病史及骨质改变等鉴别。^{1}H－MRS和DWI检查对上述疾病的鉴别诊断有很大帮助。

2. 脑膜瘤（meningioma）

中年女性多见，起源于蛛网膜粒帽细胞，多居于脑外，与硬脑膜粘连。好发部位为矢状窦旁、大脑凸面、蝶骨嵴、嗅沟、桥小脑角、大脑镰或小脑幕，少数肿瘤位于脑室内。肿瘤包膜完整，多由脑膜动脉供血，血运丰富，常有钙化，少数有出血、坏死和囊变。组织学分为脑膜上皮型、纤维型、过渡型、砂粒型、血管瘤型等多种亚型。

◎影像学表现

1）CT检查

（1）平扫：肿块呈等或略高密度，类圆形，边界清楚，其内常见斑点状钙化；多以广基底与硬膜相连，瘤周水肿轻或无，静脉或静脉窦受压时可出现中或重度水肿。颅板侵犯引起骨质增生或破坏。

（2）增强扫描呈均匀性显著强化。

2）MRI检查

（1）T1WI肿瘤多为等信号或稍高信号，少为低信号，T2WI为等、高或低信号；在肿瘤周围有时可见低信号环，介于肿瘤和水肿之间，称肿瘤包膜。

（2）增强扫描肿瘤明显强化，邻近脑膜增厚强化形成"脑膜尾征"，具有一定特征。可发生恶性变。

（3）MRA能明确肿瘤对静脉或静脉窦的压迫程度及内有无血栓。

◎诊断与鉴别诊断

根据脑膜瘤的CT和MRI表现，结合其好发部位、年龄和性别特征，易于明确诊断。少数不典型的脑膜瘤，需与星形细胞瘤、转移瘤和脑脓肿鉴别。

3. 垂体瘤（pituitary tumor）

绝大多数为垂体腺瘤（pituitary adenoma）。占脑肿瘤的10%左右；以30～60岁常见。按其是否分泌激素可分为非功能性腺瘤和功能性腺瘤。功能性腺瘤包括泌乳素、生长激素、性激素和促肾上腺皮质激素腺瘤等。直径小于10 mm者为微腺瘤（pituitary microadenoma），大于10 mm者为大腺瘤。肿瘤包膜完整，较大肿瘤常因缺血或出血而发生坏死、囊变，偶可钙化。肿瘤向上生长可穿破鞍隔突入鞍上池，向下可侵入蝶窦，向两侧可侵入海绵窦。

◎影像学表现

颅骨平片：显示蝶鞍扩大，呈"鞍内型"改变。可有颅内高压症。

1）CT检查

（1）垂体微腺瘤　平扫，不易显示；需行冠状位薄层增强检查，表现为强化的垂体内低、等或稍高密度结节；间接征象包括垂体高度≥8 mm，垂体上缘隆突，垂体柄偏移和鞍底下陷。

（2）垂体大腺瘤　平扫表现为蝶鞍扩大，鞍内肿块向上突入鞍上池，可侵犯一侧或者两侧海绵窦；肿块呈等或略高密度，内常有低密度灶，强化表现为均匀、不均匀或环形强化。

2）MRI检查

（1）垂体微腺瘤　垂体微腺瘤显示优于CT。平扫见垂体内小的异常信号灶，增强早期显示为边界清晰的低信号灶。

（2）垂体大腺瘤　T1WI呈稍低信号，T2WI呈等或高信号。增强检查有明显均匀或不均匀强化。MRA可显示肿瘤对Willis环的形态和血流的影响。

◎诊断与鉴别诊断

根据上述CT和MRI表现，结合内分泌检查结果，95%垂体腺瘤可明确诊断。少数垂体大腺瘤需与鞍上脑膜瘤、颅咽管瘤等鉴别。垂体微腺瘤主要靠MRI及强化明确。

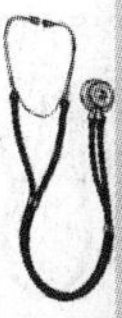

4. 听神经瘤(acoustic neurinoma)

系成人常见的颅后窝肿瘤,约占脑肿瘤的8%～10%。男性略多于女性,儿童少见。

◎临床与病理

起源于听神经鞘膜,早期位于内耳道内,以后长入桥小脑角池;包膜完整,可出血、坏死、囊变,多为单侧,偶可累及双侧。临床表现为听力部分或完全丧失及前庭功能紊乱等症状。

◎影像学表现

颅骨平片示内耳道呈锥形扩大,骨质可破坏。

(1) CT检查 平扫表现为桥小脑角池内等、低或高密度肿块,瘤周轻至中度水肿,偶见钙化或出血;第四脑室受压移位,伴幕上脑积水。骨窗观察内耳道呈锥形扩大。增强CT肿块呈均匀、非均匀或环形强化。

(2) MRI检查 MRI表现与CT相似,增强MRI可无创性诊断内耳道内3 mm的小肿瘤。

◎诊断与鉴别诊断

根据听神经瘤的特征性位置和影像学表现,绝大多数肿瘤可确诊。当听神经瘤不典型或较大时,则需与桥小脑角脑膜瘤、胆脂瘤、三叉神经瘤等鉴别。

5. 颅咽管瘤(craniopharyngioma) 约占颅脑肿瘤的2%～6%;儿童和青年多见,男性多于女性。

◎临床与病理

颅咽管瘤是来源于胚胎颅咽管残留细胞的良性肿瘤,肿瘤多位于鞍上,可分为囊性和实性,囊性多见,囊壁和实性部分多有钙化。临床表现为生长发育障碍、视力改变和垂体功能低下。

◎影像学表现

颅骨平片常显示鞍区钙化、蝶鞍异常和颅内高压症。

(1) CT检查 示鞍上池内类圆形肿物,压迫视交叉和第三脑室前部,可出现脑积水。肿物呈不均匀低密度为主的囊实性,囊壁的壳形钙化和实性部分的不规则钙化呈高密度。压迫视交叉和第三脑室前部时,可出现脑积水;囊壁和实性部分呈环形均匀或不均匀强化。

(2) MRI检查 上肿瘤信号依成分而不同,T1WI可为高、等、低或混杂信号,T2WI多为高信号。囊壁和实性部分呈环形均匀或不均匀强化。

◎诊断与鉴别诊断

根据上述CT和MRI表现,结合其多有钙化的特点,较易明确诊断。少数肿瘤发生在鞍内与鞍上时需与垂体微瘤鉴别。

6. 脑转移瘤(metastatic tumors) 较常见,占脑肿瘤的20%左右。多发于中老年人。男性稍多于女性。

◎临床与病理

顶枕区常见,也见于小脑和脑干。多自肺癌、乳腺癌、前列腺癌、肾癌和绒癌等原发灶,经血行转移而来。常为多发,易出血、坏死、囊变,瘤周水肿明显。临床有头痛、恶心、呕吐、共济失调等。

◎影像学表现

(1) CT检查 平扫脑内单发或多发结节,单发者较大,常位于皮髓质交界区,呈等或低密度灶,出血时密度增高。瘤周水肿较重。增强扫描呈结节状或环形强化,也可混合出现。

(2) MRI检查 平扫转移瘤一般呈长T1和长T2信号,瘤内出血则呈短T1和长T2信号。MRI更易发现脑干和小脑的转移瘤,增强扫描可更敏感地发现小转移瘤。

◎诊断与鉴别诊断

根据上述CT和MRI表现,结合原发肿瘤病史较容易明确诊断。

(二) 脑外伤

由于受力部位不同和外力类型、大小、方向不同,可造成不同程度的颅内损伤,如脑挫裂伤、脑内、脑外出血等,脑外出血又包括硬膜外、硬膜下和蛛网膜下腔出血。急性脑外伤死亡率高。自CT和MRI应用以来,脑外伤诊断水平不断提高,极大降低了死亡率和病残率。

◎影像学表现

1. 脑挫裂伤/脑挫伤(cerebral contusion) 病理为脑内散在出血灶,静脉瘀血、脑血肿和脑肿胀;如伴

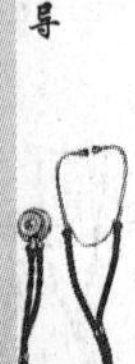

有脑膜、脑或血管撕裂，则为脑裂伤(laceration of brain)。二者常合并存在，故统称为脑挫裂伤。

(1) CT 检查　低密度脑水肿区内，散布斑点状高密度出血灶，伴有占位效应。有的表现为广泛性脑水肿或脑内血肿。

(2) MRI 检查　脑水肿 T1WI 呈等或稍低信号，T2WI 呈高信号；血肿信号变化与血肿期龄有关。

2. 脑内血肿(intracerebral hematoma)　多发生于额、颞叶，位于受力点或对冲部位脑表面区，与高血压性脑出血好发于基底节和丘脑区不同。CT 图像上呈边界清楚的类圆形高密度灶。MRI 图像上血肿信号变化与血肿期龄有关。

3. 硬膜外血肿(epidural hematoma)　多由脑膜血管损伤所致，脑膜中动脉常见，血液聚集硬膜外间隙。硬膜与颅骨内板粘连紧密，故血肿较局限，呈梭形。CT 图像上，颅板下见梭形或半圆形高密度灶，多位于骨折附近，不跨越颅缝。

4. 硬膜下血肿(subdural hematoma)　多由桥静脉或静脉窦损伤出血所致，血液聚集于硬膜下腔，沿脑表面广泛分布。CT 图像上，急性期见颅板下新月形或半月形高密度影，常伴有脑挫裂伤或脑内血肿，脑水肿和占位效应明显。亚急性或慢性血肿，呈稍高、等、低或混杂密度灶。MRI 显示血肿信号与出血期龄相关，但 CT 图像上等密度血肿，MRI 图像上常呈高信号，显示清楚。

5. 蛛网膜下腔出血(subarachnoid hemorrhage)　儿童脑外伤常见，出血多位于大脑纵裂和脑底池。CT 图像上表现为脑沟、脑池内密度增高影，可呈铸形。大脑纵裂出血多见，形态为中线区纵行窄带形高密度影。出血亦见于外侧裂池、鞍上池、环池、小脑上池或脑室内。蛛网膜下腔出血一般 7 天左右吸收，此时 CT 检查阴性，而 MRI 检查仍可发现高信号出血灶的痕迹。

6. 弥漫性轴索损伤(diffuse axonal injury)　是由于头颅突然受到加速或减速力的作用，脑白质与灰质因惯性运动速度不同而发生相对移位，从而导致相应部位脑组织的撕裂和轴索损伤，可致严重的脑功能障碍。

弥漫性轴索损伤往往累及两侧，好发于灰白质交界处，其次为胼胝体、基底节、囊内及脑干背外侧等。临床表现轻者头痛、头晕，重者昏迷。病理上肉眼见弥漫性点状出血灶及蛛网膜下腔出血；镜下轴索损伤断裂，退缩呈球状。

(1) CT 检查　首次检查阴性，短期复查可见点状出血灶，表现为灰白质交界区及胼胝体点状高密度影，常呈双侧性；伴或不伴蛛网膜下腔出血。

(2) MRI 检查　平扫典型表现为灰白质交界及胼胝体等处散在大小不等的斑点状、小片状及条索状 T1WI 低信号、T2WI 高信号影；SWI 检查对微小出血灶敏感，表现为边界清晰的斑点状、线条状或团状低信号灶。

7. 颅内迟发性血肿　指伤后在初次 CT 检查没有血肿的部位，于数小时或数天后复查 CT 出现的颅内血肿。可发生于硬膜外、硬膜下或脑内。可能与脱水治疗、手术减压或其他继发性血管损害有关。CT 及 MRI 表现与前述血肿相同。

8. 脑外伤后遗症　包括脑软化、脑萎缩、脑积水、脑穿通畸形囊肿等。

(1) 脑软化　脑软化(encephalomalacia)为脑挫裂伤后脑组织坏死、吸收而形成的病理性残腔。CT 为低密度，MRI 为长 T1、长 T2 信号，周围可见脑沟增宽和加深、脑室扩大等局部脑萎缩表现，具有“负占位效应”。

(2) 脑萎缩　脑萎缩(brain atrophy)，弥漫性者 CT 与 MRI 表现为两侧脑室、脑沟和脑池扩大；局限性者表现为相应部位脑沟和脑室扩大。

(3) 脑穿通畸形囊肿　脑穿通畸形囊肿系由于脑内血肿或脑挫裂伤后脑组织坏死、吸收而形成的软化灶并与侧脑室相通。CT 与 MRI 表现为境界清楚的囊性含水的病灶，并与相邻近的扩大的脑室相通。

(4) 脑积水　外伤可引起交通性脑积水或梗阻性脑积水。CT 和 MRI：脑室对称性扩大，但无脑沟加深加宽，不同于弥漫性脑萎缩。

(三) 脑血管疾病

脑血管疾病(cerebrovascular diseases)以脑出血和脑梗死多见，CT 和 MRI 诊断价值大；动脉瘤和血管畸形则需配合 DSA、CTA 或 MRA 诊断。

1. 脑出血(intracerebral hemorrhage)　自发性脑内出血多继发于高血压、动脉瘤、血管畸形、血液病和

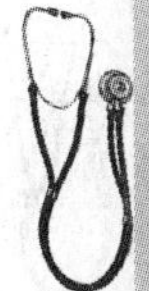

脑肿瘤等，以高血压性脑出血常见，多发于中老年高血压和动脉硬化患者。出血好发于基底节、丘脑、脑桥和小脑，易破入脑室。血肿及伴发的脑水肿引起脑组织受压、软化和坏死。血肿演变分为急性期、吸收期和囊变期，各期时间长短与血肿大小和年龄有关。

◎影像学表现

（1）CT检查　急性期血肿呈边界清楚的肾形、类圆形或不规则形均匀高密度影，周围水肿带宽窄不一，局部脑室受压移位。破入脑室可见脑室内积血。吸收期始于3～7天，可见血肿周围变模糊，水肿带增宽，血肿缩小并密度减低，小血肿可完全吸收。囊变期始于2个月以后，较大血肿吸收后常遗留大小不等的囊腔，伴有不同程度的脑萎缩。

（2）MRI检查　脑内血肿的信号随血肿期龄而变化。急性期血肿T1WI呈等信号，T2WI呈稍低信号，显示不如CT清楚；亚急性和慢性期血肿T1WI和T2WI均表现为高信号；囊肿完全形成时T1WI呈低信号，T2WI呈高信号，周边可见含铁血黄素沉积所致低信号环，此期MRI探测比CT敏感。

◎诊断与鉴别诊断

根据典型的CT、MRI表现和严重的临床症状，脑内出血容易诊断。CT和MRI在脑出血上有很强的互补作用，为脑出血不同时期的鉴别诊断提供了有力帮助。临床症状不明显的脑内出血在吸收期时CT检查可能为等密度，需和肿瘤鉴别。

2. 脑梗死（cerebral infarction）　为脑血管闭塞所致脑组织缺血性坏死。其原因有：①脑血栓形成，继发于脑动脉硬化、动脉瘤、血管畸形、炎性或非炎性脉管炎等；②脑栓塞，如血栓、空气、脂肪栓塞；③低血压和凝血状态。病理上分为缺血性、出血性和腔隙性脑梗死。

◎影像学表现

（1）缺血性梗死（ischemic infarction）　CT平扫，在发病24小时难以显示病；24小时后表现为低密度灶，其部位和范围与闭塞血管供血区一致，皮髓质同时受累，多呈扇形，基底贴近硬膜。可有占位效应。PWI显示病变区脑血流量明显减低，其后普通强化显示脑回样强化。2～3周时可出现“模糊效应”，病灶变为等密度而不可见。1～2个月后形成边界清楚的低密度囊腔。MRI对脑梗死灶发现早、敏感性高：发病后1小时可见局部脑回肿胀，脑沟变窄，随之出现长T1长T2信号影。MRI弥散成像和灌注成像对于超急性脑梗死的早期诊断以及缺血半暗带的确定均有重要价值。MRA可显示脑动脉较大分支的闭塞。

（2）出血性梗死（hemorrhagic infarction）　CT示在低密度脑梗死灶内，出现不规则斑点、片状高密度出血灶，占位效应较明显。MRI平扫梗死区内出现短T1高信号灶。

（3）腔隙性梗死（lacunar infarction）　系深部髓质小动脉闭塞所致。低密度缺血灶10～15 mm大小，好发于基底节、丘脑、小脑和脑干，中老年人常见。CT表现为脑深部的片状低密度区，无占位效应。MRI对脑梗死灶发现早、敏感性高。发病后1小时可见局部脑回肿胀，脑沟变窄，随后出现长T1和长T2信号异常。MR水抑制成像、扩散和灌注成像可更早检出脑梗死。DTI重建显示皮质脊髓束的破坏。MRI对基底节、丘脑、小脑和脑干的腔隙性梗死灶十分敏感。

◎诊断与鉴别诊断

根据上述脑梗死的CT和MRI表现，结合病史多可明确诊断。表现不典型时应注意与星形细胞瘤、病毒性脑炎鉴别，星形细胞瘤占位显著，且多不规则强化；病毒性脑炎常有发热，病灶可双侧对称，脑脊液特异性抗体阳性。

3. 颅内动脉瘤（intracranial aneurysm）　好发于脑底动脉环及附近分支，是蛛网膜下腔出血的常见原因。多呈囊状，大小不一，囊内可有血栓形成。

◎影像学表现

（1）CT检查　分为3型：Ⅰ型无血栓动脉瘤，平扫呈圆形高密度区，均一性强化；Ⅱ型部分血栓动脉瘤，平扫中心或偏心住高密度区，中心和瘤壁强化，其间血栓无强化，呈“靶征”；Ⅲ型完全血栓动脉瘤，平扫呈等密度灶，可有弧形或斑点状钙化，瘤壁环形强化。动脉瘤破裂时CT图像上多数不能显示瘤体，但可见并发的蛛网膜下腔出血、脑内血肿、脑积水、脑水肿和脑梗死等改变。

（2）MRI检查　动脉瘤瘤腔在T1WI和T2WI上呈圆形低信号灶，动脉瘤内血栓则呈高低相间的混杂信号。

DSA、CTA和MRA可直观地显示动脉瘤、瘤内血栓及载瘤动脉。小于5 mm的动脉瘤容易漏诊。

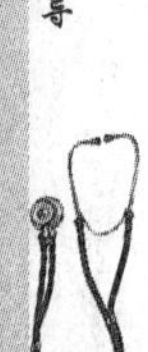
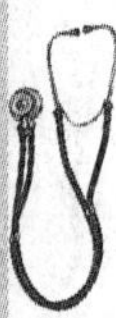

增强 MRA 及三维观察可提高小动脉瘤的显示率。

4. 颅内血管畸形(intracranial vascular malformation)　系胚胎期脑血管的发育异常，分为动静脉畸形、静脉畸形、毛细血管畸形、大脑大静脉瘤和海绵状血管瘤等。动静脉畸形(arteriovenous malformation, AVM)最常见，好发于大脑前、中动脉供血区，由供血动脉、畸形血管团和引流静脉构成。

◎影像学表现

(1) CT 检查　显示不规则混杂密度灶，可有钙化，并呈斑点或弧线形强化，水肿和占位效应缺乏。间接征象可合并脑血肿、蛛网膜下腔出血及脑萎缩等改变。

(2) MRI 检查　见扩张流空的畸形血管团，邻近脑质内的混杂、低信号为反复出血后改变。

DSA、CTA 和 MRA 可直观地显示畸形血管团、供血动脉和引流静脉。

(四) 颅内感染

颅内感染的病种繁多，包括细菌、病毒、真菌和寄生虫感染，病理改变包括脑膜炎、脑炎和动静脉炎。

1. 脑脓肿(brain abscess)　是化脓性细菌进入脑组织引起的炎性改变，以耳源性常见，多发于颞叶和小脑；其次为血源性、鼻源性、外伤性和隐源性等。病理上分为急性炎症期、化脓坏死期和脓肿形成期。

◎影像学表现

(1) CT 检查　急性炎症期呈大片低密度灶，边缘模糊，伴占位效应，增强无强化；化脓坏死期，低密度区内出现更低密度坏死灶，轻度不均匀性强化；脓肿形成期，平扫见等密度环，内为低密度并可有气泡影，呈环形强化，其壁完整、光滑、均匀，或多房分隔。

(2) MRI 检查　脓腔内呈长 T1 和长 T2 异常信号，DWI 检查脓腔内呈明显高信号；Gd - DTPA 增强呈光滑薄壁环形强化。

2. 结核性脑膜脑炎(tuberculous meningitis and encephalitis)　属于结核病第 5 型即肺外结核之一，常发生于儿童和青年人。

结核菌引起脑膜弥漫性炎性反应，并波及脑实质，好发于脑底池，脑膜渗出和肉芽肿为其基本病变，可合并结核球、脑梗死和脑积水。

◎影像学表现

(1) CT 检查　图像上早期可无异常发现。脑底池大量炎性渗出时，其密度增高，失去正常透明度；增强扫描脑膜广泛强化和(或)结节状强化，形态不规则。肉芽肿增生则见局部脑池闭塞并结节状强化。脑结核球和结核性脑脓肿平扫呈等或低密度灶，结节状或环形强化。

(2) MRI 检查　图像上脑底池结构不清，T1WI 信号增高，T2WI 信号更高，水抑制像病变形态、范围显示更清楚，呈高信号。结核球 T1WI 呈略低信号，T2WI 呈低、等或略高混杂信号，周围水肿轻。

3. 脑囊虫病(cerebral cysticercosis)　系猪绦虫囊尾蚴的脑内异位寄生，其发病率约占囊虫病的 80%。人误食绦虫卵或节片后，被胃液消化并孵化出蚴虫，经肠道血流而散布于全身寄生。脑囊虫病为其全身表现之一，分为脑实质型、脑室型、脑膜型和混合型。脑内囊虫的数目不一，呈圆形，直径 4～5 mm。囊虫死亡后退变为小圆形钙化点。

◎影像学表现

脑实质型 CT 表现为脑内散布多发性低密度小囊，多位于皮髓质交界区，囊腔内可见致密小点代表囊虫头节。MRI 较有特征，小囊主体呈均匀长 T1 和长 T2 信号，其内偏心结节里短 T1 和长 T2 信号。囊壁和头节有轻度强化。囊虫死亡后呈钙化小点。不典型者可表现为单个大囊、肉芽肿、脑炎或脑梗死。

脑室型以第四脑室多见，CT 和 MRI 直接征象有限，多间接显示局部脑室或脑池扩大。常合并脑积水。囊壁、头节和脑膜有时可强化。脑膜型多位于蛛网膜下腔，和脑膜粘连，相邻脑实质光滑受压。

4. 脑棘球蚴病(cerebral hydatidosis)　亦称脑包虫病，是因棘球绦虫的幼虫寄生颅内而发病。为牧区常见疾病之一。分为脑细粒棘球蚴病和泡状棘球蚴病，前者多见。狗为其终宿主，人食入虫卵后作为中间宿主。棘球绦虫的虫卵在十二指肠内孵化为蚴虫，入门静脉，随血液进入肝、肺、脑内。在颅内常见部位有颞叶及枕叶，多单发，呈单囊性。囊壁易碎，可钙化；囊内含无数头节，还有子囊。临床可出现癫痫、偏瘫等症状，病变较大时还可产生颅内压增高症状；皮内 Casoni 试验和脑脊液补体结合试验呈阳性，周围血及脑脊液中可见嗜酸性粒细胞增多；常伴颅外棘球蚴病，多见于肺和肝脏。

CT 和 MRI 表现为，脑内类圆形巨大囊性病灶，CT 为低密度，MRI 为长 T1、长 T2 信号，与脑脊液相

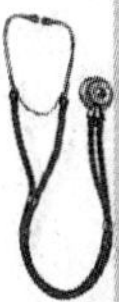

仿，大囊内套小囊为典型特征；边界清楚，无水肿，无囊壁强化；囊周无脑水肿；囊壁可钙化，呈完整或不完整环形。

5. 病毒性脑炎(viral encephalitis)　是由病毒侵犯脑实质引起的炎症反应，常见病毒有单状疱疹性病毒、巨细胞病毒和 HIV 病毒等。

常出现头痛、发热、意识障碍和精神异常等症状，病情多呈快速进展；脑脊液检查可见淋巴细胞明显增多，病毒特异性抗体试验阳性。病理上见脑组织出血、坏死，软脑膜常有少量出血，脑膜伴轻到中度渗出。

◎影像学表现

(1) CT 检查　平扫表现为片状低密度影，伴轻度占位效应；增强扫描病灶呈不均匀强化。单状疱疹病毒性脑炎主要累及颞叶、岛叶，可扩展到额叶及枕叶深部，常呈双侧对称或不对称性分布。

(2) MRI 检查　平扫脑炎病灶多为长 T1、长 T2 信号，增强基础可见点状、斑片状或弥漫脑回状强化，也可无强化。

(五) 脱髓鞘疾病(demyelinating diseases)

脱髓鞘疾病(demyelinating diseases)是一组以神经组织髓鞘脱失为主要病理改变的疾病。可分为原发性和继发性两类。

多发性硬化(multiple sclerosis)是继发性脱髓鞘疾病中最常见的一种，病因不明，以脑室周围髓质和半卵圆中心多发性硬化斑为主，也见于脑干、脊髓和视神经。20～40 岁女性多见，临床上多灶性脑损害，或伴有视神经和脊髓症状，病程缓解与发作交替且进行性加重，分为复发缓解、继发进展和原发进展等亚型。脑脊液中寡克隆区带多为阳性。

◎影像学表现

(1) CT 检查　平扫双侧侧脑室周围和半卵圆中心显示多灶性低或等密度区，也见于脑皮层、小脑、脑干和脊髓，多无占位效应。活动期病灶有强化，激素治疗后或慢性期则无强化。

(2) MRI 检查　在显示病灶的时间变化和空间分布方面具有重要作用。平扫，脑内病灶呈斑片状，好发于侧脑室旁、半卵圆中心、胼胝体、脑干及小脑等部位；特征性表现为，病灶里条状垂直于侧脑室。硬化斑 T1WI 呈稍低或等信号，T2WI 和水抑制像均呈高信号。MR 对硬化斑的显示远较 CT 敏感，尤其是在小脑和脑干。增强扫描随时间、治疗和病情变化，病灶的大小、数目和分布以及强化表现均可发生显著改变。

脊髓内 MS 病灶多位于颈、胸髓内，常局限在 1～3 个椎体节段，呈长 T1、长 T2 信号，可单发，也可多发。

(六) 先天性畸形

1. 胼胝体发育不全(dysplasia of corpus callosum)　是较常见的颅脑发育畸形，包括胼胝体全部或部分缺如，常合并脂肪瘤。

◎影像学表现

(1) CT 检查　侧脑室前角扩大、分离，体部距离增宽，并向外突出，三角部和后角扩大，呈“蝙蝠翼”状。第三脑室扩大并向前上移位于分离的侧脑室之间，大脑纵裂一直延伸到第三脑室顶部。合并脂肪瘤时可见纵裂间负 CT 值肿块伴边缘钙化。

(2) MRI 检查　矢状面和冠状面上，可直观地显示胼胝体缺如的部位和程度，其中压部缺如最常见。合并的脂肪瘤呈短 T1 长 T2 异常信号。

2. Chiari 畸形(Chiari malformation)　又称小脑扁桃体下疝畸形，系先天性后脑的发育异常。小脑扁桃体变尖延长，经枕大孔下疝入颈椎管内，可合并延髓和第四脑室下移、脊髓空洞和幕上脑积水等。

◎影像学表现

MRI 为首选方法。矢状面上，小脑扁桃体变尖，下疝于枕大孔平面以下 3 mm 为可疑，5 mm 或以上可确诊；第四脑室和延髓可变形、向下移位。可并有脊髓空洞和幕上脑积水。

CT 主要表现为幕上脑积水，椎管上端后部类圆形软组织，为下疝的小脑扁桃体。颅骨平片可显示颅颈部的合并畸形。

(七) 精神障碍性疾病

1. 阿尔茨海默病(Alzheimer disease)　又称老年型痴呆，在老年期各种类型痴呆中，占 48%～65%。

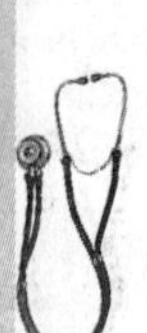

女性发生率约为男性的3～5倍，大多数在65岁以后起病。

病理上大体表现为弥漫性脑皮质萎缩，组织学上可见神经元严重缺失伴胶质增生、神经原纤维缠结和淀粉样物质沉积。病理改变从最初的局限于内嗅皮质区，逐渐累及边缘系统，最终累及大脑皮层的新皮质区，以额叶、颞叶区损害较重；大致分为6个时期。临床上以记忆丧失、抽象思维和计算受损、人格和行为改变为特征。

◎影像学表现

(1) CT检查　平扫，早期无明确异常表现，晚期表现为弥漫性脑萎缩，以颞叶前部和海马最明显，两侧多不对称；颞角扩大，颞角内侧实质（主要为海马结构）密度减低，称之为海马透明区（hippocampal lucency）。

(2) MRI检查　表现为脑萎缩；用线性测量或体积测量海马能早期诊断Alzheimer病；功能成像技术（如DWI和^{1}HMRS）可为该病早期诊断提供帮助。

2. 抑郁症（depression）　是发病率高、易复发、自杀率高的常见精神疾病。

◎影像学表现

(1) CT检查　通常无阳性表现。

(2) MRI检查　常规MRI平扫多为阴性；DTI检查可发现伴自杀倾向的抑郁症患者在左侧内囊前肢出现局灶性纤维完整性丧失；PWI检查可发现非难治性抑郁症患者左侧前额叶皮质的脑血流灌注降低、双侧边缘系统的血流灌注增加；难治性抑郁症患者双侧额叶和丘脑血流灌注均降低。

3. 精神分裂症（schizophrenia）　是一种常见的精神疾病，患病率约占人群的0.5%～10%。

◎影像学表现

(1) CT检查　通常无阳性表现。

(2) MRI检查　常规MRI平扫多为阴性；脑活动动能成像，发现首发精神分裂症患者内侧前额叶的脑功能信号显著降低，双侧壳核的脑功能信号显著升高，反映了相应脑区自发脑功能活动的改变；首发精神分裂症患者药物治疗6周后，双侧前额叶等脑区的脑功能信号升高，且与患者临床症状改善相关，并伴有神经网络协调性广泛降低。

第二节　脊髓

【大纲要求】

掌握：脊髓基本病变及常见疾病的影像学表现及诊断。

熟悉：脊髓CT和MRI检查方法及各自的影像特点。

了解：脊髓影像检查技术。

【内容解析】

脊髓的影像学检查中，脊椎平片对脊髓的诊断作用有限，常用于明确周围骨质的情况。脊髓造影属创伤性检查，逐渐被脊髓造影CT（CT myelography，CTM）和MR脊髓成像（MR myelography，MRM）取代。CT多用于评价椎管骨质及其对椎管内结构的影响，对脊髓的诊断效果有赖于配合CTM。MRI可以对脊髓病变准确定位、定量及大部分定性，是诊断脊髓疾病的最准确方法。

一、检查技术

1. 脊椎平片　常规摄取正、侧位片。观察椎间孔改变时摄斜位片。主要用于观察骨质改变及椎间隙、骨性椎管及椎间孔大小的改变。

2. 脊髓造影（myelography）　通过腰椎穿刺将对比剂注入椎管内，透视下观察对比剂在椎管内的充盈和流通情况，以诊断椎管内占位性病变和蛛网膜粘连。

3. CT检查　先行定位扫描，以选定扫描层面和框架倾斜度。观察椎骨和椎管病变，以层厚5～10 mm连续扫描病变区；观察椎间盘病变，对病变椎间盘及其上、下椎体缘扫描，3～5层为一组，层厚2～5 mm。增强扫描用于椎管内肿瘤和血管性疾病。CTM多与脊髓造影配合使用，一般在脊髓造影后1～2小时内进行CT扫描。

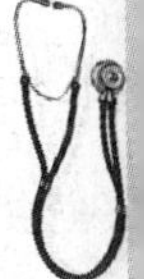

4. MRI检查 常以矢状面为主，可全面地观察脊髓的解剖和病变，辅以横断面和冠状面，以确定病变与周围组织的关系。常规用自旋回波序列 T1WI 和 T2WI，需要时用 Gd-DTPA 增强扫描。MRM 可获得脊髓蛛网膜下腔脑脊液影像，类似脊髓造影。MRA 可用于椎管内血管畸形的诊断。

二、正常影像学表现

1. 脊椎平片 脊椎平片中与脊髓有关的结构是骨性椎管。正位上，两侧椎弓根对称，上下椎弓根内缘构成平滑自然相续的椎管两侧壁。侧位上，上下椎体后缘构成椎管前壁，屈度平滑自然，与脊柱屈度一致。

2. 脊髓造影 脊髓造影可显示蛛网膜下腔、神经根、马尾及脊髓。脊髓位于对比剂柱的中间，呈柱状充盈缺损，形态与脊髓一致。蛛网膜下腔呈高密度，两侧对称，外壁光滑清楚。神经根周围充以对比剂，远端逐渐变细。马尾位于脊髓圆锥以下的蛛网膜下腔内，呈条束状低密度。

3. 脊椎 CT

(1) 骨性椎管 由椎体后缘、椎弓根、椎板和棘突围成的一个完整骨环，在椎弓根层面显示完整，适于观察椎管的大小和形状。正常椎管前后径下限为 11.5 mm，横径下限为 16 mm，侧隐窝宽度下限为 3 mm。小于下限值即提示椎管狭窄。椎间孔位于椎管的前外侧，呈裂隙状，通过脊神经和血管。

(2) 椎管内软组织 硬膜囊位于椎管中部，呈圆形或卵圆形，周围脂肪间隙呈低密度。脊髓呈中等密度，与硬膜囊之间为低密度脑脊液。黄韧带附于椎板内侧面，正常厚度为 2～4 mm。CTM 在高密度脑脊液衬托下可清晰显示脊髓、马尾和神经根。

4. 脊髓 MRI 正常脊髓在矢状面 T1WI 上，呈带状中等信号，边缘光整、信号均匀，位于椎管中间，前后有低信号的蛛网膜下腔衬托；旁矢状面上，椎间孔内脂肪呈高信号，其间圆形或卵圆形低信号为神经根。T2WI 上，蛛网膜下腔呈高信号，脊髓呈中等信号。横断面上，脊髓、脊神经与周围椎管骨质和韧带的关系显示清楚。MRM 的征象类似脊髓造影。

三、基本病变表现

1. 脊椎平片 椎管内占位病变可见椎管扩大，表现椎弓根内缘变平或凹陷、椎弓根间距增宽和椎体后缘凹陷。椎间孔扩大伴边缘骨质硬化，常见于神经源性肿瘤。脊椎结核或恶性肿瘤可见椎骨破坏及椎旁软组织肿块，常波及椎管。

2. 脊髓造影 椎管内占位病变脊髓造影可明确肿块的部位、肿瘤与脊膜和脊髓的关系。髓外硬膜内肿瘤的阻塞面形态呈杯口状，患侧蛛网膜下腔增宽，脊髓受压向对侧移位；硬膜外肿瘤阻塞面呈梳齿状，患侧蛛网膜下腔受压变窄，脊髓向对侧移位较轻；脊髓内肿瘤脊髓梭形膨大，对比剂分流，蛛网膜下腔对称性变窄，较大肿瘤完全性阻塞时，呈大杯口征。

3. 脊椎 CT 脊椎 CT 对椎管内病变的显示能力略差。椎管内占位性病变多呈软组织密度，与周围组织对比相对较小，常显示不佳，然而在 CTM 上，根据椎管内结构的变化可初步确定病变的部位。部位判断原则同脊髓造影。较大的占位还可压迫周围骨质，引起椎管扩大等。

4. 脊髓 MRI 脊髓内基本病变包括出血、肿块、变性、坏死等，其 MRI 表现与脑部相同。依据 MRM 可判断椎管内肿瘤部位，原则同脊髓造影。

四、疾病诊断

(一) 椎管内肿瘤(intraspinal tumors)

髓内肿瘤，以室管膜瘤和星形细胞瘤常见；髓外硬膜内肿瘤，多为神经源性肿瘤和脊膜瘤；硬膜外肿瘤，常见为转移瘤。

◎影像学表现

脊椎平片可提示椎管内占位病变，但阳性率不高。脊髓造影、CTM 和 MRM 均可提供肿瘤与脊膜的关系，从而推断肿瘤部位和性质。CT 对病变的显示不如 MRI。MRI 能直观地显示肿瘤及其与周围组织的关系，做出肿瘤的定位、定量乃至定性诊断，是目前诊断脊髓肿瘤的可靠方法。椎管内肿瘤常在 T1WI 上呈等或稍低信号，T2WI 上呈等或高信号，Gd-DTPA 增强扫描，肿块有不同程度和不同形式的强化，显示更加清楚。

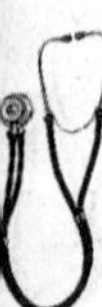

(二) 脊髓损伤(spinal cord injury)

占全身损伤的 0.2%～0.5%。分为出血性和非出血性损伤，后者仅表现为脊髓水肿和肿胀，预后较好。

脊髓横断损伤可为部分性或完全性，伴有出血。损伤后期并发症包括脊髓软化、囊性变、蛛网膜粘连和脊髓萎缩等。

◎影像学表现

1. 脊椎平片　能显示椎骨的骨折、椎体的滑脱和椎管的连续性是否中断。

2. CT 检查　平扫可见脊髓内出血或硬膜外血肿，还可见骨折块的移位及对脊髓的压迫。

CTM 可见脊髓肿胀、受压移位、横断损伤，硬膜囊和神经鞘囊撕裂等。

3. MRI 检查　可直观地显示椎管狭窄与否、脊髓的损伤类型、部位、范围和程度。脊髓损伤出血 T1WI 和 T2WI 呈高信号。脊髓水肿 T1WI 呈低或等信号，T2WI 呈高信号。脊髓软化、囊性变、空洞形成、粘连性囊肿等，呈长 T1 和长 T2 异常信号。脊髓萎缩见脊髓局限或弥漫性缩小，伴有或无信号异常。

（三）视神经脊髓炎（neuromylitis optica，NMO）

好发于亚洲的一种脱髓鞘病变，以视神经及脊髓损害为主，也可累及脑组织。视神经脊髓炎起病急、症状重、预后差；女性多见；多表现反复性发作。病理上多个脊髓节段的广泛脱髓鞘，可见空洞、坏死和轴突变性。血液中出现 NMO－IgG 多为阳性是其特征性表现。

◎影像学表现

1. CT 检查　诊断价值不高。

2. MRI 检查　是诊断视神经脊髓炎的主要方法。脊髓病变：多表现为多个脊髓节段受累（＞3 个节段）；急性期脊髓肿胀、增粗，内可见长 T1、长 T2 信号；病灶呈显著强化。视神经病变：脂肪抑制 T2WI 上病灶呈高信号，病灶呈显著强化。

（四）脊髓空洞症（syringomyelia）

一种慢性脊髓退行性疾病，可为先天性，或者继发于外伤、感染和肿瘤。病理上包括中央管扩张积水和脊髓空洞形成两型。临床症状有分离性感觉异常和下神经元性运动障碍。

◎影像学表现

CT 平扫价值有限，偶于上颈髓内见低密度囊腔，囊内蛋白含量高时呈等密度。CTM 上，囊腔显影提示囊腔与蛛网下腔直接相通；延迟 4～6 小时充盈者，提示囊腔不与蛛网膜下腔直接交通，为手术分流的指征。

MRI 矢状面上，易于确定囊腔的部位、大小及流体动力学变化，明确空洞症的病因。T1WI 囊腔呈低信号，T2WI 呈高信号；如囊腔直接与蛛网膜下腔相通，脑脊液搏动使 T2WI 高信号内出现不规则条状低信号影。水抑制像可敏感显示小的脊髓空洞。

（五）椎管内血管畸形

系胚胎期脊髓血管的发育异常，类似脑血管畸形，包括数种类型，以动静脉畸形（arteriovenous malformation，AVM）最常见。动静脉畸形依部位又可分为硬膜外和硬膜内两类。硬膜内 AVM 更重要，可发生于脊髓各节段，脊髓内外可同时受累，临床上有节段分布的疼痛和运动障碍。

◎影像学表现

1. DSA 检查　能够清楚显示脊髓 AVM 供血动脉的起源、畸形血管团及引流静脉走向，为介入治疗提供明确路径。

2. CT 检查　脊髓局限性增粗，密度不均，可有点状钙化，呈迂曲条状、团块状强化，有时可见增粗的供血动脉和引流静脉。CTM 显示，脊髓表面见点、条状光滑的充盈缺损。

3. MRI 检查　脊髓膨大，脊髓内异常血管团呈流空信号，粗大的引流静脉位于脊髓背侧。增强扫描可检出小的 AVM。

4. CTA 和 MRA　可直观显示畸形血管团的大小、形态及供血动脉的来源和引流静脉的方向等。

【同步练习】

一、名词解释

1. 腔隙性脑梗死（lacunar infarction）　**2.** 垂体微腺瘤（pituitary microadenoma）　**3.** Chiari 畸形（Chiari malformation）　**4.** 脑膜尾征　**5.** 动静脉畸形（arteriovenous malformation，AVM）　**6.** 硬膜外血肿（epidural hematoma）　**7.** 脊髓造影（myelography）　**8.** 脊髓空洞症（syringomyelia）　**9.** 多发性硬化

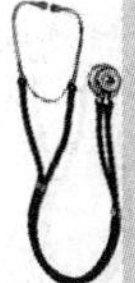

(multiple sclerosis，MS)　**10.** 视神经脊髓炎(neuromylitis optica，NMO)

二、选择题

(一) 单选题

1. 下列哪一项**不属于**基底节结构(　　)

A. 尾状核　B. 豆状核　C. 屏状核　D. 杏仁核　E. 丘脑

2. 脑桥小脑角区最常见的肿瘤为(　　)

A. 胆脂瘤　B. 脑膜瘤　C. 听神经瘤　D. 垂体瘤　E. 畸胎瘤

3. 下列疾病中,可发生交通性脑积水的是(　　)

A. 脑桥小脑角区肿瘤　B. 先天性中脑导水管狭窄　C. 脑膜炎

D. 松果体瘤　E. 小脑胶质瘤

4. 高血压出血常见的部位是(　　)

A. 壳核出血　B. 丘脑出血　C. 尾状核头出血　D. 内囊出血　E. 基底节出血

5. 颅咽管瘤的钙化多呈(　　)

A. 块状　B. 蛋壳样　C. 散在钙化　D. 毛线团样　E. 爆米花样

6. **不属于**脑室系统的是(　　)

A. 中脑脚间窝　B. 左右侧脑室　C. 第三脑室　D. 第四脑室　E. 中脑导水管

7. 下列哪类肿瘤一般**不发生**钙化(　　)

A. 颅咽管瘤　B. 垂体微腺瘤　C. 脑膜瘤

D. 室管膜瘤　E. 少枝胶质细胞瘤

8. 脑肿瘤的间接征象是(　　)

A. 密度　B. 大小　C. 形态　D. 多少　E. 脑水肿

9. 星形细胞瘤分四级,属Ⅰ级星形细胞瘤特点的是(　　)

A. 常无增强　B. 团状增强　C. 花冠状增强　D. 瘤周水肿明显　E. 有占位效应

10. **不发生**脑膜瘤的部位是(　　)

A. 大脑镰旁　B. 大脑凸面　C. 幕切迹

D. 桥小脑角区　E. 侧脑室外侧白质区

11. 关于听神经瘤,描述**错误**的是(　　)

A. 脑外肿瘤　B. 内耳道口扩大　C. 常有强化

D. 可坏死、囊变　E. 一般不影响第四脑室

12. 关于垂体腺瘤的CT表现,**不正确**的是(　　)

A. 蝶鞍扩大　B. 鞍底下陷　C. 瘤周水肿　D. 肿瘤有强化　E. 垂体柄移位

13. 关于颅咽管瘤CT表现,**错误**的是(　　)

A. 圆形或椭圆形低密度影　B. 斑块样或蛋壳样钙化　C. 常见瘤周水肿

D. 位于脑外　E. 可造成脑积水

14. 腔隙性脑梗死最常发生的部位是(　　)

A. 基底节区　B. 脑干　C. 半卵圆中心　D. 丘脑　E. 小脑

15. 下列等密度硬膜下血肿征象中**错误**的是(　　)

A. 单侧脑沟、脑裂变窄,甚至消失　B. 脑室受压变形,中线结构移位

C. 白质挤压征　D. 增强扫描血肿无增强　E. 额板下出现梭形影

16. 哪种表现**不是**脑脓肿的特点(　　)

A. 圆形或椭圆形　B. 规则光滑的环形增强　C. 伴有水肿

D. 可多个相邻　E. 脓肿呈高密度

17. 关于“脑出血”MRI表现,下列描述哪项**不正确**(　　)

A. 急性期血肿,T1WI呈等信号,T2WI呈稍低信号

B. 急性期血肿,MRI显示不如CT清楚

C. 亚急性和慢性期血肿,T1WI和T2WI均表现为高信号

D．血肿囊变期，T 1WI 低信号，T 2WI 高信号，周边可见含铁血黄素沉积所致低信号环
E．亚急性及慢性期血肿，MRI 显示不如 CT 清楚

18. 男性患者，58 岁，近 6 小时突感头痛、头晕，伴左侧肢体麻木，既往无高血压病史及肿瘤病史。以下哪种检查方法较好(　　)
A．头颅 X 线正侧位片　　B．脑血管造影　　C．MRI
D．CT　　E．其他

19. 女性患者，32 岁，既往月经正常，近一年月经量少，有溢乳现象，临床化验检查示泌乳素明显增高。该患者首先考虑何种疾病(　　)
A．颅咽管瘤　　B．垂体瘤　　C．脑膜瘤　　D．听神经瘤　　E．其他

20. 头颅 CT 示左颞叶内有一轮廓模糊的片状占位性病变，呈低密度，不均匀，周围可见脑水肿，中线结构右移，增强扫描呈不规则强化。最可能的诊断为(　　)
A．脑膜瘤　　B．脑脓肿　　C．脑内星形细胞瘤　　D．脑炎　　E．脑梗死

21. 鞍区或鞍上占位性病变，最好的检查方法是(　　)
A．X 线检查　　B．CT 检查　　C．MRI 检查　　D．DSA 检查　　E．其他

22. 急性颅脑外伤最快速准确的检查方法为(　　)
A．MRI　　B．CT　　C．X 线平片　　D．超声　　E．血管造影

23. 蛛网膜下腔出血的主要 CT 表现是(　　)
A．侧脑室呈高密度影　　B．三脑室呈高密度影　　C．外侧裂池见高密度影
D．基底节区见高密度影　　E．枕叶见高密度影

24. 不是硬膜外血肿特点的是(　　)
A．呈梭形　　B．内缘光滑锐利　　C．常有骨折
D．中线结构移位较轻　　E．可越过颅缝

25. CT 平扫时，下列哪种肿瘤 CT 值最低(　　)
A．脑膜瘤　　B．胶质瘤　　C．胆脂瘤　　D．听神经瘤　　E．转移瘤

(二) 多选题

1. 脑血管造影通常分颈动脉造影和椎动脉造影，其目的在于(　　)
A．诊断脑动脉瘤　　B．血管发育异常　　C．了解肿瘤血供
D．颅内肿瘤定位　　E．排除颅内异常

2. 对颅脑疾病的检查，MR 优于 CT 检查的是(　　)
A．急性颅脑的外伤　　B．后颅窝肿瘤　　C．腔隙性脑梗死
D．钙化病灶　　E．亚急性脑内血肿

3. 有关脑转移瘤的 CT 表现特点，下列说法**错误**的是(　　)
A．转移瘤常好发于大脑镰旁和上矢状窦旁　　B．增强扫描后肿瘤出现结节状或环形强化
C．肿瘤周围常见大片指状低密度水肿　　D．转移瘤常为单发
E．肿瘤占位征象明显

4. 垂体微腺瘤的 MR 特征为(　　)
A．瘤体局限于鞍内，直径小于 10 mm　　B．瘤体突出于鞍外
C．垂体柄向对侧移位　　D．Gd－DTPA 增强，早期呈垂体内局限性低信号区
E．阻塞性脑积水

5. 急性硬膜外血肿的特点有(　　)
A．颅骨内板下方呈菱形或双凸透镜形占位征　　B．一般不跨越颅缝
C．占位效应较轻　　D．骨窗可见局部颅骨骨折
E．CT 呈高密度影

6. 关于脑梗死 MRI 表现，下列描述正确的是(　　)
A．早期检出，MRI 优于 CT　　B．病变早期，T2WI 比 T1WI 更敏感
C．T1WI，病变信号比邻近脑组织低　　D．T2WI，病变信号比邻近脑组织高

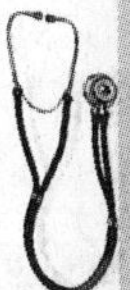

E．T2WI，病变信号与邻近脑组织相仿

7. 外伤脑内血肿描述正确的是(　　)

A．常见部位是额叶和颞叶　　B．可破入脑室

C．均一高密度肿块　　D．病人年龄大者较小者血肿吸收快

E．常在脑挫裂伤区内

8. 垂体微腺瘤 CT 检查间接征象包括(　　)

A．垂体高度增加　　B．垂体内有出血　　C．垂体柄偏移

D．颈内动脉被包绕　　E．鞍底局限性下陷或局部骨质吸收

9. 关于脑膜瘤的 MRI 特征，下列描述正确的是(　　)

A．T1WI，与正常脑组织信号相仿　　B．T1WI，多数脑膜瘤比正常脑组织信号高

C．T2WI，与正常脑组织信号相仿　　D．对瘤内钙化和颅骨破坏程度价值有限

E．Gd－DTPA 增强，多呈明显均匀强化

10. 关于脑内动静脉畸形的特点，下列 CT 描述正确的是(　　)

A．多发生于基底节区　　B．平扫呈混杂密度，有钙化

C．增强，可明显强化　　D．病灶边缘不清，形态不规则

E．常有出血

三、填空题

1. 脑梗死分为________、________和________。

2. 硬膜下血肿多由________或________损伤出血所致，血液聚集于________和________之间，沿脑表面广泛分布，一般呈________形。

3. 髓内肿瘤，以________和________常见；髓外硬膜内肿瘤，多为________和________；硬膜外肿瘤，常见为________。

4. 脑动静脉畸形是由________、________、________所构成。

5. CT 增强扫描呈"环形征"的脑内病变可能为________、________、________。

6. 脑膜瘤的好发部位为________、________、________。

7. 脑外伤后遗症包括________、________、________、________等。

8. 颅内血肿按部位不同，可分为________、________、________。

9. 髓外硬膜内肿瘤的阻塞面形态呈________，患侧蛛网膜下腔增宽，脊髓受压向对侧移位。

四、问答题

(一) 简答题

1. 试述急性硬膜外血肿的 CT 特点。

Please describe the CT characteristics of acute epidural hematoma.

2. 试述垂体微腺瘤 MR 表现。

Please describe micro pituitary adenoma MR performance.

3. 简述脑膜瘤的 CT 表现。

Describe the CT manifestations of the meningioma.

4. 简述星形细胞瘤的分级及 CT 表现。

The classification and CT manifestations of astrocytoma is outlined.

5. 简述急性硬膜下血肿的 CT 表现。

Please describe the CT characteristics acute subdural hematoma.

6. 试述听神经瘤的 CT 表现。

Please describe the CT performance of acoustic neuroma.

7. 简述视神经脊髓炎 MRI 表现。

Briefly describe the MRI manifestations of neuromylitis optica.

(二) 讨论题

1. 脑动静脉畸形的影像学表现有哪些？

Try to say imaging findings of brain arteriovenous malformation?

【参考答案】

一、名词解释

1. 腔隙性脑梗死　是由深部髓质小动脉闭塞所致的基底节、丘脑、小脑和脑干的梗死灶，直径为 10～15 mm 以内，称为腔隙性脑梗死。
2. 垂体微腺瘤　局限于蝶鞍内直径小于 1 cm 的腺瘤为垂体微腺瘤。
3. Chiari 畸形　又称小脑扁桃体下疝畸形，系先天性后脑的发育异常。小脑扁桃体变尖延长，经枕大孔下病入颈椎管内，可合并延髓和第四脑室下移、脊髓空洞和幕上脑积水等。
4. 脑膜尾征　脑膜瘤多以广基底与硬脑膜相连、边界清楚。MRI 增强后肿瘤均一性强化，邻近脑膜亦强化似尾，称为"脑膜尾征"，具有一定特征。
5. 动静脉畸形　是最常见的脑血管发育畸形，好发于大脑前、中动脉供血区，由供血动脉、畸形血管团和引流静脉构成。
6. 硬膜外血肿　多由脑膜血管损伤所致，脑膜中动脉常见，血液聚集硬膜外间隙。硬膜与颅骨内板粘连紧密，故血肿较局限，呈梭形。
7. 脊髓造影　通过腰椎穿刺将对比剂注入椎管内，透视下观察对比剂在椎管内的充盈和流通情况，以诊断椎管内占位性病变和蛛网膜粘连。
8. 脊髓空洞症　一种慢性脊髓退行性疾病，可为先天性，或者继发于外伤、感染和肿瘤。
9. 多发性硬化　是以脑室周围髓质和半卵圆中心多发性硬化斑为主，病程以缓解与复发为特征的中枢系统脱髓鞘疾病。CT 表现分急性期、稳定期和恢复期改变，同一病人不同部位可以同时看到上述各期的 CT 表现；MRI T2WI 为高信号，特征性改变为条状垂直于侧脑室，增强扫描急性期可有斑点状、片状或环状强化。
10. 视神经脊髓炎　好发于亚洲的一种脱髓鞘病变，以视神经及脊髓损害为主，也可累及脑组织。

二、选择题

(一) 单选题

1. E　2. C　3. C　4. E　5. B　6. A　7. B　8. E　9. A　10. E　11. E　12. C
13. C　14. A　15. E　16. E　17. E　18. C　19. B　20. C　21. C　22. B　23. C
24. E　25. C

(二) 多选题

1. ABCD　2. BCE　3. AD　4. ACD　5. ABCDE　6. ABCD　7. ABCE　8. ACE
9. ACDE　10. BCDE

三、填空题

1. 缺血性脑梗死　出血性脑梗死　腔隙性脑梗死　2. 桥静脉　静脉窦　硬脑膜　蛛网膜　新月　3. 室管膜瘤　星形细胞瘤　神经源性肿瘤　脊膜瘤　转移瘤　4. 供血动脉　畸形血管团　引流静脉　5. 脑脓肿　脑胶质瘤　脑转移瘤　6. 矢状窦旁　大脑凸面　蝶骨嵴　7. 脑软化　脑萎缩　脑积水　脑穿通畸形囊肿　8. 硬膜外血肿　硬膜下血肿　脑内血肿　9. 杯口状

四、问答题

(一) 简答题

1. 试述急性硬膜外血肿的 CT 特点。

答：CT 特点：①颅骨内板下方梭形或双凸透镜形高密度区，CT 值 40～100 Hu，边界清楚锐利；②范围局限，一般不跨颅缝；③占位征象较硬膜下血肿轻；④骨窗显示局部颅骨骨折；⑤开放性骨折血肿内可见低密度气体形。

2. 试述垂体微腺瘤 MR 表现。

答：①垂体增大，高度≥8 mm；②垂体上缘膨胀，正常为凹面；③垂体柄向对侧移位；④瘤体偏于一侧呈 T1WI 局限性低信号，T2WI 高信号。Gd-DTPA 增强检查，早期病灶呈充盈缺损，低于正常垂体，延迟病灶强化，高于正常垂体。

3. 简述脑膜瘤的 CT 表现。

答：①发生部位：常见于矢状窦旁，大脑凸面，蝶骨嵴；②密度：平扫呈等密度或略高密度，圆形或半月形，边界清

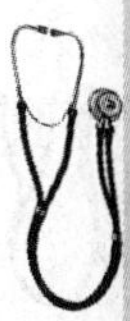

楚、光滑；增强后呈明显均匀强化；③以广基底与颅骨内板或脑膜相连；④颅骨改变：局限性骨质增生或破坏；⑤占位表现：中线移位等。

4. 简述星形细胞瘤的分级及CT表现。

答：依肿瘤细胞的成熟程度，星形细胞瘤分为Ⅰ～Ⅳ级。Ⅰ级为良性，与脑实质分界较清。CT表现为：①脑实质内低密度病灶，与脑实质分界较清；②占位表现较轻；③增强后无强化或轻度强化。Ⅱ级为良恶性之间，Ⅲ～Ⅳ级恶性程度较高，呈浸润性生长，与脑实质分界不清，易发生液化坏死。CT表现：①脑实质内不均匀低密度区，与脑实质分界不清，不规则；②增强后呈斑片状或明显环形强化，环壁厚薄不均，有时可见壁结节；③占位征象及水肿明显。

5. 简述急性硬膜下血肿的CT表现。

答：CT表现：①颅骨内板下方新月形高密度区；②范围广泛，常跨颅缝；③占位征象明显；④常合并脑挫裂伤。

6. 试述听神经瘤的CT表现。

答：①肿瘤位于脑桥小脑角区，圆形或类圆形；②平扫呈低密度或稍高密度，边界清楚；③增强后明显强化；④骨窗内耳道呈锥形或漏斗状扩大；⑤第四脑室受压移位，梗阻性脑积水。

7. 简述视神经脊髓炎MRI表现。

答：是诊断视神经脊髓炎的主要方法。脊髓病变：多表现为多个脊髓节段受累（>3个节段）；急性期脊髓肿胀、增粗，内可见长T1长T2信号；病灶呈显著强化。视神经病变：脂肪抑制T2WI上病灶呈高信号，病灶呈显著强化。

（二）讨论题

1. 脑动静脉畸形的影像学表现有哪些？

答：(1) 脑血管造影：是诊断AVM最可靠、最准确的方法。典型表现：动脉期可见粗细不等、迂曲的血管团，供血动脉多增粗，引流静脉早期显影。

(2) CT：平扫为混杂密度灶，其中可有等或高密度点状、线状血管影、高密度钙化以及低密度软化灶，边界不清；周围脑组织常伴萎缩改变；增强扫描可见畸形血管团以及引流血管影。

(3) MRI：AVM的血管成分由于血液流空效应在T1WI和T2WI均表现为低或无信号，呈毛线团状或蜂窝状；增强扫描可以更清楚显示畸形血管以及与引流血管关系。

（朱建忠　闫呈新）

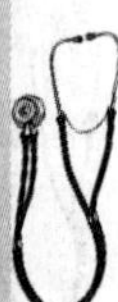

第三章 头 颈 部

第一节 眼部

【大纲要求】

掌握：眼外伤、炎症和肿瘤的诊断及鉴别诊断。

熟悉：眼部正常影像表现和基本病变的影像表现；眼部常见多发病的诊断及鉴别诊断。

了解：眼的平片、CT及MRI的检查方法。

【内容精析】

眼部影像学检查方法有平片检查、造影检查、CT、MRI、DSA、超声检查等多种检查技术。平片目前多用于外伤后异物定位，眼球病变以超声检查为首选，再辅以CT或MRI检查，眼眶外伤常规应用HRCT检查，眼眶病变包括肿瘤、炎症等则应首选CT和(或)MRI检查。

一、检查技术

1. X线检查 泪囊泪道造影用于观察泪囊泪道功能和形态。

2. 超声检查 超声是眼球病变的首选检查技术。常规超声检查需要选用5MHz以上高频专用探头，超声生物显微镜则采用50 MHz超高频探头。

3. CT检查 CT检查是眼部疾病的主要影像检查技术，适用于检查眼部先天性、肿瘤性、炎性、血管性和外伤性等病变。常规采用薄层横断、冠状或(和)矢状位重组，软组织窗观察；外伤时采用薄层骨算法重组，即高分辨力CT技术，并行软组织窗和骨窗观察。必要时行CT增强扫描。

4. MRI检查 MRI主要用于眼部疾病的鉴别诊断，同时也是海绵窦或视路病变的首选检查技术。常规平扫包括T1WI及T2WI行横断、冠状及斜矢状位成像，层厚3 mm或4 mm；脂肪抑制序列可降低球后脂肪信号强度，有利于病灶形态的观察。增强检查及动态增强检查为眼部病变的常规技术。

二、正常影像表现

1. 超声检查 眼睑及角膜高回声带；前房及玻璃体呈无回声暗区；晶状体呈双凸椭圆形低回声区；球后脂肪呈高回声，其内可见带状低回声的视神经和眼外肌。

2. CT检查 眶腔呈锥形，眶壁为条形高密度影，内、下壁薄，外壁最厚，上壁厚薄不均；眼球呈环形等密度影，称眼环，其内可见低密度的玻璃体及高密度的晶状体；眼球外上方等密度影为泪腺；眼球后方可见低密度的脂肪间隙、周边可见条状眼外肌、中间为视神经；在眶尖可见通向颅内的眶上裂及视神经管。

3. MRI检查 眶壁骨皮质呈低信号影；眼外肌、视神经、眼环及晶状体呈等信号；玻璃体T1WI上为低信号，T2WI上呈高信号；眼眶内脂肪T1WI上为高信号，T2WI上呈中高信号。

三、基本病变表现

眼部基本病变表现包括各解剖结构的形态、位置、大小及回声、密度和信号强度的改变。

1. 眼球 眼球缩小见于先天性小眼球、各种原因引起的眼球萎缩；眼球增大见于求内肿瘤、青光眼晚期、高度近视等。眼球突出见于球后占位性病变、Graves眼病、动静脉瘘、眶内血肿等；眼球内陷见于外伤后眶内脂肪脱出、静脉曲张等。眼球局限性增厚，常形成突向球内肿块，见于视网膜母细胞瘤、脉络膜黑色素瘤、脉络膜转移瘤、脉络膜血管瘤、视网膜或脉络膜脱离等；眼环弥漫性增厚多见于炎性病变。球壁钙化见于脉络膜骨瘤、眼球结核；眼球内钙化见于视网膜母瘤细胞。

2. 眼外肌 眼外肌萎缩见于眼球运动神经麻痹；眼外肌增粗见于炎症、Graves眼病常累及多条眼外肌，肌腹受累明显。

3. 视神经 视神经增粗见于视神经胶质瘤、视神经鞘脑膜瘤、炎性病变、颅内压增高等；视神经变性表现为T2WI呈高信号，强化或不强化；视神经变细见于视神经萎缩，主要依靠MRI检查，但目前尚无统一判断标准。视交叉、视束增粗见于胶质瘤、炎性病变及邻近病变的累及。

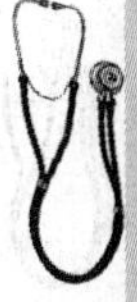

4. 眼眶 眶腔浅小见于颅面骨发育畸形；眶腔扩大见于巨大肿瘤、神经纤维瘤病等。眶壁骨质中断、移位见于外伤骨折；骨质增厚硬化见于骨纤维异常增殖症、扁平型脑膜瘤等；骨质破坏见于各类恶性肿瘤包括转移瘤；眶壁骨质缺损见于神经纤维瘤病、皮样囊肿、郎格汉细胞组织细胞增生症等。眶腔肿块多见于肌锥内间隙肿瘤，如海绵状血管瘤、淋巴管瘤、神经源性肿瘤等。

5. 泪腺 泪腺前移常见于老年人或眶内肿瘤推挤。泪腺弥漫性增大多为炎症或淋巴瘤；泪腺肿块常见于泪腺眶部，主要是良、恶性混合瘤以及腺样囊性癌等。

6. 眼睑 眼睑弥漫性增厚见于炎症、Graves 眼病、眼静脉回流障碍；肿块见于毛细血管瘤、基底细胞瘤、睑板腺癌等。

四、疾病诊断

（一）眼部炎性假瘤

◎临床与病理

眼部炎性假瘤（inflammatory pseudotumor）病因不明，可能与免疫功能异常有关。根据炎症累及的范围可分为眶隔前炎型、肌炎型、泪腺炎型、巩膜周围炎、神经束膜炎及弥漫性炎性假瘤。急性期主要为水肿和轻度炎性浸润，浸润细胞包括淋巴细胞、浆细胞和嗜酸性细胞，发病急，表现为眼周不适或疼痛、眼球转动受限、眼球突出、球结膜充血水肿、眼睑皮肤红肿、复视和视力下降等，症状的出现与炎症累及的眼眶结构有关。亚急性期和慢性期为大量纤维血管基质形成，病变逐渐纤维化，症状和体征可于数周至数月内缓慢发生，持续数月或数年。对激素治疗有效但容易复发。

◎影像学表现

(1) CT 检查 隔前型表现为眼睑组织肿胀增厚；肌炎型为眼外肌增粗，典型表现为肌腹和肌腱同时增粗，以上直肌和内直肌最易受累；巩膜周围炎型为眼球壁增厚；视神经束膜炎型为视神经增粗，边缘模糊；弥散型可累及眶隔前软组织、肌锥内外、眼外肌、泪腺以及视神经等，典型的 CT 表现为患侧眶内软组织密度影，眼外肌增粗，泪腺增大，眼外肌与病变无明确分界，视神经可被病变包绕，增强后病变强化呈高密度而视神经不强化呈低密度；泪腺炎型表现为泪腺增大，一般为单侧，也可为双侧。

(2) MRI 检查 炎性假瘤在 T1WI 和 T2WI 上一般均呈低信号，增强后中度至明显强化。

◎诊断与鉴别诊断

颈动脉海绵窦瘘：常有多条眼外肌增粗，眼上静脉增粗，一般容易鉴别。转移瘤：表现为眼外肌呈结节状增粗并可突入眶内脂肪内，如果表现不典型，鉴别困难，可行活检鉴别。淋巴瘤：眼外肌肌腹和肌腱均受累，一般上直肌或提上睑肌较易受累，此肿瘤与炎性假瘤在影像上较难鉴别。

（二）眼部肿瘤

眼部肿瘤可发生于各种组织成分，也可由邻近结构直接蔓延，还可以经血液远距离转移而来。目前分类尚不统一，根据肿瘤的来源及发病部位，将眼部常见肿瘤简要归为：眼球肿瘤、泪腺肿瘤、视神经肿瘤、眶壁肿瘤、眶内肿瘤、眼眶继发性肿瘤。

1. 视网膜母细胞瘤

◎临床与病理

视网膜母细胞瘤（retinoblastoma）为神经外胚层肿瘤，起源于视网膜的神经元细胞或神经节细胞。是婴幼儿最常见的眼球内恶性肿瘤。病理特征为瘤细胞菊花团形成，95%瘤组织中可发现钙质。早期症状为“猫眼”，即瞳孔区黄光反射，表现为“白瞳症”。

◎影像学表现

CT 显示眼球内不规则形肿块，常见钙化，可呈团块状、片状或斑点状，是本病的特征性表现。

MRI 呈不均匀长 T1、长 T2 信号，具有明显强化，对显示钙化不敏感。CT 有较好的密度对比，易发现钙化，是该病的常规检查方法，强调薄层（2 mm）并行横断及冠状位扫描。MR 观察视神经转移及颅内侵犯更敏感，可作为 CT 的补充。当疑有转移时可行增强扫描。

影像学分期：Ⅰ期：眼球内期，病变局限于眼球内；Ⅱ期：青光眼期，病变局限于眼球内，同时伴有眼球增大；Ⅲ期：眶内期，病变局限于眶内；Ⅳ期：眶外期，病变同时累及颅内或远处转移。分期对选择治疗方法及估测预后具有重要意义。

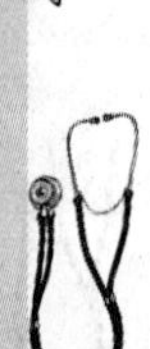

◎诊断与鉴别诊断

婴幼儿眼球内发现钙化性肿块，应首先考虑视网膜母细胞瘤。鉴别诊断有：原始永存玻璃体增生症：表现为眼球小，钙化少见，整个玻璃体腔密度增高，MRI可发现玻璃体管存在。外层渗出性视网膜病变（Coats病）：常为单侧，发病年龄一般为4～8岁，MRI显示为视网膜下积液信号，增强后脱离的视网膜明显强化。

2. 泪腺良性混合瘤

◎临床与病理

泪腺良性混合瘤（benign mixed tumor）又称良性多形性腺瘤（benign pleomorphic adenoma）。见于成人，平均发病年龄40岁，无明显性别差异。多来源于泪腺眶部，肿物呈类圆形，有包膜，生长缓慢，可恶变。表现为眼眶前外上方相对固定、无压痛的包块，眼球向前下方突出，肿瘤生长较大时可引起继发性视力下降等。

◎影像学表现

CT表现为泪腺窝区肿块，软组织密度，均匀，少见钙化，边界光整；泪腺窝扩大，骨皮质受压，无骨质破坏征象；增强扫描肿块明显强化。还可有眼球、眼外肌及视神经受压移位改变。

MRI呈略长T1和长T2信号，信号多数不均匀，明显强化。部分病例可显示肿瘤包膜。

◎诊断与鉴别诊断

需与下列疾病鉴别：①泪腺恶性上皮性肿瘤：肿瘤边缘多不规则，常伴有泪腺窝区骨质破坏改变。②泪腺非上皮性肿瘤：形态不规则，一般呈长扁平形，肿块常包绕眼球生长。

3. 视神经胶质瘤

◎临床与病理

视神经胶质瘤（optic nerve glioma）是发生于视神经内胶质细胞的肿瘤，儿童多见，发生于成人具有恶性倾向，女性多于男性。本病伴发神经纤维瘤病者达15%～50%。临床最早表现为视野盲点，但由于患者多为儿童而被忽视。95%患者以视力减退就诊，还表现为眼球突出，视乳头水肿或视神经萎缩。

◎影像学表现

（1）CT检查　视神经条状或梭形增粗，边界光整，密度均匀，CT值在40～60 HU之间，轻度强化，侵及视神经管内段引起视神经管扩大。

（2）MRI检查　肿瘤在T1WI呈中等偏低信号，T2WI呈明显高信号，部分患者蛛网膜下腔明显增宽，显示为肿瘤周围长T1、长T2信号，与脑脊液信号相似。增强后明显强化。MRI检查容易发现累及球壁段、管内段或颅内段；有利于区别肿瘤与蛛网膜下腔增宽，因此为首选检查方法。

◎诊断与鉴别诊断

与下列疾病鉴别：①视神经鞘脑膜瘤：主要见于成年人。CT表现为高密度并可见钙化，边界欠光整；MRI上T1WI和T2WI均呈低或等信号，肿瘤强化明显，而视神经无强化，形成较具特征性的“轨道”征。②视神经炎：主要指周围视神经鞘的炎性病变，有时与胶质瘤不易鉴别。③视神经蛛网膜下腔增宽：见于颅内压增高，一般有颅内原发病变。

4. 皮样囊肿或表皮样囊肿

◎临床与病理

眼眶皮样囊肿或表皮样囊肿（dermoid cyst or epidermoid cyst）由胚胎表皮陷于眶骨间隙内没有萎缩退化形成，可无定期地潜伏，儿童期发病多见。临床表现为缓慢进行性无痛性肿物，伴眼球突出、眼球运动障碍等。

◎影像学表现

CT表现为均匀低密度或混杂密度肿块，其内含有脂肪密度结构。常伴邻近骨壁局限性缺损，囊壁强化而囊内无强化。眼球、眼外肌、视神经受压移位。

MRI表现为含有脂肪信号的肿块，应用脂肪抑制技术后，脂肪信号发生改变，不含脂肪部分呈较长T1、长T2信号。

◎诊断与鉴别诊断

应与泪腺肿瘤、组织细胞增殖症等病变鉴别。

5. 海绵状血管瘤

◎临床与病理

海绵状血管瘤是成年人最常见的原发于眶内的肿瘤，约占眶内肿瘤的4.6%～14.5%，发病年龄平均

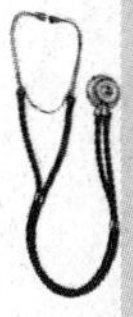

38 岁,女性占 52%~70%,多单侧发病。本病为良性,进展缓慢。临床表现缺乏特征性。最常见的为轴性眼球突出,呈渐进性,晚期引起眼球运动障碍。

◎影像学表现

CT 检查肿瘤呈圆形、椭圆形或梨形,边界光整,密度均匀,CT 值平均 55 Hu。肿瘤不侵及眶尖脂肪。增强扫描有特征的"渐进性强化",即肿瘤内首先出现小点状强化,逐渐扩大,随时间延长形成均匀的显著强化。强化出现时间快,持续时间长也是本病的强化特点,因此,增强扫描对本病诊断有重要临床意义。还可有眼外肌、视神经、眼球受压移位,眶腔扩大等。

MRI 上,肿瘤呈略低或等 T1 信号,明显长 T2 信号,在多回波序列中,随 TE 时间的延长,肿瘤信号强度也随之增加。增强扫描可以更好地显示"渐进性强化"征象。

◎诊断与鉴别诊断

①神经鞘瘤:典型的神经鞘瘤密度较低且不均匀,增强后呈轻、中度快速强化。眶尖神经鞘瘤可形成眶颅沟通性肿瘤。MRI 检查更有利于显示神经鞘瘤的病理特征。②海绵状淋巴管瘤:肿瘤内密度不均匀,可并发出血,有时难以鉴别。

(三) 外伤与异物

1. 眼部异物

◎临床与病理

眼部异物(foreign body)是一种常见的眼部创伤,可产生严重的后果。异物分为金属和非金属异物,前者包括钢、铁、铜、铅及其合金等,后者包括玻璃、塑料、橡胶、沙石、骨片和木片等。眼部异物可产生较多并发症如眼球破裂、晶状体脱位、出血及血肿形成、视神经挫伤、眼眶骨折、颈动脉海绵窦瘘以及感染等。根据异物进入眼部的路径、异物存留部位以及异物对眼部结构损伤的程度而有不同的临床表现。眼球内异物的主要表现有视力障碍、眼球疼痛等;眶内异物若损伤视神经则表现为视力障碍,若损伤眼外肌可出现复视、斜视和眼球运动障碍等。

◎影像学表现

高密度异物平片可明确显示,较小的异物常需使用薄骨像。眼球异物测量需使用眼异物测量尺,确定异物位于眼球内或外,如为球内异物需进一步测量异物位于球内的具体方位。

CT 可显示异物的种类、大小及数目,金属异物表现为高密度影,周围可有明显的放射状金属伪影。非金属异物又分为高密度或低密度非金属异物,高密度异物包括沙石、玻璃和骨片等,CT 值多在 300 Hu 以上,一般无伪影;低密度异物包括植物类、塑料类等,CT 值在−199~50 Hu 之间。CT 能准确地显示金属异物,还可显示少数较大的低密度非金属异物如木质异物,对于较小的木质异物或其他低密度非金属异物常常很难显示。

MRI 检查:磁性异物在强磁场内会发生移位导致眼内结构损伤,为 MRI 检查禁忌证,非金属异物含氢质子少,在 T1WI、T2WI 和质子密度像上均为低信号,异物显示清楚。

◎诊断与鉴别诊断

详细询问有无外伤史是鉴别诊断的关键。眼球钙斑:见于视网膜母细胞瘤、脉络膜骨瘤等,较易鉴别。钙斑也可见于创伤后改变如晶状体钙化、出血钙化等。眶内钙化:常见于肿瘤如脑膜瘤,一般可见明确肿块影,容易鉴别。人工晶体及义眼:询问病史有助于确诊。眶内气肿:木质异物与气肿 CT 密度相近,异物具有固定形状有助于鉴别。

2. 眼眶骨折和视神经管骨折

◎临床与病理

眼眶骨折和视神经管骨折是眼科常见病之一,表现为复视、眼球运动障碍、失明等,早期、全面准确的诊断对预后有重要意义。眼眶骨折分为爆裂骨折、单纯骨折和复合型骨折。眼眶爆裂骨折(Orbital blowout fracture)指外力作用于眼部使眶内压力骤然增高致眶壁发生骨折而眶缘无骨折,即骨折不是外力直接作用于眶壁而是经过眶内容的传导作用于眶壁所致。

◎影像学表现

CT 直接征象为眶壁或视神经管的骨质连续性中断、粉碎及移位等改变。间接征象有骨折邻近的软组织改变包括眼肌增粗、移位及嵌顿、眶内容脱出或血肿形成并通过骨折处疝入附近鼻窦内。诊断时要

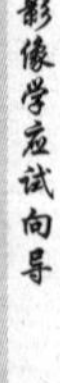

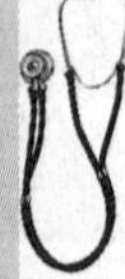

注意不要把正常结构比如眶下孔、筛前、后动脉走行处以及眶壁正常弯曲处误认为骨折。还必须注意周围结构有无骨折或其他外伤。诊断骨折主要用CT,较少应用超声或MRI检查。

第二节 耳部

【大纲要求】

掌握:耳部外伤、炎症和肿瘤的诊断及鉴别诊断。

熟悉:耳部正常影像表现和基本病变的影像表现。

了解:耳部平片、CT及MRI的检查方法。

【内容精析】

耳部包括外、中、内耳,大部分位于颞骨内,具有良好的自然对比,影像检查很容易观察耳部骨性解剖结构。观察的重点是骨性外耳道和中、内耳结构及相关结构,包括面神经管、颈动脉管、颈静脉窝和乙状窦沟及中颅窝底(鼓室盖)等,这些结构表现与耳部病变并发症相关,并直接影像病变的诊断、治疗和预后,本节主要介绍耳部疾病的影像学检查技术、基本病变及常见疾病的影像学表现。

一、检查技术

1. X线检查 X线平片主要用于人工耳蜗植入术后观察电极的形态及位置。

2. 超声检查 超声检查对耳部病变的临床应用价值不大。

3. CT检查 CT是耳部病变的主要影像检查技术。常规行容积扫描,多方位高分辨力重组,也可进行其他多种后处理,包括三维便面遮盖显示,迷路成像和听骨链成像等、CT仿真内镜技术等可观察鼓室,乳突窦,迷路及内耳道结构。对于耳镜检查无异常的搏动性耳鸣,行颞骨高分辨力双期增强检查并联合采用CTA与仿真内镜观察,是首选检查方案。

4. MRI检查 MRI常作为CT的重要补充检查技术,其应用价值在于:可直接显示听神经、面神经、膜迷路及软组织病变;MRI水成像技术可清楚显示膜迷路的三维结构;高分辨力三维采集的源图像可观察桥小脑角区的脑神经与血管的关系;增强检查则常用于脑瘤性病变及炎性病变的诊断与鉴别判断。

二、正常影像表现

1. 高分辨力CT 可以清楚地显示颞骨的诸结构,还可以观察颞骨气化情况。颞骨由鳞部鼓部、乳突部、岩部、茎突五个部分组成。

外耳、中耳及内耳的位置由外向内:①外耳道长约2.5～3.0 cm,外1/3为软骨部,内2/3为骨部;②中耳由鼓室、鼓窦(又称乳突窦)、咽鼓管、骨气房组成;鼓室分为不规则含气腔,分为上鼓室、中鼓室、下鼓室;鼓室内有听小骨,包括锤、砧及镫骨;③内耳位于岩部内,又称迷路,包括前庭、前庭窗、前庭水管、半规管、耳蜗、耳蜗水管等;面神经走行与骨内,总长平均30 mm,有两个弯曲即膝状神经节(第一膝)和锥曲(第二膝)处,分三段即迷路段、鼓室段(水平段)、垂直段;内耳道走行在迷路内侧。骨内或周边还有乙状窦、静颈脉窝、颈动脉管等结构。

具有重要临床意义的解剖变异包括乙状窦沟前位,颈静脉窝高位、颈静脉窝高位及憩室、颈动脉管异位、中颅窝底低位、面神经管鼓室段低位、垂直段前位等。CT检查时,对这些解剖变异的详细观察很重要,其有助于避免耳部或颅底手术中伤及这种结构。

2. MRI检查 T1WI和T2WI,骨质及所含气体均为低信号,T2WI,可见迷路淋巴液及内耳道内脑脊液呈低信号,神经呈等信号。

三、基本病变表现

1. 外耳道 外耳道狭窄或闭锁常见于先天性发育畸形;肿块多见于耵聍腺瘤、胆脂瘤、外耳道癌等;骨质破坏主要见于恶性肿瘤或恶性外耳道炎。

2. 中耳 鼓室狭小见于先天发育畸形;鼓室扩大见于胆脂瘤、肿瘤;鼓室内软组织影见于各类炎性病变、外伤后出血、鼓室或颈静脉肿瘤。听小骨异常多为先天性发育畸形,常伴有外耳道或鼓室畸形;听骨链脱位或不连续见于外伤、手术后;听小骨侵蚀见于胆脂瘤、骨疡型中耳炎或肿瘤。中耳区骨质破坏也多

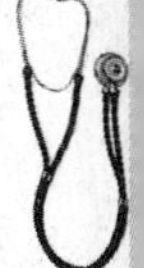

见于胆脂瘤、骨疡型中耳炎或肿瘤。

3. 迷路 耳蜗、前庭、半规管单纯形态异常主要见于先天性发育畸形；耳蜗、前庭、半规管骨质受侵见于炎性病变、肿瘤。骨纤维异常增殖症、畸形性骨炎。迷路密度增高或信号异常见于骨化性迷路炎。

4. 内耳道 内耳道狭窄见于先天性发育畸形或骨纤维异常增殖症；扩大主要见于听神经瘤、面神经瘤。MRI 检查可以发现前庭蜗神经发育不良。

5. 骨大范围骨质增生硬化 其见于炎症、骨纤维异常增殖症和畸形骨炎等。

四、疾病诊断

1. 先天性畸形

先天性畸形(congenital)包括外耳、中耳及内耳畸形。常见者有外耳道骨性狭窄、闭锁、鼓室狭小、听小骨畸形、Michel 畸形、Mondini 畸形、前庭水管扩大综合征、内耳道畸形等。

◎影像学表现

主要依靠 HRCT 进行诊断。外耳道骨性闭锁表现为无外耳道影像，狭窄表现为外耳道前后径或垂直径小于 4 mm。锤砧骨融合畸形并与闭锁板相连或镫骨缺如提示听小骨畸形。耳蜗空心呈囊状提示 Mondini 畸形。大前庭水管综合征表现为正常前庭水管中段大于 1.5 mm，重 T2WI 可示内淋巴管及内淋巴囊扩大。内耳道小于 3 mm 为狭窄。内耳道底板骨质缺损是先天性脑脊液耳漏的主要原因。

2. 中耳乳突炎

◎临床与病理

中耳乳突炎(otomastoiditis)为最常见的耳部感染性疾病，表现为耳部疼痛，耳道分泌物增多及传导性耳聋。

◎影像学表现

CT 表现为鼓室和乳突气房透明度低或不含气并见不规则软组织密度影充填，周围骨质破坏或增生硬化及并发症改变。如果 CT 显示鼓室内条状软组织影，并有钙化提示鼓室硬化症(tympanosclerosis)。如果显示鼓室或上鼓室软组织肿块，伴骨质侵蚀及听小骨破坏，有强化提示胆固醇肉芽肿(cholesterol granuloma)，无强化提示胆脂瘤(cholesteatoma)形成。

MRI 在中耳乳突有炎性渗出时表现为长 T1、长 T2 信号影，当怀疑有颅脑并发症时需进行 MRI 增强扫描。

3. 外伤

◎临床与病理

颧骨外伤包括骨折和听小骨脱位，可引起传导性聋和(或)感音神经性聋。

◎影像学表现

岩部骨折分为纵行(平行于岩骨长轴，约占 80%)、横行(垂直于岩骨长轴，约占 10%～20%)及粉碎性骨折。骨折好发于上鼓室外侧，常累及上鼓室及面神经前膝。迷路骨折多为横行骨折，但累及岩部的纵行骨折亦可累及迷路，均致感音神经性聋。少见迷路出血机化，表现为膜迷路密度增高。听小骨外伤 HRCT 显示听小骨骨折或脱位，因结构细小容易漏诊，三维螺旋 CT 对显示听小骨有独特的优越性，锤砧关节脱位或砧镫关节脱位常见。

4. 颞骨肿瘤

临床表现为传导性聋和(或)感音性聋，影像学检查对其诊断有较高的临床价值。

1) 听神经瘤

◎临床与病理

听神经瘤(acoustic neuroma)表现为一侧高频性感音聋，多为神经鞘瘤(Schwannoma)。

◎影像学表现

CT 表现为桥小脑角池肿瘤，内耳道扩大，明显强化。多数与脑组织等密度，平扫不易发现，常规行增强检查。CT 核脑池造影可以显示早期管内型听神经瘤，表现为局部肿块，但为创伤性检查。

MRI T1WI 信号略低，T2WI 信号高。Gd-DTPA 增强后显著强化。用 3D-FSE 的重 T2WI 能显示直径 2 mm 的小听神经瘤。

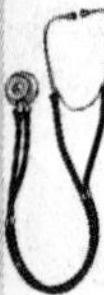

2）副神经节瘤

◎临床与病理

副神经节瘤(Paraganglioma)又称血管球瘤(glomus tumor)。包括颈静脉球瘤(glomus jugulare)及鼓室球瘤(glomus tympanicum)。症状主要为搏动性耳鸣，也可有传导性听力下降。耳镜可见紫色肿物。

◎影像学表现

CT在颈静脉球瘤可见颈静脉窝扩大及骨壁侵蚀。破坏鼓室下壁，浸入下部鼓室，向下蔓延可破坏舌下神经管。鼓室球瘤可见鼓室下部软组织影，可无骨质改变，也可有鼓室下壁侵蚀。CT增强检查有明显强化。

MRI上肿瘤在T1WI为等信号，T2WI为高信号，其中有多数迂曲条状及点状血管流空影，为本病典型所见，称为"椒盐"征(salt and pepper sign)。有明显强化。

DSA表现为肿瘤颈外动脉供血，肿瘤区异常血管团或肿瘤染色，特异性较强。

3）外中耳癌

◎临床与病理

外中耳癌(carcinoma of the external and middle ear)见于中老年人。外耳道软组织肿物，有出血及分泌物。

◎影像学表现

CT表现为外耳道及鼓室软组织肿块。骨壁侵袭性破坏，边缘不整。肿物向周围扩展，累及乳突、面神经管、咽鼓管、颈动脉管、颈静脉窝及中、后颅窝。增强检查明显强化。

MRI显示肿瘤范围较好，T1WI为稍低信号，T2WI为稍高信号，Gd-DTPA增强检查有强化。

第三节 鼻和鼻窦

【大纲要求】

掌握：感染性疾病及良恶性肿瘤的影像学表现及鉴别诊断要点。

熟悉：鼻和鼻窦病变的正常和基本病变的影像学表现。

了解：鼻和鼻窦的影像学检查技术及其价值和限度。

【内容精析】

鼻和鼻窦的影像学检查有平片、CT、MRI、DSA等多种检查技术。平片检查目前已趋向淘汰，HRCT为鼻腔鼻窦及其病变的常规检查技术，肿瘤性病变时需软组织重建或行MRI检查，并需要增强检查。MRI上气体及骨皮质表现为无信号，因此，对鼻窦及颅底诸结构的骨性解剖显示不佳，但MRI对软组织的分辨力好，能直接显示黏膜、肌肉、间隙、血管、神经等结构。MRI检查是CT检查的补充手段，二者联合应用，有利于提高鼻窦病变的影像诊断水平。

一、检查技术

1. X线检查 包括瓦氏位(Water位)、柯氏位(Caldwell位)、侧位、颅底位、鼻窦造影检查，目前临床应用逐渐减少，趋向淘汰。

2. CT检查 鼻窦常规检查为HRCT，层厚2 mm，骨算法重建成像，靶扫描，参考窗宽2 000 Hu、窗平200 Hu，常规横断及冠状位扫描。肿瘤性病变进行软组织重建成像，部分病例还需行增强扫描。脑脊液鼻漏需采用CT脑池造影确诊。仿真内镜可清楚显示鼻腔和鼻窦的开口以及鼻腔的黏膜面。CT导航技术已用于各种鼻窦病变的内镜手术治疗。

3. MRI检查 MRI是鼻和鼻窦CT检查的补充技术。采用头线圈，横断面SET1WI和T2WI为基本扫描序列，冠状面和矢状面对于某些病变是必需的，增强扫描在鼻窦肿瘤的诊断和鉴别诊断中具有重要价值。水成像技术可显示脑脊液鼻漏。

二、正常影像表现

HRCT清楚地显示正常解剖及其变异，是鼻内镜手术的"路程图"，每例患者术前均应仔细观察鼻窦的正常结构及变异，以减少手术并发症。

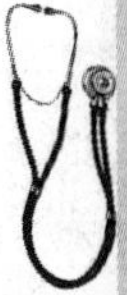

（一）鼻和鼻腔

鼻腔外侧壁可显示上、中、下鼻甲与上、中、下鼻道，中鼻道区有窦口鼻道复合体(Ostiomeatalex，OMC)，是近十余年来鼻科学的一个新的解剖概念，是指以筛漏斗为中心的附近区域，包括筛漏斗、半月裂、钩突、筛泡、中鼻甲、前组副鼻窦开口等一系列结构。鼻囟门可有上颌副口。

（二）鼻窦

1. 上颌窦 上颌窦由前壁、后壁、上壁、下壁、内壁围成。窦腔发育过大时，可向硬腭、额突、颧突及眶骨内延伸，向牙槽突延伸时牙根突入其内；发育过小时则窦腔狭小；少数窦腔内还可出现骨性间隔。

2. 筛窦 筛窦位于鼻腔外上方，每侧有多个气房，分前后组，分别开口于中鼻道和上鼻道。常见变异有 Haller 气房、Onodi 气房，额筛泡、筛甲气房、鼻丘气房等。

3. 额窦 额窦可以不发育或一侧发育，但两侧发育者达 60%以上，通过额鼻管开口于中鼻道。

4. 蝶窦 蝶窦位于蝶骨体内。按气化程度分为：甲介型、鞍前型、半鞍型、全鞍型、鞍枕型。蝶窦开口于蝶筛隐窝。当蝶窦过度发育，致蝶骨大小翼、翼突、鞍背、蝶骨脊等结构变化时，使视神经管、圆孔、卵圆孔、翼管及颈动脉管等结构与蝶窦的相对位置发生改变。

CT 检查时，鼻腔及窦腔内含气为极低密度，窦壁骨质呈线状高密度，正常黏膜薄而不显示。MRI 检查时，窦腔内气体及骨皮质皆呈极低信号；窦壁内骨髓呈高或等信号；黏膜呈线状影，T1WI 为等信号、T2WI 为高信号。

三、基本病变表现

1. 黏膜增厚 呈与窦壁平行的软组织影，见于鼻窦炎症。

2. 窦腔积液 表现为窦腔内液体密度或信号影，并可见气液平面。见于炎症、外伤等。

3. 软组织肿块 见于良、恶性肿瘤，黏膜黏液囊肿，鼻息肉等。

4. 骨质改变 骨质破坏见于各种恶性肿瘤，骨质增生见于长期慢性炎症，骨质中断见于外伤骨折。

5. 钙化 窦腔病变内的钙化主要见于霉菌性鼻窦炎。

四、疾病诊断

1. 鼻窦炎

◎临床与病理

鼻窦炎(nasal sinusitis)为临床常见病，主要表现为鼻堵、流涕、失嗅等。

◎影像学表现

CT 表现为黏膜增厚和窦腔密度增高，长期慢性炎症可导致窦壁骨质增生肥厚和窦腔容积减小。窦腔软组织影内见不规则钙化提示并发霉菌感染。窦腔扩大，窦腔呈低密度影，增强后周边强化，窦壁膨胀性改变提示鼻窦黏液囊肿。CT 对鼻窦炎的分型及分期具有重要意义。

MRI 检查：T2WI 窦腔常为较高信号，增强后只有黏膜呈环形强化。

2. 鼻窦良性肿瘤

◎临床与病理

最多见的是内翻性乳头状瘤。男性多见，多发生于 40～50 岁，主要临床表现有鼻塞、流涕、鼻部出血、失嗅、溢泪等。常复发，2%～3%恶变。

◎影像学表现

CT 表现为鼻腔或筛窦软组织肿块，较小时呈乳头状，密度均匀，轻度强化。阻塞窦口引起继发性鼻窦炎改变，增强检查有助于区别肿瘤与继发炎性改变，肿瘤有强化。可侵入眼眶或前颅窝。肿瘤迅速增大，骨质破坏明显应考虑有恶变可能。

◎诊断与鉴别诊断

慢性鼻窦炎鼻息肉，一般骨质破坏不明显。血管瘤有明显强化。黏液囊肿窦腔膨胀性扩大。恶性肿瘤有骨质明显破坏。定性诊断需要病理学检查。

3. 鼻窦恶性肿瘤

包括上皮性恶性肿瘤(鳞癌、腺癌和未分化癌等)和非上皮性恶性肿瘤(嗅神经母细胞瘤、横纹肌肉瘤、淋巴瘤和软骨肉瘤等)，鳞癌最常见。

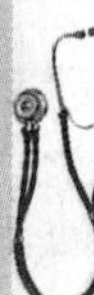

◎影像学表现

CT 表现为鼻腔或/和鼻窦内软组织肿块，一般密度均匀，肿块较大时可有液化坏死，部分病例还可见钙化，如腺样囊性癌、软骨肉瘤、恶性脊索瘤等。肿物呈侵袭性生长，恶性上皮性肿瘤随肿瘤的发展直接侵及邻近结构如眼眶、翼腭窝、额下窝、面部软组织甚至颅内等。绝大多数有明显的虫蚀状骨质破坏，中度或明显强化。不同部位恶性肿瘤的 CT 表现及诊断各具有一定特点。CT 对定位诊断和定量诊断具有重要作用。

MRI 可清楚地显示肿瘤侵犯周围软组织的情况。

4. 鼻部及鼻窦外伤

面部外伤为临床常见病，多累及鼻骨、鼻窦。

◎影像学表现

(1) *鼻部骨折* CT 表现鼻骨、上颌骨额突、泪骨骨质中断和(或)移位，以鼻骨骨折最多见，泪骨骨折常累及泪囊窝。骨缝分离增宽，鼻额缝、鼻骨与上颌骨额突缝、上颌骨额突与泪骨缝分离或/和错位。软组织肿胀增厚。可伴发邻近骨折。

(2) *鼻窦骨折* CT 表现为窦壁骨质中断、移位，窦腔内积血、黏膜肿胀增厚等改变。骨折累及颅底和硬脑膜，形成脑脊液鼻漏。蝶窦位于颅底的中央，位置深在，毗邻结构重要，因此，蝶窦骨折后易引起严重的临床表现，预后不良。鼻窦骨折多为复合性骨折，一般不用 MRI 检查。

第四节 咽部

【大纲要求】

掌握：咽部炎症，常见肿瘤的影像学表现及鉴别诊断。

熟悉：咽部正常影像学表现。

了解：咽部的检查技术。

【内容精析】

咽部影像学检查方法有 X 线、CT、MRI、DSA 多种检查技术。X 线检查目前仍用于观察鼻咽侧后壁软组织厚度，主要用于儿童腺样体增生。CT 检查为咽部及其病变的常规检查技术，可以清晰显示咽腔、咽壁及咽周间隙改变。MRI 检查由于任意方位成像及优越的软组织对比，临床应用越来越多。

一、检查技术

咽部可分为鼻咽、口咽、喉咽三部分，影像学检查包括 X 线、CT 和 MRI。

1. X 线检查 鼻咽侧位：主要观察鼻咽顶后壁、咽后壁、颈前组织、软腭、舌根、会厌及咽腔气道。咽腔造影：主要观察咽腔形态及吞咽运动等功能改变。

2. CT 检查 CT 检查为咽部病变的常规影像检查技术，可以清洗显示咽腔，咽壁及咽周间隙改变。通常采用薄层多方位重组技术，病选用软组织窗观察，尤以冠状面和矢状面观察更具有重要意义。颅底部需采用骨窗进行观察。发现病变是应加行增强检查。

3. MRI 检查 MRI 检查的软组织分辨力高，是 CT 检查的重要补充方法，采用颈部线圈、SE 序列，矢状面、横断面、冠状面 T1WI、T2WI，层厚 3～6 mm。横断面扫描平行于硬腭或声带。对可疑血管性病变、肿瘤侵入颅内、需确定肿瘤形态、大小及邻近组织的浸润范围时应行增强扫描检查。

4. DSA 检查 较少应用，但对检查鼻咽血管纤维瘤具有较高价值。

二、正常影像学表现

1. 口咽部 口咽部上起软腭，下至会厌游离缘。侧位 X 线片显示咽后壁软组织光滑，厚度平均 3 mm，超过 5 mm 具有病理意义；前方软腭下为舌面，连续为舌根、会厌组织。CT 和 MRI 横断面扫描可显示口咽黏膜、黏膜下咽缩肌、咽旁间隙、扁桃体组织。

2. 鼻咽部 鼻咽部位于鼻腔后方，上自颅底，下至硬腭。前壁为鼻后孔及鼻中隔后缘；顶壁由蝶枕骨构成，与颅底关系密切；后壁为枕骨基底部及第一、二颈椎椎体；外壁为咽鼓管咽口、圆枕、侧隐窝。侧位平片显示顶壁软组织厚度平均 4.5 mm，后壁 3.5 mm。CT 和 MRI 见两侧咽隐窝对称，咽鼓管圆枕和咽鼓管咽口清楚，可区分鼻咽黏膜、黏膜下层及其外侧肌群形态、咽旁间隙组织等结构。

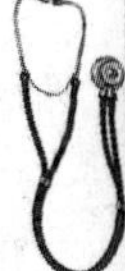

3. 喉咽部　喉咽部又称为下咽部，上起会厌游离缘，下至环状软骨下缘，由下咽侧壁、两侧梨状隐窝及环后间隙组成。侧位片显示下咽后壁厚度不超过 10 mm。两侧梨状隐窝在吞钡时显示清晰。CT 和 MRI 横断面清楚的显示下咽后壁黏膜，黏膜下颈长肌群；两侧梨状隐窝对称，大小一致，黏膜面光滑整齐。食管上开口部呈软组织密度位于环状软骨后区及气管后。

三、基本病变

1. 咽腔狭窄或闭塞　见于肿瘤、外伤及阻塞性睡眠呼吸暂停低通气综合征病变。

2. 咽壁增厚或不对称　多见于炎症或肿瘤。

3. 咽腔或咽周异常密度、信号或肿块影　主要见于炎症或肿瘤。

4. 咽周间隙的移位或消失　也多为炎症或肿瘤所致。

四、疾病诊断

1. 腺样体增生

◎临床与病理

腺样体（咽扁桃体）是位于鼻咽顶部的一团淋巴组织，在儿童期可呈生理性肥大，腺样体增生（adenoid hypertrophy）5 岁时最明显，以后逐渐缩小，15 岁左右达成人状态。腺样体肥大可引起呼吸道不畅或反复性上呼吸道感染，临床主要表现有鼻塞、张口呼吸、打鼾，影响咽鼓管时导致渗出性中耳炎。

◎影像学表现

(1) 侧位平片　可见鼻咽顶后壁局限性软组织增厚，突入鼻咽腔使相应气道狭窄。

(2) CT 检查　表现为顶壁、后壁软组织对称性增厚，表面可不光滑，增强后均匀强化，两侧咽隐窝受压狭窄，咽旁间隙、颈长肌等结构形态密度正常，颅底无骨质破坏。

(3) MRI 检查　多方位检查有利于显示肥大的腺样体，呈等 T1、长 T2 信号。

2. 咽部脓肿

◎临床与病理

咽周为疏松结缔组织、肌肉、筋膜构成的间隙，这些间隙感染或形成积脓为临床常见疾病，根据感染的部位又分为扁桃体周围脓肿、咽后脓肿、咽旁间隙感染或脓肿。急性脓肿多见于儿童，常因咽壁损伤、异物刺入、耳部感染、化脓性淋巴结炎等引起。慢性脓肿多见于颈椎结核、淋巴结结核所致的脓肿。临床上急性脓肿有全身炎症症状，如咽痛、吞咽呼吸困难等，脓肿破坏血管可引起出血。

◎影像学表现

(1) 侧位平片　可见咽后壁肿胀，咽后壁组织超过正常厚度，并呈弧形向前隆突，咽气道变形、变窄，椎体结核脓肿尚可见椎体破坏、椎间隙变窄或消失。

(2) CT 检查　显示软组织肿胀，呈略低密度，结核脓肿有时见脓肿壁钙化。脓肿突向咽腔，致气道变形，脓肿与深部组织分界清或不清。增强呈不规则环形强化。

(3) MRI 检查　T1WI 见脓肿呈不均匀低信号，T2WI 呈高信号，脓肿范围显示清楚，压迫周围组织器官移位。增强后脓肿壁强化，脓腔无强化。

◎诊断与鉴别诊断

鉴别诊断包括外伤血肿、咽部囊性淋巴管瘤、鼻咽血管纤维瘤等。血肿 CT 呈高密度，MRI 检查 T1WI、T2WI 呈高信号。囊性淋巴管瘤为儿童头颈部较常见疾病，范围较广，与脓肿改变不同。鼻咽纤维血管瘤见于男性青少年，DSA 检查呈富血管肿瘤，CT 和 MRI 强化明显。

3. 咽部肿瘤

1) 鼻咽纤维血管瘤

◎临床与病理

鼻咽纤维血管瘤（nasopharyngeal angiofibroma）又称为青少年出血性纤维瘤，多见于 10～25 岁男性。临床症状以进行性鼻塞和反复顽固性鼻出血为主，肿瘤较大时可压迫周围组织出现鼻、鼻窦、耳、眼等症状。鼻咽检查可见突向鼻咽腔粉红色肿块，易出血。

◎影像学表现

(1) 侧位平片　虽可显示鼻咽腔软组织肿块，但不能显示其范围，临床价值不大。

(2) CT 检查　显示软组织肿块，充满鼻咽腔，可经后鼻孔长入同侧鼻腔，蝶腭孔扩大，肿瘤长入翼腭

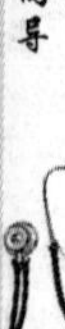

窝、颞下窝，向上可破坏颅底骨质，侵入蝶窦或海绵窦，肿块境界清楚，密度一般均匀，肿瘤强化异常明显。

(3) MRI 检查　T1WI 呈低信号，T2WI 呈明显高信号，强化明显，瘤内可见低信号条状或点状影，称为“椒盐征”。

(4) DSA 检查　肿瘤富血管，可明确肿瘤供血动脉及引流静脉，同时可进行介入性治疗。

◎诊断与鉴别诊断

应与腺样体肥大、鼻咽部淋巴瘤、囊性淋巴管瘤等鉴别。鼻咽淋巴瘤的常见部位为咽淋巴环，影像学表现病变广泛弥漫分布于咽扁桃体、咽鼓管口扁桃体及咽壁淋巴组织，致软组织增厚。

2) 鼻咽癌

◎临床与病理

鼻咽癌(asopharyngeal carcinoma)是我国常见恶性肿瘤之一，男性多见，临床主要有血涕、鼻出血、耳鸣、听力减退、鼻塞、头痛。晚期可引起视力障碍、视野缺损、突眼、复视、眼球活动受限；侵犯颅神经，以三叉神经、外展神经、舌咽、舌下神经损害多见；颈淋巴结转移率高达 79.3%，远隔转移率 4.2%。

◎影像学表现

(1) CT 检查　显示咽隐窝闭塞、消失、隆起，咽顶、后、侧壁肿块突向鼻咽腔。病变向前突向后鼻孔，侵犯翼腭窝，破坏蝶骨翼板及上颌窦、筛窦后壁进入眶内；向后侵犯头长肌、枕骨斜坡、环椎前弓侧块，侵犯舌下神经管；向外侵犯咽鼓管圆枕、腭帆张肌、腭帆提肌、翼内肌、翼外肌，侵入颞下窝、颈动脉鞘、茎突；向上破坏颅底并通过卵圆孔、破裂孔进入颅内累及海绵窦；向下侵犯口咽、喉等。同时可见颈深链淋巴结肿大。病变呈不均匀明显强化。

(2) MRI 检查　T1WI 肿瘤呈低-中等信号，T2WI 呈中-低等信号，呈明显强化，MRI 检查有利于发现斜坡转移、海绵窦受侵、下颌神经受侵等。

第五节　喉部

【大纲要求】

掌握：喉外伤及喉癌的影像学表现及鉴别诊断。

熟悉：喉部正常影像学表现。

了解：喉部的影像检查技术。

【内容精析】

喉部影像学检查方法有 X 线、CT、MRI、DSA 等多种检查技术。X 线检查、体层摄影、DSA 较少应用于喉部。普通 CT 为喉部的常规检查技术，可以清晰显示喉腔、喉壁各层结构及喉周间隙改变。MRI 检查由于任意方位成像及优越的软组织对比，临床应用也渐受重视。

一、检查技术

喉部位于舌骨下颈前部，上通咽部、下接气管，分为声门上区、声门区(喉室)和声门下区。

1. X 线检查　侧位观察喉部结构。正位主要观察喉外伤和异物。

2. CT 检查　CT 检查为喉部及其病变的主要影像检查技术，可以清晰显示喉腔，喉壁各层机构及喉周间隙改变。检查范围自会厌至声门下区，需采用薄层多方位重组技术；并行软组织窗观察，增大窗宽有利于显示声带及喉室情况；发现病变时常加行增强检查。

3. MRI 检查　使用颈部线圈，SE 序列，作喉部矢状面、横断面和冠状面的 T1WI 及横断面和(或)冠状面 T2WI，厚度 3～5 mm。增强时行横断面、冠状面 T1WI 扫描。喉软骨未钙化前在 T1WI、T2WI 上均呈等信号，钙化后呈不均匀低信号；喉周肌肉 T1WI 和 T2WI 均呈略低信号，喉黏膜 T1WI 呈等信号，T2WI 呈明显高信号；喉旁间隙在 T1WI 和 T2WI 上呈高信号影；喉前庭、喉室和声门下区则均呈极低信号。

二、正常影像学表现

1. 侧位平片　显示声门为一横行条状低密度影，声门上、下区透光含气。正位体层摄影可清楚显示喉前庭、室带、喉室、声带和声门下区结构，在呼气、吸气、阈气、发音时可见声带的活动度及其形态。

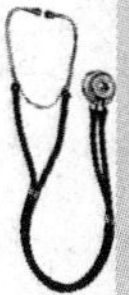

2. CT检查　横断位扫描可观察会厌、喉前庭、杓会厌皱襞、梨状隐窝、假声带、真声带、声门下区的形态结构；显示舌骨、甲状软骨、杓状软骨、环状软骨的位置、形态及其关系；喉旁间隙的形态与密度；喉外肌肉、血管、间隙等结构。喉黏膜有强化表现。

3. MRI检查　可直接显示喉部矢状面、横断面和冠状面的影像，喉软骨在未钙化前在T1WI、T2WI呈中等信号，钙化后呈不均匀低信号；喉肌T1WI和T2WI呈偏低信号；喉黏膜在T1WI呈中等信号，T2WI呈明显高信号；喉旁间隙在T1WI和T2WI均呈高信号影；喉前庭、喉室和声门下区则均呈极低信号。

三、基本病变表现

1. 喉腔狭窄或闭塞　见于肿瘤、外伤、声带麻痹等病变。

2. 喉壁增厚或喉周异常密度影　见于炎症、肿瘤。

3. 喉周间隙的移位或消失　见于炎症、肿瘤。

4. 喉软骨破坏　见于各型喉癌晚期，软骨的断裂移位则见于外伤。

四、疾病诊断

1. 喉外伤

◎临床与病理

喉外伤是由医源性或暴力性损伤导致的喉部组织结构的破损、出血呼吸困难、声音嘶哑或失声等病症。喉外伤后，舌骨、甲状软骨、环状软骨等可发生不同程度骨折，喉黏膜损伤、出血、水肿；皮下气肿；晚期喉腔狭窄等。

◎影像学表现

喉外伤后主要行CT检查。

1）医源性喉外伤

CT表现：①杓状软骨脱位横断位显示患侧声带内移，杓状软骨向后内移位，环杓关节内外间隙不等宽。矢状位示杓状软骨向前倾斜，环杓关节面不平行，关节间隙宽窄不一；②声门及声门下瘢痕：声门或声门下条索影；气道变形、狭窄；③喉软骨坏死：甲状软骨板断裂，断面重叠，喉腔黏膜增厚，喉腔变形。

2）暴力性喉外伤

CT表现：①出血和水肿均表现为黏膜弥漫性增厚，喉旁间隙密度增高；②喉软骨骨折表现为软骨断裂、移位。其中以甲状软骨及环状软骨多见；③软组织内气肿表现为邻近皮下或间隙内不规则气体密度影。

◎诊断与鉴别诊断

喉外伤CT检查能够明确喉软骨损伤的位置、形态，有无异物残留，损伤的范围，血肿的部位和大小以及气道受压变窄情况，有利于临床及时采取有效治疗方案。

2. 喉癌

◎临床与病理

喉癌(carcinoma of the larynx)是常见的恶性肿瘤之一，占全身恶性肿瘤的2%，多见于40岁以上男性，93%～96%为鳞癌。多发生于声门区，声门上区次之，声门下区最少。临床表现为喉异物感、喉痛、声嘶、呼吸困难、喉部肿块、淋巴结肿大等。

◎影像学表现

(1) 侧位X线平片　可见喉前庭或声门下区肿块，声门癌见喉室闭塞，局部密度增高。正位体层摄影可显示肿块向喉腔内突出，声带或室带活动度减弱固定。

(2) CT检查　显示病变呈软组织密度，突向喉腔内，压迫梨状隐窝使其变小消失。肿瘤通过前联合侵犯对侧或喉旁间隙内，破坏甲状软骨板，侵犯喉外肌群。肿瘤强化明显，同时CT还可显示颈部间隙内肿大的淋巴结。

(3) MRI检查　T1WI见肿瘤呈中等信号，T2WI呈高信号，肿瘤强化明显。MRI检查显示肿瘤累及的范围更加准确。

◎诊断与鉴别诊断

包括喉息肉、乳头状瘤、喉结核、喉淀粉样瘤等。喉息肉和乳头状瘤多见于声带前端，病变限于黏膜面，不侵犯深层组织。

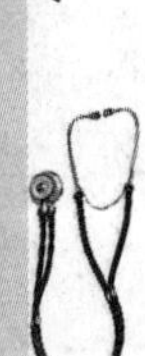

第六节 口腔颌面部

【大纲要求】

掌握：造釉细胞瘤、口腔癌及腮腺肿瘤的影像学表现及鉴别诊断。

熟悉：口腔颌面部正常影像学表现。

了解：口腔颌面部的影像检查技术。

【内容精析】

口腔颌面部影像学检查方法有平片检查、CT、MRI、DSA及超声检查等多种检查技术。根尖片、曲面体层摄影常用于观察牙根及颌骨情况，DSA检查较少应用于口腔颌面部。CT检查为颌面部及其病变的常规检查技术。MRI检查由于任意方位成像及优越的软组织对比，颌面部应用也逐渐增多。

一、检查技术

1. X线检查 主要有根尖片、曲面体层摄影等。用于观察牙尖、牙根、牙槽骨的病理改变，用以诊断阻生齿、龋齿、牙周膜炎、根尖脓肿、根尖肉芽肿、根尖囊肿、牙周病及骨肿瘤等。X线造影检查涎腺X线造影在临床上很少应用，可用于检查涎腺病变。

2. CT检查 采用横断面，从下颌骨下缘至颞颌关节，5 mm层厚连续扫描，软组织窗观察，必要时观察骨窗。近来，直接冠状面扫描应用越来越多，从上颌骨前缘至下颌骨后缘，临床价值渐受重视。

3. MRI检查 MRI检查常作为颌面部CT检查的补充方法，并为舌、颞颌关节病变的主要影像检查技术。常规行矢状、横断、冠状位T1WI和横断或冠状位T2WI检查，必要时行增强横断、冠状、矢状位T1WI检查。

4. 超声检查 超声主要用于涎腺病变检查。

二、正常影像学表现

1. 牙齿

(1) X线平片 显示牙釉质高密度，牙本质及牙骨质密度稍低，牙髓腔为低密度，牙周膜为包绕牙根的连续线状低密度影，牙槽骨牙周骨板密度高。

(2) CT检查 显示上述牙齿的横断面影像，各层结构显示更加清晰。

(3) MRI检查 T1WI、T2WI显示牙髓和骨松质呈高信号，其他骨质呈低信号。

2. 上颌骨 分体部和四个突起。体部主要由上颌窦组成，四个突起为额突、颧突、齿槽突和腭突。

(1) CT检查 横断面可分别观察上颌骨各部的形态及结构。

(2) MRI检查 T1WI、T2WI显示骨髓呈高信号，皮质呈低信号。

3. 下颌骨 由体部和升支组成，其交界处为下颌角。下颌骨体部上缘为齿槽骨，体部有下颌管。升支包括喙突和髁状突，升支中部舌侧面有下颌孔。

(1) X线平片 显示下颌骨皮质呈线状高密度影，其内松质骨呈网状低密度，下颌管呈线条状低密度透光影。

(2) CT和MRI检查 可清晰显示下颌骨各部分结构。

4. 口腔颌面软组织 口腔颌面软组织包括舌、口底、牙龈、扁桃体、腭、颊、涎腺及咀嚼肌等，平片难以观察。CT能清晰显示各软组织结构的形态，正常时双侧性结构对称，等大，呈中等均匀密度，增强检查舌根淋巴组织及涎腺均匀强化。MRI上T1WI、T2WI多方位成像可更好地观察上述结构，清楚地显示其内组织构成。

5. 颞下颌关节 颞下颌关节包括下颌小头、关节窝、关节结节、关节盘、关节囊等。X线平片和曲面体层摄影可显示关节面骨质和关节间隙。CT还可清楚显示关节周围软组织。MRI T1WI、T2WI及质子密度加权像能更清晰的显示张闭口位时关节盘的位置、形态和信号改变及关节内积液等。

三、基本病变表现

1. 形态改变 颌骨可有变形、增大、缩小、甚至消失，通常提示面部外伤、畸形、肿瘤等病变的存在。

2. 位置改变 指正常颌面部各结构发生移位，表现为上下左右及前后位置的改变，通常提示有占位

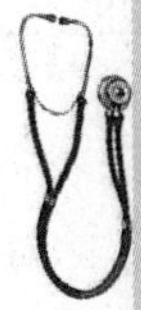

性病变或畸形。

3. 骨质改变 骨质中断为骨折所致，骨质破坏提示恶性肿瘤或转移瘤等。

4. 异常密度 表现为低密度提示含脂肪性病变或积气，等密度多见于炎性或肿瘤性病变，高密度见于骨瘤、钙化等。

四、疾病诊断

1. 造釉细胞瘤(ameloblastoma)

◎临床与病理

颌面部常见肿瘤，来源于牙板和造釉器的残余上皮和牙周组织的残余上皮。多见于20～40岁青壮年，男女无差异，多发生于下颌骨。生长缓慢，初期无症状，后期颌骨膨大，面部畸形，牙齿松动、脱落。可产生吞咽、咀嚼、语言、呼吸障碍，4.7%恶变。

◎影像学表现

(1) X线检查 分为4型：多房型占59%，蜂窝型占22%，单房型占14%，恶变占5%。表现为单囊状、砂粒状、蜂窝状或多囊状低密度影，内见厚度不一骨分隔，囊壁边缘硬化，囊内有时见到牙齿，局部骨皮质受压变形、膨隆、变薄。

(2) CT检查 病变呈囊状低密度区，周围囊壁境界清晰，呈锐利高密度囊壁。可清晰观察肿瘤的位置、边缘、内部结构、密度及局部骨皮质情况。

(3) MRI检查 T1WI低信号，T2WI囊液高信号，囊壁低信号，囊内间隔低信号。

◎诊断与鉴别诊断

包括牙源性囊肿和骨巨细胞瘤等。前者呈圆形低密度，边缘光滑锐利，囊壁硬化完整，囊内可见牙齿。后者呈分隔状，瘤壁无硬化。

2. 口腔癌

◎临床与病理

颌面部常见肿瘤，其中舌癌最为常见。临床表现为舌痛，肿瘤表面溃疡。病变发展引起舌运动受限，涎液多，进食、言语困难。

◎影像学表现

(1) CT检查 肿瘤呈低密度，境界不清，侵犯舌根时局部不规则膨突，不均匀强化，常见颈部淋巴结肿大。

(2) MRI检查 T1WI呈均匀或不均匀低信号，境界不清，T2WI呈明显高信号。Gd-DTPA增强肿瘤呈不均匀强化。同时伴颈淋巴结肿大。

3. 腮腺肿瘤

◎临床与病理

腮腺肿瘤90%来自腺上皮，良性者以混合瘤多见，多位于腮腺浅部；恶性者以黏液表皮样癌多见。良性病史长，可达30余年，无痛性包块，肿块质软，边界清楚。恶性病史短，侵犯神经引起疼痛和面神经麻痹，侵犯咀嚼肌群发生开口困难。

◎影像学表现

(1) 腮腺造影 良性者导管纤细、变直、撑开、聚拢、消失、移位。恶性者导管受压移位、破坏、缺损、中断及对比剂外溢。

(2) CT检查 良性肿瘤呈圆形或分叶状边界清楚的等或稍高密度影，轻-中等强化。恶性肿瘤呈境界不清稍高密度影，其内密度不均匀，呈不均匀强化，以及下颌骨骨质破坏，常合并颈部淋巴结肿大。

(3) MRI检查 T1WI肿瘤呈低-中等信号，T2WI呈高信号。良性边界清，呈圆形或分叶状，恶性呈不规则状，伴淋巴结肿大。良性肿瘤强化较均匀者居多，恶性肿瘤不均匀强化者居多，转移淋巴结呈均匀或环状强化。

◎诊断与鉴别诊断

包括下颌骨升支肿瘤、咽旁间隙肿瘤、淋巴瘤、淋巴结核、腮腺转移瘤等。

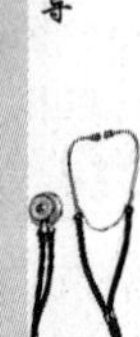

第七节　颈部

【大纲要求】

掌握：颈动脉体瘤、甲状腺肿、甲状腺肿瘤及甲状旁腺瘤的影像学表现及鉴别诊断。

熟悉：颈部结构的正常影像学表现。

了解：颈部的影像检查技术。

【内容精析】

颈部影像学检查方法有 X 线、CT、MRI 及超声检查等多种检查技术。超声检查主要用于颈部淋巴结的检查，DSA 检查则观察颈部血管改变。增强 CT 检查为颈部及其病变的常规检查技术。MRI 检查由于任意方位成像及优越的软组织对比，颈部应用也逐渐增多。

一、检查技术

1. X 线检查　颈部正、侧位片用于观察颈部骨骼、气道的形态、颈部软组织异常钙化、骨化、异物、积气等。

2. CT 检查　常规增强颈部 5 mm 连续扫描，选择软组织窗观察颈部各种软组织结构，必要时选择骨窗观察颈椎或颈部软骨结构。螺旋扫描可进行三维重建及咽、喉腔、颈部血管内镜检查。

3. MRI 检查　采用颈部线圈、SE 序列，矢状面、横断面、冠状面 T1WI，横断面或冠状面 T2WI，根据需要层厚 4～7 mm。发现病变时行增强检查。

4. DSA 检查　经股动脉插管作颈动脉或椎动脉血管造影，观察病变与血管关系并了解病变的血供情况。

二、正常影像学表现

1. 颈部结构及间隙解剖　包括皮肤、皮下、肌肉、血管、神经、淋巴结、筋膜结缔组织等，颈部筋膜将上述结构分隔成十二个间隙，分别为舌下间隙、颌下间隙、颊间隙、咀嚼肌间隙、颈动脉间隙、颈后间隙、腮腺间隙、咽黏膜间隙、咽旁间隙、咽后间隙、脏器间隙及椎前间隙，相邻的间隙之间有的可以相互沟通，病变也可以沿间隙蔓延扩散。筋膜在正常影像上不显影，神经、血管、淋巴结位于颈部各间隙内。X 线平片不能分辨颈部各种软组织结构及间隙。DSA 显示颈部血管及其分支形态、走行情况及有无异常血管形成或染色。CT 平扫可分辨颈部软组织，皮下脂肪呈较均匀低密度影，肌肉、血管、神经、淋巴结均呈中等密度，筋膜不能分辨。各组织间有结缔组织、脂肪组织充填，呈低密度。CT 增强可观察血管形态和走行。MRI 扫描 T1WI 及 T2WI 皮下脂肪均呈高信号强度。肌肉、神经、淋巴结呈中等信号，动脉、静脉呈流空信号，各间隙内脂肪结缔组织呈高信号。

2. 甲状腺及甲状旁腺　甲状腺左右叶上下径 50～60 mm，前后径 10～25 mm，左右径 20～30 mm。X 线平片不能显示甲状腺形态及结构；CT 平扫因甲状腺内碘成分蓄积致甲状腺密度明显高于肌肉组织，密度均匀，境界清楚，CT 强化扫描腺体均匀明显强化；MRI 扫描 T1WI 和 T2WI 甲状腺均呈中等偏高信号。甲状旁腺正常时因腺体较小难以显示。

3. 颈部淋巴结　分为七区，分别为Ⅰ区：颏下及颌下淋巴结；Ⅱ区：颈内静脉链上组；Ⅲ区：颈内静脉链中组；Ⅳ区：颈内静脉链下组；Ⅴ区：颈后三角区淋巴结，即胸锁乳突肌后缘、斜方肌前缘及锁骨构成的三角区内的淋巴结；Ⅵ区：中央区淋巴结，包括喉前、气管前和气管旁淋巴结；Ⅶ区：上纵隔淋巴结。

三、基本病变表现

1. 淋巴结肿大　一般正常淋巴结小于 5 mm，5～8 mm 提示可疑淋巴结增大，大于 8 mm 则认为是淋巴结增大，常见有炎症、结核、转移瘤、淋巴瘤等。超声表现为类圆形，中央髓质为强回声，周边皮质为低回声。CT 为等密度肿块，位于颈部各间隙内，强化后均匀、不均匀或环形强化。MRI：T1WI 呈较低信号、T2WI 呈较高信号。颈部淋巴结全面准确的显示，对恶性肿瘤的分期具有重要价值。

2. 软组织肿块　见于各种肿瘤、炎症。不同病变的位置、形态及回声、密度和信号各异，如颈动脉瘤见于颈动脉分叉处，神经源性肿瘤多位于颈动脉间隙，肿块长轴呈上下方向，囊性淋巴管瘤常占据多个间隙，呈无回声、水样密度或信号强度；炎性病变一般累及多个颈部间隙。

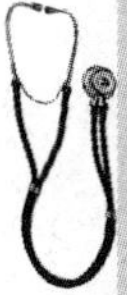

3. 软组织间隙回声、密度和信号强度异常 颈部单一或邻近多个间隙回声、密度或信号强度异常，见于炎症、放疗后和外伤等病变。

4. 甲状腺及甲状旁腺增大 双侧甲状腺弥散性增大，见于甲状腺肿或慢性炎症；甲状腺内肿块于甲状腺腺瘤、甲状腺癌、淋巴瘤和多结节性甲状腺肿等。甲状旁腺增大见于甲状旁腺腺瘤、腺癌及增生。

5. 正常结构移位 见于各种占位性病变。

6. 气管、血管狭窄闭塞 见于外伤、肿瘤、气管软骨坏死等。

四、疾病诊断

1. 颈动脉体瘤

◎临床与病理

颈动脉体位于颈动脉分叉部后上方，呈椭圆形，纵径 5 mm，借 Mayer 韧带与动脉外膜相连。颈动脉体瘤(carotid body tumor)为副神经节瘤，女性多见，好发于中年，临床较少见。临床表现颈部肿块、头晕、头痛、晕倒。可合并迷走神经压迫症状如音哑、呛咳；交感神经压迫症状如霍纳综合征或舌下神经功能障碍。

◎影像学表现

(1) CT 检查 表现为颈动脉分叉处圆形、境界清晰中等密度肿块，增强后肿瘤明显强化，颈动、静脉受压移位，颈内、外动脉分叉角度增大。

(2) MRI 检查 T1WI 呈均匀中等或中等偏低信号，T2WI 明显高信号，肿瘤增大时信号不均匀，可见流空信号征。肿瘤强化明显，其内见血管流空影，称为“椒盐征”。

(3) DSA 检查 显示颈动脉分叉加宽，动脉移位，分叉处见血供丰富的肿瘤。

◎诊断与鉴别诊断

需鉴别病变包括神经纤维瘤、神经鞘瘤、淋巴结肿大等。

2. 甲状腺肿

甲状腺肿(gotter)常为甲状腺激素合成不足，引起垂体促甲状腺激素增多，刺激甲状腺滤泡上皮增生，滤泡肥大所致，一般不伴有明显的功能异常，多见于缺碘地区。约有 3%伴有甲状腺癌。好发于 20～40 岁女性，偶然发现或表现为颈前肿块，较大时可有气道压迫症状。

◎影像学表现

(1) 超声 甲状腺肿大，内部信号不均匀，可见单发或多发的中低回声结节；CDFI 结节周围见血流信号环绕。

(2) CT 检查 甲状腺弥漫性肿大表现为低密度结节，较小时密度均匀，较大时密度不均匀；多结节甲状腺肿表现为多发低密度区，有时边缘可见钙化；腺瘤样增生结节可有轻度强化，一般不侵犯邻近器官或结构。

(3) MRI 检查 表现为不均匀的 T2WI 高信号，T1WI 信号强度则根据胶体中蛋白质含量而定，信号由低信号到高信号不等。

3. 甲状腺肿瘤

◎临床与病理

甲状腺肿瘤(thyroid tumor)分为良、恶性，良性主要为腺瘤，占甲状腺疾病的 60%；恶性为甲状腺癌，占头颈部肿瘤的 34.2%，以乳头状癌为多见。女性多见，以 20～40 岁多见，可引起音哑、呼吸困难，恶性肿瘤半数左右发生颈部淋巴结转移。

◎影像学表现

(1) 超声检查 良性肿瘤境界清晰，信号均匀、偏低，内部缺乏血流信号；恶性肿瘤境界模糊，信号不均匀、偏低，内部丰富的血流信号。

(2) X 线检查 可发现甲状腺区钙化、气管受压等征象。

(3) CT 检查 腺瘤表现为圆形、类圆形境界清楚的低密度影；甲状腺癌则呈形态不规则、边界不清的不均匀低密度影，其内可见散在钙化及更低密度坏死区，病变与周围组织分界不清，颈部淋巴结肿大。腺瘤不强化或轻度强化，癌则不均匀明显强化，转移淋巴结多呈环状强化。

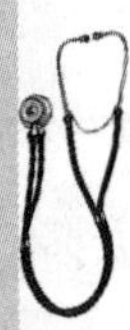

4. 甲状旁腺腺瘤

◎临床与病理

甲状旁腺腺瘤(parathyroid adenoma)是引起原发性甲状旁腺功能亢进的最常见的病因。病理上包膜完整,瘤内见腺样结构,间质血管丰富。临床表现全身骨关节疼痛、轻微外伤后骨折、泌尿系结石和食欲下降、腹胀、便秘等为首发症状。实验室检查为特征性的甲状旁腺素增高及血钙、尿钙、尿磷增高和血磷降低。

◎影像学表现

(1) X 线检查　骨骼系统平片,骨质疏松,有时见纤维性囊性骨炎所致的局灶性透光区;常合并多发性病理骨折。泌尿系统平片显示多发尿路结石。

(2) 超声检查　甲状旁腺腺瘤呈回声均匀、边缘规则、有包膜的结节,内部回声低于正常甲状腺;腺瘤可发生囊变、坏死致回声不均匀。

(3) CT 检查　甲状旁腺腺瘤多位于甲状腺下极的气管-食管旁沟内,表现为直径 1～3 mm 的边缘光整、密度均匀的软组织结节,有时内部坏死、囊变致密度欠均匀,或形成壁厚不一的囊性病变,表明肿瘤内坏死或陈旧性出血。增强扫描结节呈均匀强化或环形强化。

(4) MRI 检查　平扫,T1WI 上肿瘤信号等于或低于正常甲状腺,在 T2WI 上一般呈高信号;有时肿瘤内部坏死、囊变致信号不均匀。增强扫描与 CT 增强类似。

【同步练习】

一、名词解释

1. 视网膜母细胞瘤(retinoblastoma)　**2.** 渐进性强化(gradual strengthening)　**3.** 眼眶爆裂骨折(orbital blowout fracture)　**4.** 副神经节瘤(paraganglioma)　**5.** 窦口鼻道复合体(ostiomeatalex, OMC)　**6.** 腺样体增生(adenoid hypertrophy)　**7.** 鼻咽纤维血管瘤(nasopharyngeal angiofibroma)　**8.** 造釉细胞瘤(ameloblastoma)　**9.** 甲状腺肿(gotter)　**10.** 椒盐征(salt and pepper sign)

二、选择题

(一) 单选题

1. 眼眶壁**不包括**(　　)

A. 上壁　B. 内壁　C. 下壁　D. 外壁　E. 后外侧壁

2. 视网膜母细胞瘤好发于(　　)

A. 婴幼儿　B. 儿童　C. 青少年　D. 老年　E. 中年

3. 眼内异物小,较容易显示于(　　)

A. 眼眶薄骨位　B. 眼眶正位　C. 眼眶侧位　D. 薄层 CT　E. MRI

4. 眼外肌共有(　　)

A. 两条　B. 三条　C. 四条　D. 五条　E. 六条

5. CT 横断面扫描,**不能**显示(　　)

A. 内直肌　B. 外直肌　C. 球后直肌　D. 上直肌　E. 下直肌

6. 鼻窦炎症,在 MRI 扫描 T2WI 图像上呈(　　)

A. 低信号　B. 高信号　C. 等信号　D. 混合信号　E. 无信号

7. 容易出现钙化的鼻窦炎是(　　)

A. 化脓性　B. 霉菌性　C. 病毒性　D. 特发性　E. 卡他性

8. 视网膜母细胞瘤特征性 CT 表现(　　)

A. 球壁条形钙化　B. 球内软组织肿块　C. 眼球内肿块不规则形钙化

D. 视神经肿块　E. 眼球增大

9. 鼻窦密度与眼眶比较,属于(　　)

A. 低密度　B. 等密度　C. 高密度　D. 混合密度　E. 其他

10. 眼眶海绵状血管瘤的特征性影像表现(　　)

A. CDFI 缺乏血流　B. 圆形、椭圆形或梨形肿块　C. 增强扫描渐进性强化

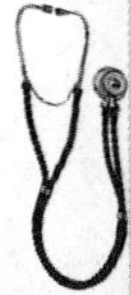

D．眼外肌受压　　E．肿瘤晕

11. 鼻窦骨质破坏见于（　　）

A．化脓性鼻窦炎　　B．霉菌性鼻窦炎　　C．恶性肿瘤
D．纤维血管瘤　　E．鼻窦囊肿

12. 眼球病变首选的检查方法（　　）

A．X线　　B．CT　　C．超声　　D．MRI　　E．DSA

13. 眼部炎性假瘤**不包括**（　　）

A．眶隔前炎型　　B．肌炎型　　C．泪腺炎型　　D．巩膜周围炎　　E．Graves 眼病

14. 侧位X线片显示咽后壁软组织光滑，厚度平均3 mm，超过多少毫米具有病理意义（　　）

A．3.5 mm　　B．4.0 mm　　C．4.5 mm　　D．3.2 mm　　E．5 mm

15. 下列哪项**不符合**喉癌的影像表现（　　）

A．病变呈软组织密度，突向喉腔内　　B．压迫梨状隐窝使其变小消失
C．经前联合侵犯对侧或喉旁间隙内　　D．甲状软骨板增生肥大
E．颈部淋巴结肿大

16. 甲状旁腺共有几个，位于甲状腺什么位置（　　）

A．2个，前上方　　B．3个，后下方　　C．4个，后方　　D．4个，前方　　E．5个，前下方

17. 鼻窦囊肿，骨壁改变主要是（　　）

A．增生　　B．破坏　　C．膨胀变薄　　D．形成死骨　　E．硬化

18. 颈动脉体瘤常发生于（　　）

A．颈总动脉外侧　　B．颈动脉分叉部后上方　　C．颈内动脉前壁
D．颈外动脉后壁　　E．颈总动脉壁

19. 颈部一般正常淋巴结小于5 mm，大于多少则认为是淋巴结增大（　　）

A．6.0 mm　　B．6.5 mm　　C．7.0 mm　　D．7.5 mm　　E．8.0 mm

20. 下列哪项**不符合**甲状腺癌的CT表现（　　）

A．圆形、类圆形境界清楚的低密度影　　B．形态不规则、边界不清的不均匀低密度影
C．肿瘤内散在钙化及更低密度坏死区　　D．病变与周围组织分界不清
E．颈部淋巴结肿大

（二）多选题

1. 视神经胶质瘤应与下列哪些疾病鉴别（　　）

A．视神经鞘脑膜瘤　　B．视神经炎　　C．视神经蛛网膜下腔增宽
D．皮样囊肿　　E．表皮样囊肿

2. 视神经增粗见于下列哪些疾病（　　）

A．视神经鞘脑膜瘤　　B．炎性病变　　C．视神经胶质瘤
D．颅内压增高　　E．视网膜母细胞瘤

3. 鼻咽纤维血管瘤与下列哪些疾病鉴别（　　）

A．鼻咽癌　　B．腺样体肥大　　C．鼻咽部淋巴瘤　　D．囊性淋巴管瘤　　E．咽旁脓肿

4. 下列哪些疾病可引起下颌骨膨胀性多房性表现（　　）

A．造釉细胞瘤　　B．巨细胞瘤　　C．含牙囊肿
D．骨纤维囊变　　E．嗜酸性肉芽肿

5. 中耳包括（　　）

A．鼓室　　B．咽鼓管　　C．听小骨
D．鼓窦　　E．乳突气房

6. 有关造釉细胞瘤诊断要点，说法正确的是（　　）

A．是最常见的牙源性肿瘤　　B．80%发生于下颌骨
C．肿瘤有囊性或实性，膨胀性生长　　D．多房者，房隔粗细均匀
E．瘤内可见到移位的牙齿

7. CT扫描正常甲状腺密度( )
A. 低于胸锁乳突肌　B. 高于胸锁乳突肌　C. 密度均匀
D. 密度不均　E. 类似于气管密度

8. 腮腺肿瘤良、恶性鉴别诊断中,下列哪些提示恶性征象( )
A. 境界不清稍高密度影,弥漫性浸润　B. 肿块中心坏死,呈不均匀密度
C. 外形不规则呈分叶状改变　D. 下颌骨骨质破坏,常合并颈部淋巴结肿大
E. 肿块内呈网格状或条索状改变

9. 小鼻咽癌,CT横断扫描的主要表现是( )
A. 鼻咽腔内肿块影　B. 咽旁间隙消失　C. 颅底骨质破坏
D. 咽隐窝消失　E. 周围结构受侵犯

10. 颈部常见的恶性肿瘤有哪些( )
A. 颈部神经纤维瘤　B. 颈部淋巴管瘤　C. 颈部淋巴瘤
D. 颈部淋巴结转移瘤　E. 颈部淋巴结核

三、填空题

1. 视网膜母细胞好发于________岁以下,CT表现为________,特点为________。
2. 眼部异物是一种常见的眼部创伤,可产生严重的后果。异物分为________和________异物,前者包括钢、铁、铜、铅及其合金等,后者包括________、________、________、沙石、骨片和木片等。
3. 眼眶骨折分为________、________和________。
4. 眼部炎性假瘤根据炎症________可分为眶隔前炎型、肌炎型、泪腺炎型、巩膜周围炎、神经束膜炎及弥漫型炎性假瘤。
5. 副神经节瘤又称血管球瘤,包括________及________。
6. 蝶窦位于蝶骨体内。按________分为:________、________、半鞍型、全鞍型、鞍枕型。
7. 咽部可分为________、________、喉咽三部分。
8. 造釉细胞瘤分为4型:________占59%,________占22%,单房型占14%,恶变占5%。
9. 甲状旁腺腺瘤多位于甲状腺下极的________内,表现为直径1—3 mm的边缘光整、密度均匀的软组织结节。
10. 喉外伤是由________或________损伤导致的喉部组织结构的破损、出血呼吸困难、声音嘶哑或失声等病症。

四、简答题

1. 试述眼眶内炎性假瘤的CT表现。
Please describe the orbital inflammatory pseudotumor in CT performance.
2. 试述鼻咽癌的CT表现。
Please describe the CT performance of nasopharyngeal carcinoma.
3. 简述视网膜母细胞瘤的影像学表现。
Please describe the imaging findings of of retinoblastoma.
4. 试述喉癌的CT和MRI表现。
Please describe the CT and MRI manifestation of laryngeal cancer.
5. 试述腮腺内良恶性肿瘤的影像学表现。
Please describe the parotid benign and malignant tumor imaging findings.
6. 简述颈部淋巴结分区。
Please describe the partition of cervical lymph node.

【参考答案】

一、名词解释

1. 视网膜母细胞瘤　为神经外胚层肿瘤,起源于视网膜的神经元细胞或神经节细胞。是婴幼儿最常见的眼球内恶性肿瘤。
2. 渐进性强化　海绵状血管瘤内首先出现小点状强化,逐渐扩大,随时间延长形成均匀的显著强化。
3. 眼眶爆裂骨折　指外力作用于眼部使眶内压力骤然增高致眶壁发生骨折而眶缘无骨折,即骨折不是外力直接

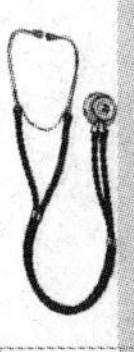

作用于眶壁而是经过眶内容的传导作用于眶壁所致。

4. 副神经节瘤 又称血管球瘤(glomus tumor)。包括颈静脉球瘤(glomus jugulare)及鼓室球瘤(glomus tympanicum)。症状主要为搏动性耳鸣,也可有传导性听力下降,耳镜可见紫色肿物。

5. 窦口鼻道复合体 是指以筛漏斗为中心的附近区域,包括筛漏斗、半月裂、钩突、筛泡、中鼻甲、前组副鼻窦开口等一系列结构。

6. 腺样体增生 腺样体因炎症刺激发生病理增生,又称为腺样体肥大。多见于儿童,常与慢性扁桃体炎合存在。

7. 鼻咽纤维血管瘤 又称为青少年出血性纤维瘤,多见于10～25岁男性,以进行性鼻塞和反复顽固性鼻出血为主,肿瘤较大时可压迫周围组织出现鼻、鼻窦、耳、眼等症状。

8. 造釉细胞瘤 是颌面部常见肿瘤,来源于牙板和造釉器的残余上皮和牙周组织的残余上皮。

9. 甲状腺肿 常为甲状腺激素合成不足,引起垂体促甲状腺激素增多,刺激甲状腺滤泡上皮增生,滤泡肥大所致,一般不伴有明显的功能异常,多见于缺碘地区。

10. 椒盐征 副神经节瘤或鼻咽纤维血管瘤在MRI上表现为T1WI为等信号,T2WI为高信号,其中有多数迂曲条状及点状血管流空影,为本病典型特征,称为"椒盐征"。

二、选择题

(一) 单选题

1. D 2. A 3. D 4. E 5. C 6. B 7. B 8. C 9. A 10. C 11. C 12. C 13. E 14. E 15. D 16. C 17. C 18. B 19. E 20. A

(二) 多选题

1. ABC 2. ABCDE 3. BCD 4. ABCD 5. ABCD 6. ABCE 7. BC 8. ABCE 9. BD 10. CD

三、填空题

1. 3 眼球内肿块 钙化 2. 金属 非金属 玻璃 塑料 橡胶 3. 爆裂骨折 单纯骨折 复合型骨折 4. 累及的范围 5. 颈静脉球瘤 鼓室球瘤 6. 气化程度 甲介型 鞍前型 7. 鼻咽 口咽 8. 多房型 蜂窝型 9. 气管-食管旁沟 10. 医源性 暴力性

四、简答题

1. 试述眼眶内炎性假瘤的CT表现。

答:隔前型表现为眼睑组织肿胀增厚;肌炎型为眼外肌增粗,典型表现为肌腹和肌腱同时增粗,以上直肌和内直肌最易受累;巩膜周围炎型为眼球壁增厚;视神经束膜炎型为视神经增粗,边缘模糊;弥漫型可累及眶隔前软组织、肌锥内外、眼外肌、泪腺以及视神经等,典型的CT表现为患侧眶内软组织密度影,眼外肌增粗,泪腺增大,眼外肌与病变无明确分界,视神经可被病变包绕,增强后病变强化呈高密度而视神经不强化呈低密度;泪腺炎型表现为泪腺增大,一般为单侧,也可为双侧。

2. 试述鼻咽癌的CT表现。

答:CT检查:显示咽隐窝闭塞、消失、隆起,咽顶、后、侧壁肿块突向鼻咽腔。病变向前突向后鼻孔,侵犯翼腭窝,破坏蝶骨翼板及上颌窦、筛窦后壁进入眶内;向后侵犯头长肌、枕骨斜坡、环椎前弓侧块,侵犯舌下神经管;向外侵犯咽鼓管圆枕、腭帆张肌、腭帆提肌、翼内肌、翼外肌,侵入颞下窝、颈动脉鞘、茎突;向上破坏颅底并通过卵圆孔、破裂孔进入颅内累及海绵窦;向下侵犯口咽、喉等。同时可见颈深链淋巴结肿大。病变呈不均匀明显强化。

3. 简述视网膜母细胞瘤的影像学表现。

答:CT显示眼球内不规则形肿块,常见钙化,可呈团块状、片状或斑点状,是本病的特征性表现。MRI呈不均匀长T1、长T2信号,具有明显强化,对显示钙化不敏感。CT有较好的密度对比,易发现钙化,是该病的常规检查方法,MR观察视神经转移及颅内侵犯更敏感,可作为CT的补充。当疑有转移时可行增强扫描。

4. 试述喉癌的CT和MRI表现。

答:CT检查:显示病变呈软组织密度,突向喉腔内,压迫梨状隐窝使其变小消失。肿瘤通过前联合侵犯对侧或喉旁间隙内,破坏甲状软骨板,侵犯喉外肌群。肿瘤强化明显,同时CT还可显示颈部间隙内肿大的淋巴结。MRI检查:T1WI见肿瘤呈中等信号,T2WI呈高信号,肿瘤强化明显。MRI检查显示肿瘤累及的范围更加准确。

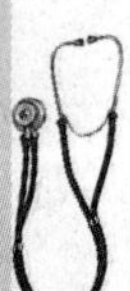

5. 试述腮腺内良恶性肿瘤的影像学表现。

答:(1) CT:良性——腮腺内肿块,边缘光整,分界清,均匀强化;恶性——腮腺内肿块,边界不清,轮廓不规则,不均匀轻中度强化。

(2) MRI:良性——腮腺内肿块,T1WI 呈等、T2WI 呈略高或高信号;恶性——T1WI 呈稍低、T2WI 呈较高混合信号。

(3) USG:良性——腮腺内圆或卵圆形肿块,边界清,内有均匀实性低回声、均匀实性低回声中有细小蜂窝样结构、于均匀的较强回声中有较大而规则无回地质区等表现。恶性——腮腺内肿块形态不规则,内部不均匀实性回地声或有无回声区。

6. 简述颈部淋巴结分区。

答:分为七区,分别为Ⅰ区:颏下及颌下淋巴结;Ⅱ区:颈内静脉链上组;Ⅲ区:颈内静脉链中组;Ⅳ区:颈内静脉链下组;Ⅴ区:颈后三角区淋巴结,即胸锁乳突肌后缘、斜方肌前缘及锁骨构成的三角区内的淋巴结;Ⅵ区:中央区淋巴结,包括喉前、气管前和气管旁淋巴结;Ⅶ区:上纵隔淋巴结。

(李长勤 闫呈新)

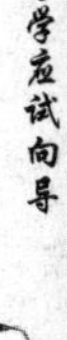

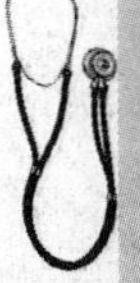

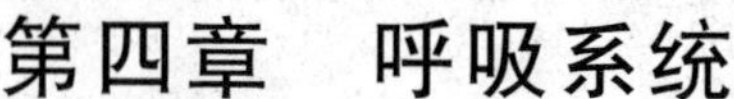

第四章　呼吸系统

第一节　检查技术

【大纲要求】

掌握：常用的X线检查技术。

熟悉：CT检查技术。

了解：MRI检查技术，能够合理选择影像学检查方法。

【内容精析】

胸部疾病种类繁多，胸部又具有良好的自然对比，X线检查和CT检查在胸部的应用很普遍。由于MRI的流空效应，不使用对比剂，心血管也可成像，有助于了解纵隔肿瘤与心脏大血管的关系，MRI检查常用于纵隔肿瘤的定位和定性诊断。肺内空气对超声波的反射强烈，使超声检查对肺部病变的诊断受到限制。

一、X线检查

1. 胸部摄影(chest radiography)　是最常用的检查方法，常规摄影体位：正位和侧位。

2. 胸部透视(chest fluoroscopy)　方法简单，可多体位观察病变，并可观察膈肌的活动度及心脏的搏动状态等，作为胸部摄片的补充检查。

二、CT检查

1. 普通扫描(平扫)　系不使用对比剂的常规扫描，扫描范围通常从肺尖至肺底，也可根据定位片所见进行局部选层扫描。对多数胸部病变，平扫能满足诊断要求。平扫通常分别使用肺窗观察肺，纵隔窗(或称软组织窗)观察纵隔。

2. 增强扫描　通常是在平扫的基础上进行，为经静脉快速注射对比剂后再进行的扫描，仅使用纵隔窗观察。主要用于鉴别病变为血管性或非血管性、明确纵隔病变与心脏大血管的关系、了解病变的血供情况，帮助鉴别良、恶性病变等。

3. 常用的后处理技术　薄层面重组、多平面重组技术、支气管树成像、CT仿真内镜、肺结节分析技术。

4. 能谱CT(略)

三、MRI检查

检查方式：平扫、增强扫描。常规先行横断面成像，必要时行冠状面或矢状面成像。

第二节　正常影像学表现

【大纲要求】

掌握：胸部平片正常X线表现，包括胸廓、肺、纵隔、横膈等结构；纵隔分区及其意义。

熟悉：胸部CT正常表现。

了解：胸部MRI正常表现。

【内容精析】

一、X线检查

1. 正常胸廓　①胸壁软组织；②骨性胸廓；③胸膜。

2. 肺

1）肺野　充满气体的两肺在胸片上表现为均匀一致较为透明的区域，称为肺野。两侧肺野透明度基

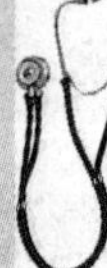

本相同。通常人为地将两侧肺野分别划分为上、中、下野及内、中、外带。横的划分：分别在第 2、4 肋骨前端下缘引一水平线，即将肺分为上、中、下三野。纵的划分：分别将两侧肺纵行分为三等分。即将肺部分为内、中、外三带。此外第一肋圈外缘以内的部分称为肺尖区，锁骨以下至第 2 肋圈外缘以内的部分称为锁骨下区。

2）肺门 肺门影主要由肺动脉、肺叶动脉、肺段动脉、伴行支气管及肺静脉构成。正位胸片上，肺门位于两肺中野内带第 2～5 前肋间处，左侧比右侧高 1～2 cm，两侧肺门可分上、下两部。上、下部相交形成一钝的夹角，称肺门角，而相交点称肺门点，右侧显示较清楚。侧位胸片上两侧肺门大部重叠，右肺门略偏前。

3）肺纹理 在充满气体的肺野，可见自肺门向外呈放射分布的树枝状影，称为肺纹理。肺纹理由肺动脉、肺静脉组成，其中主要是肺动脉分支，支气管、淋巴管及少量间质组织也参与肺纹理的形成。在正位胸片上，肺纹理自肺门向肺野中、外带延伸，逐渐变细，至肺野外围几乎不能辨认。下肺野肺纹理比上肺野多而粗，右下肺野肺纹理比左下肺野多而粗。

4）肺叶、肺段、肺小叶 肺叶由叶间胸膜分隔而成，右肺分为上、中、下三个肺叶，左肺上、下两个肺叶。肺叶由 2～5 个肺段组成，每个肺段有单独的段支气管。肺段间没有明确边界。各肺段的名称与其相应的支气管一致。肺段由多数的肺小叶组成。肺小叶既是解剖单位又是功能单位。肺小叶由小叶核心、小叶实质和小叶间隔组成。每个小叶又由 3～5 个呼吸小叶（又称腺泡）构成。

(1) 肺叶 胸片上，借显影的叶间胸膜可分辨肺叶。多不能完整地显示肺叶的界限，但结合正侧位胸片常可推断各肺叶的大致位置。副叶：副叶是由副裂深入肺叶内形成，属于肺分叶的先天变异。奇叶为常见的变异。

(2) 肺段 胸片上不能显示其界限。在病理情况下，单独肺段受累，可见肺段的轮廓。肺段的名称与相应的支气管一致。

(3) 肺小叶 胸片上不能显示其轮廓。单个肺小叶实变可表现为直径 1～2 cm 的片状影。一个腺泡的直径约为 4～7 mm。当腺泡在一定范围内发生实变时，胸片上可表现为类圆形结节状致密影，称腺泡结节样病变。

5）气管、支气管 气管在第 5～6 胸椎平面分为左、右主支气管。气管分叉部下壁形成隆突，分叉角为 60°～85°。两侧主支气管逐级分出叶、肺段、亚肺段、小支气管、细支气管、呼吸细支气管、肺泡管和肺泡囊。

3. 纵隔 纵隔位于胸骨之后，胸椎之前，介于两肺之间，上为胸廓入口，下为横膈。两侧为纵隔胸膜和肺门。其中包含心脏、大血管、气管、食管、主支气管、淋巴组织、胸腺、神经及脂肪等。胸片上除气管及主支气管可分辨外，其余结构缺乏对比。只能观察其与肺部邻接的轮廓。

纵隔的分区在判断纵隔病变的来源和性质上有重要意义。纵隔的分区方法有多种，有较为简单的六分区法，即在侧位胸片上，从胸骨柄体交界处至第 4 胸椎下缘画一水平线，其上为上纵隔，下为下纵隔；以气管、升主动脉及心脏前缘的连线作为前、中纵隔的分界，再以食管前壁及心脏后缘连线作为中、后纵隔的分界。从而将上、下纵隔各分为前、中、后三区，共 6 区。

4. 横膈 横膈由薄层肌腱组织构成。分左右两叶，介于胸、腹腔之间。横膈上有多个连结胸腹腔结构的裂孔：主动脉裂孔、食管裂孔、腔静脉裂孔。此外，还有胸腹膜裂孔及胸骨旁裂孔，为横膈的薄弱区，是膈疝的好发部位。

左右横膈均呈圆顶状，一般右膈顶在第 5 肋前端至第 6 前肋间水平，通常右膈比左膈高 1～2 cm。横膈呈内高外低，前高后低。正位胸片上，膈内侧与心脏形成心膈角，外侧逐渐向下倾斜，与胸壁间形成尖锐的肋膈角。侧位片上，膈前端与前胸壁形成前肋膈角；圆顶后部明显向后、下倾斜，与后胸壁形成后肋膈角，位置低而深。

平静呼吸状态下，横膈运动幅度约为 1～2.5 cm，深呼吸时可达 3～6 cm，横膈运动两侧大致对称。横膈的局部发育较薄弱或张力不均时，向上呈一半圆形凸起，称为局限性膈膨出，多发生于前内侧，右侧较常见，深吸气时明显，为正常变异。有时在深吸气状态下，横膈可呈波浪状，称为“波浪膈”。

二、CT检查

1. 胸壁 纵隔窗观察可分辨胸大肌、胸小肌。胸大肌前方为乳腺。胸骨柄呈前凸后凹的梯形，两侧

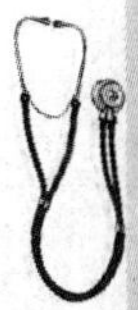

后方的凹陷为锁骨切迹，与锁骨头形成胸锁关节。胸骨体呈长方形，成人剑突多呈小三角形高密度影。胸椎位于后胸廓中央。肋骨断面呈弧形排列，第1肋软骨钙化突向肺野内，不要误为肺内病灶。肩胛骨于胸廓背侧呈长形斜条状结构，前方可见喙突，后方可见肩峰及肩关节盂的一部分。螺旋CT三维重建可立体显示胸部骨骼。

2. 纵隔 前纵隔位于胸骨后方，心脏大血管之前。前纵隔内有胸腺组织、淋巴组织、脂肪组织和结缔组织。儿童胸腺外缘常隆起，成年人胸腺外缘平直或凹陷。

中纵隔为心脏、主动脉及气管所占据的部位。中纵隔结构多，包括气管与支气管、大血管及其分支、膈神经及喉返神经、迷走神经、淋巴结及心脏等。中纵隔淋巴结多数沿气管、支气管分布，主要有气管旁淋巴结、气管支气管淋巴结、奇静脉淋巴结、支气管肺淋巴结（肺门淋巴结）、隆突下淋巴结。

后纵隔为食管前缘之后，胸椎前及椎旁沟的范围。后纵隔内有食管、降主动脉、胸导管、奇静脉、半奇静脉及淋巴结。

3. 肺 常规CT只能从某横断面上观察某一个断面的肺野或肺门。两肺野可见由中心向外围走行的肺血管分支，由粗渐细，上下走行或斜行的血管则表现为圆形或椭圆形的断面影。有时中老年人两肺下叶后部近胸膜下区血管纹理较粗，系仰卧位扫描时肺血的坠积效应所致。肺叶及肺段支气管与肺动脉分支血管的相对位置、伴行关系及管径的大小较为恒定，肺动脉的管径与伴行的支气管管径相近。

（1）叶间裂 叶间裂处实际是其两侧相邻肺叶的边缘部分，普通CT图像上在肺窗上表现为透明带。当叶间裂走行与扫描平面接近垂直或略倾斜时，则可显示为细线状影。高分辨力CT图像上，叶间裂可清楚显示为线状影。

（2）肺段 肺段的基本形态为尖端指向肺门的锥体状。CT图像上不能显示肺段间的界限，只能根据肺段支气管及血管的走行定位。

（3）肺小叶 普通CT难以显示肺小叶结构。高分辨力CT可显示肺小叶呈不规则的多边形或截头锥体形。

4. 横膈 横膈为圆顶状的肌性结构，大部分紧贴于相邻脏器如心脏、肝脾等，且密度与相邻器官相似，CT常难以显示这些部位的横膈影。横膈后下部形成两侧膈肌脚，为膈肌与脊柱前纵韧带相连续而形成，简称膈脚。

三、MRI检查

正常胸部结构的MRI表现取决于不同组织的MR信号强度特点。肺组织、脂肪组织、肌肉组织、骨组织具有不同的MR信号强度，在MR图像上表现为不同的黑、白亮度。

1. 胸壁 胸壁肌肉在T1WI和T2WI上均呈较低信号，显示为黑影或灰黑影。肌腱、韧带、筋膜氢质子含量很低，在T1WI和T2WI上均呈低信号。肌肉间可见线状的脂肪影及流空的血管影。脂肪组织在T1WI上呈高信号，显示为白影，T2WI上呈较高信号，显示为灰白影。

胸骨、胸椎、锁骨和肋骨的周边骨皮质在T1WI和T2WI上均显示为低信号，中心部的海绵状松质骨含有脂肪，显示为较高信号。肋软骨信号高于骨皮质信号，低于骨松质信号。

2. 纵隔 胸腺呈均质的信号影，T1WI上信号强度低于脂肪，T2WI上信号强度与脂肪相似。气管与主支气管腔内无信号，气管和支气管壁由软骨、平滑肌纤维和结缔组织构成且较薄，通常也不可见，管腔由周围脂肪的高信号所衬托而勾画出其大小和走行。纵隔内的血管也是由周围脂肪的高信号所衬托而勾画。胸段食管多显示较好，食管壁的信号强度与胸壁肌肉相似。

淋巴结多易于显示，T1WI上表现为均质圆形或椭圆形结构。通常前纵隔淋巴结，右侧气管旁淋巴结，右气管支气管淋巴结，左上气管旁淋巴结，主动脉、肺动脉淋巴结及隆突下淋巴结较易显示，左下气管旁淋巴结及左主支气管周围淋巴结不易显示。心脏与大血管详见循环系统一章。

3. 肺 正常肺野基本呈黑影。肺纹理显示不及CT，不呈树枝状，而呈稍高信号的横带状影，近肺门处可见少数由较大血管壁及支气管壁形成的支状结构。由于肺血管的流空效应，肺动、静脉均呈管状的无信号影，而肺门部的支气管也呈无信号影，所以两者只能根据其解剖学关系进行分辨，但应用快速梯度回波序列，肺动、静脉均呈高信号，则可鉴别。

4. 横膈 膈脚在横断面显示清楚，呈一较纤细、向后凹陷的曲线状软组织信号影，前方绕过主动脉，止于第1腰椎椎体的外侧缘。冠状面及矢状面能较好显示横膈的高度和形态，横膈的信号强度低于肝脾

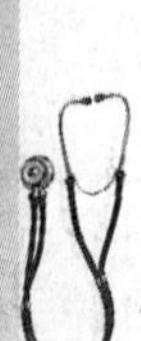

的信号强度。表现为弧形线状影。

第三节 基本病变表现

【大纲要求】

掌握:肺部、胸膜、纵隔基本病变的X线表现。

熟悉:肺部、胸膜、纵隔基本病变的CT表现。

了解:肺部、胸膜、纵隔基本病变的MRI表现。

【内容精析】

一、肺部病变

1. 支气管阻塞 支气管阻塞由腔内阻塞或外在性压迫所致。腔内阻塞的病因可以是异物、肿瘤、炎性狭窄、分泌物淤积、水肿,也可以是血块等。外压性阻塞主要由邻近肿瘤或肿大淋巴结压迫所致。阻塞的病因、程度和时间的不同,可引起不同的阻塞改变。支气管阻塞可引起阻塞性肺气肿、阻塞性肺炎和阻塞性肺不张。

1) **阻塞性肺气肿** 肺气肿是指终末细支气管以远的含气腔隙过度充气、异常扩大,可伴有不可逆性肺泡壁的破坏。分局限性和弥漫性阻塞性肺气肿。

(1) **X线检查** 局限性阻塞性肺气肿表现为肺部局限性透明度增加。支气管异物引起者透视下可有纵隔摆动。弥漫性阻塞性肺气肿表现为两肺野透明度增加,常有肺大泡出现,肺纹理稀疏。肺气肿晚期,肺野透明度明显增加,严重者出现肺动脉高压及肺心病。

(2) **CT检查** 局限性阻塞性肺气肿表现为某断面上肺局限性透明度增加,肺纹理稀疏。CT对局限性肺气肿的检出比X线检查敏感,可显示阻塞的部位,甚至阻塞的原因。弥漫性阻塞性肺气肿表现为肺纹理稀疏、变细、变直。在肺的边缘部常可见大小不等的肺大泡影。高分辨力CT可显示肺小叶的结构及异常改变,可发现早期肺气肿。

2) **阻塞性肺不张** 阻塞性肺不张为支气管腔内完全阻塞、腔外压迫或肺内瘢痕组织收缩引起,以支气管阻塞最为多见。阻塞性肺不张的影像学表现与阻塞的部位和时间有关,也与不张的肺内有无已经存在的病变有关。阻塞可以在主支气管、叶或段支气管、细支气管,而导致一侧性、肺叶、肺段和小叶的肺不张。

(1) **X线检查** ①一侧性肺不张:患侧肺野均匀致密,肋间隙变窄,纵隔向患侧移位,横膈升高。健侧有代偿性肺气肿表现。②肺叶不张:不张肺叶缩小,密度均匀增高,相邻叶间裂呈向心性移位。纵隔及肺门可有不同程度向患部移位。邻近肺叶可出现代偿性肺气肿。③肺段不张:单纯肺段不张较少见,后前位一般呈三角形致密影,基底向外,尖端指向肺门,肺段缩小。④小叶不张:为多数终末细支气管被黏液阻塞所致,表现为多数小斑片状。

(2) **CT检查** ①一侧性肺不张:不张的肺缩小,呈边界清楚锐利的软组织密度结构,增强扫描可见明显强化,常可发现支气管阻塞的部位和原因。②肺叶不张:右肺上叶不张表现为上纵隔右旁的三角形或窄带状软组织密度影,尖端指向肺门,边缘清楚。左肺上叶不张表现为三角形软组织密度影,底部与前外胸壁相连,尖端指向肺门,其后外缘向前内方凹陷。右肺中叶不张较常见,表现为右心缘旁三角形软组织密度影,其尖端指向外侧。肺下叶不张CT表现为脊柱旁的三角形软组织密度影,尖端指向肺门,其前外缘锐利,患侧横膈升高,肺门下移。③肺段不张:常见于右肺中叶的内、外段,表现为右心缘旁三角形软组织密度影,边缘内凹。④小叶不张:CT表现与X线表现相似。

(3) **MRI检查** 不张肺的肺叶或肺段在T1WI上表现为较高信号影,T2WI上为略高信号影。

2. 肺实变 肺实变指终末细支气管以远的含气腔隙内的空气被病理性液体、细胞或组织所替代。病变累及的范围可以是腺泡、小叶、肺段或肺叶,也可以是多个腺泡、小叶受累而其间隔以正常的肺组织。肺实变常见于大叶性肺炎、支气管肺炎及其他各种肺炎。肺实质的急性炎症主要变化为渗出,肺泡内的气体被渗出的液体、蛋白及细胞所代替,多见于各种急性炎症、渗出性肺结核、肺出血及肺水肿。肺泡内的渗出液可通过肺泡孔向邻近肺泡蔓延,病变区与正常肺组织间无截然分界,呈逐渐移行状态。

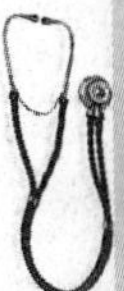

(1) X线检查 胸片上实变范围可大可小,多数连续的肺泡发生实变,则形成单一的片状致密影;多处不连续的实变,隔以含气的肺组织,则形成多个灶性影,边界模糊。如实变占据一个肺段或整个肺叶,则形成肺段或大叶性阴影。实变中心区密度较高,边缘区较淡,但当其边缘至叶间胸膜时,可表现为锐利的边缘。当实变扩展至肺门附近时,较大的含气支气管与实变的肺组织常形成对比,在实变区中可见含气的支气管分支影,称支气管气象或空气支气管征。炎性实变经治疗后,可在1～2周内消散,在吸收过程中,病变常失去均匀性。肺出血或肺泡性水肿所形成的实变,其演变较炎性实变快,经适当治疗,可在数小时或1～2日内完全消失。

(2) CT检查 以渗出为主的急性实变在肺窗上表现为均匀性高密度影,大的病灶内常可见空气支气管征。病灶密度均匀,边缘不清楚,靠近叶间胸膜的边缘可清楚。渗出性病变的早期或吸收阶段,实变区可表现为较淡薄的毛玻璃样影,其内常可见肺血管纹理。纵隔窗上急性渗出性病变可完全不显示。慢性过程的实变密度多高于急性病变所引起的实变密度,病灶的边缘也多较清楚。实变小而局限于腺泡时,实变影则表现为数毫米至1 cm大小的结节状,形似梅花瓣状,边缘常较清楚。

(3) MRI检查 由于MRI对液体的成像效果好,因此对于显示肺泡的渗出性病变很有帮助。渗出性实变通常T1WI上显示为边缘不清的片状略高信号影,T2WI上显示较高信号影。有时在病变区内可见含气的支气管影和血液流空的血管影像,类似CT图像上的空气支气管征。渗出物所含蛋白质的量不同,所表现的信号强度也就不同,如肺泡蛋白沉积症是以蛋白质和脂质沉积于肺泡为特征,在MRI上可显示脂肪的信号特点,与其他渗出性病变的表现明显不一样。

3. 空洞与空腔 空洞为肺内病变组织发生坏死后经引流支气管排出后而形成的。空洞壁可由坏死组织、肉芽组织、纤维组织、肿瘤组织所形成,多见于结核、肺癌。根据洞壁的厚度可分厚壁空洞与薄壁空洞。厚壁空洞的洞壁厚度等于或超过3 mm。薄壁空洞的洞壁厚度小于3 mm。空腔与空洞不同,是肺内生理腔隙的病理性扩大,肺大泡、含气肺囊肿及肺气囊等属于空腔。

(1) X线检查 薄壁空洞呈圆形、椭圆形或不规则的环形,空洞壁内外光滑清楚,多无液面,其周围无大片状阴影,可有斑点状病灶,多见于肺结核。厚壁空洞的洞壁厚度多在5 mm以上,周围有高密度实变区,内壁光滑或凹凸不平,多见于肺结核及周围型肺癌。结核性空洞壁外面整齐清楚,空洞内常无或仅有少量液体。周围型肺癌的空洞壁外面呈肿瘤形态,洞壁内面凹凸不平,有时可见壁结节。空腔的壁薄而均匀,周围无实变,腔内无液体。合并感染时,腔内可见气-液面,空腔周围可见实变影。寄生虫囊肿如包虫囊肿穿破后,当囊液及内囊完全咳出时可形成含气囊腔,如部分囊液排出则囊腔内可形成水上浮莲征。

(2) CT检查 结核性空洞多见于上叶尖段、后段或下叶背段,癌性空洞多位于上叶前段及下叶基底段。空洞直径大于3 cm者多为肿瘤,空洞外壁不规则或呈分叶状,内壁凹凸不平或呈结节状,多为癌性空洞。洞壁壁厚小于4 mm者多为良性病变,大于15 mm者多为恶性病变。偏心性空洞与壁之间形成半月形空气影,称为空气半月征,为空洞内曲菌球的特征性表现。结核性空洞周围多可见纤维条索影、结节状或斑片状卫星病灶以及与肺门相连的支气管壁的增厚。癌性空洞有时可见支气管狭窄或阻塞,可见阻塞性肺炎征象。先天性肺囊肿的囊壁多较薄且较均匀,厚度在1 mm左右。肺大泡的壁较先天性肺囊肿的壁更薄,小于1 mm,厚度均匀。肺大泡多发生于胸膜下区,大小差异很大. 一般较小,大者可占据一个肺叶或更大。

(3) MRI检查 空洞内多有空气,在T1WI和T2WI上空洞均呈低信号影。空洞壁的信号强度依病变的性质、病程的长短及洞壁的厚薄而不同。

4. 结节与肿块 结节与肿块是病灶以结节或肿块为基本的病理形态,其直径≤3 cm的称结节,大于3 cm的称肿块。结节或肿块可单发,也可多发。多发者最常见于肺转移瘤。结节与肿块除了其大小不同外,其他表现相同。因此以肿块为代表予于叙述。

(1) X线检查 肺良性肿瘤多有包膜,是边缘锐利光滑的球形肿块。错构瘤可有"爆玉米花"样钙化。肺恶性肿瘤多呈浸润性生长,边缘不锐利,常有短细毛刺向周围伸出,靠近胸膜时可有线状、幕状或星状影与胸膜相连而形成胸膜凹陷征。较大的恶性肿瘤特别是鳞癌,中心易发生坏死而形成厚壁空洞。结核球常为圆形,其内可有点状钙化,周围常有卫星病灶。炎性假瘤多为类圆形肿块,肿块上方或侧方常有尖角状突起,病变近叶间胸膜或外围时可见邻近胸膜的粘连、增厚。转移瘤常多发,大小不一,以中下野较多,密度均匀,边缘整齐。

(2) CT检查　肿块的轮廓可呈多个弧形凸起，弧形相间则为凹入而形成分叶形肿块，称为分叶征，多见于肺癌。瘤体内有时可见直径1～3 mm的低密度影，称为空泡征；瘤体边缘可有不同程度的棘状或毛刺状突起，称为棘状突起或毛刺征；邻近胸膜的肿块其内成纤维反应收缩牵拉胸膜可形成胸膜凹陷征，多见于周围型肺癌。肿块内如发现脂肪密度影则有助于错构瘤的诊断。结核球周围常有多少不一、大小不等的小结节状卫星病灶及厚壁的引流支气管。癌性肿块可见引流到肺门的癌性淋巴管炎。增强扫描结核球仅周边环形轻度强化；肺良性肿瘤可不强化或轻度均匀性强化；肺恶性肿瘤常为均匀强化或中心强化，且常呈一过性强化。肺部炎性假瘤可呈环状强化或轻度均匀性强化。结节可为腺泡状结节(直径在1 cm以下)，边缘较清楚，呈梅花瓣状的结节，即相当于腺泡范围的实变，也可为粟粒状结节影(直径在4 mm以下)。粟粒型肺结核的结节具有大小一致，分布均匀的特点。癌性淋巴管炎所形成的粟粒结节，分布可不均匀。

(3) MRI检查　肿块内的血管组织、纤维结缔组织、肌组织及脂肪组织等成分不同，MRI信号也不同。

5. 网状、细线状及条索状影　肺部的网状、细线状及条索状影是间质性病变的反映。肺间质病变是指以侵犯肺间质为主的病变，实际上常同时伴有肺实质的改变。常见的肺间质病变有慢性支气管炎，特发性肺纤维化、癌性淋巴管炎、尘肺及结缔组织病等。肺间质病理改变的性质不同、范围不同、时间不同，影像学表现可有所不同；应用不同的影像学检查方法，其影像学表现也可有不同。

(1) X线检查　较大的支气管、血管周围间隙的病变表现为肺纹理增粗、模糊。发生于小支气管、血管周围间隙及小叶间隔的病变，表现为网状与细线状影或蜂窝状影。局限性线条状影可见于肺内病变沿肺间质引向肺门或向外围扩散，如肺癌肿块与肺门之间或与胸膜之间的细条状影；肺结核愈合后.其周围肺间质可发生纤维化，表现为条索状影，走行不规则，粗细不一。小叶间隔内有液体或组织增生，可表现为不同部位的间隔线。

(2) CT检查　CT检查对肺间质病变的检出很敏感，尤其是高分辨力CT可以发现早期轻微肺纤维化，显示小叶间隔增厚等微细改变，对肺间质病变的诊断具有重要的价值。小叶间隔增厚表现为与胸膜相连的线状影，长1～2 cm，病变明显时可呈多角形的网状影。高分辨力CT不但可敏感检出肺小结节，还可鉴别实质结节与间质结节。

6. 钙化　钙化在病理上属于变质性病变，一般发生在退行性变或坏死组织内。多见于肺或淋巴结干酪性结核病灶的愈合阶段。某些肺内肿瘤组织内或囊肿壁也可发生钙化。两肺多发钙化除结核外还可见于矽肺、骨肉瘤肺内转移、肺泡浆菌病及肺泡微石症。

(1) X线检查　表现为密度很高、边缘清楚锐利、大小形状不同的阴影，可为斑点状、块状及球形。呈局限或弥散分布。肺结核或淋巴结结核钙化呈单发或多发斑点状；矽肺钙化多表现为两肺散在多发结节状或环状钙化；淋巴结钙化是蛋壳样。

(2) CT检查　在纵隔窗上钙化的密度类似于骨骼密度，CT值常可达100 HU以上。层状钙化多为良性病灶，多见于肉芽肿性病变。错构瘤的钙化呈爆米花样；周围型肺癌的钙化呈单发点状或局限性多发颗粒状、斑片状钙化。肺门淋巴结蛋壳状钙化常见于肺尘埃沉着症。通常钙化在病灶中所占的比例越大，良性的可能性就越大。弥散性小结节状钙化多见于肺泡微石症、含铁血黄素沉着症和矽肺。

(3) MRI检查　钙化无信号，较大的钙化灶表现为信号缺损区。

二、胸膜基本病变

1. 胸腔积液　多种疾病可累及胸膜产生胸腔积液。

1) X线检查

(1) 游离性胸腔积液　少量积液最先积聚于位置最低的后肋膈角，站立后前位很难发现。液量达250 ml左右时，于站立后前位检查也仅见肋膈角变钝，变浅或填平。中量积液上缘在第4肋前端平面以上，第2肋前端平面以下，中下肺野呈均匀致密影。大量积液上缘达第2肋前端以上，患侧肺野呈均匀致密阴影，有时仅见肺尖部透明，可见肋间隙增宽，横膈下降，纵隔向健侧移位。

(2) 局限性胸腔积液　包裹性积液为胸膜炎时，脏、壁层胸膜发生粘连使积液局限于胸膜腔的某一部位，多见于胸下部侧后胸壁。切线位片上，包裹性积液表现为自胸壁向肺野突出之半圆形或扁丘状阴影，其上下缘与胸壁的夹角呈钝角，密度均匀，边缘清楚，常见于结核。其中叶间积液为局限于水平裂或斜裂的叶间裂积液，可单独存在，也可与游离性积液并存。肺底积液为位于肺底与横膈之间的胸腔积液，右侧较多见。被肺底积液向上推挤的肺下缘呈圆顶形，易误诊为横膈升高。肺底积液所致的"横膈升高"圆顶

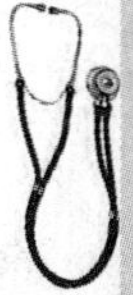

最高点位于偏外 1/3,且肋膈角深而锐利,可资鉴别。

2) CT 检查　少量、中等量游离性积液表现为后胸壁下弧形窄带状或新月形液体样密度影,边缘光滑整齐,俯卧位检查可见液体移至前胸壁下。大量积液则整个胸腔为液体样密度影占据,肺被压缩于肺门呈软组织影,纵隔向对侧移位。包裹性积液表现为自胸壁向肺野突出的凸镜形液体样密度影,基底宽而紧贴胸壁,与胸壁的夹角多呈钝角,边缘光滑,邻近胸膜多有增厚,形成胸膜尾征。叶间积液表现为叶间片状或带状的高密度影,有时呈梭状或球状,积液量多时可形似肿瘤,易误诊为肺内实质性肿块。

3) MRI 检查　一般非出血性积液在 T1WI 上多呈低信号。胸腔积液不论其性质如何,在 T2WI 上均为很高信号。

2. 气胸与液气胸　因脏层或壁层胸膜破裂,空气进入胸膜腔内为气胸。当胸膜裂口具活瓣作用时,气体只进不出或进多出少,可形成张力性气胸。胸膜腔内液体与气体同时存在为液气胸。

(1) X 线检查　气胸区无肺纹理,为气体密度。少量气胸时,气胸区呈线状或带状,可见被压缩肺的边缘,呼气时显示较清楚。大量气胸时,气胸区可占据肺野的中外带,内带为压缩的肺,呈密度均匀软组织影。同侧肋间隙增宽,横膈下降,纵隔向健侧移位,对侧可见代偿性肺气肿。如脏、壁层胸膜粘连,可形成局限性或多房局限性气胸。液气胸时立位片可见气液面,严重时,气液面横贯胸腔。如脏、壁层胸膜粘连,可形成局限性或多房性液气胸。

(2) CT 检查　肺窗上气胸表现为肺外侧带状无纹理的高透亮区,其内侧可见弧形的脏层胸膜呈细线状软组织密度影,与胸壁平行。肺组织有不同程度的受压萎陷,严重时整个肺被压缩至肺门成球状,伴纵隔向对侧移位,横膈下降。液气胸由于重力关系,液体分布于背侧,气体分布于腹侧。可见明确的液气平向及萎陷的肺边缘。液气胸由于胸膜粘连可局限于胸腔的一部。

(3) MRI 检查　不能显示气胸,只能显示液气胸的液体信号。

3. 胸膜肥厚、粘连及钙化　胸膜炎性纤维素渗出、肉芽组织增生、外伤出血机化均可引起胸膜增厚、粘连及钙化。胸膜增厚与粘连常同时存在。轻度局限性胸膜增厚粘连多发生在肋膈角区。胸膜钙化多见于结核性胸膜炎、出血机化、肺尘埃沉着症。

(1) X 线检查　胸膜肥厚、粘连表现为肋膈角变浅、变平、膈运动轻度受限。广泛胸膜增厚粘连时,可见患侧胸廓塌陷,肋间隙变窄,肺野密度增高,肋膈角近似直角或闭锁,横膈升高且顶变平。横膈运动微弱或不动,纵隔可向患侧移位。胸膜钙化时在肺野边缘呈片状、不规则点状或条状高密度影。包裹性胸膜炎时,胸膜钙化可呈弧线形或不规则环形。

(2) CT 检查　胸膜肥厚表现为沿胸壁的带状软组织影,厚薄不均匀,表面不光滑,与肺的交界面多可见小的粘连影。胸膜肥厚可达 1 cm 以上,胸膜增厚达 2 cm 时多为恶性。胸膜钙化多呈点状、带状或块状的高密度影,其 CT 值接近骨骼。

(3) MRI 检查　对胸膜肥厚、粘连与钙化的显示不如普通 X 线和 CT。

4. 胸膜肿块

胸膜肿块见于胸膜原发或转移性肿瘤,多为胸膜间皮瘤,少数为来自结缔组织的纤维瘤、平滑肌瘤、神纤纤维瘤等。也可见于机化性脓胸及石棉肺形成的胸膜斑块等。胸膜肿瘤可为局限性或弥漫性,弥漫性均为恶性。可伴或不伴有胸腔积液,肿块合并胸水多为恶性。

(1) X 线检查　表现为半球形、扁丘状或不规则形肿块、密度均匀,边缘清楚,与胸壁呈钝角相交,胸膜外脂肪层完整。弥散性间皮瘤可伴胸腔积液,转移瘤可伴有肋骨破坏。

(2) CT 检查　除 X 线检查所见外,有时可见肿块周边与胸膜相延续而形成胸膜尾征。增强扫描肿块多有较明显强化。弥散性胸膜肿瘤多呈弥散性,胸膜增厚,表面高低不平,呈结节状或波浪状,范围较广者可累及整个一侧胸膜。机化性脓胸或石棉肺斑块多伴有钙化。

(3) MRI 检查　在 T1WI 上在肿瘤呈中等信号,T2WI 上信号强度增高。

三、纵隔改变

纵隔本身病变及/或肺内病变对引起纵隔形态、位置改变。纵隔的形态改变多表现为纵隔增宽,分为局限性和非对称性。引起纵隔增宽的病变分为肿瘤性、炎症性、出血性、淋巴性和血管性,以纵隔肿瘤最常见。胸腔、肺内及纵隔病变均可使纵隔移位,肺不张及广泛胸膜增厚可牵拉纵隔向患侧移位;胸腔积液、肺内巨大肿瘤及偏侧生长的纵隔肿瘤可推压纵隔向健侧移位。

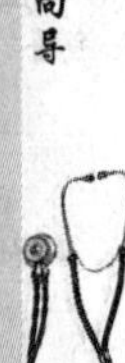

（1）X线检查 纵隔内肿瘤、淋巴结增大、动脉瘤均可表现为纵隔肿块，纵隔相应部分变形。畸胎瘤所含牙齿、动脉瘤壁钙化、淋巴结结核钙化均表现为纵隔内更高密度影。腹腔组织或脏器疝入胸腔也可使纵隔增宽、变形，空腔脏器疝入时，可见空气影。一侧肺气肿时，过度膨胀肺连同纵隔向健侧移位。一侧主支气管内异物引起不完全阻塞时，可出现纵隔摆动。

（2）CT检查 根据CT值可将纵隔病变分为四类：脂肪密度、实性、囊性及血管性病变。脂肪瘤以右心膈角多见。实性病变可见于良、恶性肿瘤、淋巴结肿大等。囊性病变表现为圆形或类圆形液体样密度影，心包囊肿多位于右心膈角。支气管囊肿好发于支气管周围部、气管或食管旁及肺门部。主动脉瘤可见血管中的弧形钙化。CT增强检查对鉴别血管性与非血管性、良性与恶性肿块很有价值。

（3）MRI检查 实性肿瘤在T1WI信号强度常略高于正常肌肉组织，T2WI信号强度多有所增高。肿瘤内发生变性坏死，瘤灶的信号不均匀，坏死区在T1WI上呈低信号，T2WI上呈明显高信号。畸胎瘤在T1WI和T2WI上时见脂肪信号。单纯性浆液性囊肿T1WI呈低信号，T2WI上呈显著高信号。黏液性囊肿或囊内含丰富的蛋白时，在T1WI和T2WI上均位高信号。囊内含胆固醇结晶或出血时，T1WI上也呈高信号。脂肪性肿块在T1WI和T2WI上均为高信号，应用脂肪抑制技术，脂肪性肿块则呈低信号。动脉瘤的瘤壁弹性差，血流在该处流速减慢或形成涡流，涡流产生的信号多不均匀。动脉夹层依其血流速度不同，易分辨真假腔。

第四节 疾病诊断

【大纲要求】

掌握：大叶性肺炎，小叶性肺炎，肺脓肿的X线和CT表现特征；气胸的X线表现；肺结核的分型和各类型结核的主要X线特点；肺癌的影像学特点；肺转移性肿瘤的X线表现。

熟悉：肺气肿和支气管扩张的X线表现；纵隔常见肿瘤的类型；胸膜肿瘤的影像学特征；熟悉胸腔积液、液气胸的X线表现；间质性肺炎的X线和CT表现；肺不张的X线表现。

了解：纵隔常见肿瘤的CT表现；胸部疾病的临床与病理。

【内容精析】

一、支气管扩张

支气管扩张症是指支气管内径呈不同程度异常增宽。少数为先天性，多数为后天性，男女发病无明显差异，好发于儿童及青壮年。

◎临床与病理

后天性支气管扩张的主要发病机制是：①慢性感染引起支气管壁组织的破坏；②支气管内分泌物淤积与长期剧烈咳嗽，引起支气管内压增高；③肺不张及肺纤维化对支气管壁产生的外在性牵拉。这三个因素互为因果，促成并加剧支气管扩张。

支气管扩张一般发生在3～6级分支，根据形态可分为：①柱状型支气管扩张；②曲张型支气管扩张；③囊状型支气管扩张。三种类型可同时混合存在或以其中一种形态为主出现。支气管扩张可两肺同时存在，尤以右肺下叶、左肺下叶和左肺舌叶多见。咳嗽、咳痰和咯血为支气管扩张三大主要症状。

◎影像学表现

目前常规X线检查仅作为初选，确定支气管扩张的存在、类型和范围主要依靠CT，尤其是高分辨力CT。

其主要CT表现为：①柱状型支气管扩张时，当支气管水平走行而与CT层面平行时可表现为"轨道征"；当支气管和CT层面呈垂直走行时可表现为管壁圆形透亮影，呈"戒指征"。②囊状型支气管扩张时，支气管远端呈囊状膨大，成簇的囊状扩张可形成葡萄串状阴影，合并感染时囊内可出现液平及囊壁增厚。③曲张型支气管扩张可表现支气管径呈粗细不均的囊柱状改变，壁不规则，可呈念珠状。④当扩张的支气管腔内充满黏液栓时，表现为柱状或结节状高密度阴影，类似"指状征"改变。

二、肺炎

肺炎为肺部常见病、多发病，肺炎可按病因学和解剖学分类。按病因学可分为感染性、理化性、免疫和变态反应性，其中感染性最常见。按病变的解剖分布可分为大叶性、小叶性及间质性肺炎。单从影像学表现来

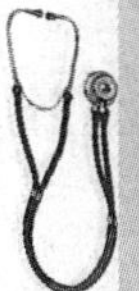

判断肺炎是由何种病原体所致常有困难。

1. 大叶性肺炎

大叶性肺炎是细菌性肺炎中最常见的一种。多为肺炎链球菌致病。炎症累及整个肺叶或多个整肺叶，也可呈肺段分布。

◎临床与病理

典型的病理变化分为四期，即充血期、红色肝样变期、灰色肝样变期及消散期。多数患者发病前有受凉、过度劳累或上呼吸道感染。起病急，寒战高热、胸痛、咳较黏稠或为典型铁锈色痰。血白细胞总数及中性粒细胞明显增高。

◎影像学表现

(1) X线表现　充血期：可无阳性发现，或仅肺纹理增多，透明度略低。实变期（包括红色肝样变及灰色肝样变期）：表现为密度均匀的致密影，炎症累及肺段表现为片状或三角形致密影；累及整个肺叶，呈以叶间裂为界的大片致密阴影，有时致密阴影内，可见透亮支气管影，即支气管充气征。消散期：实变区密度逐渐减低，由于病变的消散不均，表现为大小不等、分布不规则的斑片状阴影。炎症最终可完全吸收，或只留少量索条状阴影，偶可机化演变为机化性肺炎。

(2) CT表现　充血期：病变区呈磨玻璃样阴影，边缘模糊。病变区血管仍隐约可见。实变期：呈大叶或肺段分布的致密阴影，在显示空气支气管征方面CT较X线胸片更清晰。消散期：随病变的吸收，实变阴影密度减低，呈散在、大小不等的斑片状阴影，最后可完全吸收。

◎诊断与鉴别诊断

急性大叶性肺炎有典型临床表现，结合胸部X线片即可确诊。CT检查的目的：①早期肺炎（实变前期）的检出；②鉴别诊断：应与阻塞性肺炎、肺不张、干酪性肺炎鉴别。

2. 支气管肺炎

支气管肺炎，亦称小叶性肺炎；多见于婴幼儿、青少年和老年及极度衰弱的患者，或为手术后并发症。

◎临床与病理

病理变化为支气管周围的肺实质炎症，以小叶支气管为中心经过终末细支气管延及肺泡，在支气管和肺泡内产生炎性渗出物。病变范围是小叶性的，呈散在性两侧分布，但可融合成大片，可出现小叶性肺气肿或肺不张。

临床表现以发热为主，可有咳嗽、咳泡沫黏液脓性痰、胸痛，呼吸困难。

◎影像学表现

(1) X线表现　病变多在两肺中下野的内、中带。肺纹理增多、增粗、模糊。沿肺纹理分布有斑片状模糊致密影，密度不均。密集的病变可融合成较大的片状。

(2) CT表现　CT扫描，见两肺中下部支气管血管束增粗，大小不同的结节状及片状阴影，边缘模糊，多个小片状阴影可融合成大片状。有时在小片状影间，可见1～2 cm的类圆形透亮阴影，系小叶支气管部分性阻塞引起的小叶性过度充气。

◎诊断与鉴别诊断

支气管肺炎有明显的临床症状，典型病例通常X线胸片即可诊断，一般不需CT检查。对迁延或反复发作者，CT检查旨在了解有无并发支气管扩张。

3. 间质性肺炎

间质性肺炎系以肺间质炎症为主的肺炎。多见于小儿，常继发于麻疹、百日咳或流行性感冒等急性传染病。

◎临床与病理

病变主要为小支气管壁及肺间质的炎性细胞浸润，炎症可沿淋巴管扩展引起淋巴管炎及淋巴结炎。小支气管的炎症、充血及水肿可引起部分性或完全性阻塞。临床症状有发热、咳嗽、气急等。

◎影像学表现

(1) X线表现　两肺门及中下肺野纹理增粗、模糊，并可见网状及小斑片状影。有时伴有弥散性肺气肿。肺门周围间质内炎性浸润，可使肺门密度增高、轮廓模糊、结构不清。

(2) CT表现　多用于间质性肺炎的早期或轻症病例的诊断与鉴别诊断。两侧支气管血管束增粗，呈

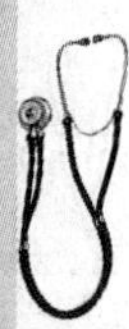

不规则改变，并伴有磨玻璃样阴影，肺门及纵隔淋巴结可有增大。

◎诊断与鉴别诊断

间质性肺炎应与支气管肺炎鉴别。支气管肺炎以两肺中下野散在小片状影为主要表现。

三、肺脓肿

肺脓肿系由多种病原菌引起的肺部化脓性感染，早期为化脓性肺炎，继而发生坏死、液化和脓肿形成。

◎临床与病理

病理变化为化脓性肺炎导致细支气管阻塞，小血管炎性栓塞，肺组织坏死继而液化，经支气管咳出后形成脓腔。有时脓肿破溃到胸腔形成脓气胸和支气管胸膜瘘。急性期经体位引流和抗生素治疗，脓腔可缩小而消失。如迁延不愈可转变为慢性肺脓肿。

急性肺脓肿起病急，有高热寒战、咳嗽咳痰、胸痛等全身中毒症状；咳嗽逐渐加重，并吐大量脓臭痰。慢性肺脓肿者，经常咳嗽、咳脓痰和血痰，不规则发热伴贫血和消瘦等，并可有杵状指(趾)。

◎影像学表现

(1) X线表现　病灶呈浓密的团状阴影，占据一个或多个肺段，病灶中有厚壁的透亮空洞。急性期，由于脓肿周围炎性浸润存在，使空洞壁相当厚且外缘模糊，空洞常为中心性，亦可为偏心性，壁虽厚，但内壁常较光整，底部常见液平。慢性期，空洞周围炎性浸润逐渐吸收减少，空洞壁逐渐变薄，腔也慢慢缩小，周围有较多紊乱的条索状纤维病灶。

(2) CT表现　CT对脓肿壁的显示较胸部平片清晰，同时易于判断脓腔周围情况、鉴别脓肿位于肺内或胸膜腔内、是否伴有少量胸腔积液、脓肿处有无局部胸膜增厚。也可正确判断肺脓肿是否破入胸腔而引起的局限性脓胸或脓气胸等。

◎诊断与鉴别诊断

肺脓肿空洞主要应与肺癌空洞和肺结核空洞进行鉴别。癌性空洞多见于老年，厚壁空洞，空洞常呈偏心性，空洞内壁缘高低不平，可有癌结节，空洞外壁可有分叶及毛刺征。结核性空洞多发生在肺上叶尖段、后段和下叶背段，通常较小，壁薄，壁内缘光滑，外壁也较光整与清晰，周围常有多发小斑片状或索条状卫星病灶，或有其他肺野的播散病灶。

四、肺结核

肺结核是由人型或牛型结核杆菌引起的肺部慢性传染病。

◎临床与病理

基本病理变化是渗出、增殖和变质。渗出性为主的病变表现为浆液性或纤维素肺泡炎。该变化发生在病变早期，或机体免疫力低下，或菌量少却毒力强，或变态反应较强情况下。若菌量少、毒力较低，或人体抵抗力较强，对结核杆菌产生一定免疫力时，病变则以增殖为主的结核性结节肉芽肿为特征。增殖性病变周围也可出现渗出性病变，两者常混合存在。当人体抵抗力增强或经正规抗结核药物治疗后，细菌可逐渐被控制、消灭，病变可吸收、纤维化、纤维包裹或钙化。变质为主的病变多由渗出性或增生性病变发展而来，常常以菌量大、毒力强、机体抵抗力低、变态反应增高或未适当治疗时发生。细菌增殖，病灶可扩大、溶解、液化和空洞形成，并可经血行发生肺内及全身性播散，也可经支气管发生肺内播散。

肺结核的临床表现不一，可无明显症状，或有低热、盗汗、疲乏、消瘦、食欲不振、咳嗽、咯血、胸痛和气促等。急性血行播散者，可有高热、寒战、咳嗽、昏睡和神志不清等全身中毒的症状。肺结核以临床症状、影像学表现和痰菌为依据进行综合诊断。

肺结核的临床分类：2004年实施了新分类标准。

(1) 原发性肺结核(Ⅰ型)　原发性肺结核为原发结核感染所致的临床病症，包括原发综合征和胸内淋巴结结核。

(2) 血行播散型肺结核(Ⅱ型)　包括急性血行播散型肺结核(急性粟粒型肺结核)及亚急性、慢性血行播散型肺结核。

(3) 继发性肺结核(Ⅲ型)　继发性肺结核是肺结核中的一个主要类型，包括浸润性肺结核与纤维空洞性肺结核。

(4) 结核性胸膜炎(Ⅳ型)　临床上已排除其他原因引起的胸膜炎。包括结核性干性胸膜炎、结核性渗出性胸膜炎、结核性脓胸。

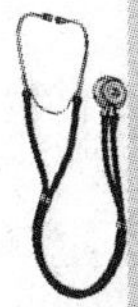

(5) 其他肺外结核(Ⅴ型) 其他肺外结核按部位及脏器命名。

◎影像学表现

1) 原发性肺结核(Ⅰ型) 多见于儿童和青少年,少数为成人。

(1) X线表现 原发性肺结核的典型表现有三个X线征。①原发浸润:肺近胸膜处原发病灶,多位于中上肺野,为局限性斑片状阴影,中央较浓密,周边较淡而模糊;②淋巴管炎:从原发病灶向肺门走行的条索状阴影,不规则;③肺门、纵隔淋巴结肿大:表现为肺门增大或纵隔边缘肿大淋巴结突向肺野。

当原发病灶吸收后,原发性肺结核则表现为胸内或纵隔内淋巴结结核。淋巴结内部干酪灶可破溃至血管和支气管产生血行或支气管播散。

(2) CT表现 CT可更清晰发现肺门及纵隔淋巴结增大.显示其形态、大小、边缘轮廓和密度等。同时CT可早期发现原发灶内的干酪样坏死,表现为病灶中心相对低密度区。

2) 血行播散型肺结核(Ⅱ型) 由于结核菌的毒力不同,菌的数量以及机体免疫功能状况等因素,可分为急性、亚急性及慢性血行播散型肺结核。

(1) X线表现 ①急性血行播散型肺结核又称急性粟粒型肺结核:表现两肺弥漫性粟粒状阴影。粟粒大小为1~2 mm,边缘清晰。粟粒影像特点主要为三均匀,即分布均匀、大小均匀和密度均匀。②亚急性\慢性血行播散型肺结核:病灶多见于两肺上、中肺野,粟粒状阴影大小不一、密度不均、分布不均;病灶可融合,或增殖硬结和钙化,也可纤维化呈索条阴影,甚至部分病灶可形成空洞透亮区;③血行播散型肺结核:病变类似于亚急性血行播散型肺结核表现,只是大部分病变呈增殖性改变,病灶边缘基本清晰,纤维索条状影更明显或者病灶钙化更多见,胸膜增厚和粘连更显著等。同时,两肺纹理增粗紊乱更明显。

(2) CT表现 CT扫描,特别高分辨力CT,因为分辨力提高,更易清晰显示粟粒性病灶,尤其对早期急性粟粒型肺结核显示优于胸片,利于确诊。

3) 继发性肺结核(Ⅲ型) 继发性肺结核为成年结核中最常见的类型。包括浸润病变、干酪病变、增殖病变、空洞病变、结核球以及纤维、钙化等多种不同性质的病变。

(1) 浸润性肺结核 病变常局限于肺的一部,多在肺上叶尖段、后段及下叶背段。

X线表现 多种多样,可以一种为主或多种征象混合并存,主要可见以下8种征象。①局限性斑片阴影:见于两肺上叶尖段、后段和下叶背段,右侧多于左侧。②大叶性干酪性肺炎:为一个肺段或肺叶呈大片致密性实变,密度中心较高,边缘模糊。③增殖性病变:呈斑点状阴影,边缘较清晰,排列成"梅花瓣"或"树芽"状阴影,为结核病的典型表现。④结核球:圆形、椭圆形阴影,大小0.5~4 cm不等,常见2~3 cm,边缘清晰,轮廓光滑,偶有分叶,密度较高,内部常见斑点、层状或环状钙化。结核球周围常见卫星灶。⑤结核性空洞:圆形或椭圆形病灶内,见透亮区。空洞壁薄,内壁一般较规则,有时可呈厚壁不规则空洞。常见一条或数条粗大条状阴影与空洞相连,表示引流大气管与空洞相通。⑥支气管播散病变。⑦硬结钙化。⑧小叶间隔增厚:表现为索条及网状阴影。

CT表现 CT表现与X线表现相似,但显示病变大小、形态、范围、轮廓、密度及其与周围结构间关系更清晰、客观和准确,从而更易确立诊断和了解病变的转归。

(2) 纤维空洞性肺结核

X线表现 ①单侧或双侧肺上中部不规则透亮区。②空洞壁厚,壁周有大量纤维粘连。③多支引流支气管与空洞相通,呈索条轨道状阴影。④空洞周围有大片渗出和干酪病变,也可见不同程度的钙化。⑤双肺上叶收缩,双肺门上抬,肺纹理紊乱,呈垂柳状。⑥双肺中下叶透光度增加。⑦纵隔变窄,呈滴状心。⑧肋间隙增宽,双膈变平下降,呈桶状胸。⑨胸膜增厚及粘连。⑩常见支气管播散性结核病灶。

CT表现 基本同X线表现。

4) 结核性胸膜炎(Ⅳ型) 胸膜结核可分为结核性干性胸膜炎和结核性渗出性胸膜炎,后者多见,常为单侧胸腔渗液,一般为浆液性,偶为血性。

X线及CT检查 均可见不同程度的胸腔积液表现,慢性者可见胸膜广泛或局限性增厚表现,但有时为叶间、肺底积液或包裹性积液,CT诊断更优。

◎诊断与鉴别诊断

肺结核的影像学表现复杂繁多,结合病史、影像学表现的特点以及痰液检查结果,一般不难做出诊断。但不同性质的病变与其他非结核病变有相似之处,应注意鉴别。①结核球要注意与周围型肺癌鉴别。②结核性空洞要注意与癌性空洞鉴别。

五、弥漫性肺疾病

1. 特发性间质性肺炎（idiopathic interstitial pneumonia，IIP） 又名特发性肺间质纤维化，特发性意指原因未明，为一组原因不明的进行性下呼吸道疾病，病理过程一般为进展缓慢的弥漫性肺泡炎和/或肺泡结构紊乱，最终导致肺泡结构破坏，形成肺泡腔内完全型纤维化和囊泡状的蜂窝肺。

影像学特点：胸部X线片主要表现是在两肺基底部和周边部的网状阴影，常为双侧、不对称性，伴有肺容积减少。CT对IIP的诊断具有重要的意义，主要表现为两肺片状、以基底部为主的网状阴影，可有少量毛玻璃状影。在纤维化严重的区域，常有牵拉性支气管和细支气管扩张和（或）胸膜下的蜂窝样改变。

2. 肺泡蛋白沉积症 影像学特点：胸部X线片主要表现为两肺弥漫性磨玻璃样密度影及融合成片的实变影，可见"空气支气管征"；肺内病灶通常在肺门附近呈"蝶翼状"表现。薄层高分辨力重组CT图像上，病灶与周围正常组织分界清晰，呈"地图状"表现；小叶间隔多角状增厚，与磨玻璃样密度相重叠呈"碎石路"样表现。

本病明确诊断要综合临床、影像学和支气管肺泡灌洗物（牛奶状、放置后沉淀、脂蛋白含量高和PAS染色阳性）特点，或经纤维支气管镜肺活检。

六、肺肿瘤

肺肿瘤分原发性与继发性两类。原发性肿瘤又分良性及恶性，其中良性肿瘤少见，恶性肺肿瘤中98%为原发性支气管肺癌，少数为肺肉瘤。

1. 原发性支气管肺癌

◎临床与病理

肺癌起源于支气管上皮、腺体或细支气管及肺泡上皮。目前国内外主要根据其生物学行为不同，将肺癌分为小细胞肺癌及非小细胞肺癌两大类，后者又主要包括鳞癌、腺癌、腺鳞癌和大细胞癌等。

影像学上常按照肺癌的发生部位分为三型：①中央型：肿瘤发生在肺段和段以上支气管；②周围型：肿瘤发生于肺段以下支气管；③弥散型：肿瘤发生在细支气管或肺泡，弥漫分布两肺。

肺癌的临床表现多种多样，最常见有咳嗽、咳痰、咯血、胸痛及发热等。有时无临床症状，仅在查体中偶然发现。

◎影像学表现

1）X线表现

（1）中央型肺癌　其病理类型按发生率高低依次为鳞癌、小细胞癌、腺癌和大细胞癌。X线下，肺门影增深、增大和肺门区块影为其直接征象，同时常伴有间接征象，包括局限性肺气肿，阻塞性肺炎和肺不张等表现。

（2）周围型肺癌　病理类型最常见为腺癌，其次为鳞癌和腺鳞癌等。如发生于肺尖的癌，特称肺沟癌。其主要表现为肺内球形肿块。肿块常见不规则的分叶、短细的毛刺和不规则的厚壁空洞等，肿块内钙化很少见。

（3）弥散型肺癌　病理类型最常见为细支气管肺泡细胞癌。表现为两肺广泛分布的细小结节，较多为不对称分布。病变呈进行性发展，有融合倾向。融合病灶呈肿块状，甚至发展为整个肺叶的实变，在融合病灶内可出现不规则支气管充气征。

2）CT表现

（1）中央型肺癌　①支气管改变：主要包括支气管壁增厚和支气管腔狭窄。正常支气管壁厚度均匀，约为1～3 mm，但肿瘤浸润时，在周围充气的肺组织衬托下，可清晰显示支气管壁的不规则增厚、狭窄等改变。②肺门肿块：表现为分叶状或边缘不规则的肿块，常同时伴有阻塞性肺炎或肺不张。阻塞性肺炎表现为受累支气管远侧肺组织实变，多为散在分布。发生肺不张时则表现为肺叶或肺段的均匀性密度增高并伴有容积缩小。③侵犯纵隔结构：中央型肺癌常直接侵犯纵隔结构，特别是受侵犯的血管可表现受压移位、管腔变窄或闭塞、管壁不规则等改变。④纵隔肺门淋巴结转移：增强扫描可明确显示肺门、纵隔淋巴结增大的部位、大小及数量。

（2）周围型肺癌　CT扫描，特别是高分辨力CT扫描能提供较X线胸片更清晰的图像，有利于显示结节或肿块的边缘、形态、瘤周表现、内部结构特点及密度变化等，从而更易明确诊断。如不规则的分叶、放射状毛刺和偏心性厚壁空洞等，更易见到胸膜凹陷征。直径3 cm以下的肺癌，肿块内可见小圆形及管状低密度影的空泡征或支气管充气征。增强扫描时，肿块呈密度均匀的中等或以上增强，更有助于肺癌

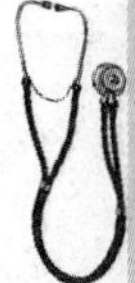

的诊断。另外，增强CT对发现肺门纵隔淋巴结转移更敏感。

(3) 弥散型肺癌　CT表现两肺弥散不规则分布的结节，多在1 cm以下，边缘模糊，常伴有肺门、纵隔淋巴结转移。病变融合后可见大片肺炎样实变影，近肺门部可见支气管充气征。细支气管肺泡细胞癌由于癌细胞分泌多量黏液，实变区密度较低呈毛玻璃样改变，并可见到其中高密度的隐约血管影，为其重要特征。

3) MRI表现

MRI目前主要用于检查中央型肺癌，由于MRI可同时直接行冠状、矢状及横断面扫描，对确定肺门部肿块与支气管的关系以及纵隔血管受累等更为直观清楚。肺癌肿块在T1WI上呈与肌肉相似的中等均匀信号，在T2WI上为高信号，信号多不均匀。纵隔大血管在MRI上因其流空效应而呈黑影，与肿瘤很易区分。MRI上，正常纵隔大血管、气管和支气管周围常有一层高信号脂肪带，当肿瘤侵及时，这一高信号带消失，血管、气管和支气管与肿瘤接触面内壁不光滑，表现管壁增厚及狭窄。对肺门纵隔淋巴结转移，MRI易于识别，T1WI上呈中等信号，T2WI上呈略高信号。

◎诊断与鉴别诊断

(1) 中央型肺癌　中央型肺癌诊断要点是发现支气管腔内结节或肿块，支气管壁增厚、狭窄或完全闭塞以及肺门肿块和并发的阻塞性肺炎及肺不张。纵隔结构受侵及淋巴结转移也是诊断的重要依据。主要与支气管内膜结核鉴别。支气管内膜结核也可见阻塞性肺炎和肺不张，同时支气管壁内缘不规则而外缘光滑，一般不形成管壁肿块，管壁增厚较轻。确诊需经支气管镜活检。

(2) 周围型肺癌　周围型肺癌诊断要点是外围肺组织内发现结节或肿块，多有空泡征、支气管充气征、分叶征、毛刺征以及胸膜凹陷征。直径较大者可有分叶征，肿块内可发现癌性空洞。CT增强扫描时，肿块可有中等以上强化。如果同时发现肺门和纵隔淋巴结肿大，则更有助于肺癌的诊断。周围型肺癌应与炎性假瘤、结核球及肺错构瘤鉴别。炎性假瘤一般边缘光滑，无毛刺，无或偶有分叶。结核球边缘清楚，无毛刺，偶有分叶，肿块内可有环状或斑片状钙化，病变周围常有“卫星灶”。肺错构瘤常边缘光滑锐利，无毛刺，如果CT上，见到骨骼或脂肪成分，则可明确诊断。

2. 继发性肺肿瘤　人体许多部位的恶性肿瘤可以经血行、淋巴或直接蔓延等途径转移至肺部成为肺转移瘤。

◎临床与病理

肺转移瘤的临床表现不一，多数患者以原发肿瘤的症状为主，常伴有恶病质。身体大多数恶性肿瘤细胞经静脉回流至右心通过肺动脉迁移至肺部，也可自肺门及纵隔淋巴结的转移瘤逆行播散至肺内淋巴管，或纵隔、胸壁的恶性肿瘤可直接蔓延侵及肺部。肺转移瘤可引起咳嗽、咳痰、胸痛、咯血等症状。

◎影像学表现

(1) X线检查　常表现为两肺多发棉球样结节，密度均匀，大小不一，轮廓清楚。以两肺中、下野外带较多，也可局限于一侧肺野。少数可为单发球形病灶。血供丰富的原发肿瘤可以发生粟粒状转移，较多分布在中、下肺野。偶可表现为多数小片状浸润。淋巴道转移可表现为两肺门和(或)纵隔淋巴结增大，同时自肺门有向外呈放射状分布的条索状影，沿条索状影可见串珠状小点影。

(2) CT检查　CT扫描对发现肺部转移灶较X线胸片敏感。表现为两肺弥漫性结节或多发球形病灶，边缘光滑，密度均匀，以中下肺野及胸膜下区较多。某些转移瘤中可发生空洞和出现钙化或骨化。高分辨力CT，尤其对淋巴道转移的诊断，有其独特的优势，除见肺门及纵隔淋巴结增大外，还见支气管血管束增粗、小叶间隔增厚，并且沿支气管血管束、小叶间隔可见多数细小结节影。

◎诊断与鉴别诊断

肺转移肿瘤的诊断根据原发肿瘤的病史及影像学表现并不困难。少数无原发癌病史的肺部单发转移瘤常不易确诊，应结合病史，详细检查各脏器，必要时行肺部肿块穿刺活检。

七、纵隔原发肿瘤及瘤样病变

纵隔原发肿瘤种类繁多，但各类肿瘤在纵隔内均有好发或特定的部位，因此，了解纵隔内肿瘤的准确部位，从而能够明确诊断。CT和MRI较胸片具有明显的优势，尤其在判断肿瘤与周围结构间关系，如肿瘤是否侵犯周围结构等方面有十分重要的价值。

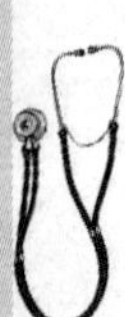

◎临床与病理

纵隔肿瘤早期无明显症状，或仅有胸骨后不适及隐痛。肿瘤逐渐长大，压迫或侵及邻近器官，可出现相应压迫症状。

◎影像学表现

1. 纵隔内肿块定性诊断原则

(1) 肿块位置与定性诊断 ①胸腔入口区，伴有气管受压移位和变形。成年人多为甲状腺肿瘤，儿童常为淋巴瘤。②前纵隔区，心脏大血管交界区之前常见为胸腺瘤和畸胎瘤，前心膈区的肿块多为心包脂肪垫、脂肪瘤和心包囊肿。③中纵隔区，淋巴组织丰富，故淋巴瘤最常见，其次为气管支气管囊肿。④后纵隔区，神经组织丰富，故神经源性肿瘤多见，可伴有局部脊柱骨质异常。⑤其他，主动脉走行区，常为主动脉迂曲扩张，动脉瘤和主动脉夹层；食管走行区，食管钡餐检查异常者，多为食管肿瘤。

(2) 纵隔肿块组织特性分析 ①CT 检查能鉴别实性、囊性和脂肪性病变，实性病变 CT 值常为 30～40 Hu或以上；囊性病变 CT 值常为 0～20 Hu，但囊液内含有蛋白成分或囊内出血可提高到 30～40 Hu，不易与实性成分区别；脂肪性病变 CT 值一般为负值，其范围常为－80～－100 Hu。而且高密度钙化或骨化的发现率高于普通 X 线检查。②MRI 在鉴别组织特方面更优。通常在 SE 序列中，实性病变，T1WI 和 T2WI 上常为灰白色；脂肪性病变，在 T1WI 和 T2WI 上常为白色，并且行脂肪抑制技术，白色高信号明显被抑制而呈低信号；囊性病变，T1WI 上为黑色，T2WI 上为白色；血管内流动血液为无信号黑色区。③CT 和 MRI 还可以进行动态增强扫描，从而了解肿瘤的血供情况。如气管支气管囊肿和心包囊肿常无强化，或仅有边缘轻中度环形强化；相反神经源性肿瘤常强化明显。同时增强扫描能够对主动脉迂曲、主动脉瘤和主动脉夹层进行鉴别。

(3) 纵隔肿块良恶性鉴别 ①肿块边缘状态：良性肿瘤边缘光滑锐利清晰，与邻近结构界限清楚，脂肪层存在。恶性肿瘤边界模糊不清，与邻近结构的脂肪层消失，附近的骨骼呈侵蚀性破坏。良性肿瘤如果影响骨骼，则表现骨质破坏区规则并边缘硬化改变。②恶性肿瘤常并发胸腔和心包腔转移积液，并可见胸膜或心包膜上的多发转移结节。如侵袭性胸腺瘤和胸腺癌常可出现此种表现。③纵隔内结构受累情况：良性肿瘤多表现为纵隔结构的压迫移位。恶性肿瘤可致上腔静脉受累梗阻或内有血栓、癌栓；喉返神经和膈神经受累则分别表现声带麻痹与膈肌升高、矛盾运动；远处转移征象，如多发转移等。

2. 纵隔内肿块的诊断要点

(1) 前纵隔肿块诊断要点 ①甲状腺肿瘤在胸片上常发现气管向一侧移位或变形狭窄，并且 CT 或 MRI，尤其是增强扫描可清楚显示肿块与颈部甲状腺相连。淋巴管瘤形态常不规则，但边缘轮廓清晰，CT 扫描其密度均匀呈水样，MRIT1WI 上为黑色低信号，T2WI 上白色高信号。CT 和 MRI 动态增强扫描，肿块边缘或肿块内细条状间隔呈轻中度强化。②胸腺瘤和畸胎瘤均发生在前纵隔中部。如果 CT 和 MRI 上发现骨化和(或)脂肪成分，则为畸胎瘤诊断的有力依据。③心包囊肿位于前肋膈角区，胸片上呈泪滴状，右侧较左侧多见。CT 扫描为水样密度，T1WI 为低信号，T2WI 为高信号。④心包脂肪垫和脂肪瘤也常位于前肋膈角区，CT 显示其密度为负值，T1WI 和 T2WI 上均为高信号。

(2) 中纵隔肿块诊断要点 ①淋巴结病变是中纵隔最常见的病变，主要包括纵隔淋巴结结核、结节病、转移性淋巴结和淋巴瘤等。如果右上纵隔气管旁淋巴结肿大合并肺内区域性结核病变，同时 CT 上显示部分淋巴结有环状或斑片状钙化，MRI T2WI 显示肿大淋巴结信号偏低，增强 CT 或 MRI 显示肿大淋巴结边缘环状轻度强化，则纵隔淋巴结结核可能性很大。结节病主要表现两侧肺门对称性增大和气管支气管旁的淋巴结肿大。淋巴瘤和转移性淋巴结肿大单凭影像学难以区别，须结合临床表现和实验室检查综合判断，确诊依靠病理诊断。②气管、支气管囊肿也是中纵隔常见的肿块，其 CT 和 MRI 表现类似于心包囊肿，主要依据部位进行鉴别。

(3) 后纵隔肿块诊断要点 ①神经源性肿瘤是后纵隔肿块最常见的肿瘤，主要包括神经鞘瘤和神经纤维瘤。CT 和 MRI 增强扫描常显示肿瘤大部或部分强化十分明显，同时可见局部脊柱或肋骨的骨质改变等，如果可见肿瘤伸入椎管内，并且致同侧椎间孔扩大，肿瘤形态呈“哑铃状”改变，则常常为神经鞘瘤。②食管肿瘤也可表现为后纵隔肿块，食管癌常伴有吞咽困难；食管平滑肌瘤可能吞咽困难不明显，但行食管钡餐检查，一般可明确诊断。

八、胸膜病变

1. 化脓性胸膜炎

(1) X 线 胸腔游离积液或包裹性积液、部分病人并发支气管胸膜瘘。慢性期：胸膜增厚、粘连，甚至

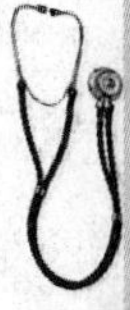

钙化、胸廓塌陷。

(2) CT 梭形高密度影,中心为液体密度,邻近肺实质、支气管、大血管受压移位,增强检查脏壁两层胸膜明显强化。

2. 胸膜肿瘤 胸膜原发肿瘤以间皮瘤多见,继发性肿瘤以转移瘤多见,常见于肺癌和乳腺癌和胃肠道肿瘤。X线检查是发现胸膜病变的主要手段。良性胸膜瘤常表现为界清、与胸壁成钝角的肿块。恶性胸膜间皮瘤胸片上表现为斑片状和间质纤维化的表现。CT和MRI是胸膜肿瘤尤其是恶性间皮瘤患者用于治疗前估计肿块侵犯范围以决定治疗方式的主要检查手段。CT上表现可帮助区别良性和恶性间皮瘤,但无法准确地将恶性间皮瘤与转移性癌鉴别开来。因MRI是容积图像采集,能在三维任意角度和方向上显示胸膜腔内肿瘤病变与周围组织关系,尤其是判断其是否侵犯到膈肌等是一非常重要的手段。

【同步练习】

一、名词解释

1. 空洞(cavity) **2.** 支气管气像(air bronchogram) **3.** 结核球/结核瘤(TB ball/tuberculoma) **4.** 原发综合征(primary complex) **5.** 肺实质(lung parenchyma) **6.** 毛刺征(spicule sign) **7.** 反S征(reverse S sign) **8.** 胸膜凹陷征(pleural indentation sign) **9.** 叶间积液(Interlobar effusion) **10.** 中心型肺癌(central type carcinoma of lung)

二、选择题

(一) 单选题

1. 关于胸部影像学检查,哪项是**错误**的( )

A. 在肺部影像检查中,最常用的是X线平片和CT

B. 在肺部影像检查中,CT优于X线平片

C. MR有助于了解纵隔与大血管的关系

D. 肺部疾病的影像表现是其病理解剖的反映

E. 肺部疾病的影像表现反映组织学的改变

2. 在胸部X线检查中,哪项应用最广( )

A. 胸部透视 B. 胸部摄影 C. 体层摄影 D. 支气管造影 E. 血管造影

3. 关于胸部CT扫描,哪项描述是**错误**的( )

A. 普通扫描 B. 增强扫描 C. 高分辨率CT扫描

D. 螺旋CT扫描 E. 仿真内镜扫描

4. 在胸部影像检查中,对病变定性、定位最好的方法是( )

A. X线平片 B. CT C. MR D. USG E. 血管造影

5. 有关X线胸片的描述,哪项是**错误**的( )

A. 乳头在两肺下野相当于第五前肋间处

B. 一般第六肋骨前端相当于第十肋骨后端的高度

C. 斜裂胸膜在侧位片上表现为自后上第四、五胸椎水平斜向前下方的线状致密阴影

D. 水平裂胸膜在正位片中表现明显

E. 奇叶裂的一侧肺组织即奇叶

6. 下面各项描述中**错误**的是( )

A. 肺野是含有空气的肺在胸片上所显示的透明区域

B. 正常的肺门阴影主要由肺动脉及其分支,伴行支气管以及与肺动脉重叠的肺静脉阴影构成

C. 在胸部正位片上,一般右肺门比左肺门高1~2 cm

D. 肺纹理为自肺门向肺野呈放射状分布的树枝状影

E. 由于重力作用,下野肺纹理较上野粗

7. 有关肺的解剖,哪项描述是**错误**的( )

A. 正常情况下X线片能显示肺段的界限 B. 正常情况下X线片不能显示肺小叶

C. 气管起于环状软骨下缘,长11~13 cm D. 气管分叉部下壁形成隆突,分叉角为60°~85°

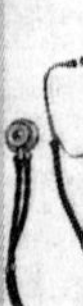

E．自气管至终末细支气管可分15级

8. 下面哪项描述是**错误**的(　　)

A．肺组织由肺实质与肺间质组成　B．肺实质具有气体交换功能

C．肺间质是肺的支架组织　D．肺间质分布于支气管、血管周、肺泡间隔及脏胸膜下

E．正常胸片可显示肺实质与肺间质

9. 关于膈的描述，下面哪项是**错误**的(　　)

A．膈是分隔胸、腹腔的一块扁肌，右膈顶较左侧高1～2 cm

B．膈的局部发育较薄，向上呈局限性隆起称局限性膈膨升，多发生于左侧

C．膈神经麻痹时，膈也升高

D．胸腔及腹腔压力的改变可影响膈的位置

E．膈麻痹时由于自主运动丧失，可出现呼吸时的矛盾运动

10. 关于肺过度充气和肺气肿，哪项描述是**错误**的(　　)

A．局限性阻塞性肺过度充气的病因可能是支气管内异物或肿瘤

B．代偿性肺过度充气的病因可能是对侧肺叶切除或肺不张

C．弥漫性阻塞肺气肿伴有肺泡壁破坏

D．以上病变X线表现为双肺野透明度增加

E．以上病变X线表现为双肺门及外围肺血管纹理增粗

11. 关于肺实变的病因，哪项是正确的(　　)

A．急性炎症　B．肺出血　C．肺梗死　D．肺泡癌　E．以上都是

12. 结节状阴影可能的病因是(　　)

A．肉芽肿　B．肿瘤　C．粟粒型肺结核　D．急性细支气管炎　E．以上都是

13. 粟粒状结节影可能的病因是(　　)

A．粟粒型肺结核　B．癌性淋巴管炎　C．结节病　D．组织细胞病　E．以上都是

14. X线表现为肺内肿块阴影，可能的病因是(　　)

A．肺癌　B．结核球　C．炎性假瘤　D．肺囊肿　E．以上都是

15. 关于肺内恶性肿瘤，哪种说法是**错误**的(　　)

A．肿瘤多无包膜，呈浸润性生长　B．肿瘤呈分叶，有短毛刺

C．肿瘤易发生坏死而形成厚壁空洞　D．肿瘤内常见钙化且有卫星灶

E．肿瘤靠近胸膜时可形成胸膜凹陷

16. 关于空洞的描述，哪项是正确的(　　)

A．厚壁空洞一般壁厚超过3 mm　B．厚壁空洞常见于肺脓肿

C．干酪性肺炎所形成的空洞很少有液平　D．癌性空洞内缘不规则，可有壁结节

E．以上都是

17. 关于空洞形成的病因，哪项是正确的(　　)

A．肺结核　B．肺脓肿　C．肺癌　D．肺内真菌病　E．以上都是

18. 关于肺内空腔相对应的疾病，哪种说法是正确的(　　)

A．肺大泡　B．肺气肿　C．囊状支气管扩张

D．寄生虫囊腔　E．以上都是

19. 引起肺间质性病变的原因可能是(　　)

A．特发性肺纤维化　B．老年慢性支气管炎　C．结节病

D．结缔组织病　E．以上都是

20. 肺内出现钙化阴影可见于哪种疾病(　　)

A．错构病　B．畸胎瘤　C．寄生虫病　D．转移性骨肉瘤　E．以上都是

21. 胸片见外侧肋膈角变钝，说明液体量在(　　)

A．100 ml以上　B．200 ml以上　C．300 ml以上　D．400 ml以上　E．500 ml

22. 引起气胸的原因是以下哪种(　　)

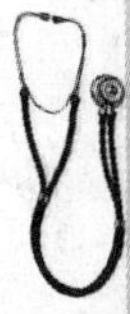

A．胸部外伤　B．手术后　C．阻塞性肺气肿　D．肺大泡破裂　E．以上都是

23. 以下哪种疾病**不会**出现胸膜钙化(　　)

A．结核性胸膜炎　B．脓胸纤维化　C．血肿机化　D．石棉肺　E．反复气胸

24. 关于胸膜肥厚、粘连的X线表现，哪项是**错误**的(　　)

A．肋膈角变浅变平　B．呼吸时膈运动受限　C．膈上缘的幕状突起

D．肋间隙增宽　E．纵隔向患侧移位

25. 正常纵隔CT图像在胸骨柄层面**不能**显示的是(　　)

A．无名动脉　B．左颈总动脉　C．左锁骨下动脉

D．左、右头臂静脉　E．奇静脉弓

26. 正常纵隔CT图像在主动脉窗层面**不能**显示的是(　　)

A．升主动脉　B．上腔静脉　C．奇静脉弓　D．降主动脉　E．气管分叉

27. 关于胸部CT扫描，哪项说法是**错误**的(　　)

A．普通CT扫描不能显示次级肺小叶的结构

B．高分辨力CT不能显示肺泡壁

C．高分辨力CT不能显示小叶中心细支气管

D．高分辨力CT能显示小叶中心肺动脉

E．高分辨力CT能显示小叶间隔

28. 阻塞性肺不张在CT上的表现是(　　)

A．不张的肺组织密度增高　B．不张的肺组织体积缩小

C．不张的肺组织边缘清楚锐利　D．不张的肺组织增强扫描明显强化

E．以上都是

29. 关于肺实变的病因，哪项说法是**错误**的(　　)

A．肺挫伤　B．肺出血　C．肺梗死　D．肺结核　E．以上都不是

30. 关于肺实变的病理改变，哪项是正确的(　　)

A．炎性渗出　B．水肿　C．出血　D．肉芽组织　E．以上都可以

31. 以下哪项**不是**肺内良性肿块的特点(　　)

A．肿块边缘税利无毛刺　B．CT增强扫描CT值升高在20 Hu以下

C．肿块直径多在4 cm以下　D．肿块周围有卫星灶

E．肿块多为圆形，其内密度均匀

32. 以下哪项**不是**肺内恶性肿块的特点(　　)

A．肿块边缘多数有分叶或切迹　B．肿块周围有可放射状短毛刺

C．肿块内可有爆米花样钙化　D．肿块近胸膜处可见脏层胸膜向肿块凸陷

E．肿块内可见偏心空洞

33. 关于肺间质性病变的CT表现是(　　)

A．界面征或胸膜下线　B．小叶间隔及小叶中心结构增厚

C．长斑痕线或磨玻璃样改变　D．蜂窝样改变或结节影

E．以上都是

34. CT能发现的胸腔积液最少是(　　)

A．100 ml　B．200 ml　C．300 ml　D．400 ml　E．500 ml

35. 发现肺内小病灶最好的检查方法是(　　)

A．USG　B．MRI　C．CT　D．X线正、侧位片　E．X线体层片

36. 肺部急性炎症反应的主要病理改变是(　　)

A．钙化　B．渗出　C．增殖　D．纤维化　E．空洞

37. 肺部亚急性炎症通常表现为(　　)

A．增殖　B．渗出　C．空洞　D．纤维化　E．钙化

38. 诊断肺间质性病变，理想的CT扫描技术是(　　)

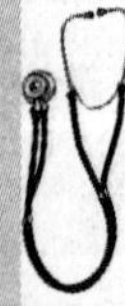

A. 常规 CT 扫描　　B. 高分辨力 CT 扫描　　C. 动态增强 CT 扫描
D. 螺旋 CT 扫描　　E. 以上都是

39. 胸膜间皮瘤应与下面哪种病变鉴别(　　)
A. 胸壁肿瘤　　B. 胸膜转移性肿瘤　　C. 机化性脓胸
D. 石棉肺斑块　　E. 以上都是

40. 在支气管扩张的发病原因中,下面哪项是**错误**的(　　)
A. 多发于老年人　　B. 继发于支气管炎　　C. 继发于肺的化脓性炎症
D. 继发于肺不张及肺纤维化　　E. 少数患者有先天性支气管内径异常扩张

41. MR 在纵隔检查中**不能**分清下列哪项组织或病变(　　)
A. 脂肪　　B. 液体　　C. 软组织　　D. 血管　　E. 钙化

42. 支气管扩张的主要症状是(　　)
A. 咳嗽　　B. 咳血　　C. 咳大量脓痰
D. 以上都是　　E. 以上都不是

43. 以下哪项**不是**支气管扩张的 X 线表现(　　)
A. 支气管影呈粗细不规则的管状透明影　　B. 支气管影表现为不规则杵状密影
C. 支气管影表现为薄壁空腔,其内可有液平　　D. 病变区可有肺叶或肺段的不张
E. 病变区可有软组织肿块影

44. 以下哪项**不是**支气管扩张的 CT 表现(　　)
A. 肺纹理聚拢或稀少　　B. 支气管呈棒状或结节状高密度影
C. 支气管走行表现为"双轨"征　　D. 支气管断面呈戒指环状
E. 支气管远端呈葡萄串样阴影

45. 肺的应用解剖,下述哪项**不正确**(　　)
A. 支气管树的序列是:气管→主支气管→叶支气管→段支气管→亚肺段支气管→小叶支气管
B. 小叶支气管以后是:末梢细支气管→呼吸细支气管→肺泡管→肺泡囊→肺泡
C. 肺叶由相应的叶支气管所支配
D. 段支气管命名和相应的肺段相同
E. 肺小叶是肺内 X 线病理改变的基本位置

46. **不符合**淋巴转移的病理和 X 线表现是(　　)
A. 原发病灶多为乳腺、胃、甲状腺、胰腺、喉部和肺部的恶性肿瘤
B. 由于淋巴管淤积、扩张和癌结节的形成,片上可见肺纹理增粗,两下肺野尤显著,沿肺纹理有细小的结节阴影分布
C. 肺内结节影常伴有钙化
D. 由于小叶间隔水肿或肿瘤直接侵犯,常可出现间隔线
E. 肺门及纵隔淋巴结肿大,转移到胸膜可出现大量胸腔积液,积液常为血性积液

47. 以下哪项**不符合**气管异物的 X 线表现(　　)
A. X 线不透过性异物,在声门下区及气管内呈矢状位,在正位片上,仅见扁薄的侧面投影
B. X 线不透过性异物,在声门下区及气管内是冠状位,在正位片上,能见其最大宽度的阴影
C. 呼、吸两相,肺野透亮度变化小,呼气相时,两肺不能缩小,两肺透亮度仍保持较高
D. 胸部压力高,横膈上升轻微,深呼气相时,心脏影像反比深吸气相时为小
E. X 线所见阴性,不能除外气管内异物存在

48. 肺不发育,下列叙述中哪项**不符合**(　　)
A. 一侧性全肺不发育,显示患侧均匀致密,纵隔移向患侧,横膈上升
B. 健侧肺过度膨胀,并可跨越中线疝向患侧
C. 胸廓两侧不对称,不伴有肋骨、脊柱等复合畸形
D. 过度曝光片和体层摄影能直接显示较大的支气管畸形
E. 胸廓两侧对称,但常伴有肋骨、脊柱畸形,膈疝等复合畸形

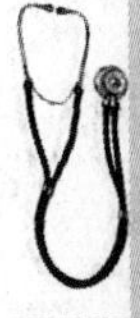

49. 肺隔离症的病理及其分型中，下列哪项是**错误**的( )
A. 部分发育不全的肺与正常支气管不相通，无呼吸功能
B. 病区有异常血管供应，常来自胸主动脉下段或腹主动脉上段
C. 肺叶内型：多位于下叶后基底段，隔离的肺与同叶正常的肺组织被同一脏层胸膜所包裹，分界清楚，却无法分离
D. 肺叶外型：为副肺叶或副肺段，常为膈下或膈与肺下叶之间的一块无功能的肺组织
E. 常为大囊肿或多发小囊肿，无实质性的块状肺组织，常与支气管相通

50. 动-静脉瘘的X线表现下列哪项是**错误**的( )
A. 肺野内可见圆形或椭圆形均匀致密影(由黄豆到拳头大)，边缘清晰，略呈分叶状，可见粗大血管阴影与肺门相连
B. 由于肋间动脉扩大，相应肋骨下缘可出现切迹
C. 透视时，瓦萨瓦试验，病变缩小，米勒试验病变增大
D. 体层摄影可显示凸入支气管腔内的致密阴影，呈息肉状或菜花状阴影，管壁可不规则增厚
E. 体层片可显示病变的清晰轮廓，与2～3条肺血管相连，右心插管肺动脉造影可显示病变的部位、大小及数目

51. 肺透明膜病的病理及X线表现，下列哪项是**错误**的( )
A. 主要发生于早产儿，剖宫产或糖尿病产妇，可导致新生儿易患本病
B. 两侧肺野透亮度普遍减低，两肺野内有很多细小颗粒状阴影或小结节状及网状阴影，边缘清晰，分布于内中带
C. 充气的气管、支气管可伸展至肺段支气管，肺野外围透亮度增加，病变进展可形成大片状阴影或两肺透亮度减低，似毛玻璃状，心脏、纵隔、横膈边缘模糊
D. 胸廓扩张不良，膈肌位置升高
E. 婴儿肺部的成熟程度和产前窒息的轻重与病变分布范围有密切关系

52. 不符合急性粟粒性肺结核表现的是( )
A. 大量结核菌一次或短时间内数次侵入血循环，到达肺部所引起
B. 两肺从肺尖到肺底均匀分布，小点状阴影，约2 mm大小
C. 病灶大小，密度基本相同，短期病灶可融合
D. 病灶边缘较清楚，如有渗出性反应则较模糊
E. 1周内即可出现典型的结节影

53. 颅骨骨折14天，现有血丝痰，胸片上右肺下野一圆形阴影，约8 cm×8 cm大小，边缘清楚，复查肿块缩小缓慢，应考虑为( )
A. 周围型肺癌　B. 肺血肿　C. 结核瘤　D. 炎性假瘤　E. 肺脓疡

54. 男性，23岁，低热，右胸刺痛，活动后气促，胸片上：右肺下野有大片致密阴影，上缘呈反抛物线状，该侧肋膈角、横膈被遮盖，应诊断为( )
A. 右下肺大叶性肺炎　B. 右下肺不张　C. 右侧渗出性胸膜炎
D. 右下肺脓疡　E. 右肺下积液

55. 少量气胸患者，透视时重点应注意( )
A. 肋膈角　B. 肺门区　C. 肺尖和腋部　D. 肺下野　E. 纵隔区

56. 胸膜间皮瘤的病理及X线表现中，下列哪项是**错误**的( )
A. 为胸膜的原发性肿瘤，发生于脏、壁层胸膜
B. 局限结节型，呈圆形或椭圆形的致密影，边缘光滑，密度与软组织相似，少数可有钙化
C. 切线位，肿瘤基底部宽，贴于胸壁，向肺野突出，肿块与胸壁相交成钝角
D. 广泛浸润型，引起广泛不规则或波浪状胸膜增厚，可有大量胸腔积液，本型生长较慢，可侵及肋骨引起病理性骨折
E. 肿块与胸壁相交成锐角，轮廓常呈分叶状，边缘不光滑，有小毛刺

57. 男性，60岁，发热咳嗽，右肺中野有点片状阴影，边缘模糊，密度不均匀，经抗炎治疗，复查，该阴影在同一部位

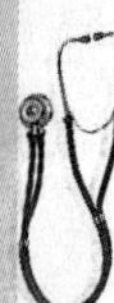

反复出现，应考虑为(　　)

A．病毒性肺炎　B．干酪性肺炎　C．阻塞性肺炎　D．支原体肺炎　E．过敏性肺炎

58. 下列哪类癌组织易形成空洞(　　)

A．腺癌　B．大细胞未分化癌　C．小细胞未分化癌

D．鳞癌　E．肺泡上皮癌

59. 不符合气管肿瘤的临床X线表现是(　　)

A．有明显的喘鸣音，严重者可出现呼吸困难，并有咳嗽、咯血等，气管下1/3肿瘤，可引起一侧支气管阻塞，接近声门者可有声嘶

B．胸片可无阳性所见或仅有两侧阻塞性肺气肿或一侧肺不张

C．肺纹理增强，并可见囊状透明阴影

D．侧位高千伏摄影可显示凸出气管腔内肿块阴影

E．体层摄影，可见气管腔内有肿块影，良性者边缘光滑，恶性者则可成为菜花样，不规则，基底宽，使气管形成环形狭窄

60. 男性，40岁，体检发现右肺中野有一小块状阴影约2.0 cm大小，轮廓呈分叶状，边缘有短细毛刺，其中可见空泡征(　　)

A．早期周围型肺癌　B．结核瘤　C．炎性假瘤　D．肺炎　E．错构瘤

(二) 多选题

1. 普通标准后前位胸片上能显示的胸廓解剖阴影有(　　)

A．胸大肌　B．女性乳房和乳头　C．心脏形态

D．1～10肋骨和肩胛骨　E．1～12胸椎椎体

2. 关于胸部的影像学诊断检查方法的应用，正确的是(　　)

A．透视简便易行，一般心肺疾患透视即能诊断

B．胸片可作为病变治疗前后的对比

C．若显示气道情况，造影或断层检查最好

D．CT对发现隐蔽部位的病变、小病灶以及纵隔淋巴结转移优于X线平片

E．MRI对鉴别纵隔血管结构和淋巴结较好

3. MRI应用于胸部疾病检查，下列哪些正确(　　)

A．MRI对纵隔肿瘤和心脏大血管病变具有很高的诊断值

B．MRI不用对比剂也能显示心脏及大血管

C．为减少心搏动造成的伪影，可用心电门控技术

D．MRI对肺实质病变的检查效果较差，只作为X线和CT检查的补充

E．通常取仰卧位，用体部线圈，采用自旋回波序列

4. 局限性胸腔积液包括(　　)

A．胸壁胸膜包裹性胸腔积液　B．叶间胸膜积液

C．肺底积液　D．纵隔胸膜包裹性积液

E．左侧少量胸腔积液

5. 胸膜增厚、粘连、钙化的叙述，哪些正确(　　)

A．局限性增厚粘连，表现为肋膈角变钝

B．广泛性增厚粘连时，见患侧胸廓塌陷，肺野密度增高

C．沿肺野外侧肋骨内缘见线条状密度增高影

D．肋间隙变宽和横膈低平

E．胸膜钙化多见于结核性胸膜炎和脓胸

6. 大叶性肺炎X线表现为(　　)

A．早期仅有肺纹理改变　B．实变期呈大片状阴影，密度较均匀

C．叶间裂多不移位　D．肺门淋巴结增大

E．实变影内有支气管含气征

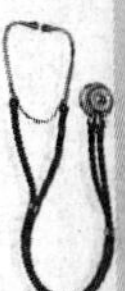

7. 以下关于原发综合征的叙述，正确的是（　　）
A. 原发病灶多位于上叶下部或下叶上部　B. 原发病灶多位于上叶上部或下叶上部
C. 原发病灶多位于胸膜下　D. 除原发病灶外，常有气管旁或肺门淋巴结增大
E. 除原发病灶和淋巴结肿大外，可有淋巴管炎

8. 关于血行播散型肺结核，叙述正确的是（　　）
A. 包括急性粟粒型. 亚急性和慢性血行播散型
B. 亚急性或慢性血行播散型系较少量结核菌在较长时间内多次侵入血液循环引起
C. 急性者病灶小而呈粟粒样，分布、大小和密度均匀
D. 慢性者病灶大小不一，分布不均，病灶以中上肺多见
E. 常伴有肺门纵隔淋巴结增大

9. 干酪性肺炎X线表现为（　　）
A. 呈大片状或片状实变　B. 病灶密度较高，边缘不清　C. 实变内可见无壁性空洞
D. 实变内可见单发性薄壁空洞　E. 实变内可见单发厚壁空洞

10. 与X线平片比较，CT在肺癌诊断中的优点为（　　）
A. 明确纵隔内有无淋巴结肿大优于平片　B. 显示肿瘤与周围组织关系优于X线平片
C. 可发现心后区、脊柱旁等处的隐匿病变　D. 观察胸膜有无侵犯
E. 观察心包大血管有无转移

11. 进展期中央型肺癌的CT征象可以有（　　）
A. 支气管狭窄　B. 支气管梗阻　C. 支气管壁增厚
D. 支气管管腔内结节　E. 肺门肿块

12. 与周围型肺癌相比，结核球的CT特点可为（　　）
A. 有包膜　B. 边缘弧形钙化　C. 边缘光整
D. 可见卫星病灶　E. 增强扫描多无强化

三、填空题

1. 慢性纤维空洞型肺结核主要X线征象是________、________、________。
2. 肺纹理主要是由________和________构成的复合影像，________和________及少量间质组织也参与肺纹理的构成。
3. 正常膈肌随呼吸上下运动的范围，在平静呼吸时为________cm，深呼吸时为________cm。
4. 支气管扩张的形态有________、________、________、________。
5. 大多数的纵隔肿瘤都有一定的好发部位，前纵隔肿瘤常见为________和________；中纵隔肿瘤常见为________；而后纵隔肿瘤常见为________。
6. 结核杆菌侵入肺组织后引起的基本病变以________、________为特征。
7. 急性粟粒型肺结核X线表现的“三均匀”，是指________均匀、________均匀、________均匀。
8. 胸部CT扫描，肺窗主要观察________，而纵隔窗主要观察________。
9. 中央型肺癌可出现：阻塞性________、阻塞性________、阻塞性________。
10. 细支气管肺泡癌可分为________、________、________三种类型。

四、问答题

（一）简答题

1. 简述浸润型肺结核的X线特征。
Try to say the X-ray features of infiltrative pulmonary tuberculosis.
2. 试比较原发性和继发性肺结核的X线表现特点。
Try to describe the X-ray findings of primary and secondary pulmonary tuberculosis.
3. 简述中央型肺癌的影像学表现。
Try to describe the imaging performance of central type lung cancer.
4. 简述肺良性肿块与恶性肿块的影像学鉴别要点。
Try to say differential imaging diagnosis of the pulmonary benign masses and malignant tumor.

5. 肺转移瘤的 CT 表现有哪些？
CT manifestations of lung metastases.

（二）讨论题

1. 试述肺部基本 X 线病变有哪些，其病理基础和 X 线表现如何？
Try to say what are the basic X-ray lesions of lung and what are their pathological basis and X ray manifestations.
2. 试述一侧肺野密度增高常见于哪些原因，各有何 X 线表现？
Try to say the reasons of one side higher density of lung field，what are the X-ray manifestations.
3. 试述纵隔肿瘤常见有哪些，有何 X 线特征？
Try to say the kinds of mediastinal tumors and the X-ray signs of them.
4. 试述一侧膈肌升高有哪些常见原因？
Try to narrate some of the common causes of the elevation of one side diaphragm.

【参考答案】

一、名词解释

1. 空洞　是指肺内病变组织坏死、液化，经支气管排出后留下的空腔，X 线表现为大小不等、边界清楚的密度减低区。
2. 支气管气像　是指肺实变时，实变的肺组织内含气支气管呈树枝状低密度影的现象，多见于炎性病变。
3. 结核球/结核瘤　是指肺内干酪样结核病灶被纤维组织包裹而成，胸片上表现为圆形或椭圆形的球形病变，多在肺的上野，边界清楚、密度较高致密影，其内可有钙化。
4. 原发综合征　原发病灶、淋巴管炎和淋巴结炎，三者共同形成哑铃状表现。
5. 肺实质　具有气体交换功能的含气间隙及结构，如肺泡及肺泡腔。
6. 毛刺征　是指周围型肺癌的征象，其病理基础是癌瘤浸润性生长及渗出或增殖性间质反应。在 X 线表现为肿块边缘呈长短不一致细毛刺结构。
7. 反 S 征　是指在胸部正位片上右上叶肺不张时，由于不张肺叶体积缩小，上叶向上移位，不张上叶的下缘与肺门肿块下缘的连线呈横置的“S”状，称横 S 征，即反 S 征。
8. 胸膜凹陷征　是指肺内病灶邻近脏层胸膜脐样或“喇叭”样，横断面常呈三角形凹陷，尖端指向病变，与病变间借索条影相连的现象。多见于恶性肿瘤，偶见于良性肿瘤、慢性炎症或炎性肉芽肿病变。
9. 叶间积液　是指叶间胸膜粘连，其间有局限性积液的现象，平片示沿叶间裂分布的长条状、梭形密度增高影。
10. 中心型肺癌　是指发生于主支气管、肺叶及肺段支气管的肺癌。

二、选择题

（一）单选题

1. E　2. B　3. E　4. B　5. E　6. C　7. A　8. E　9. B　10. E　11. E　12. E
13. E　14. E　15. D　16. E　17. E　18. E　19. E　20. E　21. C　22. E　23. E
24. D　25. E　26. E　27. C　28. E　29. E　30. E　31. C　32. C　33. E　34. A
35. C　36. B　37. A　38. B　39. E　40. A　41. E　42. D　43. E　44. A　45. E
46. C　47. B　48. C　49. E　50. D　51. D　52. E　53. B　54. C　55. C　56. E
57. C　58. D　59. C　60. A

（二）多选题

1. ABCD　2. ABCDE　3. ABCDE　4. ABCD　5. ABCE　6. ABCE　7. ACDE　8. ABCD
9. ABC　10. ABCDE　11. ABCDE　12. ABCDE

三、填空题

1. 纤维厚壁空洞　广泛的纤维性变　支气管播散病灶　2. 肺动脉　肺静脉　支气管　淋巴管　3. 1～3　3～5　4. 囊状　柱状　静脉曲张状　混合型　5. 胸腺瘤　畸胎瘤　淋巴类肿瘤　神经源性肿瘤　6. 渗出　增殖　7. 分布　密度　大小　8. 肺及支气管　纵隔及肺门结构　9. 肺气肿　肺炎　肺不张　10. 孤立结节型　节段型　弥漫型

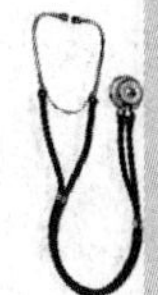

四、问答题

(一) 简答题

1. 简述浸润型肺结核的X线特征。

答:X线表现为锁骨下浸润、结核性肺炎、空洞性结核和结核瘤。浸润型肺结核的三个显著特征是:①两上肺发病;②多形性病变;③慢性病程经过。

2. 试比较原发性和继发性肺结核的X线表现特点。

答:肺内原发病灶,淋巴管炎,淋巴结炎。

继发性肺结核的X线特点:病灶好发部位,病灶的多形性,慢性病程。

3. 简述中央型肺癌的影像学表现。

答:(1) X线表现:直接征象:肺门肿块;间接征象:阻塞性肺不张、肺炎,叶裂及纵隔、膈肌的移位,远处转移的征象。

(2) CT表现:支气管壁增厚,支气管腔狭窄,肺门肿块,侵犯纵隔结构,纵隔淋巴结转移。

(3) MRI表现:支气管受侵及阻塞性改变,肺门肿块,侵犯纵隔结构,纵隔淋巴结转移。

4. 简述肺良性肿块与恶性肿块的影像学鉴别要点。

答:

	良性肿瘤	恶性肿瘤
形状	多为球形	不规则
包膜	有包膜	无包膜
边缘	锐利、光滑	不锐利,有短细毛刺、分叶或脐样切迹
肿瘤坏死有无	无	有,部分可形成空洞
生长	慢,周围浸润	快,呈浸润性生长

5. 肺转移瘤的CT表现有哪些?

答:①血行转移,多见于两肺中下野,为肺内单发或多发结节及肿块影,常呈球状。大小自1 cm至10 cm以上。病变边缘清楚。空洞少见,有则多见于鳞癌转移。病灶也可表现为两肺粟粒结节阴影。成骨肉瘤及软骨肉瘤的肺转移可有钙化。②淋巴道转移,在CT上显示较好,表现为支气管血管束增粗,并有结节,小叶间隔串珠状改变或增粗,小叶中心有结节灶,并有胸膜下结节。③约半数肺内转移病人伴有纵隔及肺门淋巴结肿大。

(二) 讨论题

1. 肺部基本X线病变及其病理基础和X线表现如何?

答:(1) 渗出病变:为急性炎症反应,肺泡内液体渗出所致肺实变。X线表现为大小、数目不一的斑片状模糊影,可融合发展成大叶实变,并见支气管充气征。病变消散吸收快且完全。

(2) 增殖病变:为慢性肉芽肿性炎症。X线上呈密度增高的斑点状阴影,排列为腺泡或梅花瓣状,边界清楚,无融合趋势。

(3) 纤维病变:为炎症修复期表现。X线上呈索条状影,排列不规则;广泛肺纤维化呈大片不均匀高密度影;弥漫间质性肺纤维化,两肺广泛分布纤维索条、网织状或蜂窝状阴影。

(4) 钙化病变:在组织坏死变性基础上有钙盐沉积。X线上呈边缘锐利的致密影,大小形状不一,呈斑点、片状、结节、大块或弧形影。

(5) 肿块病变:由肿瘤增殖或炎性肉芽肿所致。X线上良性肿块的边缘光滑,生长缓慢;恶性肿瘤边缘不规则,有分叶、毛刺征,生长快;转移瘤呈多发大小不一的结节影。

(6) 空洞与空腔:肺部病变坏死液化后,经支气管引流排出,便形成空洞;肺内腔隙病理性扩张,称为空腔。空洞和空腔X线上均表现为大小和形状不一的透亮区,可分为无壁、薄壁和厚壁空洞,后者壁厚3 mm以上;空腔壁菲薄。空洞或空腔内如有液体潴留,可见液平面。

2. 试述一侧肺野密度增高常见于哪些原因,各有何X线表现?

答:(1) 胸腔积液:患侧肺野密度增高,肺尖可稍淡,肋膈角和膈肌面被遮盖,胸廓增大,肋间隙增宽,纵隔向对侧移位。

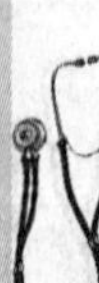

(2) 肺不张:患侧肺野密度增高,胸廓变窄,纵隔向患侧牵拉移位,对侧代偿性肺气肿。

(3) 大叶性肺炎:患侧肺均匀或者不均匀性密度增高,金黄色葡萄球菌肺炎可见肺气囊,可并发脓气胸。纵隔一般无移位。

(4) 肺硬变:系晚期肺结核大量肺纤维化和肺萎缩所致破损肺。X线表现大片不均匀浓密影,伴多个纤维性空洞,患侧胸廓塌陷,气管、纵隔向患侧移位,对侧肺可见结核播散病灶。

(5) 胸膜肥厚:有胸膜炎、外伤或手术史,患侧肺野密度不均匀性增高,胸膜钙化,膈肌变平固定,胸廓塌陷,纵隔向患侧移位。

(6) 肺发育不全:自幼开始发病,肋骨细小,肺野密度一致性增高,胸廓萎陷。纵隔向患侧移位,对侧肺代偿性肺气肿。肺动脉和支气管造影显示该侧肺血管和支气管发育不良。

3. 试述纵隔肿瘤常见有哪些,有何X线特征?

答:纵隔肿瘤常见有神经纤维瘤、恶性淋巴瘤、胸腺瘤、畸胎瘤、胸内甲状腺肿、支气管囊肿等,各种纵隔肿瘤有其好发部位。

(1) 前纵隔肿瘤:①胸腺瘤:呈圆形、椭圆、梭形或薄片状,恶性者分叶,密度均匀,可有斑片或弧形钙化;②畸胎瘤:可为囊性或实性,实性者密度不均匀,内含脂肪、骨髓、牙胚等多胚层组织结构;③胸内甲状腺肿:位于上前纵隔,和颈部甲状腺相连,随吞咽上下移动,推压气管向侧后方移位,肿块内常见钙化。

(2) 中纵隔肿瘤:①恶性淋巴瘤:常见有淋巴肉瘤、霍奇金病和网状细胞肉瘤,肿大淋巴结融合成巨大分叶状肿块,突向两侧肺野,可伴有肺门淋巴结肿大,肺内浸润,胸膜或心包积液;②支气管囊肿:多位于气管和分杈部,呈均匀性含液囊肿,随呼吸运动而变形。

(3) 后纵隔肿瘤:主要是神经源性肿瘤。良性者有神经纤维瘤、神经鞘瘤和节神经细胞瘤等;恶性者有神经纤维肉瘤和神经母细胞瘤等。X线上良性者边缘清楚,压迫推间孔使其扩大,肋骨和脊椎产生光滑压迹;恶性者常引起骨质破坏,肿块较大且分叶,神经母细胞瘤可见肿瘤钙化。

4. 试述一侧膈肌升高有哪些常见原因?

答:(1) 胸内疾病:①肺不张或发育不全:可见患侧肺野密度增高,对侧代偿性肺气肿,患膈升高,纵隔向患侧移位;②胸膜肥厚、粘连:可见肺野密度增高,胸膜钙化,患膈升高且固定;③肺纤维化:可见肺野密度增高且不均匀,肺萎陷缩小,膈肌升高,通常继发于肺结核或放射治疗后肺纤维化。

(2) 膈肌疾病:①膈肌膨升:系膈肌先天性发育不全,升高的膈肌表面光滑,有矛盾运动;②膈神经麻痹:由于纵隔淋巴结肿大压迫或手术损伤膈神经所致,可见膈肌升高和运动减弱;③膈疝:可为先天或外伤性,疝囊内容物为胃肠道时,X线上见空气影和液面,钡剂造影可明确诊断;如为实性脏器;则显示为突入肺底的半圆形密度增高影,气腹造影可证实诊断。

(3) 腹腔疾病:①胃底或结肠胀气;②膈下或肝脓肿:可见膈肌升高,膈面模糊,运动受限,肺底和胸膜炎性反应;③腹内脏器增大:如肝肿大、巨脾、肾盂积水等,可使一侧膈肌升高,大量腹水和妊娠则引起双侧膈肌升高。

(王　梅　朱建忠)

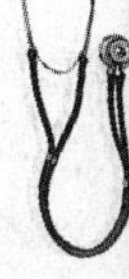

第五章 循环系统

第一节 心脏与心包

【大纲要求】

掌握:心脏大血管的正常X线表现;心脏各房室增大的X线表现;风湿性心脏病二尖瓣狭窄及关闭不全的X线表现特点。

熟悉:心脏大血管搏动的改变;肺循环改变的X线表现;冠心病的影像学表现;法洛四联征及房间隔缺损的主要影像学表现。

了解:心脏大血管的检查技术、心血管造影的适应证、方法及注意事项;原发性心肌病的主要影像学表现;心包积液及缩窄性心包炎的主要影像学表现。

【内容精析】

一、检查技术

1. X线检查 包括心脏摄片和心脏造影检查。

(1) 常规心脏摄片 投照要求在立位下进行,常规投照体位为后前位、可加照左前斜位、右前斜位和(或)左侧位服钡。

(2) 心脏造影检查 是将对比剂快速注入心腔借以显示其内结构的解剖、运动以及血流情况的影像学检查方法。分为常规造影和选择性造影。前者指心腔造影,后者指冠状动脉造影。

2. 超声检查(略)

3. CT检查 MSCT图像质量高,检查时间短,费用较低,有很好的发展前景,在冠心病的预防、诊断和术后随访中起着十分重要的作用。

4. MRI检查 目前心脏MR扫描速度可达到20 ms一帧图像,可用于心脏的实时动态成像,时间分辨力提高,图像质量更好。具有良好的组织对比,能够清楚显示心脏解剖形态,检查心脏病变。能够准确显示心脏功能、血流灌注及心肌活性。无射线损伤,无需含碘对比剂。能够准确显示心脏功能、血流灌注及心肌活性。成像方位:依体轴定位,有横轴位及冠状位;依心轴定位,有短轴位、长轴位、二腔心和四腔心。

脉冲序列:①自旋回波序列是心脏MRI检查常规序列。②快速自旋回波序列成像速度加快。③梯度回波序列成像速度最快。常用于心脏功能评价、对比增强MRA血流测量、心脏瓣膜病与心内分流疾病的电影动态观察。心肌灌注成像:经静脉注射对比剂,分析对比剂通过心肌不同时期的信号强度改变,判断心肌血流灌注及心肌活性异常。包括首过法和延迟法。

二、正常影像学表现

1. X线检查

(1) 心脏大血管的正常投影 心脏的4个心腔和大血管在X线上的投影,彼此重叠,平片上仅能显示各房室和大血管的轮廓,不能显示心内结构和分界。

(2) 心脏大血管的形态 在后前位上,正常心脏大血管形态可分为横位心、斜位心和垂位心。

(3) 心脏大血管大小 测量心胸比率是确定心脏有无增大最简单的方法。心胸比率是心影最大横径与胸廓最大横径之比。正常成人心胸比率<0.50。

2. 超声检查(略)

3. CT检查 心脏检查的扫描体位有3种,即横轴位、短轴位和长轴位。

(1) 横轴位 横轴位是常用的标准体位。它可以清楚地显示心脏和大血管的结构,各房室间的解剖关系以及心脏房室的大小。

(2) 短轴位 主要用于观察左室壁心肌,特别是结合电影可动态了解心肌收缩运动和各心室壁增厚、变薄情况。左室体部层面是心短轴位一个重要层面，左室腔内类圆形充盈缺损为前、后乳头肌影。

(3) 长轴位 主要用于观察瓣膜(主动脉瓣及二尖瓣)，左室流出道及心尖部。左室流出道层面可清楚显示左室流出道、主动脉瓣及升主动脉根部。左室腔内可见乳头肌影。并可见左房、室间的二尖瓣。左室前缘相当接近于心尖部。常借助此层面了解心尖部病变。

(4) 三维容积再现及冠状动脉探针

4. MRI 检查 横轴位、长轴位、短轴位上心脏房、室和大血管解剖所见与 CT 正常所见相同。

(1) 心肌 在自旋回波序列中，心肌呈中等信号强度与横纹肌相似。右室壁较薄，仅相当于左室壁 1/3。心肌厚度应该在舒张末期长轴位或短轴位测量。正常左室心肌厚度在收缩期比舒张期至少增加 30%。

(2) 心内膜 图像质量好的 MRI 上显示心内膜比心肌信号略高，呈一细线状。

(3) 瓣膜 可清晰显示二尖瓣、三尖瓣与主动脉瓣，一般呈中等信号强度，比心肌信号略高。在电影序列上可观察瓣膜形态、功能。

(4) 心包 心包在 SE 序列上呈低信号，周围可见高信号为心包外及心外膜下脂肪，在 MRI 上正常心包厚度不超过 4 mm。

(5) 冠状动脉 MRI 上冠状动脉显示不稳定，重复性差，仍需进一步提高 MR 空间分辨力，才能用于临床。MRI 难以显示冠状动脉钙化。

三、基本病变表现

(一) 位置、形态和大小异常

1. 位置异常

(1) 心脏整体位置异常 包括心脏移位和异位。①心脏移位：由于胸肺疾患或畸形使心脏偏离其正常位置。②心脏异位：指心脏位置先天异常，常与胸腹部脏器转位及心内畸形并存。

(2) 房室相对位置异常 正常时解剖学右房居右，解剖学左房居左。如情况颠倒，为心房反位。正常情况下解剖学右室居右，解剖学左室居左。如情况颠倒，为心室转位。要靠超声、CT、MRI 检查或心血管造影进行诊断。

(3) 房室连接关系异常 解剖学右房与解剖学右室相连，解剖学左房与解剖学左室相连，即为对应房室连接。相反时，称为不对应的房室连接。若双侧心房具有同样的解剖结构时，不论心室的相对位置关系如何，均为不定位心房-心室连接。必须依靠超声、CT、MRI 检查或心血管造影才能确诊。

(4) 心室大动脉连接异常

2. 形态和大小异常

(1) 整体形态异常 由于心脏疾病各房室大小的改变并不一致，心脏失去正常形态，可分为下列三型：二尖瓣型、主动脉型和普大型。心脏增大包括心壁肥厚和心腔扩大，或两者并存。普通 X 线检查不能区分肥厚和心腔扩大，故统称为增大。最简单的方法是测量心胸比率。

(2) 内部结构异常 普通 X 线检查只能对由于内部结构异常而导致的形态和大小改变提供间接征象。最常用的手段是超声检查，此外 MSCT 和 MRI 也非常适宜内部结构异常的显示。

(二) 心脏运动和血流异常

1. 运动异常 动态观察心室的运动情况，可以对整体的心室运动和节段性室壁运动异常做出评价。评价的方法有超声心动图、心室造影、MSCT、MRI。临床上以左室运动功能评价为最常用。依据室壁运动的收缩幅度、协调状态分为：

(1) 运动增强 可见收缩幅度增强，可同时有心肌收缩速度加快。为高动力状态。

(2) 运动减弱 可见收缩幅度减低，为低动力状态，依据范围分为普遍减弱和节段性。MR 冠状动脉成像能够显示大的心外膜下冠脉起源和近中段，有望成为诊断冠脉病变的一种无创而有效的手段。MR 冠脉成像特别适合于某些先天异常冠状动脉的无创检查。MR 对判断冠脉搭桥血管是否开通亦是一种很可靠的方法。

2. 血流异常 超声心动图能实时显示心内及大血管腔内的血流状况。血流异常表现如下：

(1) 血流速度的异常 指所测流速高于或低于正常范围。大多数心脏疾患都会产生血流速度异常。例如，二尖瓣狭窄时舒张期瓣口的血流速度明显增高，扩张型心肌病时各瓣口的流速明显减低。

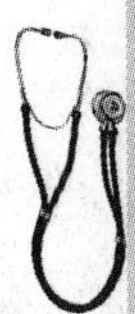

(2) 血流时相的异常　指血流的持续时间长于或短于正常，或者出现于正常情况下不应出现的时相。例如，在正常情况下，舒张期左室流出道内无血流信号，但主动脉瓣反流可产生左室流出道内全舒张期异常血流。

(3) 血流性质的异常　指血流失去正常的层流状态而变为湍流状态。例如，二尖瓣反流的血液在左房内产生血流紊乱，形成湍流。局域性减弱。

(4) 血流途径的异常　指血流流经正常心脏中不存在的血流通道。例如，左房的血流经过房间隔缺损流入右房，左室的血流通过室间隔缺损流入右室。

(三) 冠状动脉异常

迄今为止选择性冠状动脉造影仍是诊断冠状动脉病变最可靠的方法，被称为"金标准"。冠状动脉造影可显示病变发生的部位、形态分布及程度，属有创的检查方法。MSCT 可用于检测冠状动脉管腔中度或中度以下狭窄，有助于避免冠状动脉正常或不需介入治疗的患者做导管法造影检查，可以满足冠心病介入治疗筛选的需要。此外 MSCT 对冠状动脉血运重建，包括支架和搭桥术后随访工作亦具有重要价值。

(四) 心包病变

1. 心包积液　正常情况下，心包腔内有少量液体，如液体量超过 50 ml，即为心包积液。X 线检查对少量的心包积液的诊断有限度。当积液量增加时，可见心影向两侧增大，甚至呈球形，心缘搏动普遍减弱或消大。超声检查、CT 和 MRI 对于心包积液的诊断有很高的精确度。超声显示为心包腔无回声区。CT 表现为心包腔增宽，心包腔内液体呈水样密度。也可评估积液量的多少。在 MRI 上，心包积液的信号强度依所选用脉冲序列和积液性质而不同。SE 序列 T1WI 上多呈均匀低信号，GRE 序列呈高信号，在 T2WI 上心包积液多为高信号。

2. 心包粘连、钙化、增厚、肿块　钙化表现为片状、斑点状、线条状，心脏各房室的舒张功能明显受限，心包可增厚达数毫米甚至数厘米。心包肿瘤中，原发肿瘤较少见，主要为心包间皮瘤。原发和继发肿瘤均可表现为心包增厚、积液、心包膜上结节或肿块等。

四、疾病诊断

1. 冠状动脉粥样硬化性心脏病　冠状动脉粥样硬化性心脏病是指冠状动脉粥样硬化使血管腔狭窄阻塞，导致心肌缺血缺氧而引起的心脏病变。它和冠状动脉功能性改变(痉挛)一起，同称冠状动脉性心脏病，简称冠心病。

◎临床与病理

冠状动脉粥样硬化的重要病理改变是：冠状动脉内膜下脂质沉积、纤维组织增生和粥样硬化斑块形成，向管腔内突出，斑块增大融合或斑块发生溃疡，继发血栓形成，使得心腔进一步狭窄发至阻塞。管腔狭窄在 50%以下时，休息及运动状态冠状动脉供血充足。狭窄程度在 50%以上时，静息状态冠状动脉血流量测量稳定，无心肌缺血。心脏负荷增加时，狭窄冠脉供血区域心肌供血不足，心肌缺氧，临床表现为心绞痛。重度冠脉狭窄或痉挛，斑块、出血、血栓形成、管腔完全梗阻，无足够侧支循环时，临床可表现为急性心肌梗死。

◎影像学表现

(1) X 线表现　大部分冠心病 X 线平片可完全正常。心血管造影：同时进行冠脉及左室造影，前者可显示冠脉的分布形式，冠状动脉粥样硬化病变及其程度，如狭窄、闭塞、硬化斑块、溃疡、腔内血栓、瘤样扩张、冠脉夹层病变及其程度、冠脉痉挛及侧支循环等。后者可以用于显示左室形态、大小和左室整体及节段性的收缩运动功能，并测量在收缩及舒张末期容积，计算左室射血分数。

(2) 超声心动图表现　冠心病患者心肌某一部位发生缺血时，超声心动图上主要表现为局限性室壁运动异常和室壁收缩期增厚率减低。多数冠心病患者在静息状态下并无心肌缺血发作，此时通过超声心动图负荷试验诱发心肌缺血. 有助于冠心病的诊断。心肌梗死时超声心动图表现为梗死部心肌变薄、收缩期增厚率低下和室壁运动异常，非梗死部位心肌出现代偿性室壁活动幅度增强。此外，超声心动图检查对心肌梗死并发症，如室壁瘤、腔内附壁血体形成、室间隔穿孔、乳头肌功能不全的诊断具有很强的敏感性和特异性。

(3) CT 表现　平扫显示的冠脉钙化，常表现为沿房室沟及室间沟走行的高密度斑点状条索状影，亦可以呈不规则轨道式或整条冠脉钙化。CTA 结合三维重建技术可以观察冠脉上要分支有无狭窄及其部

位、范围和形态。缺血坏死心肌CT值低于正常心肌。一般为5～10 HU。增强扫描时，坏死心肌处对比剂蓄积增加，缺血但未坏死心肌无此变化。缺血心肌收缩期增厚，和减低或消失，正常心肌厚度代偿性增加，可实时显示心脏舒张、收缩变化，测量不同时期心肌大小，借此计算左室的射血分数。

心肌梗死的CT表现为：①局部心肌壁变薄；②收缩期心肌壁增厚减低或不增厚；③节段性室壁运动功能异常（包括运动减弱、消失、矛盾运动或不协调）；④整体及节段射血分数减低。室壁瘤及腔内附壁血栓时，表现为局部室壁膨凸，节段性室壁变薄，局部反向运动及心腔内附壁血栓所致充盈缺损。

(4) MRI表现　MRI对冠心病可从形态、功能、心肌灌注及延迟期心肌存活方向进行综合评价。心绞痛者（心肌缺血但未发生心肌梗死者）：心脏形态、大小多属正常；电影MR表现为节段性运动减弱；心肌灌注动脉期成像，缺血区心肌信号低于正常供血区即灌注减低；延迟期成像无异常。

急性心肌梗死时：①梗死心肌信号强度增高，尤其在T2WI更明显。②梗死心肌壁变薄。③节段性室壁运动减弱、消失，收缩期室壁增厚减低或消失。④心肌灌注动脉成像显示灌注减低或缺损；延迟期成像显示梗死。心肌呈明显高信号。

陈旧性心肌梗死时：①梗死心肌信号强度减弱，尤其在T2WI。②梗死处心肌室壁变薄，室壁运动、心肌灌注动脉成像和延迟期成像异常大体同急性期。

心肌梗死并发症室壁瘤的MRI表现：①左室扩大，室壁显著变薄，范围大，局部室壁向心脏轮廓外膨凸。②瘤中信号异常，急性期是高信号，陈旧期呈低信号。③室壁运动消失或反向运动，收缩期室壁增厚率消失。④室壁瘤附壁血栓形成时，表现为血栓在T1WI中等信号，心肌相似，T2WI信号强度较心肌高。⑤室间隔穿孔时，MRI示室间隔连续性中断，电影MR显示心室水平左向右分流。⑥左室乳头肌断裂和功能不全时，电影MR显示心室收缩期左房内有起自二尖瓣口低信号血流束，为二尖瓣关闭不全所致。此外还有左房扩大。

◎诊断与鉴别诊断

冠心病的诊断以前仍主要依靠患者的临床表现和心电图的检查。为确定冠心病的程度、并发症或为冠心病提供个别诊断的依据，选择进一步治疗手段时，往往要依赖影像学检查。应该在众多的检查办法中为患者选择最合适的检查手段。DSA左室造影是目前诊断冠心病的重要方法，特别是准备介入或手术治疗的患者。MSCT用于诊断本病有较好前景。MRI一次检查可获得多项资料，是一项综合检查，在诊断冠心病及其并发症方面具有重要价值。急性心肌梗死要与急性肺栓塞、主动脉夹层等鉴别。

2. 风湿性心脏病　风湿性心脏病包括急性风湿性心肌炎及慢性风湿性瓣膜病。前者影像学改变无特异性。后者是风湿性瓣膜炎的后遗损害。可以发生于任何瓣膜，二尖瓣损害最常见，其次为主动脉瓣。

◎临床与病理

慢性风湿性心脏病的基本病理改变为：瓣叶不同程度增厚、卷曲，可伴钙化，瓣叶交界粘连开放受阻，造成瓣口狭窄，瓣口变形，瓣膜开放和关闭受限。本病的血流动力学改变因受累瓣膜不同和受累部位不同而异。

本病多见于20～40岁，女性略多，瓣膜损害较轻或心功能代偿期，临床虽有相应的体征，可无明显症状，或仅活动后心慌。失代偿时症状加重。二尖瓣狭窄时，表现为劳力性呼吸困难、咯血等，心尖部闻及隆隆样舒张期杂音。二尖瓣关闭不全时，表现为心闷、气短、左心衰竭症状，心尖部闻及收缩期杂音。

◎影像学表现

1) X线表现

(1) 二尖瓣狭窄　心影呈二尖瓣型，肺动脉段突出，左房及右室增大，伴有二尖瓣关闭不全时左室亦有增大。肺瘀血时表现间质性肺水肿，肺静脉升高，同时有肺动脉压升高表现。有时二尖瓣区及左房入口出现钙化，肺野出现1～2 mm大小颗粒状密度增高影，为含铁血黄素沉着的表现。二尖瓣关闭不全所致的反流，左室可轻度增大，肺静脉高压表现；中度以上反流时，左房、室明显增大。出现肺瘀血、肺静脉高压表现，左房、室搏动增强。

(2) 主动脉瓣狭窄　心影正常或主动脉型，左室不同程度增大，左房增大但较左室增大轻，多数患者升主动脉中段局限性扩张，动脉瓣区可见钙化。升主动脉及左室搏动有不同程度增强。伴有不同程度肺静脉高压表现。

(3) 主动脉瓣关闭不全　多数心影呈主动脉型，左房为中度以上增大，左室增大，升主动脉、主动脉弓

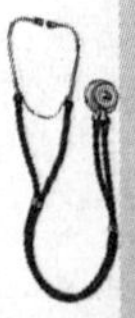

普遍扩张。左中、主动脉搏动增强。左房增大及肺静脉压增高表现似主动脉瓣狭窄。联合瓣膜损伤时，心脏常高度增大，当瓣膜受累程度不同时，X线常仅显示受累较重的瓣膜病变的征象。本症一般不需造影检查。

2）超声心动图表现

（1）二尖瓣狭窄 超声心动表现如下：二尖瓣回声增粗，反射增强：舒张期瓣体可向左室流出道膨出，使二尖瓣前叶呈气球样改变。腱索等瓣下结构也可增粗；二尖瓣开放明显受限，二尖瓣开放面积缩小。舒张期二尖瓣后叶与前叶呈同相运动。左房、右室扩大。多普勒超声心动图，频谱多普勒显示二尖瓣口舒张期血流速度增快，E峰下降速率明显减慢，且与狭窄程度相关。彩色多普勒显示舒张期经二尖瓣口血流呈五彩镶嵌，似喷泉状，二尖瓣口左房侧可见血流加速形成的半圆形血流会聚区。经食管超声心动图，左房内血栓尤其是左心耳部血栓常需经食管超声心动图检查。

（2）二尖瓣关闭不全 切面图上可见瓣叶增厚、反射增强，收缩期瓣口对合欠佳，多普勒检查左房内可见收缩期血液反流引起的湍流信号。间接征象是左房、左室扩大。

（3）主动脉瓣狭窄 主动脉瓣瓣叶增厚、开放幅度变小（＜12 mm），重者瓣叶几无运动。左室壁增厚、流出道增宽。多普勒超声显示瓣口血流频谱明显增宽、血流速度加快。

（4）主动脉瓣关闭个全 主动脉瓣关闭时呈双线，二尖瓣前叶舒张期震颤。左室扩大，室壁运动幅度增大。联合瓣膜病具有上述征象的不同组合，但因互相之间的影响，与单一瓣膜病变的表现略有不同。

3）CT表现 常规CT检查可见瓣叶的钙化及房、室增大，并可显示左房后壁及左房附壁的血栓。电影观察可显示瓣膜的运动受限及瓣口的狭窄，计算评估瓣膜面积及反流量，但不能直接显示瓣膜的关闭不全。

4）MRI表现 SE序列可显示房、室的大小及心腔内的血栓，梯度回波序列的电影MRI可显示血流通过狭窄及关闭不全的瓣口后形成的低信号。

◎诊断与鉴别诊断

根据典型影像学表现，一般不难做出诊断，特别是超声心动图、CT和MRI。

3. 原发性心肌病 原发性心肌病是指原因不明的心肌疾病。包括扩张型心肌病、肥厚型心肌病、限制型心肌病，以扩张型心肌病较为常见。扩张型心肌病亦称充血型心肌病。下边简述扩张型心肌病。

◎临床与病理

心脏常呈球形扩大，四个心腔均扩大，以左心为著。心肌松弛无力，通常肌壁不厚，少数可出现心室壁增厚，但与心腔扩张不相称，附壁血栓机化可使心内膜增厚。心室收缩功能降低，心排血量降低，舒张期血量和压力升高是扩张型心肌病的主要病理生理异常。临床表现为心悸、气短、胸痛、疲劳.常不能耐受运动，40岁以后壮年多发，男性多于女性。最突出的症状是左心衰竭及心律失常、体动脉栓塞。

◎影像学表现

（1）X线表现 多数有异常表现：①心影多呈“普大”型或“主动脉”型。②各房室均有增大，以左室增大最显著。③半数有肺瘀血，间质性肺水肿，提示左心功能不全。心血管造影可见左室扩大，收缩功能普遍减弱甚至消失。

（2）超声 ①全心扩大，以左室扩大明显。②左室扩大主要为前后径与横径增加，左心腔由正常的椭圆形变为圆球形。③室壁运动呈弥漫性减低。④二尖瓣活动幅度降低，心腔内出现“云雾状”回声反射或血栓形成。⑤多普勒超声可探及多瓣膜反流。

（3）CT表现 采用心电门控电影序列，表现为：①心脏舒张末期左、右室腔扩大，以左室增大为著，伴有左、右房扩大。②心室壁厚度多正常或偏厚，部分可变薄。③心肌收缩功能普遍减弱，心肌增厚率降低，射血分数降低。

（4）MRI表现 采用心电门控自旋回波序列及梯度回波序列，扩张型心肌病时心肌信号为中等度均匀一致，无特征性改变。其形态、功能异常同CT所见。

◎诊断与鉴别诊断

本病的诊断原则是排除继发因素所致心腔扩大方可做出扩张性心肌病的诊断。

4. 先天性心脏病

1）房间隔缺损 是最常见的先天性心肌病之一。女性发病略多。单独或与其他心血管畸形并存。

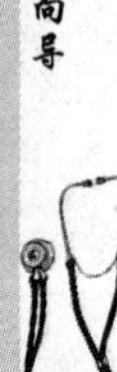

◎临床与病理

房间隔缺损分为第一孔型(原发孔型)和第二孔型(继发孔型)缺损。由原始房间隔膜吸收过多,或继发房间隔发育不足则导致第二孔型房间隔缺损,缺损位置居房间隔中心部位,此型约占房间隔缺损的80%。正常情况下左房压力大于右房,有房间隔缺损时左房的血液可分流入右房,分流血液经心室系统、肺循环、左房,最后回流到右房。从而加重入心系统的负荷,导致心房的扩张和心室的扩张、肥厚。长期肺血流量的增加使肺血管发生改变,并最终出现肺动脉高压。随着肺动脉压力逐渐升高,心房压力亦升高,分流量减少,甚至发生分流方向的逆转。呈右向左分流。

本病早期可无症状。一般在青年期后逐渐因肺动脉高压而出现劳累心悸、气短、乏力,并可有咳嗽、咯血,易患呼吸道感染。晚期因肺动脉高压加重出现右向左分流时,可出现发绀、晕厥等症状。此类患者听诊胸骨左缘第2～3肋间可闻及收缩期杂音。肺动脉第二音亢进、固定分裂,心电图常见不完全性右室传导阻滞和心室肥厚。右心导管检查时,导管可自右房经缺损到达左房。右房的血氧饱和度增高,肺动脉压增高。

◎影像学表现

(1) *X线表现*　肺血增多,表现为肺动脉段突出,肺门动脉扩张,外围分支增多增粗。心影增大,呈"二尖瓣"心脏,右房、室增大为其突出表现,尤其右房增大是房间隔缺损的重要征象。主动脉结多数偏小或正常。合并重度肺动脉高压时,肺动脉段和肺门动脉扩张更趋明显,而外周肺动脉分支则变细、扭曲;心影增大以心室增大为主。

(2) *超声心动图表现*　M型和二维超声心动图可见右房、右室扩大和右室流出道增宽,室间隔与左室后壁里同向运动,心尖位和胸骨旁四腔图上显示房间隔中部或上部连续性中断。经周围静脉注射声学对比剂后检查,可见右房右室显影,右房内靠近房间隔缺损处由左向右分流造成的负性造影,如合并肺动脉高压,心房水平有右向左分流,则左房内可见对比剂反射。彩色多普勒血流成像可见分流血流束自左房经缺损流向右房。脉冲频谱多普勒取样容积置于分流处时可探及连续性湍流频谱。

(3) *CT表现*　MSCT和EflCT扫描能够显示房间隔缺损的部位和大小,为诊断提供直接征象。主要征象为:横轴位心房层面房间隔连续性中断;右房、室增大;主肺动脉增宽。

(4) *MRI表现*　MRI可以从以下三个方面为房间隔缺损提供直接和间接的诊断依据:

①在垂直于室间隔的长轴位上,用常规序列成像可显示房间隔信号的缺失;②在上述层面用MRI电影序列可显示房间隔信号的缺失和房间隔的动态表现;③在增强扫描序列上,通过后处理可显示左、右房间的异常沟通。此外MRI对于显示肺动脉增粗、主肺动脉扩张、右室增大情况均很直观。

2) **法乐四联症**　法乐四联症是最常见的紫绀型先天性心脏病,在小儿先天性心脏病中居第4位。

◎临床与病理

法乐四联症的基本畸形包括:肺动脉、肺动脉瓣或(和)瓣下狭窄;室间隔缺损;主动脉骑跨;右室肥厚。肺动脉狭窄多为中到重度,以漏斗部狭窄或合并肺动脉瓣环、瓣膜部狭窄多见。室间隔缺损主要位于膜部。主动脉根部前移,骑跨于室间隔之上,管径增粗。右室肥厚为继发性改变,与肺动脉狭窄有关。

法乐四联症时,右向左的分流量主要取决于室间隔缺损的大小和肺动脉狭窄的程度,并决定着本症的临床表现和严重程度。肺动脉狭窄越重,右室射血阻力越大,经室间隔缺损的右向左分流量也就越大,体动脉血氧饱和度就越低。肺动脉狭窄造成的血流量的减少,进一步加重缺氧,引起紫绀、红细胞增多等一系列变化。由于漏斗部狭窄和右室肥厚呈进行性加重,左心发育通常较差。

临床上,患者发育迟缓,活动能力下降,常有气急表现,喜蹲踞或有晕厥史。紫绀多于生后4～6个月出现,伴有杵状指(趾)。听诊于胸骨左缘2～4肋间可闻及较响亮的收缩期杂音,可扪及震颤。肺动脉第二音减弱或消失。心电图示右室肥厚。

◎影像学表现

(1) *X线表现*　典型的法乐四联症由于右室肥厚扩大,心尖圆隆上翘,心腰部凹陷,致使心影呈或近似靴形。按心表面积和心胸比例测量,多数心脏不增大或只轻度增大。肺门阴影缩小,自肺门向肺内分布的血管纹理纤细、稀疏,表现为肺血减少。主动脉升弓部多有不同程度的增宽、凸出,其程度与肺门阴影缩小和肺动脉狭窄的程度呈平行关系。由于超声心动图、MRI等无创技术的广泛应用,目前心血管造影已不再是主要的确诊手段,但在显示解剖畸形的细节和提供确切鉴别诊断的依据方面,迄今仍为最可靠的诊断技术。以选择正侧位右室造影为基本方法

(2) *超声心动图表现*　M型及切面超声检查见主动脉明显增宽,骑跨于室间隔之上;主动脉前壁与室

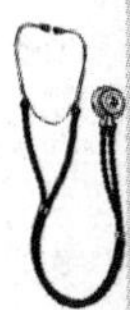

间隔连续中断;肺动脉狭窄;右室壁肥厚。声学造影检查时,右室流出道出现对比剂后,舒张期左室内有对比剂反流,收缩期左、右室内含对比剂血液同时进入主动脉内。多普勒超声可显示狭窄肺动脉内血流,并可估计狭窄程度。

(3) CT表现 多层螺旋CT和电子束CT的增强扫描结合三维重建,可提供包括肺动脉狭窄、室间隔缺损、主动脉骑跨和右室肥厚及并存畸形等直接征象,是一种较好的无创检查手段。

(4) MRI表现 MRI与CT比较其优势在于它能以轴、矢、冠位和其他任意角度对心脏的形态变化进行成像。可以清楚地显示主动脉与肺动脉的排列关系,管径大小,各个房室的大小和厚度等征象。还可以显示室间隔缺损的位置、大小,主动脉骑跨的程度,主动脉弓的走行。增强MRI尚可对左右肺动脉肺内动脉分支和体-肺动脉侧支血管进行细致的观察和显示。

◎诊断与鉴别诊断

临床有紫绀,胸骨左缘有收缩期杂音伴肺动脉第二音减弱或消失,心电图示右室肥厚,X线平片示升主动脉及主动脉弓增宽、心腰平直或凹陷、心尖圆隆上翘、心影呈靴形,心胸比率不增大或轻度增大和肺血减少时,应首先想到法乐四联症。但须与其他一些合并肺动脉狭窄的紫绀型先天性心脏病鉴别,如右室双出口、大动脉转位、单心室、三尖瓣闭锁、肺动脉闭锁等。无紫绀的轻型法乐四联症肺动脉狭窄较著者须与单纯肺动脉狭窄鉴别,室间隔缺损较著者须与单纯室间隔缺损鉴别。超声心动图、CT与MRI显示畸形较清楚,不难诊断。

5. 心包疾病

心包炎是由多种因素引起的最常见的心包病变。包括心包积液、缩窄性心包炎或两者并存。

◎临床与病理

心包炎可分为急性和慢性两种,前者常伴有心包积液,后者可继发心包缩窄。急性心包炎以非特异性、结核性、化脓性和风湿性较为常见;慢性心包炎大多都是急性心包炎迁延所致。渗液可为浆液纤维蛋白性、化脓性、浆液血性、出血性和乳糜性等。结核性心包炎较常见,积液量多较大,常引起广泛粘连导致缩窄性心包炎,增厚的心包可呈盔甲样包绕心脏,此时常伴有钙化,称为"盔甲心"。可限制心脏舒张一收缩功能。恶性肿瘤心包转移所致的心包积液量最多,积液内可找到癌细胞。

急性心包积液由于短时间内心包内压力急剧升高,引起心包填塞,使心室舒张受限,静脉回流受阻,体、肺静脉瘀血,进而使心排血量降低,患者可出现休克,甚至猝死。慢性者心包内积液缓慢增多,心包内压力可不升高或仅仅轻度升高,症状较轻,直至大量积液达到或超过300 ml以上,才出现严重心包填塞的临床表现。患者可有乏力、发热、心前区疼痛等症状,疼痛仰卧时加重,坐位或侧卧时减轻。严重者出现呼吸困难和心包填塞的其他症状,如面色苍白或紫绀、腹胀、水肿或端坐呼吸。体检心界向两侧扩大,心音遥远,颈静脉怒张,静脉压升高,血压和脉压差均降低。心电图显示T波低平、倒置或低电压。

◎影像学表现

(1) X线表现 干性或积液较少的心包炎X线可无异常发现。而中、大量心包积液的典型征象见本章基本病变表现关于心包病变的描述。由于粘连或其他因素,心包积液可分布不均,或主要在左侧或右侧,甚至形成包裹,心影可呈非对称增大。

缩窄性心包炎:①心影大小正常或轻度增大,亦可中度增大。心脏增大主要表现为单侧或双侧心房异常增大。②由于心包增厚粘连,两侧或一侧心缘僵直,典型心影外形呈三角形或近似三角形,亦可呈三尖瓣型、主动脉型、球型或心缘局限性膨凸,成角等各种形态。③心包钙化是缩窄性心包炎的特征性表现,表现为高密度影,可呈蛋壳状累及整个心缘,或包绕大部分心脏;也可累及局部呈线状、条索状或小片状。钙化的好发部位为右室前缘和隔面,少数主要位于房室沟区。④心脏搏动减弱,甚至消失。⑤由于静脉压升高,致使上腔静脉扩张;左房压力增高时,出现肺瘀血现象。⑥可伴有胸腔积液或胸膜增厚、粘连。

(2) 超声心动图表现 于心尖区扫查时,在右室前壁及右室流出道及胸壁间出现液性暗区,或于左室后壁与肺之间出现液性暗区,均为心包腔积液的可靠征象。大量积液时,在巨大的心包腔内,心脏前、后壁同向运动,称为心脏摆动。心包填塞时,可见右室前壁舒张期塌陷。缩窄性心包炎时可见双侧心房扩大,心包增厚,心室游离壁活动受限和胸腔积液等征象。

(3) MRI表现 仰卧位检查时不同量心包积液的分布部位、形态表现与CT部分所述相同。积液的信号强度则与所用的扫描序列和积液性质有关。在SE序列的T1WI上浆液性积液多呈均匀低信号,渗

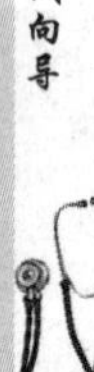

出性积液多呈不均匀高信号，血性积液呈中或高信号。在T2WI上，积液多为均匀高信号。对于缩窄性心包炎诊断MRI不如CT，在MRI增厚心包呈中或低信号，如有钙化灶，则表现为线状或斑片状低至无信号。但MRI对心脏各房室大小、形态和心脏收缩、舒张功能评价有较高的价值。

◎诊断与鉴别诊断

心包积液和缩窄性心包炎的临床和影像学表现典型时，诊断并不困难。少量心包积液X线检查不敏感，但超声心动图、CT和MRI常可明确诊断。另外，影像学检查对心包炎和心包积液的病因和性质判断仍有局限性，需结合临床、实验室检查包括积液的细菌学和细胞学检查等。

第二节 血管

【大纲要求】

掌握：主动脉夹层、肺动脉栓塞的CT表现特点。

熟悉：下肢动脉粥样硬化、下肢深静脉血栓的影像学表现。

了解：血管疾病的常用影像学检查方法。

【内容精析】

一、检查技术

1. X线检查 包括胸部平片、血管造影。

(1) 胸部平片 常规摄取立式后前位与侧位。

(2) 血管造影 包括主动脉造影、肺动脉造影、下肢动脉及下肢静脉造影。

2. 超声检查 主要包括二维超声检查和多普勒超声检查。前者主要用于观察大血管的走向、形态结构，后者主要用于观察血管内的血流情况。检查时根据不同部位的大血管可选择不同的探头。

3. CT检查 CT血管成像是在兴趣区血管内对比剂充盈的高峰期进行连续容积采集，而后再利用计算机的后处理功能，重建出血管的立体影像。CTA技术已经实现了颈动脉、冠状动脉及搭桥血管、胸腹主动脉、髂—股动脉、肾动脉、心腔、肺动脉和其他器官结构立体的显示。

4. MRI检查 磁共振血管成像是利用快速MRI技术和特定MR成像序列在连续层面上获得高强度血流信号。经重建获得三维可转动角度的心脏大血管图像。亦可采用对比增强MRA。

二、正常影像学表现

1. X线检查 平片可观察大血管的轮廓、位置、走行、粗细等。血管造影能清楚显示主动脉肺动脉及其分支，上下腔静脉及其属支。

2. 超声检查 动脉的横断面呈圆形，纵行扫查时呈两条平行光带。血管壁可见三层回声反射。内膜回声较低，纤细光滑，连续性好，呈线状光带，中层为暗带，外层回声呈明亮的光带。内膜和中膜有时难以区分。故统称为内中膜复合体。正常动脉中的血流为层流。

3. CT检查 采用注射对比剂后的CTA可清楚显示血管腔结构和大小，在不同的层面可分别观察主动脉、肺动脉及其分支、上、下腔静脉的位置、走行及连接情况。

4. MRI检查 MRI在各方位上扫描，均可以清楚地显示主动脉升、弓、降部，肺动脉及二者与心室的连接关系。

三、基本病变表现

1. 位置异常 大血管与心腔对应连接关系异常、主、肺动脉相对位置关系异常。

2. 形态异常 扩张、迂曲、变形和移位。

3. 管壁异常 增厚、变薄、形态异常。

4. 管腔异常 主动脉管腔局部异常扩张，狭窄闭塞。

四、疾病诊断

1. 肺动脉栓塞 肺动脉栓塞又称肺栓塞，是内源性或外源性栓子栓塞肺动脉或其分支引起肺循环障碍的综合征。并发肺出血或坏死者称为肺梗死。是常见的心血管疾病，发病率和死亡率均高。

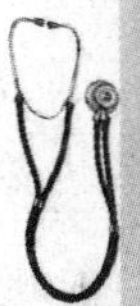

◎临床与病理

在肺栓塞的病因和诱发因素中深静脉血栓形成是公认的首位原因。各种原因导致的卧床少动、充血性心力衰竭、肥胖、妊娠、口服避孕药、静脉曲张、慢性心肺疾病和恶性肿瘤是常见的诱因。肺栓塞的临床表现多种多样,主要决定于阻塞的肺段数。主要症状包括呼吸困难、胸痛、咯血、惊恐、咳嗽、晕厥等。常见体征有:发热、呼吸急促、心率增加、紫绀等。实验室检查可发现低氧血症和低碳酸血症、交联纤维蛋白降解产物升高等。心电图的改变多为一过性的,动态观察对肺栓塞的诊断有一定的参考意义。

◎影像学表现

(1) X线平片　只对典型病例有提示意义,其敏感性和特异性均低。

(2) 超声心动图　可显示位于主肺动脉或分叉部以及左右主支内大块栓塞,表现为肺动脉管腔内的强回声团。经食管超声优于通常的经胸技术。超声心动图的优势在于适用于急性大块肺栓塞的诊断,并对心脏形态、功能进行评价。

(3) 螺旋CT增强肺动脉造影　可显示:①肺动脉腔内偏心或类圆形充盈缺损,充盈缺损位于管腔中央即出现“轨道征”和管腔闭塞。②附壁性环形充盈缺损,致管腔不同程度狭窄。③间接征象包括主肺动脉增宽、局限性肺纹理稀疏、肺梗死和胸腔积液。

(4) 三维增强磁共振肺动脉造影　已能显示肺段和部分亚段一级的肺动脉分支、并通过肺动脉腔内充盈缺损和分支截断等证象确定肺动脉栓塞的部位和范围,对于肺段以上的大分支还可显示狭窄的程度。

(5) X线肺动脉造影　仍是肺栓塞最可靠的诊断方法。它不仅可以明确诊断,还可以显示病变部位、范围、程度和肺循环的某些功能状态。

其主要征象为:①肺动脉段以上大分支的腔内充盈缺损,呈半圆形或边缘不规则的漫弧形,亦可骑跨于肺动脉分支处呈钝圆形或位于肺动脉管腔的中央,造成管腔不规则的狭窄;②大分支的闭塞,断端呈杯口状或束袋状;③肺动脉分支的缺支、粗细不均、走行不规则;④肺实质期局限性显像缺损和(或)肺动脉分支充盈和排空的延迟。此项检查为有创检查,存在一定危险性,必须从严掌握适应证。

(6) 放射性核素肺显像　同样属于无创检查,是肺栓塞最重要的筛选和诊断方法之一。一般认为肺栓塞的主要问题是肺血流灌注缺损,而通气功能正常。因此两者结合可以大大提高放射性核素肺显像对肺栓塞的诊断价值。

◎诊断与鉴别诊断

肺栓塞的影像学表现较为特征,一般不难诊断,但需注意:①高度的警惕性。由于肺栓塞的临床表现和常用的辅助检查均无明显的特征性,容易将其误诊为冠心病,肺心病,心衰等疾病。有下肢深静脉血栓形成患者更须高度警惕。②影像学检查的重要性。螺旋CT增强肺动脉扫描可以明确90%的诊断,并提供鉴别诊断的依据。

2. 主动脉夹层

◎临床与病理

主动脉夹层是由多种病因造成的主动脉内膜撕裂,血流经内膜撕裂口灌入中膜,使主动脉壁中膜分离形成血肿或所谓“双腔”主动脉,即扩张的假腔和受压变形的真腔。内膜撕裂多起于升主动脉,在主动脉瓣上2~3 cm处或主动脉弓降部,左锁骨下动脉开口以远。夹层可累及主动脉主要分支,如冠状动脉、头臂动脉、脊髓动脉和肾动脉等,引起缺血或梗死改变;可引起主动脉瓣关闭不全;可破入心包、胸腔,纵隔和腹膜后等部位。急性主动脉夹层最常见的症状是突发的剧烈胸、背疼痛(约占90%),有如撕裂、刀割,可向颈及腹部放射。常伴有心率增快、呼吸困难、恶心呕吐、晕厥、肢体血压与脉搏不对称。严重者可发生休克、充血性心力衰竭、猝死、脑血管意外和截瘫等。关于主动脉夹层分型参见第十二章第二节。

◎影像学表现

(1) X线　急性主动脉夹层可见纵隔或主动脉阴影明显增宽,搏动减弱或消失,边缘模糊,主动脉壁钙化内移,心影扩大,胸腔积液。慢性主动脉夹层时,上纵隔明显增宽,主动脉局限或广泛扩张,主动脉内膜钙化明显内移,左室增大。

心血管造影表现:基本被无创伤性影像技术代替,通常是在主动脉夹层介入治疗进行血管造影检查。其主要表现是:内膜破口:可见对比剂自真腔进入假腔,多数位于升主动脉和降主动脉弓降部。内膜片和主动脉双腔:内膜片表现充有对比剂的双腔间的线条状负影。X线血管造影可动态显示真假双腔的充盈情况。主动脉主要分支血管受累。

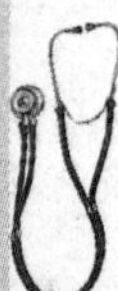

(2) *超声表现*　增宽的主动脉内可见纤细的撕裂的内膜片反射，将主动脉分为真假两腔。撕裂的内膜上有时可见其连续性中断，为真假腔相交通的破口，多位于夹层病变的起源处。在夹层病变的远端，有时可见再破口。假腔内有时可见血栓形成。真腔内血流速度相对较快，假腔内血流速度缓慢或血流信号延迟出现或无血流显示。在入口处可见自真腔流向假腔的血流，而于再入口还可见从假腔流向真腔的血流。

(3) *CT表现*　平扫CT可显示钙化内膜内移，假腔内血栓，以及主动脉夹层血液外渗、纵隔血肿、心包和胸腔积血等。增强CT可见主动脉双腔和内膜片；通常真腔较窄，充盈对比剂较快，而假腔较大，充盈对比剂较慢；可显示内膜破口和再破口及主要分支血管受累情况，包括冠状动脉、头臂动脉和肾动脉开口等；MSCT还可观察主动脉瓣和左室功能。

(4) *MRI表现*　MRI可提供主动脉夹层的形态和功能信息：真假腔和内膜片及病变范围；内膜破口或再破口表现为内膜片连续中断；电影MR可见破口处血流往返或假腔侧的血流信号喷射征象。再破口位于病变远端；主要分支血管受累情况，包括血管起源于假腔、血管狭窄和内膜片累及血管及实质脏器血流灌注减低。相关并发症：包括主动脉瓣关闭不全、左心功能不全、心包积液、胸水、假性动脉瘤等。

◎诊断与鉴别诊断

主动脉夹层的影像诊断包括：①夹层内膜片和真假腔及病变范围；②升主动脉是否受累；③内膜破口及发生部位；④主要分支血管受累情况；⑤左室和主动脉功能情况；⑥有无心包积液和胸腔积液。当40岁以上有高血压或高血压病史患者，突发剧烈胸背疼痛或胸片显示上纵隔阴影增宽和主动脉增宽，应想到主动脉夹层的诊断。无创性影像技术（超声、CT和MRI）应作为首选检查方法，特别是MRI。心血管造影通常不用于主动脉夹层的诊断，而主要用于介入治疗。鉴别诊断包括主动脉壁内血肿（IMH）和穿透性动脉硬化溃疡（PAU）。

3. 下肢动脉硬化　下肢动脉粥样硬化性疾病是指下肢动脉粥样硬化导致动脉狭窄甚至闭塞，使下肢组织出现慢性或急性缺血症状的疾病，表现为动脉内膜增厚、钙化、继发血栓形成等。本病多见于中老年人。

◎临床与病理

发病早期，多数病人无症状，或仅有轻微症状，如患肢发凉、发麻。典型症状为间歇跛行和静息疼痛。常见体征：股部、腘部、足背部及胫后动脉搏动减弱；病变血管近端可闻及血管杂音；患肢体位改变试验阳性；严重慢性缺血体征，如皮肤干燥、毛发脱落及趾甲变厚，足趾和角质突出部位可见缺血性溃疡。

◎影像学表现

(1) *超声检查*　二维超声可显示内膜中膜增厚、斑块及附壁血栓等。彩色多普勒血流成像（CDFI）可见血流形态不规则、变细、狭窄后有五彩镶嵌样湍流信号，血流减弱或消失。脉冲多普勒可根据频谱变化评估动脉狭窄程度。

(2) *CT血管成像（CTA）*　可显示血管管壁轮廓不规则、管壁增厚、斑块、管腔不同程度的狭窄或闭塞，狭窄或闭塞多呈节段性或跳跃性。狭窄远段动脉不显影，重度狭窄及闭塞的血管见明显的侧枝循环形成。磁共振血管成像（MRA）与CTA征象相似。

(3) *下肢动脉造影*　可显示动脉狭窄闭塞的部位和程度，侧枝循环情况，可明确诊断，但有创。

4. 下肢深静脉血栓　下肢深静脉血栓形成（deep venous thrombosis, DVT）是血液在深静脉内不正常凝结引起的静脉回流障碍性疾病，多发生于下肢，血栓脱落可引起肺动脉栓塞。DVT的主要原因是静脉壁损伤、血流缓慢和血液高凝状态。

◎临床与病理

主要表现为患肢的突然肿胀、疼痛、软组织张力增高；活动后加重，抬高患肢可减轻，静脉血栓部位常有压痛。发病1～2周后，患肢可出现浅静脉显露或扩张。DVT不能仅凭临床表现做出诊断，还需要辅助检查加以证实。

◎影像学表现

(1) *X线检查*　下肢深静脉造影准确性高，不仅可以有效判断有无血栓、血栓部位、范围、形成时间和侧支循环情况，而且常被用来鉴定其他方法的诊断价值。

(2) *多普勒超声检查*　灵敏度、准确性均较高，是DVT诊断的首选方法，适用于对患者的筛查和监测。

(3) *螺旋CT静脉成像*　准确性较高，可同时检查腹部、盆腔和下肢深静脉情况。

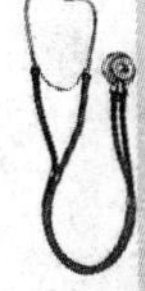

（4）MRI 静脉成像　能准确显示髂、股、腘静脉血栓，但不能满意地显示小腿静脉血栓。无需使用对比剂。

【同步练习】

一、名词解释

1. 肺门舞蹈（hilar dance）　**2.** 心胸比值（cardiothoracic ration）　**3.** 相反搏动点（instead pulse point）　**4.** 烧瓶心（flask-shaped heart）　**5.** 肺静脉高压（pulmonary venous hypertension）　**6.** 漏斗征（infundibulum sign）

二、选择题

（一）单选题

1. 检查左心房最有效的 X 线摄片方法是（　　）

A．直立后前位　　B．右前斜位
C．左前斜位　　D．右前斜位加食管吞钡法
E．左前斜位加食管吞钡法

2. 心血管病变常规 CT 检查的适应证是（　　）

A．心包病变　　B．心脏大血管腔内血栓
C．心脏肿瘤　　D．主动脉瘤和主动脉夹层
E．以上全是

3. 有关 CTA 的特点，哪项是**错误**的（　　）

A．可不使用对比剂　　B．可得到心脏大血管的三维图像
C．CT 扫描原始数据基础上的重建　　D．图像可以多方位旋转
E．创伤性较小

4. 心脏快速 MRI 成像序列的优点**不包括**（　　）

A．能鉴别是血流还是血栓　　B．能鉴别是血管结构还是含气空腔
C．能观察瓣膜的功能状态　　D．能测定心肌组织能量代谢
E．能测定功能和心肌厚度

5. MRI 检查心脏的优点是（　　）

A．无损伤检查，十分安全　　B．能分辨心肌、心内膜、心包和心包内的脂肪
C．能动态观察心肌运动　　D．心脏结构之章具有良好对比
E．以上全是

6. 心脏大血管 MRI 检查的常规成像方位为（　　）

A．冠状位　　B．横轴位
C．平行于室间隔的心脏长轴位　　D．垂直于室间隔的心脏长轴位
E．垂直于室间隔的心脏短轴位

7. MRI 检查的禁忌证为（　　）

A．眼球内金属异物　　B．动脉瘤用银夹结扎术后　　C．人工关节
D．装有心脏起搏器　　E．以上都是

8. 瑞典学者 Edler 于哪一年首先报道了超声心动图（　　）

A．1895　　B．1945　　C．1955　　D．1972　　E．1985

9. 超声心动图的基本检查方法为（　　）

A．三维超声心动图　　B．M 型超声心动图
C．频谱多普勒超声心动图　　D．彩色多普勒超声心动图
E．二维超声心动图

10. 空间分辨率最好的超声心动图检查方法为（　　）

A．三维超声心动图　　B．M 型超声心动图　　C．频谱多普勒超声心动图
D．彩色多普勒超声心动图　　E．二维超声心动图

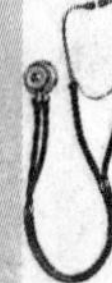

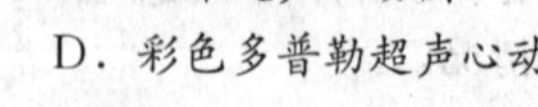

11. 射血分数是指(　　)

A．每搏输出量/回心血量　　B．每搏输出量/每分输出量

C．每搏输出量/心室收缩末期容积　　D．每搏输出量/等容舒张期容积

E．每搏输出量/心室舒张末期容积

12. 下列哪项是心肌收缩功能的主要测量指标(　　)

A．左心室压力最大下降速率

B．舒张期压力减半时间

C．左心室短轴缩短率、室壁收缩期增厚率、室壁应力

D．等容舒张期时间

E．左心室心肌松弛时间常数

13. 下列哪项是左心整体舒张功能的超声测量指标(　　)

A．左心室收缩末容积　　B．等容收缩时间　　C．右心室每搏量

D．左心室快速充盈分数　　E．室间隔收缩期增厚率

14. 增强超声造影效果应用哪项技术(　　)

A．连续波多普勒　　B．频谱多普勒技术　　C．谐波成像

D．二维超声成像　　E．M型超声

15. 心脏最大横径是指于X线后前位像上测量(　　)

A．心影左侧最突点至中线距离与右心缘最突点至中线距离之和

B．右心缘下部交界点至心尖部之间距离

C．心影左侧最突点至中线的垂直距离

D．心影左右两侧最突点距离

E．心影右侧最突点至中线的垂直距离

16. 正常成人心胸比值一般**不超过**(　　)

A．0.45　　B．0.50　　C．0.55　　D．0.60　　E．0.40

17. 正常心脏与下列哪种组织器官**不毗邻**(　　)

A．肺　　B．食管　　C．胃　　D．支气管　　E．迷走神经

18. 右前斜位心前缘的构成**不包括**(　　)

A．主动脉弓　　B．升主动脉　　C．右心室前壁　　D．右心室前壁　　E．左心室下端

19. 关于心底的描述，哪项是正确的(　　)

A．由左、右心房和肺动脉及主动脉组成

B．朝向右后上方，大部分由左心房，小部分由右心房组成

C．由左、右心室组成

D．由左心室组成

E．心底部与大血管相连，位置活动度大

20. 有关右心房的描述，哪项是**错误**的(　　)

A．右心房分前、后两部分(固有心房和腔静脉窦)

B．上、下腔静脉开口于右心房

C．右心房通过右房室瓣(三尖瓣)与右心室相连

D．肺左上静脉引流到右心房

E．右心房是心腔中是靠右侧的部分

21. 右心室腔按功能分为流入道和流出道，其分界为(　　)

A．室上嵴　　B．节制束　　C．右房室瓣前叶乳头肌

D．右房瓣前叶　　E．左房室瓣(二尖瓣)前叶

22. 有关右心室与肺动脉之间的关系，哪项描述是**错误**的(　　)

A．右心室借右心室流出道与肺动脉相连

B．肺动脉瓣由3个半月形的瓣叶组成

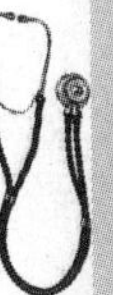

C．肺动脉 3 个瓣叶分大、中、小三叶
D．肺动脉 3 个瓣叶袋口朝上，每个瓣叶游离缘中央有一个半月形瓣小结
E．右心室流出道为一光滑的肌性管状结构

23. 关于左心室的组成，哪项是**错误**的(　　)
A．左房室口由左房室瓣环和左房室瓣组成
B．左心室上方由左房室瓣环和主动脉瓣环共同组成
C．左室壁由室间隔与左心室游离壁组成
D．左心室内有两组乳头肌，即前内侧乳头肌和后外侧乳头肌
E．左房室瓣前叶将左心室分为流入道和流出道

24. 关于左心室和解剖结构及其邻近结构关系，哪项是**错误**的(　　)
A．左心室流出道　　B．左心室流入道
C．左心室壁　　D．左房室口，通过左房室口与左心房连接
E．与肺动脉连接

25. 关于肺动脉的叙述，哪项是**错误**的(　　)
A．3 个半月瓣，称为左瓣、右瓣、无冠状瓣
B．肺动脉瓣口位于主动脉口的左前上方
C．肺动脉瓣各半月瓣游离缘的中部有半月小结
D．肺动脉口与右心室流出道连接
E．3 个半月瓣，称为左瓣、右瓣、前瓣

26. 心包脂肪垫阴影的最常见位置是(　　)
A．左心膈角处　　B．右心膈角处　　C．心底部
D．心脏大血管角处　　E．左心耳处

27. 心动周期中，左心室容积在哪一时期最大(　　)
A．心房收缩期　　B．等容收缩期　　C．等容舒张期
D．快速充盈期末　　E．减慢充盈期末

28. 下列哪支血管**不是**右冠状动脉的分支(　　)
A．右圆锥支　　B．后降支　　C．左回旋支
D．右心室后支　　E．右冠状动脉主干

29. 右肺门动脉最低超过下列哪项数值可诊断为扩张(　　)
A．0.5 cm　　B．1.0 cm　　C．1.5 cm　　D．2.0 cm　　E．2.5 cm

30. 正常肺动脉收缩压为(　　)
A．0.67～1.33 kPa(5～10 mmHg)　　B．1.33～2.00 kPa(10～15 mmHg)
C．2.00～4.00 kPa(15～30 mmHg)　　D．4.00～5.33 kPa(30～40 mmHg)
E．5.33～8.00 kPa(40～60 mmHg)

31. 正常肺静脉压最高**不超过**(　　)
A．0.40 kPa(3 mmHg)　　B．0.67 kPa(5 mmHg)
C．1.07 kPa(8 mmHg)　　D．1.33 kPa(10 mmHg)
E．2.00 kPa(15 mmHg)

32. 下列哪项**不是**左房室瓣型心脏的 X 线表现(　　)
A．右心缘不同程度地向外膨突　B．左心缘不同程度地向外膨突　C．心尖上翘
D．肺动脉段凹陷　　E．主动脉球较小

33. 左房室瓣型心脏常见于(　　)
A．风湿性左房室瓣疾患　　B．房间隔缺损　　C．肺动脉狭窄
D．肺源性心脏病　　E．以上都是

34. 主动脉型心脏见于(　　)
A．主动脉病变　　B．高血压　　C．主动脉缩窄

D．贫血　　E．以上都是

35. 下列哪种心脏病一般**不呈**普大型心脏(　　)

A．风湿性心脏病，左房室瓣狭窄　　B．心肌病

C．克山病　　D．全心衰竭

E．心肌炎

36. 一般**不引起**左心房增大的疾病是(　　)

A．风湿性心脏病左房室瓣狭窄　　B．风湿性心脏病，左房室瓣关闭不全

C．先天性心脏病，房间隔缺损　　D．风湿性心脏病，主动脉瓣关闭不全

E．以上都不是

37. 右心房增大常见原因中**不包括**哪项(　　)

A．法洛四联症　　B．房间隔缺损　　C．右房室瓣下移畸形

D．肺静脉异位引流　　E．心房黏液瘤

38. 引起右心房增大的病因为(　　)

A．右心室瓣关闭不全　　B．右心室衰竭　　C．右房室瓣狭窄或闭锁

D．右房室瓣移位　　E．以上都是

39. 左心房增大一般最先向哪一方向增大(　　)

A．向后增大　　B．向左增大　　C．左心耳增大

D．向上增大　　E．向右增大

40. 哪种情况心腰凹陷更明显(　　)

A．正常心脏外形　　B．左心室增大　　C．右心室增大

D．左心房增大　　E．右心房增大

41. 关于右心室增大的X线表现，哪些是**错误**的(　　)

A．右心缘下段向右膨突，最眠凸点偏下，心尖圆隆上翘

B．肺动脉段膨凸，相反搏动点下移

C．心后膈上脊柱前间隙变窄甚至消失

D．右前斜位心前缘下段膨隆，心前间隙变窄

E．左前斜位心膈段增大，室间向后上移位

42. 左心室增大常见的原因是(　　)

A．高血压病　　B．主动脉瓣病变　　C．左房室瓣关闭不全

D．动脉导管未闭　　E．以上都是

43. 下列哪项**不是**左心室增大的常见原因(　　)

A．高血压性心脏病　　B．主动脉瓣关闭不全　　C．右房室瓣关闭不全

D．左房室瓣关闭不全　　E．动脉导管未闭

44. 关于主动脉扩张的X线表现，哪项是**错误**的(　　)

A．主动脉升段向右侧凸隆　　B．主动脉结上升

C．降主动脉向左侧肺野弯凸　　D．主动脉弓呈宽广的弧形，主动脉窗增大

E．食管主动脉压迹呈“反向”

45. 肺动脉干扩张的X线表现，**不包括**下列哪项(　　)

A．肺动脉段凸隆　　B．肺动脉段搏动减弱　　C．肺动脉段搏动增强

D．主动脉结凸出　　E．右室弧段凸出

46. 下列哪项**不是**肺充血的X线表现(　　)

A．肺野透明度正常　　B．肺门出现粗乱的网状纹理

C．肺动脉分支向外周伸展，成比例增粗　　D．肺动脉分支边缘清晰锐利

E．合并肺动脉高压

47. 有关肺少血的X线表现，哪项是**错误**的(　　)

A．肺野透明度增加　　B．肺门动脉增粗　　C．肺门出现粗乱的网状纹理

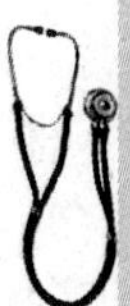

D. 肺动脉血管纹理变细　　E. 肺动脉血管纹稀疏理

48. 有关肺动脉高压的X线表现，哪项是**错误**的(　　)

A. 肺动脉段突出　　B. 肺门动脉及其大分支扩张

C. 中、外带肺动脉分支变细　　D. 中心肺动脉搏动减弱

E. 右心室增大

49. 肺静脉高压的X线表现，**不包括**下列哪项(　　)

A. 肺野透明度降低　　B. 肺门及血管纹理清晰

C. 上、下肺静脉管径比例失调　　D. 各种间隔线

E. 实质性肺水肿

50. 左心心力衰竭主要的X线表现为(　　)

A. 肺淤血　　B. 胸膜增厚或产生少量积液　　C. 肺水肿

D. 心脏房室增大　　E. 以上都是

(二) 多选题

1. 指出左侧位心及大血管边缘阴影构成的正确描述(　　)

A. 心前缘由右心室前壁、右室漏斗部、肺动脉主干和升主动脉前壁构成

B. 心前缘由右心房、主动脉构成

C. 心后缘由左心房、左心室和下腔静脉构成

D. 前胸壁与右室漏斗部、肺动脉主干和升主动脉前壁之间为胸骨后区

E. 心后缘由降主动脉构成

2. 心及大血管右前斜位(旋转45°)，心前缘由哪些解剖结构构成(　　)

A. 主动脉　　B. 肺动脉　　C. 右心室漏斗部

D. 右心室前壁　　E. 左心室尖部

3. 指出左前斜位心及大血管边缘阴影构成的正确描述(　　)

A. 心前缘由升主动脉、右心房和和右心室构成

B. 心前缘由右心房和右室构成

C. 心后缘由左心房、左心室和下腔静脉构成

D. 心后缘由左心室和下腔静脉构成

E. 主动脉弓与心脏之间有主动脉窗

4. 下面叙述中，左心房增大时的改变包括(　　)

A. 在正位，左心缘第二、三弓之间突出一个小心弓

B. 在正位，右心缘第二弓可见双重轮廓或双边阴影

C. 左主支气管受压、上移，使支气管分叉角度开大

D. 食管造影时，食管受压向后或向侧方移位

E. 左侧位心后缘上半部突出延长

5. 指出哪些是右心室增大的X线表现(　　)

A. 后前位示心尖上翘、圆凸、肺动脉段突出

B. 右前斜位示心后下缘向后突出

C. 右前斜位示心前缘圆锥部突出，心前间隙变窄

D. 左前斜位示心前缘上段突出

E. 左侧位示心前缘下段前凸，与胸骨接触面增大

6. 引起心影普遍增大的疾病有(　　)

A. 心包积液

B. 心肌炎

C. 严重贫血性心脏病

D. 风湿性心脏病——二尖瓣狭窄及关闭不全伴心衰

E. 慢性肺源性心脏病

7. 哪些属正常人心型(　　)

A. 二尖瓣型　B. 横位型　C. 靴型　D. 斜位型　E. 垂直型

8. 肺动脉高压可见于(　　)

A. 室间隔缺损　B. 房间隔缺损　C. 动脉导管未闭
D. 法洛四联症　E. 肺源性心脏病

9. 肺动脉高压的X线表现有(　　)

A. 肺动脉段突出　B. 肺动脉分支增粗　C. 肺门血管搏动增强
D. 左室增大　E. 右心增大

10. 可引起肺多血(肺充血)的心脏病有哪些(　　)

A. 房间隔缺损　B. 室间隔缺损　C. 动脉导管未闭
D. 甲亢性心脏病　E. 法洛四联症

三、填空题

1. 正常成人的心胸比值不应大于________,右下肺动脉宽径不应大于________。
2. 心及大血管对食道的压迹有________、________和________。
3. 影响心脏大血管形态的生理因素有:________,________,________,________。
4. 立位检查左心房的最佳体位是________。
5. 肺动脉高压指肺动脉平均压________,肺静脉高压指肺静脉平均压________。
6. 正常二尖瓣口面积为________cm^2。
7. 单纯二尖瓣狭窄最有诊断意义的X线平片的征象是________。
8. 成人最常见的先天性心脏病是________。
9. 缩窄性心包炎CT最主要征象是________。
10. 主动脉夹层DeBakey分型,Ⅰ型________,Ⅱ型________,Ⅲ型________。

四、问答题

(一) 简答题

1. 简述肺动脉高压的基本X线表现。
Try to say X-ray performances of pulmonary arterial hypertension.
2. 简述二尖瓣狭窄X线表现。
Try to say X-ray performances of mitral stenosis.
3. 简述左心房增大的X线表现。
Try to say X-ray performances of the left atrial enlargement.
4. 简述主动脉夹层MRI征象有哪些?
What are the MRI signs of aortic dissection?
5. 简述法洛四联症的X线表现。
Try to say X-ray performances of tetralogy of Fallot.

(二) 讨论题

1. 左心室增大常见于哪些心血管疾病,在不同体位的X线表现如何?
In which common cardiovascular disease, the increase of left ventricular can be seen , how is X-ray performances of it in different positions?
2. 简述肺充血与肺淤血的区别。
Try to say the differences between pulmonary congestion and pulmonary congestion.

【参考答案】

一、名词解释

1. 肺门舞蹈　肺动脉高压时,肺门血管搏动明显增强的现象,常见于左向右分流的先天性心脏病。
2. 心胸比值　后前位胸片上,心脏最大横径与胸廓最大横径(内径)之比,正常值≤0.50。
3. 相反搏动点　后前位片上,左心缘左室段与肺动脉的搏动相反,两者交点称为“相反搏动点”。

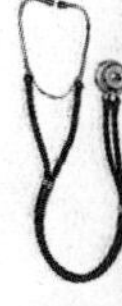

4. 烧瓶心 心包积液患者心脏向两侧扩大，呈三角烧瓶状。
5. 肺静脉高压 肺静脉压超过 1.3kPa(10 mmHg)即为肺静脉高压。
6. 漏斗征 主动脉弓与肺动脉段之间的小隆起，是未闭的动脉导管漏斗部在正位像上的投影。

二、选择题

(一) 单选题

1. D 2. E 3. A 4. D 5. E 6. B 7. E 8. C 9. E 10. E 11. E 12. C
13. D 14. C 15. A 16. B 17. C 18. C 19. B 20. D 21. A 22. C 23. D
24. E 25. A 26. A 27. B 28. C 29. C 30. C 31. C 32. D 33. E 34. E
35. A 36. C 37. A 38. E 39. A 40. B 41. C 42. E 43. C 44. E 45. B
46. B 47. B 48. D 49. B 50. E

(二) 多选题

1. ACD 2. ABCDE 3. ACE 4. ABCDE 5. ACE 6. ABCD 7. BDE 8. ABCE
9. ABCE 10. ABCD

三、填空题

1. 0.50 15 mm 2. 主动脉弓压迹 左主支气管压迹 左心房压迹 3. 体型 年龄 呼吸 体位
4. 右前斜位 5. 大于 2.7 kPa 大于 1.3 kPa 6. 4～6 7. 左房增大 8. 房间隔缺损 9. 心包增厚 10. 夹层广泛，破口在升主动脉 局限于升主动脉，破口也在升主动脉 局限或广泛，破口均在降部上端

四、问答题

(一) 简答题

1. 简述肺动脉高压的基本X线表现。

答：肺动脉高压X线表现为：①肺动脉段突出，肺门增大，肺动脉及二三级分支扩张；②肺动脉外围分支变细、扭曲；③肺门处透视下见搏动增强；④常伴右心室增大。

2. 简述二尖瓣狭窄X线表现。

答：二尖瓣狭窄基本表现为肺淤血、左房大及不同程度的右室扩大，心影呈“二尖瓣型”。左房增大是二尖瓣狭窄“定性”诊断最重要的X线征象；肺淤血轻重能反映二尖瓣口狭窄程度，重者可发生肺循环高压。单纯二尖瓣狭窄主要以左房中度增大为主。

3. 简述左心房增大的X线表现。

答：X线表现为：①后前位：位于肺动脉段与左室段之间左心房耳部膨凸，在心底部形成双重密度或突出右心缘形成双重边缘即所谓的双房影；②右前斜位(吞钡)：可见食管左房段压迹明显，向后移位；③左侧位(吞钡)：食管中段受压移位；④左前斜位：增大的左房使主动脉窗变小，气管隆凸角度开大，严重者左主支气管抬高，甚至呈水平位。

4. 简述主动脉夹层MRI征象有哪些？

答：主动脉夹层的MRI征象为：①SE序列显示真腔小，无或低信号；假腔大，因血流缓慢或附壁血栓，其内可见不规则混杂信号；②真假腔间的线状内膜片随血管呈螺旋样延伸。

5. 简述法洛四联症的X线表现。

答：法洛四联症的X线表现为：心影呈靴型，肺血少，主动脉增宽，心腰部凹陷，心尖圆隆上翘，右心室大。大约1/4～1/3患者合并右位主动脉弓；若肺动脉高度狭窄接近闭锁时，则心脏大多数呈中度以上增大。

(二) 讨论题

1. 左心室增大常见于哪些心血管疾病，在不同体位的X线表现如何？

答：左心室增大常见于心肌病变、高血压性心脏病、主动脉瓣关闭不全或狭窄、二尖瓣关闭不全以及部分先天性心脏病如室间隔缺损、动脉导管未闭等。X线表现为：①后前位：左心室段延长，心尖向下向左延伸。②左前斜位：左心室段向后向下突出，与脊柱重叠，即使旋转60°时，仍不能分离。(3)侧位：食管和左心室段之间的正常三角形间隙消失，心后间隙变窄。

2. 肺充血与肺淤血的区别。

答：(1) 肺充血是指肺动脉内血流量增多。表现为肺纹理增粗增多，但边缘清楚锐利；肺动脉段凸出，透视下可见肺动脉段和两肺门血管搏动增强；肺野透亮度正常。常见于左向右分流的先心病，如房缺、室缺、动脉导管

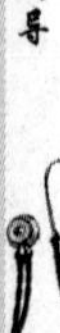

未闭等，亦见于体循环血量增加者，如甲亢等。

(2) 肺淤血是指肺静脉回流受阻，血液淤于肺内，表现为上肺静脉扩张，下肺静脉收缩；肺纹理增粗增多，边缘模糊；肺野透亮度减低。常见原因为二尖瓣狭窄和左心衰竭等。

（王　梅　闫呈新）

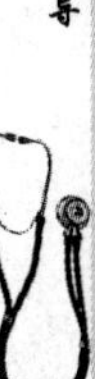

第六章 消化系统与腹膜腔

第一节 食管与胃肠道

【大纲要求】

掌握：胃肠道基本病变的X线及CT征象，食管癌影像学表现，胃、十二指肠溃疡的病理特征、影像学表现，胃癌的影像学表现，胃溃疡的诊断与鉴别诊断，小肠克罗恩病的影像学表现，肠癌的影像学表现。

熟悉：熟悉胃肠道正常X线征象，食管静脉曲张影像学表现。

了解：胃肠道间质瘤、胃肠道淋巴瘤的影像学表现及诊断与鉴别诊断。

【内容精析】

一、检查技术

1. X线检查

(1) 平片仅用于急症检查，金属性异物、胃肠道梗阻及穿孔等。

(2) 食管与胃肠道检查多选用气钡双重对比检查，注意肠梗阻患者禁用食管、胃、十二指肠钡餐检查，便秘者慎用。

(3) 结肠钡灌肠结肠前需注射山莨菪碱，注意其使用禁忌证。

(4) 消化道钡餐检查前需胃肠道准备。

(5) 造影检查透视与造影片结合、形态改变与功能改变并重、检查中适当对胃肠道加压显示不同充盈状态。

2. CT和MRI检查 CT平扫观察有无壁的局限性增厚或肿瘤向腔外生长的情况、淋巴结肿大。增强扫描病灶强化程度、区分淋巴结与血管。CT小肠造影检查与结肠仿真内镜检查分别应用于小肠及结肠腔内突起性病变。MRI检查对一些部位的炎性病变及肿瘤分期有较高价值。

二、正常影像表现

1. 食管

(1) X线造影检查 食管起于第6颈椎水平、止于第10～11胸椎水平。食管生理性高压区：上口与咽连接处、食管裂孔处，为上、下食管括约肌。食管前缘三个压迹，由上到下为主动脉弓压迹、左主支气管压迹和左心房压迹。食管宽约2～3 cm。食管的黏膜皱襞表现为数条纤细纵行而平行的条纹状影，通过贲门与胃小弯的黏膜皱襞相连续。

(2) CT及MRI检查 食管横断层面呈圆形软组织影，位于胸椎及胸主动脉前方。其内如有气体或造影剂时则可观察食管壁的厚度，一般为3 mm。MRI上食管壁信号类似与胸壁肌肉信号。

2. 胃与十二指肠

(1) X线造影检查 胃分为胃底、胃体、胃窦三部分及胃小弯和胃大弯。贲门入口水平线以上的胃腔称胃底。胃小弯弯曲处为角切迹，角切迹与胃大弯最下一点连线以远的胃腔称胃窦；此连线与胃底之间的胃腔则称胃体。幽门将胃和十二指肠相连。胃的形状与体型、张力和神经功能状态有关。一般分为牛角型胃、钩型胃、长型胃、瀑布型胃四种类型。胃右侧缘为胃小弯，左侧缘为胃大弯。胃的黏膜像呈条纹状致密影，皱襞则为条状透明影。胃的蠕动由胃体上部开始，向幽门方向推进。胃的排空受胃张力、蠕动、幽门功能和精神状态等影响，一般于服钡后2～4小时排空。

十二指肠全程呈C型，将胰头包绕其中。一般分为球部、降部、水平部和升部。球部呈锥形，轮廓光滑整齐，黏膜皱襞为纵行平行的条纹。降部以下黏膜与空肠相似，多呈羽毛状。

(2) CT及MRI检查 胃充分扩张后，胃壁的厚度不超过5 mm。增强扫描动脉期黏膜连续、明显强化，黏膜下层强化弱；静脉期胃壁均一强化。

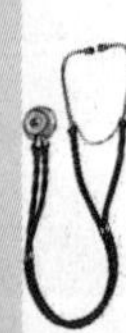

3. 小肠

(1) X线造影检查　口服钡剂小肠造影，空肠、回肠之间没有明确的分界。空肠大部位于左上中腹，黏膜常显示为羽毛状影像。回肠位于右下腹及盆腔，黏膜皱襞少，轮廓光滑。回盲瓣在充钡的盲肠中形成透明影。服钡后2～6小时钡剂前端可达盲肠，7～9小时小肠排空。小肠灌肠双重对比造影黏膜皱襞呈环形。

(2) CT及MRI检查　充盈良好时，正常的小肠壁厚约3 mm。

4. 大肠

(1) X线造影检查　结肠主要特征为结肠袋，表现为多数结肠袋呈对称的袋状突出。阑尾可显影，呈长带状，位于盲肠内下方。

(2) CT及MRI检查　结直肠壁厚1～3 mm，大于5 mm提示病变。

三、基本病变表现

1. X线造影检查

(1) 内腔的改变　①内腔狭窄：持续的内腔缩小。炎症性狭窄多广泛，可呈节段性；肿瘤所致的狭窄多较局限，边缘不规则、管壁僵硬。外压狭窄偏一侧，有光滑压迹。痉挛性狭窄形态可变。②内腔扩张：持续的内腔扩大。由远端内腔狭窄或肠梗阻、肠麻痹所致，表现为管腔增宽、气液面形成，肠梗阻是蠕动增强，肠麻痹蠕动减弱。

(2) 轮廓的改变　①充盈缺损(filling defect)：钡剂涂布的轮廓有局限性向内凹陷的表现，为管壁局限性肿块向腔内突出，钡剂不能充盈。恶性肿瘤的充盈缺损不规则；息肉形成的则边缘光整。②龛影(niche)：是指钡剂涂布的轮廓有局限性外突的影像，溃疡形成的腔壁凹陷、钡剂充填滞留。轴位呈火山口状。③憩室(diverticulum)：表现为向壁外囊袋状膨出，有正常黏膜通入。

(3) 黏膜与黏膜皱襞的改变　①黏膜皱襞破坏：正常黏膜皱襞消失，代之以杂乱不规则的钡斑影。②黏膜皱襞平坦：正常黏膜皱襞条纹状影不明显，严重时可完全消失。原因一是黏膜与黏膜下层恶性肿瘤浸润，形态固定、僵硬，与正常黏膜分界明显；另一种是黏膜和黏膜下层炎性水肿，与正常黏膜延续，常见于龛影周围。③黏膜皱襞增宽和迂曲：透明条形皱襞影增宽和迂曲，见于黏膜及黏膜下层的炎性浸润、肿胀和增生或黏膜下静脉曲张。④黏膜皱襞纠集：皱襞从四周向病变区呈放射状集中，见于慢性溃疡。

(4) 功能性改变　①张力改变。②蠕动改变：肿瘤是壁局限性蠕动消失，浸润型胃癌所致皮革胃整个胃僵硬、无蠕动。③运动力改变：服钡4小时后胃未排空为胃排空延迟；超过6小时达盲肠为通过过缓；超过9小时小肠内钡剂未排空为排空延迟。④分泌功能改变：胃分泌增加时空腹胃液增多，立位见液平面及钡剂絮片状下降和不均匀分布；肠液分泌增多时钡剂分散呈不定形片状影、线状影，黏膜皱襞模糊。

2. CT和MRI检查

(1) 腔壁局限性增厚和肿块　炎性病变壁增厚较弥漫，肿瘤较局限。良性肿瘤边缘光整；恶性肿瘤表面不规则，可伴溃疡形成。缺血性肠梗死时肠壁早期增厚、晚期变薄。

(2) 腔壁密度或信号异常　肠缺血病变壁密度减低、强化程度减低。出血时密度增高、增强有时可见对比剂外溢。肠壁炎性病变活动期强化明显。

(3) 系膜血管的改变和淋巴结异常　肠系膜血管增多、增粗：动脉供血增多及静脉回流受阻；血管变细、稀疏为动脉阻塞引起。病变引起淋巴结形态及密度改变。

四、疾病诊断

1. 食管癌(esophageal carcinoma)　好发于40～70岁男性，进行性吞咽困难。大体分浸润型、增生型、溃疡型三型，各型可混合出现。

◎影像学表现

(1) X线检查　①黏膜皱襞破坏；②管腔狭窄，其上方食管扩张；③充盈缺损；④不规则的龛影；⑤受累段食管局限性僵硬。以上这些表现常不同程度地同时存在。

(2) CT检查　表现为食管局部壁不规则增厚或肿块样；CT还可显示有无增大的淋巴结及肺内转移。

◎诊断与鉴别诊断

食管平滑肌瘤表现为来自食管壁的、边缘光滑锐利的局限性肿块，表面黏膜大多光整。

2. 食管静脉曲张(esophageal varices)　常见于肝硬化。当门静脉血液受阻时，来自消化器官及脾等的静脉血液通过胃冠状静脉和胃短静脉进入食管黏膜下静脉和食管周围静脉丛，形成食管和胃底静脉曲张。

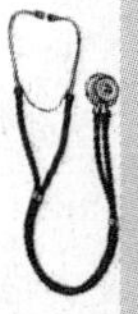

◎影像学表现

（1）X 线检查　①早期：食管下段黏膜皱襞稍宽或略为迂曲；②病情进展，食管中下段的黏膜皱襞明显增宽、迂曲、呈蚯蚓状或串珠状充盈缺损，管壁边缘呈锯齿状。③食管张力降低，管腔扩张，排空延迟。

（2）CT 和 MRI 检查　下段食管周围血管增粗、增多、门静脉侧支血管迂曲扩张及肝硬化表现。

◎诊断与鉴别诊断

与食管癌鉴别，食管静脉曲张的食管壁柔软而伸缩自如，CT、MRI 增强扫描可见血管。

3. 胃、十二指肠溃疡（gastric ulcer，duodenal ulcer）　好发于 20～50 岁。溃疡口部周围呈炎变水肿。溃疡深达浆膜层时，称穿透性溃疡；穿破浆膜层与腹膜腔相通为急性穿孔；周围具有坚实的纤维结缔组织增生者，称为胼胝性溃疡。溃疡愈合后，常有不同程度的瘢痕形成，严重者可使胃和十二指肠变形或狭窄。胃和十二指肠同时发生溃疡成为复合型溃疡。临床表现主要是反复性、周期性和节律性的上腹部疼痛。严重者可继发大出血和幽门梗阻。

◎影像学表现

1）X 线检查

（1）胃溃疡　直接征象是龛影，突出于胃轮廓外，边缘光整，底部平整。龛影口部常有一圈黏膜水肿所造成的透明带，是良性溃疡的特征，依其范围有不同的表现：①黏膜线：龛影口部一条宽 1～2 mm 的光滑整齐的透明线；②项圈征：龛影口部的透明带宽 0.5～1 cm，如一个项圈；③狭颈征：龛影口部狭小，使龛影犹如具有一个狭长的颈。慢性溃疡周围的瘢痕收缩使黏膜皱襞均匀性纠集，到达口部边缘并逐渐变窄，是良性溃疡的特征。胃溃疡引起的瘢痕性改变可造成胃的变形和狭窄。幽门处溃疡可造成幽门狭窄和梗阻。

（2）十二指肠溃疡　90%以上发生在球部。直接征象是龛影，球部腔小壁薄，溃疡易造成球部变形。球部变形主要是由于痉挛、瘢痕收缩、黏膜水肿和所致，可以是山字形、三叶形、葫芦形等。球部溃疡愈合后龛影消失，变形可继续存在。此外，还可出现：①激惹征，表现为钡剂到达球部后不易停留，迅速排出；②幽门痉挛，开放延迟；③球部有固定压痛。

2）超声检查　胃壁局限性增厚，增厚胃壁顶端呈小凹陷型改变，有时呈典型“火山口”状。凹陷表面回声增强、周围结构回声减低。

3）CT 检查　较大的溃疡为局限性胃壁增厚，正常强化的黏膜线中断。

4. 胃癌（gastric carcinoma）　胃癌是胃肠道最常见的肿瘤，好发于 40～60 岁。以胃窦、小弯和贲门区常见。大体分蕈伞型、浸润型、溃疡型三型。临床表现主要是上腹部疼痛，不易缓解，吐咖啡色血液或有柏油便，可以摸到肿块或发生梗阻症状。

◎影像学表现

1）X 线检查

（1）进展期胃癌　与大体形态有关，常见下列表现：①不规则充盈缺损，多见于蕈伞型癌；②胃腔狭窄、胃壁僵硬，主要由浸润型癌引起；③龛影，多见于溃疡型癌，龛影形状不规则，多呈半月形，位于胃轮廓之内。周围绕以宽窄不等的透明带，即环堤，环堤上见结节状和指压迹状充盈缺损（指压痕），指压痕间有裂隙状钡剂影（裂隙征），以上表现被称为半月综合征；④黏膜皱襞破坏、消失或中断，形态固定不变；⑤癌瘤区蠕动消失。

（2）早期胃癌　指限于黏膜或黏膜下层的肿瘤。

2）超声检查　进展期胃癌为胃壁增厚，非均质低回声。

3）CT 和 MRI 检查　直接显示肿瘤的大体形态。显示肿瘤侵犯胃壁、周围浸润及远处转移的情况。胃周围脂肪线消失指示肿瘤已突破胃壁。

◎诊断与鉴别诊断

胃良、恶性溃疡的鉴别诊断

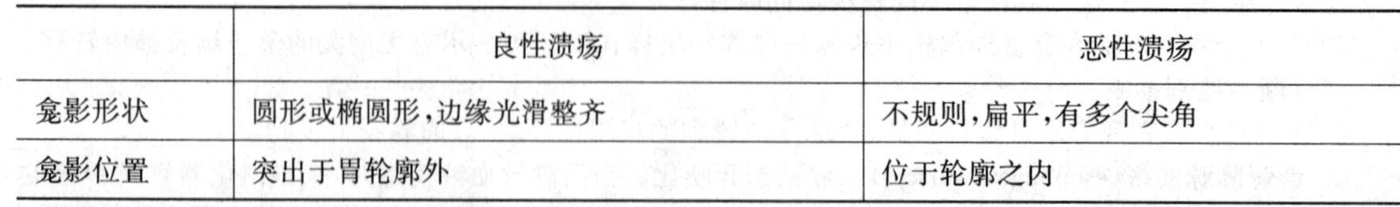

	良性溃疡	恶性溃疡
龛影形状	圆形或椭圆形，边缘光滑整齐	不规则，扁平，有多个尖角
龛影位置	突出于胃轮廓外	位于轮廓之内

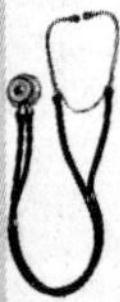

续 表

	良性溃疡	恶性溃疡
龛影周围和口部	黏膜水肿的表现如黏膜线、项圈征、狭颈征等；黏膜皱襞向龛影集中直达龛影口部	指压迹样充盈缺损，有不规则环堤，皱襞中断、破坏
附近胃壁	柔软，有蠕动波	僵硬、峭直、蠕动消失

5. 肠癌 小肠腺癌(small intestinal adenocarcinoma)好发于十二指肠及空肠。临床表现主要为出血、梗阻、黄疸及腹部肿块。结直肠癌(colorectal carcinoma)好发于乙状结肠和直肠。分为增生型、浸润型、溃疡型三型。临床表现为便血和腹泻，或有顽固性便秘。直肠癌主要表现为粪便变细和里急后重感。

◎影像学表现

1) X线检查

(1) 小肠腺癌X线造影表现 肠管局限性环状狭窄、黏膜破坏，不规则充盈缺损；狭窄段肠管僵硬，钡剂通过受阻；近端肠腔程度不等扩张。

(2) 结肠癌X线造影表现 ①肠腔内不规则肿块；②肠管狭窄；③不规则较大的龛影；④肠壁僵硬，结肠袋消失。

2) CT和MRI检查 显示肠壁增厚、肿块及异常强化、近端肠腔扩张；明确肿瘤侵犯范围、远处转移、淋巴结转移；肠壁外缘光滑锐利提示肿瘤局限于肠壁内；肠壁浆膜面模糊或浆膜外条索影提示肿瘤穿透浆膜面。MRI可鉴别直肠癌治疗后纤维组织增生与复发，肿瘤复发T2信号较高、DWI信号亦较高、强化程度更明显。

6. 胃肠道间质瘤(gastrointestinal stromal tumor，GIST) 是一类起源于胃肠道间叶组织的肿瘤，不包括平滑肌类肿瘤和神经源性肿瘤。好发生于老年人，多发于胃、小肠。多因消化道出血就诊。

◎影像学表现

(1) X线检查 边缘光滑的局限性充盈缺损，与正常组织分界清，肿块表面黏膜被展平或有龛影。血管造影示血供丰富、染色明显。

(2) CT和MRI检查 胃肠壁起源实性肿块；直径<5 cm肿块界清、质地均匀、中等或明显强化；较大肿块质地不均、边界不清、强化不均，内部坏死可与肠管相通形成气液平，肝脏可出现转移。

7. 胃肠道淋巴瘤(gastrointestinal lymphoma) 胃多见，其次为小肠，多在回盲部。非霍奇金B细胞淋巴瘤多见。主要表现为腹痛、恶心、呕吐、腹泻、消瘦、发热等。

◎影像学表现

(1) X线检查 ①黏膜皱襞变平、增宽、破坏消失；②弥漫结节状或肿块样充盈缺损；③龛影；④胃肠壁多柔软、内腔狭窄不明显。

(2) CT和MRI检查 ①胃肠壁增厚，但柔软；②肠管"动脉瘤样"扩张，为淋巴瘤特征性改变；③胃肠壁肿块质地较均匀，中等强化，治疗前坏死、钙化少见；④腹膜腔淋巴结多发肿大；⑤"三明治征"：肿块、肿大淋巴结包绕血管，强化血管在肿块中穿行。

◎诊断与鉴别诊断

(1) 胃肠癌 胃癌广泛侵犯者胃壁僵硬；肠癌病变局限，近段小肠多发，肠腔狭窄、肠梗阻表现；肿块密度多不均匀。

(2) GIST 较小的质地均匀、强化明显；较大的质地不均匀、强化较淋巴瘤明显，淋巴结肿大少见。

8. 小肠克罗恩病(Crohn disease) 又名节段性肠炎，好发于年轻人，以回肠远端最常见。临床医腹泻、腹痛、肠梗阻多见。

◎影像学表现

(1) X线检查 ①分泌液增多、钡剂涂布不良；②裂隙状溃疡形成的线样龛影多位于肠系膜侧肠壁；③"卵石征"(cobblestone sign)：由溃疡及其间水肿黏膜构成；④肠管狭窄，非对称性、长短不一；⑤节段性分布；⑥窦道和瘘管。

(2) CT和MRI检查 ①多累及回肠末端，多节段受累；②肠壁增厚，活动期T2WI信号高，强化明显；缓解期T2WI信号较低，强化减轻；③肠系膜血管增多，"梳征"(comb sign)，活动期系膜内直小血管增多；④并

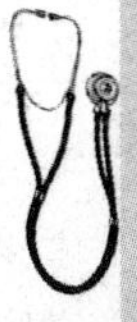

发症：肠管周围炎症、腹腔脓肿、瘘管和肠梗阻；⑤淋巴结肿大。

◎诊断与鉴别诊断

（1）肠结核（intestinal tuberculosis）　回盲部好发。局部肠管痉挛，钡剂充盈呈细线状，盲、升结肠短缩；肠管环形对称性狭窄，病变连续，伴发淋巴结节结核时淋巴结环形强化。

（2）小肠淋巴瘤　肠梗阻不明显，肠管扩张，病情进行性加重，无反复发作病史。

第二节　肝脏、胆系、胰腺和脾

【大纲要求】

掌握：肝脏、胆系、胰腺的正常影像学表现及基本病变表现，肝脓肿、肝硬化、肝海绵状血管瘤、原发性肝癌、肝转移瘤影像学表现，胆道异常的影像学表现，胆管癌的影像学表现，急性胰腺炎、胰腺癌的影像学表现。

熟悉：脂肪肝、肝囊肿影像学表现，脾脏正常的影像学表现及基本病变表现。

了解：胆系主要疾病的影像学表现，胰腺囊性肿瘤的影像学表现，脾脏主要疾病的影像学表现，肝棘球蚴病影像学表现。

【内容精析】

一、肝脏

（一）检查技术

1. 超声检查　首选和主要影像检查方式之一。

2. CT 检查

（1）平扫检查　能发现肝囊肿、脂肪肝及出血性、钙化性病变等。

（2）增强检查　①肝脏多期增强检查：注射对比剂后进行肝脏动脉期、门脉期和平衡期扫描，分析病灶的强化方式、强化程度及其变化，评估病灶肝动脉和门静脉供血情况；后处理图像显示肝动脉、门静脉等血管。②肝脏动态增强检查：注射对比剂后选择感兴趣区连续扫描，获得病灶的时间-密度曲线，评价病变的血流状态。

3. MRI 检查　主要用于鉴别诊断，对早期肝细胞癌有独特价值。

（1）平扫检查　常规进横断位和冠状位 T1WI、T2WI 成像，脂肪抑制序列可鉴别病灶内是否存在脂肪组织。扩散加权成像（DWI）对占位性病变诊断和鉴别诊断有价值；梯度回波（gradient echo，GRE）T1WI 同、反相位成像对脂肪肝诊断有较高价值。

（2）增强检查　对比剂常用 Gd-DTPA。意义同 CT 增强。肝脏特异性对比剂增强可见提高小病灶检出率。特殊对比剂包括：①超顺磁性氧化铁，被正常肝内 Kupffer 细胞摄取；②肝细胞特异对比剂，肝细胞摄取、转运。

（二）正常影像学表现

1. 肝脏的位置与形态、大小　肝脏位于右上腹，与膈肌、食管、右肾及肾上腺、胃、十二指肠、胰腺、结肠毗邻。超声直接测量肝脏径线评价肝脏大小，CT、MRI 通过测量肝叶最大径线并计算其间比例评价各叶大小。

2. 肝叶、肝段划分　分左、右叶和尾状叶。分八段：以肝左、中、右静脉纵向划分，门脉左、右支横向划分，Ⅰ段尾叶，Ⅱ段左上外侧段，Ⅲ段左下外侧段，Ⅳ段左内侧段，Ⅴ段右前下段，Ⅵ段右后下段，Ⅶ段右后上段，Ⅷ段右前上段。

3. 肝实质　①超声检查为均匀一致弥漫细小点状中等回声。②CT 平扫肝脏密度均匀，高于脾，血管表现为低密度影；多期增强扫描动脉期强化不明显，门脉期强化开始明显，平衡期达高峰。③MRI 正常肝实质 T1WI 中等信号，但高于脾的信号，T2WI 表现为低信号，明显低于脾的信号，信号均匀一致。对比增强后，肝实质表现 T1WI 信号增高，增强效果与 CT 相同。

4. 肝血管　①DSA 可显示肝动脉和门静脉。表现为肝实质内树枝状分布的血管影，走行自然，边缘光滑；②超声检查可显示肝静脉和门静脉。③CT 检查，平扫肝静脉和门静脉为条形或圆形低密度影；多期增强

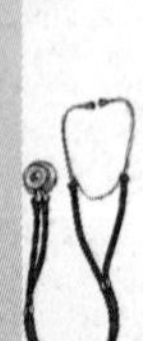

检查,动脉期肝动脉表现为散在分布的线状、点状高密度影;门静脉期扫描门静脉及其左右分支显示清楚,边缘光滑,增强密度均匀;平衡期,左、中、右三支肝静脉强化。④MRI 门静脉、肝静脉及下腔静脉 SE 序列 T1WI、T2WI 表现无信号的管状影,肝内小血管 T2WI 上多表现为高信号影;MRA 可显示门静脉、肝静脉。

（三）基本病变表现

1. 肝大小与形态异常 ①肝脏增大,肝形态饱满;②肝萎缩:肝叶缩小,变形,肝外缘与腹壁距离增宽,肝裂、胆囊窝增宽;③肝脏变形,各叶比例失常。

2. 肝边缘与轮廓异常 ①肝硬化致使肝边缘与轮廓异常,肝轮廓凹凸不平,边缘呈锯齿状或波浪状。②肝内占位性病变突出肝表面,为局限性隆起。

3. 肝弥漫性病变 ①超声检查,肝脏实质光点增粗,不均匀、密集小点状异常回声;②CT 检查全肝密度弥漫性增高或减低、混杂密度,境界可清楚或模糊;③MRI 检查,肝硬化时弥漫分布 T1WI 中高信号、T2WI 低信号结节;脂肪浸润时 T1WI、T2WI 均呈高信号;肝血色素沉着症,则 T1WI 和 T2WI 都表现弥漫性低信号。

4. 肝局灶性病变 ①超声检查,表现为低、等、高回声或混杂回声,部分肿块周围见低回声晕;②CT 检查,平扫多表现为低密度肿块,少数为等或高密度;增强检查囊性病变不强化或边缘强化,乏血供病变仅轻度强化,富血供病变动脉期明显强化;③肿块的 MRI 信号为 T1WI 低信号,T2WI 高信号或稍高信号。增强表现同 CT 增强。

5. 肝血管异常 ①血管位置及走向异常;②血管增粗、扭曲;③血管腔异常;④病理血管;⑤静脉早显影:肝动脉 DSA 或 CT、MRI 增强动脉期肝动脉显影的同时静脉或门静脉显影,为静脉早显,提示动静脉瘘。

（四）疾病诊断

1. 脂肪肝(fatty liver) 正常肝脂肪含量低于5%,超过5%则为肝脂肪浸润。分为弥漫性和局灶性脂肪肝。

◎影像学表现

(1) 超声检查 ①弥漫性脂肪肝:肝实质表现“光亮肝”;肝内血管明显变细而显示减少,肝内血管与肝实质回声水平接近,回声反差消失。②局灶性脂肪肝:肝内不规则分布相对稍高回声表现;肝岛,高回声中片状相对低回声。

(2) CT 检查 ①弥漫性脂肪肝:平扫全肝密度降低,低于脾脏密度;“血管湮没征”与“血管反转征”,血管走向、排列、大小、分支正常;增强扫描,肝实质强化程度减低。②局灶性脂肪肝表现肝叶或肝段局部密度降低,增强扫描显示内部血管正常;肝岛,未被脂肪浸润的肝实质,片状相对高密度。

(3) MRI 检查 ①弥漫性脂肪肝:轻中度脂肪肝可表现正常。明显的脂肪肝 T2WI 稍高信号,T1WI 变化不明;GRE 序列 T1WI 同、反相位成像表现为与同相位(in phase)相比,反相位(out phase)上肝实质信号明显减低。②局灶性脂肪肝:肝叶或肝段局部信号减低;肝岛,信号强度与正常肝实质相同。

2. 肝硬化(cirrhosis of liver) 早期肝细胞弥漫性变性、坏死,中晚期纤维组织增生和再生结节(regenerative nodule, RN),肝变形、变硬,肝叶萎缩,进一步继发性门静脉高压。部分 RN 演变成不典型增生结节(dysplasic nodule, DN),最后可导致肝细胞癌。

◎影像学表现

(1) 超声检查 首选检查方式。①直接征象:肝萎缩,表面凹凸不平;回声弥漫性粗颗粒样增高;肝内门静脉分支变细、僵直、迂曲和显示模糊,门静脉末梢甚至不能显示。②间接征象:脾大、腹水、门静脉主干及主支增粗。

(2) CT 检查 ①直接征象:肝萎缩、变形或部分肝叶萎缩而部分肝叶代偿性肥大;肝表面凹凸不平;肝裂增宽;密度不均匀;增强扫描,动脉期肝硬化结节可轻度强化,门脉期与其余肝实质强化一致。②间接征象:脾大、腹水、胃底食管静脉曲张等门静脉高压表现;增强扫描及 CTA 显示增粗、迂曲血管;常合并胆囊结石及胆囊周围积液。

(3) MRI 检查 ①直接征象:肝形态、大小改变同 CT。增强 T1WI 可见线状、网状高信号影。肝硬化结节弥漫性分布,大小不等;RN 和 DN 在 T1WI 表现为略高、等或低信号,T2WI 为低信号;增强扫描 RN 及大部分 DN 各期强化与肝实质一致,DN 也可动脉期轻度强化,但门脉期、平衡期与其余肝实质强化一致。②间接征象:与 CT 表现相似;增强 MRA 显示增粗、迂曲血管。

3. 肝脓肿(abscess of liver) 为肝组织局限性化脓性炎症。感染途径:经胆管感染、经血行感染、邻近

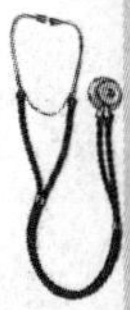

组织感染直接蔓延。脓肿多为单房，少数为多房，可单发或多发。临床表现肝大、肝区疼痛和全身的炎症反应。

◎影像学表现

(1) 超声检查　可为首选检查方式。①直接征象：单发或多发的囊性肿块；脓腔的低回声、脓肿壁的环状高回声形成“环征”；脓肿壁厚薄不等，外缘清或不清，内缘不平整；脓肿内出现气体，后方出现狭长带状强回声。②间接征象：急性脓肿壁周围见环状水肿带。

(2) CT 检查　①直接征象：平扫肝实质圆形或类圆形低密度区，可见分隔、小气泡或气液平面；脓肿壁密度低于肝而高于脓腔；增强扫描脓肿壁、分隔明显强化，脓腔无强化。②间接征象：急性期脓肿壁外周可出现环状水肿带。低密度的脓腔和环形强化的脓肿壁以及周围的无强化的低密度水肿带构成了所谓“环征”。动脉期病变所在肝段可出现一过性强化，可能是肝实质局部血供增多；肝脓肿易发生右侧胸腔积液。

(3) MRI 检查　①直接征象：脓腔在 T1WI 呈均匀或不均匀的低信号，T2WI 高信号，DWI 呈明显高信号；脓肿壁的信号强度 T1WI 高于脓腔而低于肝实质，T2WI 低于脓腔而高于肝实质；增强表现同 CT。②间接征象：所见同 CT。

◎诊断与鉴别诊断

① 肝囊肿：壁薄无强化；②肝细胞癌：肝细胞癌增强扫描表现“快进快出”强化，肿瘤周边假包膜；③肝转移瘤：转移瘤坏死液化腔 DWI 上信号较低。

4. 肝棘球蚴病(hydatid disease of liver)　是棘球绦虫的幼虫寄生于肝脏引起的寄生虫病，流行于牧区。

◎影像学表现

(1) 超声检查　①直接征象：单囊或多囊的无回声区，大囊中有小囊，内囊破裂萎缩在大囊内，形成“水上百合征”；囊壁钙化。②间接征象：大囊推压周围血管、胆管。

(2) CT 检查　①直接征象：平扫显示单发或多发、大小不等囊性病灶，囊内囊为其特征性表现；囊壁见环状钙化；内外囊分离出现“双边征”、“水蛇征”；增强扫描囊壁强化。②间接征象：CTA 见大囊周围血管受压移位。

(3) MRI 检查　①直接征象：囊肿形态及增强扫描与 CT 所见相似；囊内 T1WI 低信号，T2WI 高信号；囊内富含蛋白和细胞碎屑时信号不均匀。②间接征象：与 CT 所见相似。

◎诊断与鉴别诊断

① 肝囊肿：囊壁常无钙化；②肝脓肿：肝囊型棘球蚴病的囊壁薄、周围无水肿带。

5. 肝海绵状血管瘤(hepatic cavernous hemangioma)　常见的肝良性肿瘤。可无任何症状或偶然在体检中发现。巨大肿瘤可出现上腹部胀痛不适。肿瘤破裂可引起肝脏出血。肿瘤直径从 2～20 cm 不等，超过 5 cm 称巨大海绵状血管瘤。

◎影像学表现

(1) 超声检查　①直接征象：多为均匀高回声肿块，境界清；少数呈均匀低回声，边缘可见点状、条状高回声；较大肿瘤回声可不均匀。②间接征象：巨大肿瘤，扫查中用探头压迫肿瘤，可见肿瘤受压变形表现；肿瘤边缘有时可见血流信号。

(2) CT 检查　①直接征象：平扫表现肝实质内境界清楚低密度肿块。多期增强扫描动脉期周边结节状明显强化，门脉期向肿瘤中心扩展，平衡期持续向中心扩展，最终均匀强化；“早出晚归”；少数肿瘤延迟期中心仍无强化。②间接征象：CTA 有时可见供血血管增粗，肿瘤推压周围血管移位。

(3) MRI 检查　①直接征象：T1WI 表现为均匀的低信号，T2WI 及其脂肪抑制序列为均匀的高信号，随着回波时间延长其信号强度也越来越高，即“灯泡”征。多期增强表现同 CT。②间接征象：同 CT 表现。

◎诊断与鉴别诊断

①肝细胞癌：多期增强扫描“快进快出”强化；MRIT1WI 为稍高信号。②肝转移瘤：富血供转移瘤边缘动脉强化，但非结节样强化，门脉期强化程度明显减低。

6. 原发性肝癌(primary carcinoma of liver)　90%以上为肝细胞癌(hepatocellular carcinoma，HCC)。HCC 男性多见，好发于 30～60 岁。早期一般无症状，中晚期表现肝区疼痛，消瘦乏力，腹部包块。多数患者甲胎蛋白(AFP)明显升高。病理上分巨块型、结节型、弥漫型三型。小于 3 cm 的单发结节，或 2 个结节直径之和不超过 3 cm 的结节为小肝癌。肝细胞癌血供丰富，主要由肝动脉供血。有假包膜。容易侵犯门静脉和肝静脉形成癌栓或肝内外血行转移；侵犯胆道引起阻塞性黄疸；肝门及腹膜后淋巴结转移；晚期可

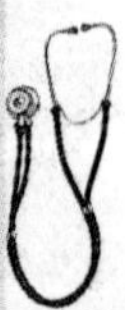

发生肺、骨骼、肾上腺和肾等远处转移。

◎影像学表现

(1) 超声检查　①直接征象：多发或单发肿块，回声复杂、不均匀；肿瘤周围完整或不完整的低回声包膜；②间接征象：多并有肝硬化表现；门静脉或胆管内癌栓，扩张的血管内或胆管内见到高回声病灶。肝门、腹腔、腹膜后淋巴结增大。

(2) CT 检查　①直接征象：单发或多发边界清楚或模糊的肿块，肿块多数为低密度，中央坏死出现更低密度区；弥漫型 HCC 肝增大，多发境界不清低密度小结节。多期增强扫描，巨块型或结节型 HCC 典型表现为整体增强过程呈"快显快出"现象；假包膜门脉期或平衡期强化。弥漫型 HCC 强化不明显，也可呈"快显快出"现象。②间接征象：静脉内癌栓为扩张门脉、静脉内增强后出现充盈缺损；胆道系统侵犯，引起胆道扩张；淋巴结转移；多并有肝硬化表现。

(3) MRI 检查　①直接征象：T1WI 上肿瘤表现稍低信号，肿瘤出血或脂肪性变表现为高信号；T2WI 及其脂肪抑制序列为稍高信号。假包膜在 T1WI 上表现环绕肿瘤周围的低信号。Gd－DTPA 多期增强扫描，肿块增强表现与 CT 相同。肝细胞特异性对比剂动脉期及门脉期强化表现与 Gd－DTPA 增强所见相似，延迟期 HCC 呈低信号。②间接征象：与 CT 表现相似。

MRI 中 RN 和 DN 在 T1WI 表现为略高、等或低信号，T2WI 为低信号，T2WI 上低信号内出现稍高信号即"结中结"表现，且多期增强扫描呈"快进快出"表现，则提示早期 HCC。

◎诊断与鉴别诊断

① 肝腺瘤：青年女性多见、常有口服避孕药病史、无肝硬化背景；②局灶性结节性增生：无"快出"表现且有延迟强化的中央瘢痕，肝细胞特异性对比剂增强肝特异期为高信号。

7. 肝转移瘤(hepatic metastases)　转移途径主要有：血行转移、邻近器官肿瘤的直接侵犯。临床症状除原发的肿瘤症状外，出现肝大，肝区疼痛，消瘦，黄疸，腹水等。

◎影像学表现

(1) 超声检查　①直接征象：肝内多发高回声或低回声结节；典型者"牛眼征"：周边实性高或稍低回声，中央坏死区低回声；高回声结节后方有声影提示转移瘤有钙化。②间接征象：邻近器官转移瘤和(或)原发瘤。

(2) CT 检查　①直接征象：平扫肝实质内多发大小不等低密度肿块，也可单发。增强扫描，富血供肿瘤一过性明显结节样强化，而中央见无强化，边缘强化呈高密度，构成"牛眼征"更常见；乏血供肿瘤强化不明显或延迟强化。②间接征象：其他部位原发恶性肿瘤；其他部位转移瘤。

(3) MRI 检查　①直接征象：病灶形态、数目与 CT 相似，T1WI 常表现稍低信号，T2WI 呈稍高信号；富血供肿瘤 T2 信号较高；黑色素瘤转移可呈 T1WI 高、T2WI 低信号。瘤内出血、钙化、囊变时信号不均匀。增强扫描与 CT 类似。②间接征象：与 CT 表现类似。

◎诊断与鉴别诊断

①HCC：肿瘤坏死倾向及环形强化较转移瘤不明显，通常有肝硬化背景，AFP 增高；②肝囊肿：囊肿壁薄、无强化；③肝脓肿：DWI 上脓腔高信号，临床有发热、腹痛、白细胞升高表现。

8. 肝囊肿(liver cyst)　囊肿的大小从数毫米到数厘米，囊壁很薄，囊内充满澄清液体。临床症状轻微，巨大囊肿可有上腹胀痛。偶有囊肿破裂、出血。

◎影像学表现

(1) 超声检查　表现为多发或多发类圆形均匀无回声区；囊壁薄、光滑高回声，侧壁回声失落；囊肿后方回声增强。

(2) CT 检查　平扫显示肝实质内多发或多发圆形低密度区，边缘锐利，境界清楚，囊内均匀水样密度。增强扫描，囊内无强化；囊壁菲薄也无强化。

(3) MRI 检查　边缘光滑、锐利，T1WI 呈低信号，T2WI 呈高信号。增强扫描无强化。

二、胆道系统

(一) 检查技术

1. X 线检查

(1) 胆系平片检查　可发现胆系内含钙较高的结石和胆管积气。

(2) 胆系造影检查　有经皮经肝胆管造影(PTC)和经内镜逆行性胆胰管造影(ERCP)。胆管术后"T

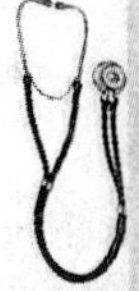

形”管造影。

2. 超声检查 胆系疾病的首选和主要影像检查方法之一。能显示胆囊和胆管解剖及胆系结石、肿瘤等病变，进行胆囊收缩功能检查，还可了解肿瘤血供及其与门脉、肝动脉关系。

3. CT检查 平扫与增强检查扫描方法同肝脏。增强扫描图像后处理进行CT胆管成像(CTC)能清楚显示胆系立体解剖。

4. MRI检查

(1) 普通及增强检查 常规T1WI和T2WI检查，除了行轴位扫描外，可根据需要增加冠状位或矢状位扫描。也可进行增强检查。

(2) MRCP检查 主要评估胆系梗阻。

（二）正常影像表现

1. X线检查 PTC或ERCP都能显示胆管。正常胆管显影密度均匀，边缘光滑。肝总管长约3～4 cm，内径约0.4～0.6 cm。胆总管长约4～8 cm，内径0.6～0.8 cm。末端与胰管汇合后共同开口于十二指肠乳头部。

2. 超声检查 胆囊长径不超过9 cm，前后径不超过3 cm，壁厚2～3 mm，腔内均匀无回声，胆囊后方回声增强；胆囊壁光滑高回声。肝内胆管内径不超过2 mm。

3. CT检查 平扫，胆囊横断面表现圆形或类圆形，直径约4～5 cm，胆囊腔表现均匀水样低密度；胆囊壁光滑锐利，厚度约2～3 mm。增强检查胆囊腔内无强化，壁细线样环状强化。正常肝内胆管不显示，胆总管可显示，表现为小圆形或管状低密度影。

4. MRI检查 胆囊形状、大小与CT表现相同。其内均匀T1WI低、T2WI高信号；部分信号不均匀，浓缩胆汁T1信号高。MRCP多数胆囊都能清晰显示，正常胆囊内表现均匀高信号，边缘光滑。正常肝内胆管普通MRI扫描难分辨，肝外胆管T1WI呈低信号，T2WI呈高信号，表现圆形或管状影像。MRCP肝内、外胆管均能显示，表现为边缘光滑整齐，均匀的高信号。

（三）基本病变表现

1. 胆囊大小、数目和位置异常 ①胆囊增大：常见于胆囊炎或胆系梗阻；超声纵径×横径>9 cm×3 cm；CT、MRI显示胆囊横断面直径超过5 cm。②胆囊缩小：常并有胆囊壁增厚；见于慢性胆囊炎。③胆囊壁增厚：厚度超过3 mm即为增厚；环形增厚见于胆囊炎，超声显示胆囊壁“壁内分层”，由外到内高、低、高回声，CT增强胆囊壁分层状或均匀强化；局限性增厚见于肿瘤或肿瘤样病变。④胆囊位置、数目异常：位于肝门部胆囊床以外的胆囊或双胆囊均为先天异常。

2. 胆系钙化灶 多为结石。①X线平片，中间低密度边缘高密度影，需与右肾钙化灶等胆系外钙化灶鉴别。②超声检查，强回声后方伴声影，胆囊内结石可移动。③CT检查，扩张的胆囊或胆管内单发或多发、密度均匀或不均匀的高密度影。④MRI检查，绝大部分胆囊和胆管内结石在T1WI和T2WI均表现低信号，部分T1WI呈高信号；T2WI及MRCP表现圆形或类圆形低信号充盈缺损。

3. 胆管扩张 先天性胆管扩张为肝内或肝外单发或多发的局部胆管梭形或囊状扩大，与正常胆管相通。后天性的胆管扩张由于下端的阻塞或狭窄引起上段胆管全程扩张。①PTC、ERCP显示胆总管直径超过1.1 cm为扩张，“软藤征”或“枯树枝征”。②超声肝内胆管内径超过2 mm，肝外上段胆管内径超过5 mm，胆总管直径超过8～10 mm；或肝管内径大于伴行门脉径线的1/3。③CT检查，正常不能显示的肝内胆管显影，肝总管内径超过8 mm，胆总管直径超过10 mm；胆管扩张同时胰管扩张，即“双管征”。④MRI检查扩张的胆管T1WI表现低信号，T2WI表现高信号；MRCP可全程显示扩张的胆管。

4. 胆管狭窄或阻塞 常见原因是肿瘤、结石、炎症。①胆管管腔变细或突然中断，上方胆管扩张。②结石或胆管癌引起的胆管局限的偏心性或向心性狭窄，突然截断。③炎症引起的胆管狭窄呈鼠尾状或漏斗状的狭窄，边缘光滑，范围较长。

5. 充盈缺损 ①超声检查结石为强回声伴声影，肿瘤呈弱回声或中等回声的实性肿块。②CT检查结石为高密度影，肿瘤呈由壁向腔内生长的软组织肿块。③MRI检查结石在T2WI上高信号中呈低信号的充盈缺损，肿瘤为软组织信号的充盈缺损；MRCP图像上，胆管结石表现扩张胆管末端边缘光滑的倒“杯口”状充盈缺损，胆管肿瘤的充盈缺损表现边缘不规则。

（四）疾病诊断

1. 胆石症与胆囊炎 在胆汁淤滞和胆道感染等因素的影响下，胆汁中胆色素、胆固醇、黏液物质和钙

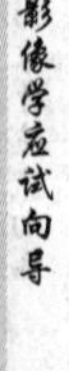

盐物质析出、凝集而形成胆结石。胆管结石与胆囊结石，统称为胆石症(cholelithiasis)。胆囊炎和胆石症互为因果。常见的症状为反复、突然发作的右上腹部绞痛，并放射至后背和右肩胛下部。急性胆囊炎常表现持续性疼痛、阵发性绞痛，伴有畏寒、高烧、呕吐。检查右上腹压痛，墨非征阳性。

◎影像学表现

(1) X线检查　平片可发现胆囊含钙量高的阳性结石，表现为右上腹部高密度影，侧位片位于脊椎前方。胆囊阴性结石及胆管结石平片不能显示。PTC或ERCP可见胆管或胆囊内结石的充盈缺损。

(2) 超声检查　①结石为强回声后方伴声影，胆囊内结石可移动；泥沙样结石为胆囊后壁细小强回声，后方伴声影；结石填满胆囊时出现“胆囊壁弱回声-结石强回声-声影”三联征；②胆囊炎：急性胆囊炎为胆囊增大，壁增厚呈强回声；慢性胆囊炎胆囊缩小，壁增厚、钙化、毛糙，回声增强。

(3) CT检查　①结石为单发或多发、圆形、多边形或泥沙状的高密度影；胆总管结石可见上部胆管扩张，结石部位的层面，高密度结石周围有低密度胆汁，形成“靶征”或“新月征”；②胆囊炎：急性胆囊炎时胆囊增大，直径>5 cm，胆囊壁弥漫性增厚超过3 mm并分层状强化，胆囊周围常有环形低密度无强化影。慢性胆囊炎则表现胆囊缩小，胆囊壁增厚，可有钙化，增强扫描有强化。

(4) MRI检查　①结石在T1WI低信号，部分为高信号或混杂信号；T2WI上为低信号。MRCP显示结石部位、大小、形态、数目等，以及胆管扩张及其程度。②胆囊炎：胆囊增大，胆囊壁增厚；增厚的胆囊壁水肿层T1WI低、T2WI高信号。

2. 胆囊癌(carcinoma of gallbladder)　常发生在胆囊底部或颈部。80%呈浸润性生长，胆囊壁环形增厚；20%呈乳头状生长突入胆囊腔。可形成软组织肿块，并侵犯周围肝组织。多合并胆囊结石。临床表现右上腹持续性疼痛、黄疸、消瘦、肝大和上腹部包块。

◎影像学表现

(1) 超声检查　①小结节型：突入胆囊腔内的1～1.2 cm乳头状等回声肿块，宽基底，表面不光滑；②蕈伞型：腔内宽基底、边缘不整的肿块；③厚壁型：胆囊壁局限性或弥漫性不均匀增厚；④混合型：蕈伞型与厚壁型结合图像；⑤实块型：胆囊增大，胆囊腔被肿瘤占据，低回声或不均质实性肿块，常累及肝脏。

(2) CT检查　①肿块型：胆囊腔全部被肿瘤所占据，形成软组织肿块，周围肝实质密度低减低，分界模糊；②厚壁型：胆囊壁局限性或弥漫性不均匀增厚；③结节型：胆囊腔内单发或多发的乳头状或菜花状肿块，基底部胆囊壁增厚。增强检查，肿瘤明显强化。

(3) MRI检查　与CT表现相似，表现胆囊壁增厚，胆囊内实质性肿块。DWI上肿块呈高信号。T2WI肿块周围的肝实质不规则高信号带，提示肝脏受累。同时显示淋巴结转移和胆道扩张。

影像检查均可见伴发结石表现。

◎诊断与鉴别诊断

①波及周围肝实质的肿块型胆囊癌，易与肝癌混淆。HCC易发生门静脉侵犯和癌栓，AFP升高；②胆囊炎鉴别，胆囊壁明显不规则增厚，淋巴结增大，DWI高信号支持胆囊癌诊断。

3. 胆管癌(cholangiocarcinoma)　为左、右肝管以下的肝外胆管癌。肿瘤的形态分为结节型、浸润型、乳头型。肿瘤好发于上段胆管。临床常表现为进行性黄疸、脂肪泻、陶土样大便和上腹出现包块。CA19-9明显增高。

◎影像学表现

(1) 超声检查　①结节型与乳头型：扩张的胆管远端有边缘不整的软组织肿块，中等或略低回声；②浸润型：扩张的胆管远端狭窄或闭塞。CDFI显示肿块周边及内部无血流或细小血流。

(2) CT检查　肝内外胆管不同程度扩张。①浸润型：胆管壁不规则增厚、管腔向心性狭窄；可无明确结节或肿块；②结节型与乳头型：扩张的胆管远端有软组织结节；少数向外生长，肝门部累及肝实质，形成肿块；增强明显强化。

(3) MRI检查　表现与CT相似，胆管扩张表现T1WI低信号；T2WI明显高信号。肿瘤表现为T1WI低信号；T2WI不均匀较高信号的软组织结节。MRCP在显示胆管扩张方面与CTC相同，同时显示胆管内不规则软组织肿块，胆管不规则狭窄或阻塞。

◎诊断与鉴别诊断

①胆总管结石：于扩张胆总管末端见到阳性结石影则支持胆管结石诊断；②胆管炎：长范围的胆管鼠尾状狭窄，末端既不显示结石影，也不显示软组织肿块。

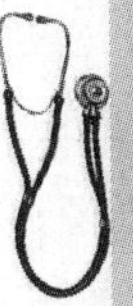

4. 胆系先天性发育异常　包括先天性胆囊异常、先天性胆管闭锁、先天性胆管扩张等。先天性胆管扩张(congenital dilatation of the bile duct)系先天性胆管壁发育不全，分为五种类型：Ⅰ型为先天性胆总管囊肿(congenital choledochal cyst)；Ⅱ型为胆总管单发性憩室；Ⅲ型为胆总管十二指肠壁内段囊状扩张；Ⅳ型为多发性肝内、外胆管多发囊状扩张；Ⅴ型为肝内多发性囊状扩张(Caroli disease)。

◎影像学表现

(1) *X线检查*　ERCP和PTC用于术前评估。

(2) *超声检查*　Ⅰ型，扩张胆总管为液性无回声区，与肝门部胆管相连；Ⅴ型，肝内与门脉走行一致的多发圆形、梭形无回声区，与胆管相连。

(3) *CT检查*　Ⅰ型，胆总管扩张，伴发结石、胆管癌是可见相应表现；Ⅴ型，肝周围部多发囊状低密度影，增强扫描可见"中心点征"：扩张胆管包绕并行血管，血管明显强化。

(4) *MRI检查*　Ⅰ型与Ⅴ型表现与CT相似，胆管扩张表现T1WI低信号；T2WI明显高信号。MRCP显示Ⅴ型扩张囊腔与肝内胆管间交通。

◎诊断与鉴别诊断

①Ⅰ型与梗阻性胆总管扩张鉴别：后者肝内、外胆管扩张成比例扩张，且可发现梗阻原因；②Ⅴ型与多发肝囊肿鉴别：后者与胆管不通，增强无"中心点征"。

三、胰腺

(一) 检查技术

1. X线检查　ERCP用于慢性胰腺炎、胰腺癌、壶腹癌的鉴别诊断，DSA适用于检查富血供功能性胰腺神经内分泌肿瘤。

2. 超声检查　首选检查技术。对急慢性胰腺炎、胰腺肿瘤及胰腺囊肿均有价值。

3. CT检查　胰腺疾病诊断主要影像检查方法。

4. MRI检查　超声与CT检查的补充。

(二) 正常影像表现

1. X线检查　ERCP可显示正常胰管，最大径不超过5 mm，边缘光滑整齐，有时可见副胰管。

2. 超声检查　正常声像图常见有蝌蚪型、哑铃型、腊肠型。内部均匀细小回声，接近肝或稍高于肝。胰腺长轴切面，胰头厚<3.0 cm，胰体、尾部<2.5 cm。胰管内径≤2 mm。

3. CT检查　正常胰腺边缘光整或小分叶状，实质密度均匀，略低于肝，增强扫描后密度均匀增高，横跨于腰1、2椎体之前，由头向尾逐渐变细。脾静脉沿胰腺体尾部后缘走行，是识别胰腺的标志。胰管位于胰腺偏前部，可不显示或表现为细线状低密度影。

4. MRI检查　形态、大小、径线等同CT表现；在T1WI和T2WI上，胰腺表现为均匀的较低信号结构，与肝的信号相似。T1脂肪抑制呈相对高信号。其背侧的脾静脉由于流空效应呈现无信号血管影，可帮助勾画出胰腺的后缘。十二指肠内液体常表现为T2高信号。

(三) 基本病变表现

1. 胰腺大小和形态异常　①弥漫性增大：见于急性胰腺炎；②弥漫性缩小：老年性胰腺萎缩或慢性胰腺炎；③局部增大、外凸：多见于肿瘤，亦见于慢性胰腺炎。

2. 胰腺实质内回声、密度和信号异常　①急性出血坏死性胰腺炎：超声为混合回声，坏死区无回声，CT上坏死区呈低密度，出血时为高密度，MRI不均匀信号，坏死区无强化；②胰腺囊肿；③胰腺脓肿：病变内可见气体影，脓肿壁强化；④肿瘤或肿瘤样病变：实质性病灶，胰腺癌强化不如正常胰腺强化程度高。

3. 胰管异常　胰管扩张、狭窄、钙化及走行异常。胰管扩张表示有梗阻或有慢性胰腺炎。MRCP可显示胰管扩张的形态，胰腺癌以光滑或串珠样扩张为主，慢性胰腺炎以不规则扩张为主。胰管结石、钙化见于慢性胰腺炎。

4. 胰周间隙及血管异常　主要见于急性胰腺炎、胰腺癌。

(四) 疾病诊断

1. 急性胰腺炎(acute pancreatitis)　急性胰腺炎分急性水肿型及出血坏死型两种。前者多见，表现为病变胰腺肿大变硬，间质充血水肿并细胞浸润。后者较少见，病变以广泛的胰腺坏死、出血为特征。临床上表现为突发上腹部剧痛疼痛、向腰背部放射，伴有恶心、呕吐、发热等并可出现休克。病因有酗酒、暴饮

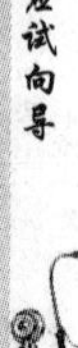

暴食或胆道疾病史。血、尿中淀粉酶增高。

◎影像学表现

(1) 超声检查　①急性水肿型胰腺炎:胰腺增大;边界不清;回声稀少,强度减低。②出血坏死型胰腺炎:胰腺增大;边缘模糊;回声强弱不均伴无回声区。

(2) CT 检查　①急性水肿型胰腺炎:平扫,胰腺增大;边界不清;胰周脂肪密度增高,左肾周筋膜常增厚;增强扫描,均匀轻度强化。②出血坏死型胰腺炎:平扫,除水肿型表现外,胰腺密度不均,坏死区呈低密度,出血时为高密度;增强扫描可见坏死区不增强。胰腺炎性渗液可扩散到小网膜、脾周围、胃周围、肾旁前间隙及升、降结肠周围间隙、肠系膜、盆腔,CT 检查可显示相应部位脂肪间隙密度增高。胰腺假性囊肿为边界清楚的囊状低密度区。脓肿为局限性低密度灶,出现气体是脓肿的特征。

(3) MRI 检查　①平扫,胰腺增大,边缘模糊;T1WI 上信号减低,T2WI 上则增高,T1WI 脂肪抑制像上信号不均匀;出血在 T1WI 和 T2WI 上都表现为高信号;胰周渗出在 T1WI 上呈低信号,在 T2WI 呈高信号;②增强扫描同 CT 表现。假性囊肿呈长 T1 长 T2 的圆形、边界清楚、壁厚的囊性病变,囊内信号可不均匀。脓肿表现与假囊肿类似,不易区分。

2. 慢性胰腺炎(chronic pancreatitis)　慢性胰腺炎是指由各种因素造成胰腺局部、节段性或弥漫性的慢性进展性炎症,导致胰腺实质和胰管组织的不可逆性损害。临床上患者可有上腹痛,可合并糖尿病,常伴有胆系疾患。

◎影像学表现

(1) X 线检查　ERCP 对慢性胰腺炎诊断较敏感,表现为胰管的狭窄、扩张,胰管内结石等。

(2) 超声检查　胰腺轻度增大或变小、轮廓不规则;实质回声不均匀增强、增粗;主胰管扩张;实质与胰管内钙化、结石;假囊肿为无回声区。

(3) CT 检查　①平扫,胰腺大小、形态可正常,或增大或萎缩;胰管扩张,粗细不均匀;常有钙化、结石;假囊肿为边界清晰液体密度影;肾周筋膜增厚;②增强扫描,强化不均匀。

(4) MRI 检查　①平扫,大小、形态、胰管、胰周表现同 CT;T1WI 脂肪抑制像和 T2WI 上均为低信号;胰管串珠状扩张;假囊肿为 T1WI 低、T2WI 高信号;②增强同 CT 表现。

◎诊断与鉴别诊断

与胰腺癌鉴别:①胰头慢性炎性肿大以纤维化改变为主,在 T2WI 上呈低信号改变;②动态扫描各期炎症强化规律基本与正常胰腺的强化规律相一致,胰头癌则在动脉期为低密度或低信号。③发现钙化、假囊肿,炎症可能性大。④胰腺癌更易侵犯、包埋邻近血管。⑤胰腺癌较早即可能出现肝、腹膜后转移。

3. 胰腺癌(pancreatic carcinoma)　指胰腺导管癌。约 60%～70%发生于胰腺头部。临床早期多无症状或症状不明确。胰头癌常直接侵犯或压迫胆总管胰内段,出现进行性阻塞性黄疸。CA19-9 增高。

◎影像学表现

(1) 超声检查　①直接征象:胰腺局限性增大,内有边界不清低回声或混杂回声肿块;CDFI 肿块内无血流。②间接征象:肿块上游胰管扩张,胰头癌可使肝内外胆管、胆囊扩张;胰周、腹膜后可见多发低回声淋巴结影;肝转移时可见肝内异常低回声肿块。

(2) CT 检查　①直接征象:平扫,肿瘤密度常与胰腺的密度相似,小病灶不易发现。较大的肿块可引起胰腺局部增大,出现坏死、液化则形成低密度区;增强扫描时肿块强化不明显,呈相对低密度,可有一定程度延迟强化。②间接征象:肿块上游胰管扩张;胰头癌时胰管、胆管扩张可形成"双管征",可伴有胰体尾萎缩或引起远端潴留性假囊肿及急性胰腺炎表现;胰腺癌向外侵犯,胰周脂肪层消失;推移或包埋邻近血管。胰周、腹膜后、肝门淋巴结和肝内可发生转移。

(3) MRI 检查　①直接征象:T1WI 上肿瘤信号一般稍低于正常胰腺平扫,T1WI 脂肪抑制信号更低;T2WI 上信号则稍高,坏死区则更高;多期增强 T1WI 脂肪抑制表现同 CT。②间接征象:扩张的肝内外胆管及胰管,在 T1WI 上显示为低信号,T2WI 与 MRCP 上为高信号。MRI 能很好地显示胰周、血管侵犯、淋巴结转移、肝内转移;DWI 胰腺原发灶、淋巴结转移、肝转移均呈高信号。

◎诊断与鉴别诊断

①慢性胰腺炎并胰头局限性增大;②局灶性自体免疫性胰腺炎:胰头局限性增大,边界清楚,邻近血管无侵犯,常有其他器官自体免疫性疾病,血 IgG_4 升高,激素治疗有效。

4. 胰腺囊性肿瘤　病理上分为浆液性囊腺瘤和黏液性囊性肿瘤。常发生在胰体尾部,中老年女性多

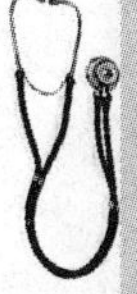

见。浆液性囊腺瘤由无数小囊构成，一般无症状，无恶变倾向。黏液性囊腺瘤为单囊或几个大囊组成，有分隔，有恶变可能，大于 5 cm 考虑恶性，超过 8 cm 多为恶性。

◎影像学表现

(1) 超声检查　胰腺内多房或蜂窝状无回声病变；部分病变囊壁和分隔较厚，边缘可见实性乳头状结构突向腔内；CDFI 病变内无血流，囊壁和乳头状结构内可见少许血流。

(2) CT 检查　①平扫，肿瘤呈边缘光滑的圆形或卵圆形水样密度；浆液性囊腺瘤呈蜂窝状，纤维组织和分隔有时可见"星芒状钙化"；黏液性囊腺瘤和囊腺癌壁厚薄不均，分隔少，有时可见乳头样结构；恶性者囊壁、分隔较厚；②增强，浆液性囊腺瘤囊壁、分隔强化；黏液性囊腺瘤不规则囊壁、间隔及壁结节强化。

(3) MRI 检查　形态学似 CT；囊液呈 T1WI 低、T2WI 高信号表现，囊壁及分隔成低信号。增强扫描同 CT 检查。

◎诊断与鉴别诊断

① 胰腺假囊肿：多继发于胰腺炎，有相应病史，病变光整，无壁结节；②胰腺真性囊肿：壁薄、无强化。

四、脾

(一) 检查技术

1. X 线检查　可显示脾大、钙化。

2. 超声检查　首选影像检查技术。测量大小，发现局灶性病变；CDFI 反映脾及脾内病变血流状态。

3. CT 检查　超声检查后首选影像检查技术。

4. MRI 检查　对脾脓肿、血管瘤、淋巴瘤诊断有优势。

(二) 正常影像表现

1. 超声检查　脾形态与切面有关，脾包膜呈光滑的细带状回声。脾动、静脉显示为无回声平行管状结构。脾实质呈均匀中等回声，略低于肝。CDFI 显示脾门处及脾内脾静脉的分支呈蓝色血流，脾门处脾动脉红色血流。脾厚径：脾膈面弧线做切线，至脾门距离为脾后径，正常不超过 4.5 cm；脾长径：脾内上缘至外下缘的距离，正常 8～12 cm；脾静脉内径：脾门处脾静脉内径小于 0.8 cm。

2. CT 检查　脾前后径≤10 cm、宽径≤6 cm、上下径≤15 cm；另一方法是脾最大横断层面，外缘少于 5 个肋单元(肋单元为同层 CT 上一个肋骨或一个肋间隙的长度)。平扫近似于新月形或内缘凹陷的半圆形，密度均匀并略低于肝。脾内侧缘常有小切迹，可见大血管出入脾门。增强扫描动脉期脾不均匀强化，静脉期和实质期密度均匀。

3. MRI 检查　横断面上与 CT 表现类似。脾脏的信号均匀，T1 及 T2 弛豫时间比肝、胰长，与肾相似。脾门血管呈流空信号。

(三) 基本病变表现

1. 脾数目、位置、大小和形态异常　数目增多为副脾和多脾，数目减少为脾缺如，位置异常如异位脾、游走脾。脾增大表现为各径线增大。形态异常为轮廓、边缘异常。

2. 脾回声、密度、信号异常　钙化、脾梗死、出血、囊肿均可相应表现。脾肿瘤超声为不同于正常脾实质局灶性异常回声，CT 上多为稍低密度影，MRI 上 T1WI 低信号，T2WI 高信号。

(四) 疾病诊断

1. 脾肿瘤(splenic tumor)　良性有血管瘤、错构瘤、淋巴管瘤，常为海绵状血管瘤。恶性分为原发恶性肿瘤、转移性肿瘤和淋巴瘤，以淋巴瘤多见。

◎影像学表现

1) 海绵状血管瘤

(1) 超声检查　①界清圆形高回声，回声均匀或蜂窝状改变；②CDFI 示瘤内无血流，周围点线或短线状血流。

(2) CT 检查　①平扫为类圆形边界清楚的低密度或等密度肿块，可有囊性成分及少许钙化；②增强扫描时与肝血管瘤可相似。

(3) MRI 检查　①T1WI 上表现为境界清楚的低信号区，T2WI 上呈明显高信号。②增强表现与 CT 类似。

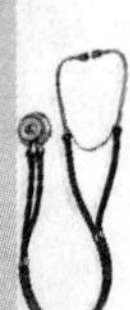

2) 淋巴瘤

(1) 超声检查　①脾弥漫性增大，脾实质回声减低或正常，光点分布较均匀；②脾内结节和肿块，单个或多个散在分布的界清圆形低回声结节，回声均匀或不均，多个结节可融合呈分叶状，病灶间有线状高回声间隔。

(2) CT 检查　脾弥漫性增大或局灶性增大。①脾脏局灶性增大可见单发或多发稍低密度灶，边界不清或清楚；②增强扫描病灶轻度不规则强化，与正常脾实质分界清楚。全身淋巴瘤时可伴有腹膜后淋巴结肿大。

(3) MRI 检查　①脾脏弥漫性增大或脾内单个或多个大小不等的混杂信号圆形肿块，边界不清；②增强扫描病灶轻度强化，信号较正常脾脏为低，典型的可呈"地图"样分布，可伴有腹膜后淋巴结肿大。

◎诊断与鉴别诊断

淋巴瘤与转移瘤鉴别。

2. 脾脓肿(splenic abscess)　血源播散至脾或脾周感染蔓延或外伤、梗死后并发。单房或多房，单发或多发。临床上表现为全身感染症状并脾区疼痛。

◎影像学表现

(1) X 线检查　左膈升高，常伴胸腔积液。

(2) 超声检查　①初期，正常或稍低回声区；②脓肿形成期，不规则或圆形无回声区，内散在光点回声，可见气体影；周边有较高回声带环绕；CDFI 示脓肿壁血流丰富的动脉血流。动态观察可有变化。

(3) CT 检查　①平扫，典型脓肿为圆形或椭圆形低密度区，单发或多发，有时可见气体影；②增强后脓肿壁环状增强，中心部强化。

(4) MRI 检查　①平扫，典型脓肿为圆形或椭圆形 T1WI 低、T2WI 高信号区；周围见水肿信号；②增强同 CT 表现。

◎诊断与鉴别诊断

与膈下脓肿、脾囊肿等鉴别。

3. 脾梗死(splenic infarction)　脾动脉或其分支的栓塞，造成脾局部组织的缺血坏死。梗死可无症状或有左上腹疼痛左胸腔积液，发热等。

◎影像学表现

(1) 超声检查　①脾实质内显示单个或多个楔形或不规则形低回声区，底部朝向脾外侧缘，尖端指向脾门；内部高回声光点或蜂窝状回声；②CDFI 病变区无血流。梗死灶坏死液化形成无回声假性囊肿；陈旧性梗死可纤维化、钙化。

(2) CT 检查　①平扫，尖端朝向脾门的楔形低密度影，边界清楚；②增强扫描病灶无强化。

(3) MRI 检查　①平扫，急性和亚急性梗死区在 T1WI 和 T2WI 上分别为低信号和高信号区；慢性期在 MRI 各种序列上均呈低信号；②增强扫描病变无强化。

◎诊断与鉴别诊断

与脾脓肿、脾破裂出血等鉴别。

第三节　腹膜腔和肠系膜

【大纲要求】

掌握：腹膜腔和肠系膜基本病变影像学表现；急性腹膜炎、腹腔脓肿的影像学表现。

熟悉：腹膜腔和肠系膜正常影像学表现，腹膜转移瘤的影像学表现及诊断与鉴别诊断，结核性腹膜炎影像学表现。

了解：原发浆液性乳头状癌影像学表现。

【内容精析】

一、检查技术

1. X 线检查　仅发现腹腔积气、大量积液、较大腹腔肿块。

2. 超声检查　发现腹腔积液、腹膜增厚及占位性病变，评估血流。

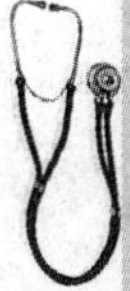

3. CT检查 主要影像检查技术,发现腹腔积气、积液和腹膜增厚及结节、肿块。增强扫描提高小病灶检出。

4. MRI检查 CT检查后补充技术。

二、正常影像表现

1. 超声检查 壁层腹膜呈细线状高回声;网膜、系膜、韧带呈高回声带。

2. CT检查 壁层、脏层腹膜不可直接显示;网膜、系膜、韧带为脂肪性低密度影并夹杂血管和小结节影。增强扫描血管强化。

3. MRI检查 表现同CT,腹膜、网膜、系膜、韧带内脂肪组织T1、T2均呈高和较高信号,脂肪抑制检查为低信号,血管呈流空影。

三、基本病变表现

1. 腹腔积气(pneumoperitoneum) 常见于胃肠道穿孔,也见于腹部术后或合并感染。影像检查发现腹腔内有气体影。

2. 腹腔积液 病变使腹膜腔内有明显量液体,即腹水(ascites)。少量游离积液聚集于腹膜腔最低位,站立位在盆腔腹膜陷凹(peritoneal fossa),卧位在肝肾隐窝(hepatorenal recess)。常见原因肝、肾功能异常及心衰、腹膜肿瘤、结核性腹膜炎等。MRI可见区分浆液性与血性。

3. 腹膜增厚 结核性腹膜炎、急性胰腺炎腹膜均一增厚;腹膜肿瘤腹膜结节状增厚。常伴腹腔积液,增强扫描可见强化。

4. 网膜和系膜异常 水肿、结节、肿块。淋巴结增大以及钙化等。

四、疾病诊断

(一) 腹膜腔感染性病变

1. 急性腹膜炎(acute peritonitis) 常见于胃肠道穿孔、腹部术后及手术并发症。临床上表现为腹痛、发热、全腹肌紧张,有压痛及反跳痛等。

◎影像学表现

(1) X线检查 肠管充气扩张;胁腹线增宽、密度增高或消失;腹腔积液;胃肠道穿孔时可见游离气体。

(2) 超声检查 腹腔积液、积气。

(3) CT检查 腹腔积液;胃肠道穿孔时可见游离气体;受累肠系膜水肿、增厚,密度增高,并有条片状影;腹膜均匀增厚;肠壁增厚、肠郁张等。

2. 腹腔脓肿 临床上有发热、局部疼痛和血白细胞升高。

◎影像学表现

(1) 超声检查 圆形或扁圆形、不规则低回声或无回声区,内可见散在高回声光点。

(2) CT检查 ①脓肿早期,平扫为软组织密度肿块,边缘不清,增强扫描无强化;②脓肿形成后,平扫脓肿中心为低密度,周边密度稍高,部分病灶内可见气体影;周围脂肪组织密度增高,邻近肠壁增厚,疾病结构受压;增强扫描环形强化。

(3) MRI检查 ①平扫,与脓液成分有关,坏死不均匀时信号不均匀,含蛋白多时T1、T2均高信号;脓液为渗出时T1低、T2高信号;伴出血时,各期有相应改变;②增强扫描同CT检查。

3. 结核性腹膜炎 分三型:渗出型、粘连型、干酪型。青壮年多发,起病缓,早期症状轻,少数起病急。

◎影像学表现

(1) 超声检查 ①渗出型:腹腔积液分散于全腹或局限,无回声;腹膜增厚;②粘连型:肠管粘连呈团块状,内部强弱回声相间;③干酪型:肠系膜淋巴结增大,相互融合。

(2) CT检查 ①渗出型:腹腔积液,密度稍高于水;腹膜增厚,明显强化;大网膜呈污垢样改变;②粘连型:多发包裹性稍高密度积液;网膜小片状增厚并不同程度强化;肠系膜增厚呈线状、星芒状改变;③干酪型:多由渗出型与粘连型演变而来;肠系膜淋巴结增大并环形强化;腹内多发囊样病灶,有分隔,增强扫描囊壁、分隔轻度强化。

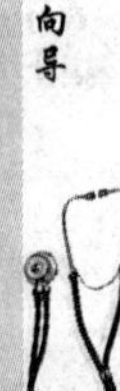

(二) 腹膜肿瘤(peritoneal tumor)

分为原发性与继发性。原发性肿瘤包括腹膜间皮瘤、原发浆液性乳头状癌、纤维瘤、脂肪瘤等。后者主要为转移瘤。

1. 腹膜转移瘤　来源途径有：沿腹膜反褶结构蔓延、淋巴道转移、血行转移、种植转移。

◎影像学表现

(1) 超声检查　①腹腔积液；②腹膜不规则增厚，可见实性结节；③肠管粘连，呈强回声多固定于腹后壁；④系膜、网膜内及粘连肠管间可见低或无回声区；⑤腹膜后多发肿大淋巴结。

(2) CT 和 MRI 检查　①平扫，腹腔积液；腹膜结节状不规则增厚，肝脾表面可见弧形压迹；肠系膜、网膜多发软组织结节，可形成网膜饼(omental cake)；淋巴结增大；可发现腹腔器官原发肿瘤；②增强扫描，结节、淋巴结中等强化。

◎诊断与鉴别诊断

①结核性腹膜炎：腹膜均匀增厚，结节较小，一般不形成网膜饼，临床与实验室有结核相应表现。②原发腹膜恶性肿瘤：腹膜间皮瘤可无腹腔积液，患者多有粉尘接触史；原发浆液性乳头状癌发生于老年女性，血中 CA－125 升高。

2. 原发浆液性乳头状癌　发生于绝经后老年女性，CA－125 明显增高。

◎影像学表现

超声、CT 和 MRI：与腹膜转移瘤相似，但无原发灶发现。

第四节　急腹症

【大纲要求】

掌握：急腹症的基本病变表现，肠梗阻的影像学表现，胃肠道穿孔的影像学表现。

熟悉：急腹症的检查方法。

了解：腹部外伤的影像学表现。

【内容精析】

一、检查技术

(一) X 线检查

1. 透视及 X 线平片

(1) 透视　可观察膈肌运动和胃肠蠕动。

(2) X 线平片　首选摄影位置站立正、侧位。①站立正、侧位，能清楚显示腹腔游离气体和气液平面；②仰卧前后位，仰卧水平侧位，侧卧水平正位用于不能站立患者；③先天性直肠肛管闭锁，则多用倒立位检查。

2. 造影检查　①钡剂或空气灌肠主要用于回盲肠部肠套叠、乙状结肠扭转、结肠癌所致梗阻及先天性肠旋转不良等；对肠套叠和乙状结肠扭转，部分病例还可行灌肠整复；②上消化道造影检查，钡餐主要用于先天性幽门肥厚、十二指肠梗阻等；口服含碘对比剂用于胃肠道穿孔及肠梗阻等；③对急性消化道大出血，可行选择性或超选择性 DSA 检查。在明确出血部位后，可滴注加压素或栓塞止血。

(二) 超声检查

对于胆囊炎、胆石症、急性胰腺炎、肠梗阻和腹部急性外伤，均有一定价值。

(三) CT 检查

1. 平扫　①扫描范围一般应上起膈肌，下至盆腔；②窗技术应用，将气体与脂肪区分开；③多平面重组(MPR)。

2. 增强　主要适用于腹内脏器损伤、炎症及腹腔脓肿，也用于了解肠梗阻血供障碍。

二、正常影像学表现

(一) X 线检查

1. X 线平片

(1) 腹壁与盆壁　①脂肪组织：腹部前后位片上，在两侧胁腹壁的内侧，可见腹膜外脂肪影，上起第 10 肋骨下端，向下延伸到髂凹而逐渐消失，称为胁腹线(flank stripe)；肾周脂肪线影勾画出肾脏轮廓；②肌肉组织：腰大肌、腰方肌位于腹后壁，闭孔内肌、提肛肌等位于盆腹膜外。

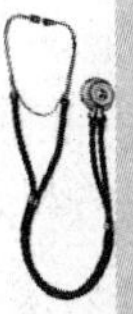

(2) 实质脏器　肝、脾、肾等呈中等密度，在腹部平片上可显示器官的轮廓、大小、形状及位置。正位片上：①部分患者可显示肝下缘，微向上突或较平直。肝下缘与外缘相交形成肝角，一般呈锐角。②脾上极不显示，下极较圆钝。③两肾沿腰大肌上部两侧排列

(3) 空腔脏器　①胃、十二指肠球部及结肠腹部平片可显示其内腔；小肠除婴幼儿可有积气外，一般不能显示；②膀胱和胆囊偶可显示部分边缘。

2. 造影检查

(二) 超声检查(略)

(三) CT 检查

平扫直接显示腹腔脏器及腹膜腔、腹膜后各解剖结构、异常改变；增强扫描胃肠道壁和血管强化。

三、基本病变表现

(一) X 线检查

1. X 线平片

(1) 腹腔积气　①游离气腹：某种病因导致腹膜腔内积气(pneumoperitoneum)且随体位改变而游动。常见于胃肠穿孔、腹腔术后或合并感染。立位膈与肝或胃之间透明的新月形气体影；侧卧水平位投照，腹壁与腹内脏器外壁之间。②腹腔内气体局限于某处，且不随体位改变而移动，为局限性气腹。常见于胃肠道穿孔至小网膜囊内或腹腔感染。另外，实质脏器内(如肝内有脓肿)、血管内(如门静脉内有积气)、胆管内(如胆肠瘘或吻合术后)以及胃肠壁内(如新生儿坏死性小肠结肠炎)，也可有积气征象。

(2) 腹腔积液(peritoneal fluid collection)　各种不同的病因如感染、外伤、肝硬化、低蛋白血症等均可导致腹膜腔积液，简称腹液、腹水。

(3) 实质脏器增大　如肝、脾、肾等增大，在轮廓、形状等方面发生改变；同时压迫、推移相邻脏器，尤其是含气的空腔脏器。

(4) 空腔脏器内积气、积液并内腔扩大　胃肠腔内积气、积液和内腔扩大表现，见于梗阻性病变、炎症、外伤。①梗阻位置：幽门梗阻致胃扩张，立位上腹较长气液平面；十二指肠降段梗阻，胃和十二指肠球部扩大，表现“双泡征”；小肠和结肠扩大，通过观察肠黏膜皱襞的形态区分。②梗阻类型：正常时，空肠居左上腹、回肠居右下腹及盆腔。小肠及其系膜扭转，如扭转度为180°的奇倍数(如180°、540°)时，则空肠易位于右下腹，回肠位于左上腹。小肠系膜扭转，胀气的肠曲常因系膜紧缩、牵引，而出现向周围伸展及活动度受限，即有向心性集中和对称性排列的倾向；粘连性肠梗阻常有肠曲活动度减少。肠黏膜皱襞和肠壁增厚常发生于肠壁的循环障碍，如绞窄性肠梗阻、肠系膜血管血栓形成、炎性肠病、肠壁外伤等。

(5) 腹内肿块影　肿块在相邻充气肠曲对比下为均匀的软组织块影，边界较清晰。假性肿块又称“假肿瘤”征，是两端闭锁的绞窄肠段，闭袢内充满大量液体，密度较高，仰卧正位片上，呈肿块影像。

(6) 腹内高密度影　阳性结石、钙斑和异物。阳性结石包括胆石、泌尿系结石、阑尾粪石。

(7) 腹壁异常　①炎症或外伤可使胁腹线增宽、透明度下降、消失。②炎症、外伤可使腹壁软组织增厚，密度增加和向外膨出。③腹壁软组织内还可显示组织间积气，来源于腹膜后或腹膜间位空腔脏器向腹膜外破裂及开放性腹壁损伤。

(8) 下胸部异常　胸膜、肺底、膈肌和下胸壁软组织发生改变。膈下脓肿时有同侧胸腔积液、肺底炎症、膈肌上升及活动度减小等。

2. 造影检查

(1) 钡剂、空气灌肠　①急性肠套叠：钡剂或空气灌肠可显示套头梗阻端所形成的杯口状或半圆形充盈缺损；②乙状结肠扭转：钡剂或空气受阻于梗阻处，呈削尖样或鸟喙状狭窄甚至完全阻塞；③结肠癌所致结肠梗阻：钡剂可于病变处显示不规则狭窄或环形狭窄，甚至完全阻塞。

(2) 泌尿系造影　①肾破裂：静脉肾盂造影可显示肾盂、肾盏连续性受损，对比剂外溢；②膀胱破裂：静脉肾盂造影显示膀胱边缘模糊不清，对比剂进入盆腔腹膜内或外间隙内。

(二) 超声检查

1. 异常气体、液体　游离气体见于膈下、肝脾前方气体样强回声；肠梗阻时扩张肠管内液性无回声区；胃肠道穿孔可见局部积液。

2. 实质脏器外伤　肝脾破裂时外形膨隆、包膜中断，新鲜出血为强、低、不均匀回声，包膜下血肿为混合性回声，内压缩脏器回声增强。

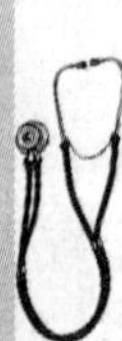

3. 急性炎症与结石　胆囊炎壁增厚、模糊、水肿；急性胰腺炎胰腺肿大；结石为强回声。

（三）CT 检查

1. CT 平扫　①异常气体及液体；②异常钙化灶；③腹内脏器外伤；④腹内肿块。

2. CT 增强

（1）实质脏器　①显示脏器损伤位置、类型、出血范围；②鉴别实质脏器肿瘤破入腹腔出血；③推断腹内肿块性质。

（2）肠管及肠系膜　①炎性肠病和肿瘤肠壁异常增强；②肠坏死时肠壁内、门静脉积气；③肠系膜血管拉长、增粗、扭曲、集中，甚至闭塞；肠扭转特异性表现"漩涡征"；血管狭窄闭塞见于肠系膜血管病变。

（3）腹部大血管　腹主动脉瘤，主动脉管径扩大；夹层破裂，对比剂溢入大血管周围和腹膜后间隙。主动脉夹层还可显示真腔、假腔。

（4）腹膜腔　当腹膜炎症及脓肿形成时，腹膜及脓肿壁强化。

四、疾病诊断

（一）肠梗阻（intestinal obstruction）

影像学检查明确有无肠梗阻；明确梗阻的类型，确定梗阻的位置、病因。分为机械性、动力性和血运性三类。

◎影像学表现

1. 单纯性小肠梗阻（simple small intestinal obstruction）

（1）X 线检查　当梗阻发生后 3～6 小时，梗阻近端肠曲胀气扩大，肠内有高低不等的阶梯状气液面；肠壁与肠黏膜皱襞除非病程较长，一般无明显增厚；梗阻端远侧无气体或仅有少许气体。依据胀气扩大的肠曲来估价梗阻的位置：高位梗阻时，上腹部数目有限、气量少的扩张小肠；低位小肠梗阻时扩张肠管及液平面多范围广。胆石性肠梗阻可在非胆囊区显示阳性结石或胆肠内瘘肠内气体反流所致的肝内胆管积气；蛔虫堵塞所致的肠梗阻可在小肠内显示有大量成团、成束的蛔虫存在。

（2）CT 检查　显示扩张、积气、积液。扩张肠管与正常肠管间"移行带"。

2. 绞窄性小肠梗阻（strangulated intestinal obstruction）　常见于扭转、内疝、套叠和粘连等。

（1）X 线检查　多有小肠系膜受累，肠曲活动受限，向某一固定部位聚集。肠壁增厚（后期可变薄），黏膜皱襞增粗，肠内积液、液面较高等。闭袢性肠梗阻，可见"假肿瘤"征。充气肠袢呈 U 形，似咖啡豆，称"咖啡豆"征。绞窄性小肠梗阻后期，可合并腹腔积液。小肠系膜扭转、内疝及粘连性肠梗阻合并肠段扭转时，常合并"假肿瘤"征或"咖啡豆"征；粘连性肠梗阻肠曲固定、肠曲纠集征象和肠曲转角较急；急性肠套叠造影示套叠部杯口样充盈缺损。

（2）CT 检查　平扫，肠壁轻度增厚、靶征及肠系膜血管集中等征象反映肠管缺血并存在可复性；肠壁密度增加、积气以及肠系膜出血等征象则指示肠管缺血严重、梗死；增强扫描肠壁强化情况反映缺血程度及是否坏死。

3. 大肠梗阻　大肠癌（volvulus of sigmoid colon）是大肠梗阻常见的病因。

（1）X 线检查　闭袢段大肠明显扩张、积液、积气。乙状结肠扭转时扩张乙状结肠形同马蹄状，圆弧部向上，两肢向下并拢达左下腹梗阻点。钡剂灌肠时，完全梗阻的患者表现为钡剂充盈乙状结肠下部，向上逐步变细，并指向一侧，呈鸟嘴状。

（2）CT 检查　显示梗阻端肿块或乙状结肠扭转处肠管管径变化。

4. 麻痹性肠梗阻（paralytic ileus）　又称肠麻痹。常见于急性腹膜炎、脓毒败血症、腹部术后、低血钾症、严重外伤或外伤性休克以及腹膜后间隙感染或血肿等。

X 线和 CT 检查　大肠与小肠肠曲胀气、积液。以全部大肠充气为诊断本症的重要依据。多次检查肠管形态改变不明显。

◎诊断与鉴别诊断

1. 对有无肠梗阻的判定　①完全机械性肠梗阻数小时后，梗阻近端肠管扩张、积气、积液；24～48 小时内，梗阻远端肠管内气体吸收；②肠梗阻早期或不完全肠梗阻是，结肠内可见气体影。

2. 对肠梗阻部位的判定　①小肠近端梗阻，扩张肠曲少、液平面少且多位于上腹部；②小肠远端梗阻，扩张肠曲多、液平面多且分布广；③结肠梗阻，梗阻早期积气、积液发生在结肠，小肠不明显，病情进展，小肠

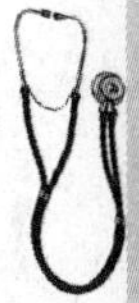

积气积液增多;④麻痹性肠梗阻,小肠、结肠同时扩张。小肠黏膜呈弹簧状,贯穿肠管横径;结肠的半月瓣仅达肠管横径一部分。

3. 对肠梗阻有无绞窄性的判定　绞窄性肠梗阻:①"假肿瘤"征;②"咖啡豆"征;③肠壁坏死时肠壁内出现狭窄、小泡状气体影;④病变发展迅速,1～2天即可出现腹水。

(二) 胃肠道穿孔

临床特点是起病骤然,有腹膜刺激症状。

◎影像学表现

1. X线检查

(1) 气腹　①胃、十二指肠球部及结肠,穿孔后大都有游离气腹征象;②小肠及阑尾,穿孔后很少有游离气腹征象;③胃后壁溃疡穿孔,如网膜孔不通畅,气体则局限在网膜囊内,立位腹平片中腹显示气腔或气液腔;④腹膜间位肠管向腹膜后间隙穿孔,出现腹膜后间隙充气征象,腹腔内并无游离气体。没有游离气腹征象并不能排除胃肠道穿孔。输卵管通气及结肠、腹部手术也可见游离气体。

(2) 腹腔积液、胁腹线异常及肠麻痹　胃肠穿孔后,使相邻胁腹线模糊、肠曲反应性淤积、肠麻痹等征象。

(3) 腹腔脓肿　局限性腹膜炎可形成腹腔脓肿。腹壁、器官及韧带形成脓腔壁。①可见气液空腔或气泡影;②脓腔无气体时,表现软组织肿块影;③脓肿周围炎性浸润,相邻脂肪线增宽、密度增高或消失;④上腹腔淋巴炎性引流,可出现胸腔积液、肺底炎症及小叶肺不张等。

2. 超声检查　腹腔高位见气体影;可见腹水及局限性或弥漫性腹膜炎征象。

3. CT检查　发现少量气腹、腹膜后积气,明确积液及部位、液体量。明确腹腔脓肿,增强扫描可见脓肿壁呈环状强化。

(三) 腹部外伤

在临床表现上,局部或全腹部疼痛、腹膜刺激症状和血红蛋白减低,肾损伤者可见血尿。

◎影像学表现

(1) 实质脏器包膜下破裂　超声检查脏器形态失常,包膜基本完整,并与实质部分分离,其间见无回声血肿区,内部可见散在小光点回声;时间延长,可见条索状回声和中高回声。CT平扫,包膜下血肿区呈高或略高密度影,脏器实质可显压迫内陷;增强扫描,血肿无强化。

(2) 实质脏器内血肿　超声呈局限性边界不清的不规则低回声区,其内部有小片状无回声区及后方回声增强等。CT扫描,血肿密度与正常组织形成明显差异;急性出血均匀或不均匀高密度;出血较久,密度较低。

(3) 实质脏器破裂　包膜不完整。超声显示腹腔积血形成的无回声区,CT扫描显示积液,并可见相应的肝、脾、肾脏内的前述改变。

◎诊断与鉴别诊断

腹部闭合性损伤常需与非外伤性出血,如脾、肾自发性破裂,HCC破裂等鉴别。

【同步练习】

一、名词解释

1. 龛影(niche)　**2.** 充盈缺损(filling defect)　**3.** "假肿瘤"征(pseudotumor sign)　**4.** 激惹征(irritability)　**5.** 闭袢性肠梗阻(closed loops ileus)　**6.** 半月综合征(half moon syndrome)　**7.** 革袋胃(linitis plastica)　**8.** 卵石征(cobble sign)　**9.** 结肠袋(haustra of colon)　**10.** 灯泡征(bulb sign)　**11.** WES征(WES sign)　**12.** 牛眼征(bull eye sign)　**13.** "腊肠"征(sausage sign)　**14.** 咖啡豆征(coffee bean sign)　**15.** "肋单位"法(rib unit)　**16.** 胁腹线(dlank stripe)　**17.** 憩室(diverticulum)

二、选择题

(一) 单选题

1. 腹部平片的简称是(　　)

A. IVP　　B. KUB　　C. PCN　　D. PTA　　E. PTC

2. 下列急腹症的平片影像,**错误**的是(　　)

A．消化管内“气液平”　B．膈下游离气体
C．肠壁间距增宽　D．肝顶部或胃底部与膈肌之间显示结肠袋影
E．空、回肠换位症

3. 绞窄性小肠梗阻的常见原因有(　　)
A．扭转　B．内疝　C．套叠　D．粘连　E．以上都是

4. 三岁小儿，钡灌肠发现直肠局限性狭窄，近端肠管明显扩张，诊断应考虑为(　　)
A．先天性肛门闭锁　B．急性肠套叠　C．乙状结肠扭转
D．直肠癌　E．先天性巨结肠

5. 肠套叠的X线表现中，哪项**错误**(　　)
A．腹部造影与平片可见软组织块影
B．钡灌肠套叠头部呈充盈缺损阴影
C．钡剂排出后附着于黏膜皱襞的钡剂显示为螺旋弹簧状
D．肠套叠也可有不全肠梗阻或梗阻的表现，肠管扩张或气液平面
E．空气灌肠检查时，套叠头部呈充盈缺损阴影

6. 消化道穿孔最常见病因为(　　)
A．消化道肿瘤　B．消化道溃疡　C．消化道结核　D．消化道寄生虫　E．消化道憩室

7. 食管异物最易停留的部位是(　　)
A．食管入口处　B．主动脉弓压迹处　C．贲门口处
D．食管中下段　E．左主支气管压迹处

8. 脾局限性包膜下积血的CT表现中，哪项**不正确**(　　)
A．呈新月形或半月形病变，位于脾缘处　B．呈圆形或椭圆形病变，位于脾内
C．相邻脾实质受压变平或呈内凹状　D．新鲜血液的CT值略高或相近于脾的密度
E．对比增强扫描脾实质强化而血肿不强化

9. 胃肠道疾病首选影像学检查方法为(　　)
A．胃肠造影　B．透视　C．超声　D．CT　E．MRI

10. 上消化道检查应检查至(　　)
A．食管　B．胃　C．十二指肠　D．空肠　E．回肠

11. 下列哪项是胃肠道运动异常(　　)
A．胃蠕动波可见2～3个　B．食管有两种蠕动
C．服钡后2～6小时钡的先端可达盲肠　D．胃蠕动波可见5个
E．服钡后24～48小时钡可排空

12. 早期胃癌是指癌肿尚未侵及(　　)
A．黏膜层　B．黏膜下层　C．肌层
D．浆膜层　E．黏膜下层，且大小不超过5 mm

13. 食管癌恶性程度最高的是(　　)
A．蕈伞型　B．髓质型　C．溃疡型　D．硬化型　E．表浅型

14. 哪项**不是**食管癌的早期征象(　　)
A．黏膜皱襞增粗、迂曲、中断　B．局限浅在的充盈缺损　C．小的溃疡
D．管壁局限性僵硬　E．狭窄段上方食管扩张

15. 引起食道静脉曲张的疾病有(　　)
A．胃癌　B．肝硬化　C．食管癌　D．纵隔肿瘤　E．心肌炎

16. 属于胃溃疡直接征象的是(　　)
A．黏膜线　B．项圈征　C．狭颈征　D．龛影　E．胃小弯缩短

17. 胃溃疡最多发的部位是(　　)
A．胃小弯角切迹附近　B．幽门前区　C．胃大弯　D．幽门管　E．胃底部

18. 下述胃溃疡征象，哪一项提示为恶性(　　)

A．项圈征　B．狭颈征　C．局部胃壁僵硬　D．腔外龛影　E．黏膜纠集

19. 胃癌最好发生的部位是(　　)

A．胃小弯　B．贲门部　C．胃底部　D．胃窦部　E．胃体部

20. 肠结核的好发部位是(　　)

A．回盲部　B．空肠　C．回肠　D．升结肠　E．降结肠

21. 患者,男性,60 岁,钡剂灌肠检查发现乙状结肠下段呈局限性环形狭窄,肠壁僵硬,与正常肠管分界截然,首先应考虑为(　　)

A．溃疡性结肠炎　B．结肠结核　C．溃疡型结肠癌　D．浸润型结肠癌　E．结肠息肉病

22. 门静脉主干正常宽度(　　)

A．≤20 mm　B．≤18 mm　C．≥20 mm　D．15～20 mm　E．≤15 mm

23. 增强扫描动脉期,肝实质强化程度(　　)

A．无明显强化　B．比脾脏高　C．比腹主动脉高　D．比肾脏高　E．与脾脏强化程度相仿

24. CT 平扫,肝脏密度一致性减低,应首先考虑(　　)

A．弥漫性肝癌　B．肝脓肿　C．血色病　D．肝淋巴瘤　E．脂肪肝

25. 最常见的肝良性肿瘤为(　　)

A．肝海绵状血管瘤　B．肝细胞腺瘤　C．肝局灶性结节性增生　D．肝错构瘤　E．肝细胞瘤

26. 肝海绵状血管瘤的影像征象中,**不包括**哪项(　　)

A．抱球征　B．树上挂果征　C．早出晚归征　D．灯泡征　E．星状瘢痕征

27. MRI 扫描,包膜征最常见于(　　)

A．炎性假瘤　B．转移性肝癌肝　C．肝腺瘤　D．原发性肝癌　E．血管瘤

28. 男性,43 岁,上腹隐痛半年就诊,ERCP 示主胰管粗细不均、扭曲、僵硬,胆总管下端向内移位,应首先考虑(　　)

A．急性胰腺炎　B．慢性胰腺炎　C．胰腺假性囊肿　D．胰腺癌　E．先天性胆总管囊样扩张症

29. 急性出血坏死性胰腺炎患者,重要 CT 征象为(　　)

A．胰腺表面光滑　B．胰腺萎缩　C．胰腺边缘锐利　D．肾前筋膜增厚　E．胰腺密度均匀

30. 目前对于胃肠道疾病的检查,首选的检查方法是(　　)

A．钡剂造影　B．CT　C．胃镜　D．MR　E．实验室检查

31. 下列有关咽部的叙述中,**不正确**的是(　　)

A．咽部是胃肠道的开始部分,分为鼻咽、口咽和喉咽三个部分

B．吞钡正位观察,上方正中为会厌,两旁充钡小囊状结构为会厌谿

C．会厌溪内下方较大的充钡空腔是梨状窝,近似菱形且两侧对称

D．梨状窝中间的透亮区为喉头,误认为病变

E．于第 5 颈椎下缘处,两侧梨状窝汇于中心向下引入食管

32. 下列有关食管的叙述,**不正确**的是(　　)

A．食管是连接下咽部与胃的肌肉管道,在第 6 颈椎水平与下咽部相连

B．其下端相当于第 10～11 胸椎水平与贲门相接

C．可分为颈、胸、腹三段

D．颈段为自第 6 颈椎至胸骨切迹水平,位于气管后

E．腹段食管位于肝左叶前方,向左下斜行入胃

33. 食管吞钡充盈,轮廓光滑整齐,宽度可达(　　)

A．1～3 cm　B．2～3 cm　C．1～5 cm　D．3～5 cm　E．5～10 cm

34. 下列有关食管钡餐透视所见,哪项说法**不恰当**(　　)

A．食管吞钡充盈，轮廓光滑整齐
B．食管少量充钡，黏膜皱襞表现为数条纵行、相互平行的纤细条纹状阴影
C．这些黏膜皱襞通过裂孔时聚拢，经贲门与胃小弯的黏膜皱襞相连接
D．食管生理作用是将食物由咽腔送入胃，主要靠食管的蠕动完成
E．第三蠕动波是食物团对食管壁压力所引起，始于主动脉弓水平向下推进

35. 下列有关胃的叙述，**不正确**的是（　　）
A．胃一般分为胃泡、胃体、胃窦三部分以及胃小弯和胃大弯
B．贲门至胃角（胃体与胃窦小弯拐角处，即胃角切迹）的一段称胃体
C．胃角至幽门管斜向右上方走行的一部分，称胃窦
D．由贲门至幽门的右缘，称胃小弯，为小网膜附着处
E．其左外缘称胃大弯，为大网膜附着处

36. 下列有关胃的钡餐造影所见，哪项是**不正确**的（　　）
A．胃黏膜皱襞像可见皱襞间的沟内充以钡剂，呈致密的条纹状影
B．皱襞显示为条状透亮影
C．胃小弯侧的黏膜皱襞排列不规则，弯弯曲曲呈网状
D．胃体大弯侧的黏膜皱襞为斜行、横形而呈现不规则之锯齿状
E．胃窦部黏膜皱襞可以表现为纵行、斜行及横行

37. 下列有关肝CT正常表现的叙述，哪项**不正确**（　　）
A．位于肝门附近的门静脉、胆管和肝动脉主干较粗大，均显示为高密度树枝状阴影
B．正常肝内的管道系统（胆管，肝动、静脉和门静脉）CT值均低于肝实质
C．静脉注射对比剂增强CT，肝实质密度均匀增高
D．正常肝实质密度高于脾、胰，更高于肾
E．正常肝实质密度均匀，CT值为40～60 HU

38. 当今MRI很少用于胃肠道疾病检查的原因中，下列哪项**不恰当**（　　）
A．图像空间分辨力较低　　B．难以发现胃肠道黏膜改变　　C．无法显示小的溃疡
D．价格昂贵　　E．无法显示早期肿瘤

39. 腹部MRI检查有许多优点，但应**除外**下列哪一项（　　）
A．可以常规进行腹部横断面扫描　　B．还可以冠状面及矢状面成像更直观地显示解剖关系
C．空间分辨力高　　D．临床实践证明腹部实质性脏器MRI的应用已越来越多
E．水成像技术可清楚显示胆管、胰管

40. 关于肝门平面的MRI表现，下列哪项叙述是**错误**的（　　）
A．肝门部含门静脉、肝动脉及胆总管　　B．圆韧带为低信号影，构成左叶内、外段的分界
C．肝固有动脉位于门静脉后方　　D．肝尾状叶上部位于下腔静脉与门静脉之间
E．门静脉左、右分支的近侧段均能显示

41. 在胆囊与胰腺平面上，**不正确**的MRI表现是下列哪项（　　）
A．T1WI上胆囊一般为椭圆形低信号结构　　B．胆囊与下腔静脉的连线为肝左右叶的分界线
C．不能显示肾上腺　　D．可同时显示肝右叶下部和脾下部以及左、右肾上部
E．肾周间隙内充满了脂肪组织为高信号影

42. 关于肝脏的叶、段解剖分区标志，下列哪项说法是**错误**的（　　）
A．采用Couinaud分段法将肝脏分为6段
B．根据肝静脉走行作纵向划分
C．胆囊与下腔静脉的连线为肝左右叶的分界线
D．圆韧带构成左叶内、外段的分界线
E．以门静脉为横界作上下划分

43. 下列哪些征象**不属于**闭袢性肠梗阻（　　）
A．卵石征　　B．“8”字征　　C．假肿瘤征　　D．空回肠扭转征　　E．咖啡豆征

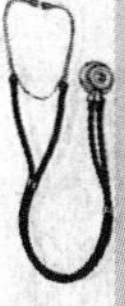

44. 哪一项**不是**胃肠道穿孔穿入腹腔内时主要 X 线表现(　　)

A. 气腹　　B. 腹液　　C. 腹脂线异常　　D. 麻痹性肠胀气　　E. 咖啡豆征

45. 胆结石的 CT 表现中,**除**下列哪一项(　　)

A. 胆结石分为高密度、等密度和低密度 3 种类型

B. 高密度结石表现为单发或多发,圆形、多边形或泥沙状的高密度影

C. 肝内胆管结石呈点状、结节状、不规则状表现,常伴周围胆道扩张

D. 胆总管结石时上部胆管扩张,结石部位的层面扩张的胆管突然消失

E. 胆结石的 CT 值测定不能反映结石化学成分

46. 囊性转移瘤需要和下列哪种疾病相鉴别(　　)

A. 肝脓肿　　B. 肝硬化　　C. 脂肪肝

D. 肝内胆管结石　　E. 肝局灶性结节性增生

47. 下列在 CT 图像上**不显示**有钙化的疾病是(　　)

A. 肝包虫　　B. 肝血吸虫病　　C. 胆管细胞癌

D. 肝转移癌　　E. 肝局灶结节性增生

48. 下列有关门静脉说法,**不正确**的是(　　)

A. 门静脉分为肝内和肝外两部分　　B. 脾静脉和肠系膜下静脉在第二腰椎水平汇合成门静脉

C. 门静脉与肝动脉、胆总管一起进入肝门　　D. 门静脉分为左、右两支

E. 肝内门静脉变异甚少,常作为定位诊断的依据

49. 肝硬化所引起的继发性改变,**不包括**下列哪项(　　)

A. 脾大　　B. 主动脉扩张　　C. 腹水　　D. 食管静脉曲张　　E. 脾静脉增粗

50. 在我国最常见的肝脏恶性肿瘤是(　　)

A. 肝血管瘤　　B. 肝转移瘤　　C. 肝细胞癌　　D. 胆管细胞癌　　E. 肝肉瘤

51～52 题共用备选答案

A. 胆结石　　B. 急性胰腺炎　　C. 胰腺癌　　D. 肝细胞癌　　E. 胃癌

51. 右上腹绞痛伴黄疸最常见的疾病为(　　)

52. 引起中腹部剧痛、休克、发热最常见的原因是(　　)

53～55 题共用备选答案

A. 项圈征　　B. 蜗牛胃　　C. 球激惹征

D. 胃肿块　　E. 纤维条索病灶

53. 良性胃溃疡口部表现为(　　)

54. 慢性胃溃疡疤痕收缩表现为(　　)

55. 十二指肠球部溃疡痉挛收缩表现为(　　)

56～57 题共用备选答案

A. 管腔扩张　　B. 食管蠕动增强

C. 黏膜破坏、管腔狭窄、腔内充盈缺损及不规则龛影

D. 食管壁增厚　　E. 浸润型、增生型和溃疡型

56. 食管癌吞钡检查特征性表现(　　)

57. 食管癌大体病理分型是(　　)

58～60 题共用备选答案

A. 腔外龛影　　B. 跳跃征　　C. 鹅卵石征　　D. 充盈缺损　　E. 弹簧征

58. 溃疡性肠结核的影像特征是(　　)

59. 小肠克罗恩病的影像特征是(　　)

60. 消化道肿瘤的影像特征是(　　)

61～64 题共用备选答案

A. 空回肠换位征　　B. 阶梯状液平　　C. 跳跃征　　D. 激惹征　　E. 咖啡豆征

61. 活动性十二指肠球部溃疡的特征影像是(　　)

62. 溃疡性肠结核的特征影像是(　　)
63. 乙状结肠扭转的特征影像是(　　)
64. 小肠系膜扭转的特征影像是(　　)
65～66 题共用备选答案
A. 蕈伞型　　B. 浸润型
65. 肿块型胃癌的病理基础为(　　)
66. 胃癌沿胃壁浸润生长的病理基础为(　　)

(二) 多选题

1. 典型急性坏死性胰腺炎患者,CT 扫描可见到(　　)
A. 胰腺萎缩　　B. 胰腺增大边缘模糊　　C. 胰腺表面毛糙
D. 肾前筋膜增厚　　E. 胰腺密度不均,有大小不等,形态不规则的低密度坏死区
2. 良性胃溃疡具有下列哪些 X 线征象(　　)
A. 腔内龛影　　B. 环堤　　C. 放射状黏膜纠集　　D. 腔外龛影　　E. 狭颈征
3. 腹部 X 线摄影时,下列那些疾病于右膈下可见到游离气体(　　)
A. 肾癌　　B. 腹腔感染　　C. 胃癌
D. 肝硬化　　E. 消化道溃疡穿孔
4. 下列不同类型肠梗阻影像描述,**错误**的是(　　)
A. 不完全性肠梗阻:结肠内见不到气体影　　B. 粘连性肠梗阻:假肿瘤征
C. 绞窄性肠梗阻:空回肠换位征　　D. 小肠高位梗阻:消化道明显积气、扩张
E. 麻痹性肠梗阻:全消化道不同程度积气、扩张
5. 在正常腹部平片上见不到的软组织影是(　　)
A. 肝脏　　B. 肾脏　　C. 肾上腺　　D. 腰大肌　　E. 胰腺
6. 下列关于食管的描述,哪些是正确的(　　)
A. 一般食管全长为 10～20 cm　　B. 食管有两个生理狭窄区和三个压迹
C. 老年人常见第三收缩波　　D. 第三收缩波常见于主动脉弓水平以下
E. 食管原发蠕动波始于主动脉弓水平
7. 溃疡型胃癌 X 线征象包括(　　)
A. 僵硬　　B. 项圈征　　C. 放射状黏膜纠集　　D. 裂隙征　　E. 环堤
8. 关于肝棘球蚴病的 CT 表现,正确的说法是(　　)
A. 肝实质内单发或多发、大小不等、圆形或类圆形的低密度囊性病灶
B. 可见环状、半环状、条索状或结节状钙化
C. 对比增强后囊肿均匀性强化
D. 于母囊内有大小不一、数目不等的子囊、形成多房或蜂窝状
E. 囊壁一般不显示
9. 原发性肝癌组织学上可分为(　　)
A. 肝细胞癌　　B. 胆管细胞癌　　C. 混合性肝癌　　D. 导管细胞癌　　E. 移行细胞癌
10. 肝细胞癌发病与乙型肝炎和肝硬化密切相关。病理学上分为哪 3 型(　　)
A. 巨块型　　B. 结节型　　C. 溃疡性　　D. 弥漫型　　E. 增生型
11. 小肝癌的定义是指(　　)
A. 小于 3 cm 的单发肝细胞癌　　B. 小于 2 cm 的单发肝细胞癌
C. 2 个结节直径之和不超过 3 cm 的肝细胞癌　　D. 2 个结节直径之和不超过 2 cm 的肝细胞癌
E. 3 个结节直径之和不超过 3 cm 的肝细胞癌
12. 早期肝癌常需与下列哪些疾病相鉴别(　　)
A. 血管瘤　　B. 肝硬化再生结节　　C. 转移性肝癌　　D. 肝腺瘤　　E. FNH
13. 转移至肝脏的肿瘤其转移途径主要有(　　)
A. 邻近器官肿瘤的直接侵犯　　B. 经肝门部淋巴路转移　　C. 经门静脉转移

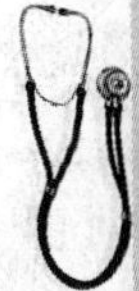

D．经肝动脉转移　　E．以上均不对

14. 胆管囊状扩张分为(　　)

A．Ⅰ型为胆总管囊肿　　B．Ⅱ型为胆总管憩室

C．Ⅲ型为壁内段胆总管囊状膨出　　D．Ⅳ型为多发性肝内、外囊肿

E．Ⅴ型为肝内多发性囊肿

15. 胰腺癌的鉴别诊断主要包括(　　)

A．慢性胰腺炎　　B．腹腔淋巴结结核　　C．急性胰腺炎　　D．胰腺囊腺瘤　　E．胰腺结核

16. 慢性胰腺炎的主要 CT 表现包括(　　)

A．胰腺体积变化　　B．胰管扩张　　C．胰管结石　　D．胰腺实质钙化　　E．假性囊肿

17. 在胰头癌 CT 诊断中的“双管征”是指(　　)

A．胰管　　B．胆囊管　　C．胆总管　　D．肝总管　　E．门静脉

18. CT 对下列哪一项急腹症的检查更有优势(　　)

A．脏器挫裂伤　　B．器官周围出血　　C．腹腔内积液　　D．急性阑尾炎　　E．急性胆囊炎

19. 异常腹部影像学表现一般包括(　　)

A．腹腔异常积气　　B．腹腔积液　　C．腹内肿块

D．假性肿瘤　　E．腹内异常钙化灶

20. 下列哪些征象属于非闭袢性肠梗阻(　　)

A．长液平征　　B．咖啡豆征　　C．短液平征　　D．串珠征　　E．假肿瘤征

21. 急性腹膜炎典型的 CT 表现包括(　　)

A．腹腔积气　　B．气腹和小气泡征　　C．腹腔积液

D．腹膜外脂肪水肿增厚　　E．以上均不对

22. 肠梗阻的影像检查目的是(　　)

A．明确梗阻的类型　　B．梗阻的部位或原因　　C．是完全性的还是不完全性的

D．梗阻的时间和预后　　E．以上均是

三、填空题

1. 胃肠道穿孔的常见原因有________、________、________。

2. 急性小肠梗阻的典型 X 线表现为__________、__________、__________。

3. 小儿急性肠套叠的主要临床症状是________、________、________、__________等。

4. X 线造影胃充盈分为四型：________、________、________、________。

5. 胃肠道中晚期癌常见的大体病理类型为________、________、________、________。

6. 结核性腹膜炎病理上可分为________、________、________。

7. 急腹症首选的影像学检查是__________。

8. 急性胰腺炎分________和________两型。

9. 胆囊癌超声分型：________、________、________、________、________。

10. 肝脏脂肪含量超过________为肝脂肪浸润。分为________和________脂肪肝。

11. X 线造影检查时，胃肠道功能性改变包括________、________、________、________。

12. 十二指肠球溃疡好发于________，胃溃疡的好发部位在________。

13. 黏膜皱襞的异常改变包括__________、__________、__________、__________以及微黏膜皱襞改变。

14. 十二指肠球部溃疡常因溃疡较小而龛影难以显示，其最重要的 X 线诊断依据为________。

15. 食管癌根据其病理形态分为__________、__________、__________、__________四型。

16. 克隆病好发于__________，钡餐检查其特征性改变为病变肠段呈__________分布，肉芽组织增生形成__________，纵行的与肠管纵轴__________的溃疡。

17. 结肠癌好发部位是________，组织学以________多见。

18. 胆总管下段低位梗阻性胆管扩张之病因可能为________、________、________。

19. 慢性胰腺炎的主要 CT 表现为________、________、________、________。

20. 胃肠穿孔后，胃肠道内的气体由穿孔处逸出，进入腹膜腔，形成气腹，X 线检查采取________位，可见

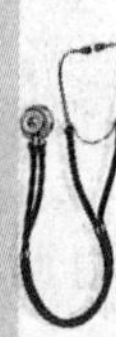

____________。

四、问答题

（一）简答题

1. 简述肝海绵状血管瘤 CT 表现。
   Describe the CT expression of the cavernous hemangioma of liver.
2. 简述肝海绵状血管瘤 MRI 表现。
   Describe the MRI expression of the cavernous hemangioma of liver.
3. 简述肝囊肿 CT 表现。
   Describe the CT expression of the liver cyst.
4. 简述结肠癌的 X 线表现。
   Describe the X-ray expression of the carcinoma of colon.
5. 简述胃溃疡的 X 线表现。
   Describe the X-ray expression of the gastric ulcer.
6. 绞窄性肠梗阻有哪些特殊征象？
   Describe the special features of the strangulated intestinal obstruction.
7. 简述胃肠道造影检查注意事项。
   Describe the matters needing attention in the gastrointestinal contrast examination.
8. 胃肠壁 CT 正常厚度是多少？
   Describe the thickness of normal gastrointestinal wall in CT image.
9. 功能异常钡餐造影的 X 线表现有哪些？
   Describe the X-ray expression of the gastrointestinal dysfunction.
10. 简述进展期胃癌 CT 检查的价值及分期。
    Describe the value of CT examination in gastric cancer and staging.
11. 简述良、恶性胃溃疡的主要鉴别点。
    Describe the main differential points of benign and malignant gastric ulcer.

（二）讨论题

1. 简述中晚期胃癌钡餐检查 X 线表现。
   Describe the X-ray expression of the middle-advanced gastric cancer.
2. 简述食管静脉曲张吞钡检查 X 线表现。
   Describe the X-ray expression of esophageal varices.
3. 简述胃肠道肿块的钡餐造影 X 线表现特点。
   Describe the X-ray expression of the gastrointestinal tumor.
4. 简述结肠正常双对比造影表现。
   Describe the X-ray expression of the normal colon.
5. 简述肝细胞癌的 MRI 征象。
   Describe the MRI expression of HCC.
6. 简述胆管结石 CT 表现。
   Describe the CT expression of the calculus of bile duct.
7. 简述胰腺癌影像学表现。
   Describe the imaging manifestation of pancreatic cancer.

【参考答案】

一、名词解释

1. 龛影　是由于胃肠道壁产生溃烂，达到一定深度，造影时被钡剂填充，当 X 线从病变区呈切线位投影时，形成一突出于腔外的钡斑影像。如胃溃疡时，形成的突出于胃腔之外半圆形钡斑影像，称之为龛影或壁龛。
2. 充盈缺损　是指充钡的胃肠道轮廓某局部向腔内突入而未被钡剂充盈的影像。如来自胃肠道肿瘤突向腔内

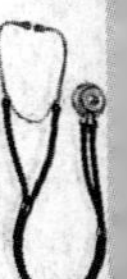

而形成的影像，是肿瘤的直接征象。胃肠道的炎性肉芽肿及异物等均见此征象。

3. “假肿瘤”征　见于闭袢性肠梗阻。在周围胀气扩大的肠曲衬托下有一软组织肿块影，位置固定形似肿瘤。此系闭袢内充满大量血液所致。

4. 激惹征　消化道钡检时，在溃疡发生的部位，钡剂通过时极其迅速，使得溃疡部位不能清晰显示的这种现象称为激惹征。

5. 闭袢性肠梗阻　如果肠管的两端均受压导致的肠梗阻则称为闭袢性肠梗阻，此类肠梗阻更引起肠壁血运障碍，导致肠管坏死穿孔。比如结肠癌，肠扭转等疾病所致的肠梗阻就属于闭袢性肠梗阻。

6. 半月综合征　见于溃疡型胃癌。X线常表现为不规则的半月形腔内龛影，内缘不整齐而有多个裂隙，龛影外围绕以宽窄不等的透明带即环堤，轮廓不规则但锐利，其中常见结节状或指压状充盈缺损，以上表现称之为半月综合征(伴有黏膜纠集但中断于环堤之外)。

7. 革袋胃　胃癌侵犯胃大部或全胃时，使胃腔缩小，黏膜平坦，胃壁僵硬，蠕动消失的现象。

8. 卵石征　克罗恩(Crohn)，病变进一步发展时，小肠黏膜下层大量的肉芽组织增生，黏膜纹不但变平还可出现卵石样或息肉样充盈缺损，称为卵石征。

9. 结肠袋　由于结肠外纵肌长度比消化管短，加上肌环收据，结肠呈现为大小不等的半月形囊袋状结构，即“结肠袋”。

10. 灯泡征　肝海绵状血管瘤在作MRI检查时，T1WI肿瘤表现为均匀的低信号；T2WI肿瘤表现为均匀的高信号，随着回波时间延长信号强度增高，在肝实质低信号背景的衬托下，肿瘤表现边缘锐利的明显高信号灶，临床上称为“灯泡”征。

11. WES征　即增厚的胆囊壁的弱回声带包绕着结石强回声，其后方伴有声影，简称为“囊壁-结石-声影三联征”(WES征)。

12. 牛眼征　见于转移性肝肿瘤。即病灶中心为低密度灶，边缘呈环状强化，最外缘密度又低于正常肝，形如牛眼，称“牛眼征”。

13. “腊肠”征　梗阻扩张的回肠则多表现为连贯的均匀透明的肠管，形似腊肠，多位于中下腹部，称为“腊肠”征，是回肠梗阻的X线征象。

14. 咖啡豆征　气体通过近端梗阻点进入，但却不能排出，以致闭襻肠曲明显扩大.闭襻肠曲的内壁因水肿而增厚且相互靠拢，形成一条线状致密影。此影两侧为高度扩大而透亮的肠腔，形似咖啡豆。是不完全性绞窄性小肠梗阻的重要X线征象。

15. “肋单位”法　即每一个与脾相邻的肋骨或肋间隙的宽度为1个肋单位，正常脾横断面上其外缘累计肋单位不超过5个。这个指数反映的是脾前后径的情况。

16. 胁腹线　腹部前后位X线片上，在两侧胁腹壁的内侧，可见腹膜外脂肪影，上起第10肋骨下端，向下延伸到髂凹而逐渐消失。称为胁腹线。

17. 憩室　消化管壁局部发育不良、肌壁薄弱和内压增高致该处管壁膨出于器官轮廓外，使钡剂充填其内。

二、选择题

(一) 单选题

1. B　2. D　3. E　4. E　5. E　6. B　7. A　8. B　9. A　10. C　11. D　12. C
13. B　14. E　15. B　16. D　17. A　18. C　19. E　20. A　21. D　22. E　23. A
24. E　25. A　26. E　27. D　28. B　29. D　30. A　31. C　32. E　33. B　34. E
35. A　36. C　37. E　38. D　39. C　40. C　41. C　42. A　43. A　44. E　45. E
46. A　47. E　48. B　49. B　50. C　51. A　52. B　53. A　54. B　55. C　56. C
57. E　58. B　59. C　60. D　61. D　62. C　63. E　64. A　65. A　66. B

(二) 多选题

1. BCDE　2. CDE　3. BCE　4. ABD　5. CE　6. BCD　7. ADE　8. ABDE　9. ABC
10. ABD　11. AC　12. ABCDE　13. ABCD　14. ABCDE　15. AB　16. ABCDE　17. AC
18. ABCDE　19. ABCDE　20. ACD　21. ABCD　22. ABC

三、填空题

1. 消化道溃疡　创伤破裂　炎症及肿瘤　2. 小肠扩张积气　肠腔内液气平征　胃及结肠内气体少或消失

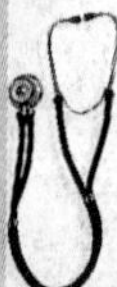

3. 腹痛　腹胀　便血　腹部软组织肿块　**4.** 牛角型　钩型　瀑布型　无力型(长钩型)　**5.** 增生型　浸润型　溃疡型　混合型　**6.** 腹水型　粘连型　干酪型　**7.** 腹部平片　**8.** 急性水肿型　出血坏死型　**9.** 小结节型　蕈伞型　厚壁型　混合型　实块型　**10.** 5%　弥漫性　局灶性　**11.** 张力改变　蠕动改变　运动力改变　分泌功能改变　**12.** 球部　胃小弯侧胃角附近　**13.** 黏膜破坏　黏膜皱襞平坦　黏膜皱襞纠集　黏膜皱襞增宽和迂曲　**14.** 球部变形　**15.** 髓质型　增生型(蕈伞型)　溃疡型　浸润型(缩窄型)　**16.** 回肠末端　节段性　卵石样充盈缺损　平行　**17.** 乙状结肠　腺癌　**18.** 胆总管下段结石　肿瘤　炎症　**19.** 胰腺体积变化　胰管扩张　胰管结石和胰腺实质钙化　假性囊肿形成　**20.** 立　膈下游离气体

四、问答题

(一) 简答题

1. 简述肝海绵状血管瘤 CT 表现。

答:CT 平扫:表现肝实质内大小不等的单发或多发类圆形低密度区,境界清楚,密度均匀。较大的血管瘤,其中心部分呈更低密度区。增强:动脉期显示肿瘤自边缘结节状强化。静脉期见增强灶互相融合,向肿瘤中央扩展。肝实质期肿瘤均匀强化,可高于或等于周围肝实质的增强密度。增强过程呈"早出晚归"的特征。

2. 简述肝海绵状血管瘤 MRI 表现。

答:海绵状血管瘤 MRI 表现颇具特征性,T1WI 表现为均匀低信号。T2WI 表现为均匀高信号,随回波时间延长信号强度逐渐增加,称之为"灯泡征"。GD-DTPA 对比增强扫描,肿瘤从边缘增强,逐渐向中央扩展,最后充盈整个肿瘤,形成高信号的肿块。

3. 简述肝囊肿 CT 表现。

答:平扫:肝实质内圆形低密度区,边缘锐利,境界清楚,囊内密度均匀,CT 值为 0~20 HU。增强:囊内无增强,在周围强化的肝实质的衬托下囊肿更清楚,囊壁菲薄一般不能显示。小于 1 cm 的囊肿,因部分容积效应而容易误认为实质性占位病变,可行薄层扫描和增强。

4. 简述结肠癌的 X 线表现。

答:结肠双重造影表现:腔内不规则性充盈缺损,轮廓不规则,局部肠壁僵硬伴周围黏膜破坏,腔内肿块;肠壁环行增厚,肠腔偏心狭窄,狭窄段黏膜纹呈锯齿状,病变界限清楚;腔内见较大龛影,形态不规则,边缘不规则,黏膜中断或尖角征,溃疡周围常有不同程度的充影缺损,结肠袋消失;也可表现充盈缺损、龛影或狭窄并存,或合并肠套叠。

5. 简述胃溃疡的 X 线表现。

答:直接征象:切线位观察呈底宽颈窄的乳头状或小锥形钡影,边缘光滑,突出于胃轮廓之外,龛周炎症水肿,切线位可见"黏膜线""项圈征"、"狭颈征"。正面观呈类圆形致密影(钡斑),因周围炎症水肿,正位可出现一环形透亮带即"月晕征";瘢痕形成,黏膜皱襞呈星芒状向龛影边缘集中为黏膜皱襞纠集,是良性溃疡的特征之一。间接征象:痉挛性改变——胃壁上的凹陷(切迹),如 B 型胃等;胃窦或幽门痉挛。分泌增多,空腹滞留液增加;运动力异常——蠕动增强或减弱,张力增高或减低,排空加速或减慢。瘢痕性改变,胃的变形和狭窄,"蜗牛胃","葫芦胃或沙钟胃",幽门狭窄和梗阻等。

6. 绞窄性肠梗阻有哪些特殊征象?

答:除单纯性肠梗阻 X 线表现外,还可出现下述特殊征象:①假肿瘤征;②咖啡豆征;③多个小跨度卷曲肠袢;④长液平面征;⑤空回肠换位征;⑥结肠内一般无气体,但绞窄时间过长时,可有少量气体出现。

7. 简述胃肠道造影检查注意事项。

答:胃肠道准备前空腹 6~12 小时以上,透视与照片结合;形态与功能并重;适当触诊加压以了解胃肠道不同充盈状态的表现;适当药物辅助检查:抗胆碱药、新斯的明或胃复安;疑有胃肠道穿孔、肠梗阻等时,禁用钡剂检查;近期有上消化道大出血者,应暂缓检查。

8. 胃肠壁 CT 正常厚度是多少?

答:食管壁厚度为 3 mm;胃壁的厚度正常在 2~5 mm,虽有个体差异,但均在 10 mm 以下;小肠壁厚度约 3 mm,回肠末端可达 5 mm;结肠壁 3~5 mm。

9. 功能异常钡餐造影的 X 线表现有哪些?

答:胃肠道张力增高表现为管腔缩窄、变小,也可见表现为局部痉挛性张力增高,轮廓呈波浪状;张力低表现则使管腔扩张。蠕动增强显示蠕动波增多、加深、运动加快;蠕动减弱表现蠕动波减少、变浅、排空时间延长。分泌

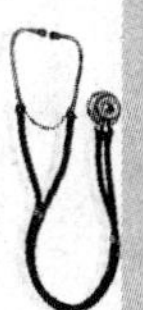

增加，胃肠道液体增多可表现空腹液多，如胃内液面、小肠钡剂呈雪花状分布。

10. 简述进展期胃癌CT检查的价值及分期。

答：①进展期胃癌进行CT检查的价值在于肿瘤的分期、治疗计划的制定及评价治疗效果与复查随访；②胃癌的CT分期：Ⅰ期：限于腔内的肿块，无胃壁增厚，无邻近或远处扩散；Ⅱ期：胃壁厚度>1.0 cm，但癌未超出胃壁；Ⅲ期：胃壁增厚，并直接侵及邻近器官，但无远处转移；Ⅳ期：有远处转移的征象与表现。

11. 简述良、恶性胃溃疡的主要鉴别点。

答：①龛影的位置不同：良性溃疡的龛影位于胃轮廓之外，而恶性的多位于胃腔轮廓之内；②龛影边缘：良性溃疡的龛影边缘光滑整齐，而恶性的龛影边缘不规则；③狭颈征及项圈征见于良性溃疡；④指压迹征、裂隙征、环堤征及半月征多见于恶性溃疡；⑤龛影周围黏膜改变不同：良性溃疡龛影周围黏膜均匀纠集达龛影口部，愈进口部愈细，而恶性溃疡龛影周围黏膜多突然中断。

(二) 讨论题

1. 简述中晚期胃癌钡餐检查X线表现。

答：进展期(中晚期)胃癌表现：充盈缺损，形状不规则；胃腔狭窄，胃壁僵硬；胃腔内有不规则腔内龛影，多呈半月形，外缘直、内缘不整齐：龛影大而浅，形状不规则，多呈半月形，外缘平直，内缘不整齐而有多个尖角；位于胃轮廓之内；龛影围绕以透明带，宽窄不等，轮廓不规则，称“环堤”；龛影内侧边缘常见结节状或指压迹状充盈缺损。黏膜皱襞破坏，消失或中断，肿瘤浸润常使局部皱襞异常粗大、僵硬如杵状。局部蠕动消失，可扪及肿块，局部压痛。

2. 简述食管静脉曲张吞钡检查X线表现。

答：早期食管下段黏膜皱襞增粗或稍扭曲，管腔边缘略呈锯齿状，钡剂通过好。典型者为串珠状充盈缺损，纵行黏膜皱襞消失，管腔边缘凹凸不平。胃底静脉曲张则表现胃底贲门附近黏膜呈多发息肉状、卵圆形、类圆形充影缺损，偶呈团块状。严重静脉曲张则食管蠕动减弱，钡剂通过缓慢，食管壁仍柔软而伸缩自如。

3. 简述胃肠道肿块的钡餐造影X线表现特点。

答：消化道良性肿瘤多有包膜，呈边缘锐利光滑的充影缺损，可呈圆形椭圆形或小分叶状；恶性肿瘤多呈浸润性生长，黏膜破坏，常累及胃肠壁的肌层，表现病变边缘不锐利。较大的恶性肿瘤特别是腺癌，如食管癌、胃癌，肿瘤的轮廓可呈凹凸不平，中心易发生坏死而形成龛影。管壁增厚或管腔狭窄，管壁僵硬，蠕动减低或消失，钡剂通过缓慢。

4. 简述结肠正常双对比造影表现。

答：正常结肠在双对比造影时由于黏膜表面涂有钡层和结肠内气体的衬托，结肠轮廓清晰可见，腔壁线光滑、连续、形态自然，可见特征性结肠袋，以及结肠带之间半月皱襞形成不完全的间隔，结肠袋的数目大小深浅因人而异，横结肠以上较明显，降结肠以下渐变浅，至乙状结肠接近消失。

5. 简述肝细胞癌的MRI征象。

答：在T1WI上肿瘤表现稍低或等信号，肿瘤出血或脂肪性变表现为高信号，坏死囊变则出现低信号，40%的肝癌见到肿瘤假包膜，T1WI上肿瘤表现为环绕肿瘤周围，厚0.5～3 mm的低信号环。T2WI上肿瘤表现为稍高信号，80%大于5 cm的癌块，T2WI上信号多不均匀，呈“镶嵌征”。门静脉周围出现高信号套袖状水肿，或肿瘤内出现偶数回波重聚性高信号血管影提示肿瘤侵犯血管。肿瘤假包膜和血管受侵犯是肝癌诊断的可靠征象。

6. 简述胆管结石CT表现。

答：肝内外胆管或胆囊内单发或多发圆形、多边形或泥沙状高密度影，其位置可随体位而改变，与占位病变不同。胆总管结石可见上部胆管扩张，结石部位胆管突然消失，同时见到高密度结石称“靶征”或“半月征”。合并急性胆囊炎，则胆囊增大，壁增厚>3 mm，胆囊壁均匀强化，胆囊周围有环形低密度水肿带或液体潴留。慢性胆囊炎则胆囊缩小，胆囊壁增厚，可有钙化和强化。

7. 简述胰腺癌影像学表现。

答：CT检查：胰腺局部增大、肿块形成。肿块可呈分叶状，肿块的密度在平扫时与正常胰腺等密度，如其内发生液化坏死则为低密度。增强时强化不明显。胰头癌常可见到胰头部增大而胰体尾部萎缩的表现。胰管阻塞。肿瘤远端的主胰管扩张，CT表现为条状低密度、沿胰腺走行。胆总管阻塞。梗阻近端胆总管、胆囊及肝胆管均见扩张。胰管、胆总管都受累的所谓“双管征”是诊断胰头癌较可靠的征象。肿瘤侵犯胰腺周围血管，表现为胰腺与血管之间的脂肪间隙消失，肿块包绕血管，血管形态不规则、变细，血管内有癌栓形成甚至完全阻塞。

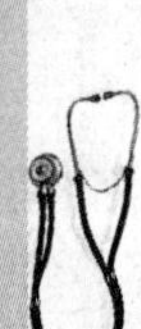

肿瘤侵犯周围脏器。局部肠管壁增厚、僵硬并引起消化道阻塞、近端肠管扩张。胃与胰腺的脂肪间隙消失，胃壁局限性增厚或肿块突入胃腔。胰腺癌侵犯大网膜致大网膜混浊、增厚形成所谓“饼状大网膜”，可合并有大量腹水。

肿瘤转移：①血行转移：胰腺癌易经门静脉转移到肝，肝脏是胰腺癌转移最常见的部位。表现为肝内单个或多个圆形低密度肿块，增强扫描肿块的边缘呈环状强化。②淋巴转移：胰腺癌淋巴转移最常见于腹腔动脉和肠系膜上动脉根部周围的淋巴结。肿大的淋巴结呈圆形、软组织密度结节，增强扫描时血管强化而淋巴结密度不增加，可以清楚区分。

MRI检查：在横断面所见与CT相同。T1WI肿瘤呈低或等信号，T2WI肿瘤呈等、高信号。若有液化、出血、坏死，在T2WI可表现为混杂不均信号。肿瘤液化囊变则表现为T2WI不规则高信号区。

（刘胜全　邢子英）

第七章 泌尿生殖系统与腹膜后间隙

第一节 泌尿系统

【大纲要求】

掌握：肾和输尿管结石的影像学表现，肾细胞癌影像学表现。

熟悉：泌尿系统的正常影像学表现，泌尿系统的基本疾病表现，肾囊肿与多囊肾的影像学表现，肾血管平滑肌脂肪瘤的影像学表现。

了解：泌尿系统检查技术，肾与输尿管先天异常影像学表现，肾盂癌、膀胱癌影像学表现。

【内容精析】

一、肾与输尿管

（一）检查技术

1. X线检查

1）腹部平片　常规摄取仰卧前后位片，称为KUB(kidney-ureter-bladder)，检查阳性结石。

2）尿路造影　观察肾盂、肾盏、输尿管、膀胱内壁与内腔。

(1) 排泄性尿路造影　又称静脉性肾盂造影。经静脉注入含碘化对比剂，了解两肾的排泄功能。肾功能受损者慎用或禁用。

(2) 逆行肾盂造影　膀胱镜下将导管插入输尿管内并注入对比剂。

(3) 选择性肾动脉造影　主要用于检查肾血管病变及介入治疗。

2. 超声检查　首选影像检查方法。

3. CT检查

(1) 平扫检查　泌尿系结石、单纯肾囊肿、多囊肾可明确诊断。

(2) 增强检查　多期增强，获取皮质期、实质期、排泄期图像。肾动脉期图像重组，得到肾动脉CTA图像；在肾盂期行薄层扫描并用最大强度投影(MIP)重建，获得CTU。

4. MRI检查

(1) 平扫检查　常规轴位T1WI和T2WI检查，必要时辅以矢状或冠状位检查。应用脂肪抑制序列、DWI序列。

(2) 增强检查　顺磁性对比剂Gd-DTPA由肾小球滤过，行快速T1WI序列检查，效果类似于CT增强。严重肾功能不全者禁行增强扫描。

(3) 肾动脉MR血管成像(MRA)　增强或普通MRA均可。

(4) 磁共振尿路造影(MRU)　主要用于检查尿路梗阻性病变，尤其IVP显影不佳和不能行IVP、CTU者。

（二）正常影像表现

1. X线检查

(1) KUB平片　前后位上脊柱两侧常能显示肾影，边缘光滑，长12～13 cm，宽5～6 cm。

(2) 尿路造影　静脉注药后1～2分钟，肾实质显影，密度均匀；2～3分钟后，肾盏和肾盂开始显影；15～30分钟时，肾盏和肾盂显影最佳。输尿管有3个生理狭窄区，即与肾盂相连处、通过骨盆缘处和进入膀胱处。逆行性尿路造影时，表现同排泄尿路造影，注射压力过高会造成对比剂的肾脏回流，以免误诊。

(3) 选择性肾动脉造影　肾动脉主干及分支、肾实质、肾静脉依次显影。

2. 超声检查　肾被膜光滑清晰高回声线，外周实质均匀弱回声，肾锥体为低回声，肾窦为不规则复合高回声。

3. CT检查　肾脏圆形或椭圆形，软组织密度，边缘光整。肾门内凹。肾窦脂肪呈低密度、肾盂为水

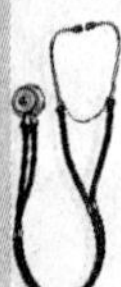

样密度。自肾盂层面向下连续追踪，可确定腹段输尿管。增强检查，皮质期（注药后 1 分钟）肾血管和肾皮质、深入锥体间肾柱明显强化；实质期（注药后 2～3 分钟），髓质密度增高，高于皮质；排泄期（注药后 5～10 分钟），肾盏和肾盂发生明显强化。

4. MRI 检查　T1WI 上，髓质信号强度略低于皮质；T2WI 上，肾皮、髓质均呈较高信号，髓质更高。增强检查表现类似 CT 增强检查。

（三）基本病变表现

1. 肾脏数目、大小、外形和位置异常　肾脏数目、大小、位置改变见于先天性发育异常。

2. 肾实质回声、密度、信号强度异常和强化异常　Bosniak 依据肾囊性病变的 CT 表现分型，Ⅰ、Ⅱ型不需要处理，ⅡF 型需随诊，Ⅲ、Ⅳ型手术治疗。

3. 异常钙化　腹部平片、CT、超声易于发现肾区和输尿管的异常钙化灶。

4. 肾盂、肾盏和输尿管异常　肾盂、肾盏和（或）输尿管扩张、积水。

5. 肾血管异常　肾动脉异常改变，可为肾动脉管腔不规则、狭窄、甚至闭塞。

（四）疾病诊断

1. 肾与输尿管先天异常

◎影像学表现

（1）肾盂、输尿管重复畸形（duplication of renal pelvis and ureter）　单侧肾分为上、下两部分，各自有肾盂和输尿管。

（2）异位肾（ectopic kidney）　系胚胎发育中，肾上升过程发生异常所致，多位于盆腔，类似正常肾。

（3）肾缺如（renal agenesis）　又称孤立肾。

（4）马蹄肾（horse-shoe kidney）　为两肾上或下极且多为下极的相互融合，状如马蹄。肾轴由外上斜向内下，肾盂位于腹侧，而肾盏指向背侧，可并有肾积水和结石。

2. 肾和输尿管结石　典型临床表现为向下腹和会阴部的放射性疼痛及血尿。约 90%结石可由 X 线平片显示，称为阳性结石；少数结石如尿酸盐结石难在平片上发现，故称为阴性结石。

◎影像学表现

（1）肾结石（kidney calculi）　KUB 结石位于肾影内，为圆形、卵圆形、桑葚状或鹿角状高密度影，可均匀一致，也可浓淡不均或分层。侧位片上，肾结石与脊柱影重叠。超声、CT 有相应表现。

（2）输尿管结石（ureteral calculi）　输尿管走行区内约米粒大小的致密影，结石上方输尿管和肾盂常有不同程度的扩张积水。

3. 肾结核（renal tuberculosis）　临床表现为尿频、尿痛、脓尿或血尿，并有消瘦、乏力和低热症状，晚期肾功受损。初期为皮质感染，进展后蔓延至髓质，继而造成肾盏和肾盂破坏，向下蔓延引起输尿管、膀胱结核，致管壁增厚、僵直和管腔狭窄、闭塞。肾结核灶可发生钙化，甚至全肾钙化，称为肾自截（aotonephrectomy）。

◎影像学表现

（1）X 线检查　早期肾小盏边缘不整如虫蚀状；当肾实质干酪性坏死灶与肾小盏相通时，对比剂突出肾盏外；病变进展肾盏、肾盂广泛破坏或形成肾盂积脓时，排泄性造影淡或不显影，显影示肾盏和肾盂形成大而不规则的囊腔。输尿管结核表现管腔边缘不整、僵直或形成不规则串珠状表现。

（2）超声检查　进展期肾积水、钙化。

（3）CT 检查　早期肾实质内低密度灶，边缘不整；增强扫描对比剂进入，代表结核性空洞；病变进展，部分肾盏乃至全部肾盏、肾盂扩张，呈多囊状低密度灶，密度高于尿液，肾盂壁增厚；结核灶钙化时，可见点状或不规则致密影，甚至全肾钙化。

（4）MRI 检查　MRU 可显示尿路形态改变。

◎诊断与鉴别诊断

黄色肉芽肿性肾盂肾炎：常并发结石，肾周筋膜增厚，甚至肾周脓肿。

4. 肾囊肿与多囊肾　单纯性肾囊肿（simple renal cyst），多无症状。薄壁充液囊腔，可单发或多发。成人型多囊肾（adult polycystic kidney），为遗传性病变，常合并多囊肝、多囊胰，临床上腹部肿块、血尿、高血压，晚期发生尿毒症。

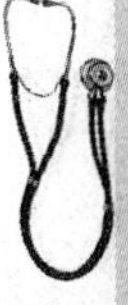

◎影像学表现

（1）单纯性肾囊肿　超声见类圆形液性无回声区，边缘锐利。CT 和 MRI 检查，分别呈均一水样密度和信号强度，无强化。

（2）成人型多囊肾　双肾增大，布满多发大小不等囊肿，部分囊肿呈出血性密度或信号强度。残存的正常肾实质少，多囊肝、多囊胰表现。

5. 肾细胞癌（renal cell carcinoma，RCC）　临床表现为肋腹部痛、无痛性血尿、肿块。易发生周围侵犯、淋巴结转移和肾静脉内瘤栓。

◎影像学表现

（1）超声检查　肾包膜隆起，边缘不整肿块，囊变、坏死时见无回声区。CDFI 肿块周边、瘤内见丰富血流。

（2）CT 检查　①肾实质内肿块，密度高、低于或类似周围肾实质；坏死时内有不规则低密度区；可有点状或不规则形钙化灶；②增强检查，血供丰富者皮质期明显不均匀强化，而后呈较低密度；乏血供者强化程度低；③肿瘤外侵时肾周脂肪密度增高、消失和肾筋膜增厚；肾静脉和下腔静脉发生瘤栓时，管径增粗，增强检查其内充盈缺损；淋巴结转移肿大。

（3）MRI 检查　T1WI 肿块信号常低于肾皮质；T2WI 肿块常呈混杂信号，周边可有低信号假性包膜。增强检查，同 CT 增强所见。

6. 肾盂癌（renal pelvic carcinoma）　临床表现为无痛性全程血尿。肿瘤可顺行种植在输尿管、膀胱壁。

◎影像学表现

（1）X 线检查　尿路造影肾盂肾盏内有固定不变的充盈缺损，形态不规则；肾盂和肾盏扩张。当肿瘤侵犯肾实质时肾盏移位、变形。

（2）超声检查　肾窦变形，见低回声肿块周围肾盏扩张；CDFI 瘤内血供丰富。

（3）CT 和 MRI 检查　平扫为肾窦区肿块，其密度或信号强度与肾窦脂肪、尿液均不同；可侵犯肾实质。增强检查，肿块轻度强化。MRU 检查，见充盈缺损。

7. 肾血管平滑肌脂肪瘤（angioleiomyolipoma，AML）　常称错构瘤。由平滑肌、血管和脂肪组织构成。

◎影像学表现

（1）X 线检查　尿路造影，大 AML 见肾盏肾盂受压、变形和移位。

（2）超声检查　肾实质内高回声团块，回声可不均匀；CDFI 多无彩色血流。

（3）CT 检查　肾实质混杂密度肿块，含脂肪、软组织密度；出血时密度高；增强脂肪密度、坏死无强化，软组织成分明显强化。

（4）MRI 检查　混杂信号肿块；出血时信号有相应变化；水-脂分离技术可检测瘤内脂肪信号。

二、膀胱

1. 检查技术

（1）X 线检查　诊断膀胱结石、膀胱输尿管反流、膀胱瘘等。

（2）超声检查　首选影像检查方法。

（3）CT 检查　观察膀胱腔、壁与壁外改变，增强扫描评估病变强化、进一步观察病变形态。育龄期女性膀胱疾病慎用 CT 检查。

（4）MRI 检查

2. 正常影像表现

（1）X 线检查　充盈膀胱呈椭圆形，边缘光滑、密度均一；膀胱未充满，边缘不整齐，呈锯齿状。

（2）超声检查　膀胱壁高回声，厚 1～3 mm；腔内均匀液性无回声区。

（3）CT 检查　一般呈圆形或椭圆形。膀胱腔内尿液呈均匀水样低密度。膀胱壁为厚度均一薄壁的软组织密度影，内、外缘均较光整。增强检查，早期扫描显示膀胱壁强化；30 分钟后的延迟扫描，膀胱腔呈均匀高密度，对比剂与尿液混合不均时出现液-液平面。

（4）MRI 检查　膀胱腔内均匀长 T1 信号和长 T2 信号。膀胱壁表现为厚度一致的薄壁环状影，与肌肉信号类似。增强 T1WI 检查，膀胱内发生强化，对比剂浓度较高时，可呈低信号表现。

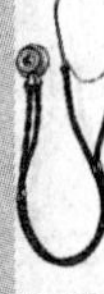

3. 基本病变表现

(1) 膀胱大小、形态异常　大膀胱常由于各种原因的尿道梗阻所致，小膀胱主要见于慢性炎症或结核病所造成的膀胱挛缩。膀胱憩室为膀胱形态不规则，呈囊袋状突出。

(2) 膀胱壁增厚　弥漫性增厚多为膀胱炎症或慢性梗阻所致；局限性增厚见于膀胱肿瘤或某些类型炎症、膀胱周围肿瘤或炎症累及膀胱。

(3) 膀胱内团块　膀胱肿瘤、血块或结石。

4. 疾病诊断

膀胱癌(urinary bladder carcinoma)主要为移行细胞癌，少数为鳞癌和腺癌。临床表现为血尿，可伴有尿痛和尿急。

◎影像学表现

(1) X线检查　尿路造影，乳头状癌为腔内结节状或菜花状充盈缺损，表面多凹凸不平；非乳头状癌时充局部膀胱壁僵硬。

(2) 超声、CT和MRI检查　向腔内生长肿块，膀胱壁增厚。可侵犯周围组织和邻近器官、盆腔淋巴结转移。

第二节　肾上腺

【大纲要求】

掌握：肾上腺嗜铬细胞瘤、肾上腺皮质腺瘤表现。

熟悉：肾上腺的正常、基本病变影像学表现，肾上腺意外瘤。

了解：肾上腺转移瘤及肾上腺皮质增生的影像学表现。

【内容精析】

一、检查技术

1. 超声检查　肾上腺病变初查方法。

2. CT检查　目前最佳影像检查方法。

3. MRI检查　肾上腺非功能性肿块的鉴别。梯度回波(GRE)序列T1WI同相位(in phase)和反相位(out phase)检测病变内脂质(细胞内脂肪成分如胆固醇、甘油三酯等)，用于肾上腺腺瘤的诊断和鉴别诊断。

二、正常影像表现

1. 超声检查　三角形或带状回声，皮质回声低，髓质回声较高。

2. CT检查　正常肾上腺呈均匀软组织密度。肾上腺在不同层面上形态也各异。肾上腺边缘光滑。正常侧肢宽度6～8 mm，最大横断面积30～150 mm^2。增强检查，肾上腺均一强化。

3. MRI检查　T1WI和T2WI上，肾上腺信号强度类似肝实质，并明显低于周围脂肪。

三、基本病变表现

1. 肾上腺大小改变　增大常为双侧性，表现为腺体弥漫性增大，侧肢厚度和(或)面积超过正常值，回声、密度和信号强度均同于正常。体积变小，代表肾上腺萎缩。

2. 肾上腺肿块　绝大多数肾上腺肿块为肿瘤性病变。部分肾上腺增生也可双侧单发或多发结节。

四、疾病诊断

1. 肾上腺皮质增生(adrenal cortical hyperplasia)　属于功能亢进性病变。包括库欣综合征(Cushing syndrome)、原发醛固酮增多症即Conn综合征、男性假性性早熟和女性假两性畸形等。

◎影像学表现

(1) 超声检查　肾上腺增大，回声均匀。

(2) CT检查　双侧肾上腺弥漫性增大，侧肢厚度大于10 mm和(或)面积大于150 mm^2，密度和形态正常。结节性增生时双侧增大肾上腺边缘可见一个或多个小结节影。

(3) MRI检查　双侧肾上腺弥漫性增大，信号强度同于正常肾上腺。

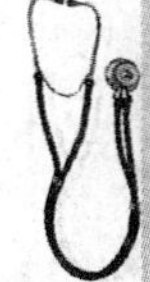

2. 肾上腺皮质腺瘤(adrenalcortical adenoma)　功能性或非功能性，前者包括库欣腺瘤、Conn 腺瘤、分泌性激素的腺瘤。非功能性腺瘤，多于影像学检查时意外发现。各种类型的腺瘤均有完整包膜，含有丰富的脂质，其中功能性者直径多在 3 cm 以下，而非功能性者通常较大。

◎**影像学表现**

(1) 超声检查　单侧肾上腺类圆形均匀低或弱回声肿块，边界清晰高回声。

(2) CT 检查　单侧肾上腺圆形或椭圆形肿块，边缘光滑，密度较低；增强检查，肿块强化且廓清迅速。库欣腺瘤直径常为 2～3 cm，有同侧残部和对侧肾上腺萎缩；Conn 腺瘤直径多在 2 cm 以下；非功能腺瘤常为 3～5 cm，甚至更大。

(3) MRI 检查　T1WI 和 T2WI 上均类似和略高肝实质信号，反相位上常有明显信号强度下降。

3. 嗜铬细胞瘤(pheochromocytoma)　发生于肾上腺髓质的肿瘤。20～40 岁多见，典型表现为阵发性高血压、头痛、心悸、多汗，发作数分钟后症状缓解。实验室检查，24 小时尿香草基扁桃酸(VMA)显著高于正常值。肿瘤较大，易出血、坏死、囊变、钙化。双侧肾上腺嗜铬细胞瘤时应注意 von Hippel-Lindau 综合征，多发性内分泌腺瘤病Ⅱ、Ⅲ型和家族性嗜铬细胞瘤病的可能。

◎**影像学表现**

超声、CT 和 MRI 检查　单侧或双侧性肾上腺肿块，呈圆形或椭圆形，常较大，直径多在 3 cm 以上。实性部分低或中等回声、密度类似肾脏，T1WI 低、T2WI 非常高信号；出血、坏死和囊变时肿瘤质地不均匀。CT 和 MRI 增强检查，肿块实体部分发生明显强化。恶性嗜铬细胞瘤形态不规则，可查出肝、肺等部位转移灶。

4. 肾上腺转移瘤(adrenal metastasis)　肺癌最常见。双侧或单侧，常有坏死和出血。极少影响肾上腺内分泌功能。

◎**影像学表现**

超声、CT 和 MRI 检查　双侧肾上腺肿块，偶为单侧性，呈圆形、椭圆形或分叶状，大小不等，2～5 cm 或更大。质地均一或不均。CT 或 MRI 增强检查，肿块为均一或不均一强化。

5. 肾上腺意外瘤(adrenal incidentaloma)　指临床上无明确肾上腺功能异常表现，健康体检或其他原因行影像检查时意外发现肾上腺肿块。包括肿瘤及非肿瘤病变，肿瘤病变中多为非功能性皮质腺瘤和转移癌。处理基本程序：①实验室检查，明确是否为亚临床功能性肿瘤，功能性者手术治疗，非功能性者进一步影像检查。②非功能性意外瘤行 CT、MRI 动态增强鉴别出非功能性腺瘤。③不具有影像学特征的非功能性意外瘤：≥5 cm，手术；3～5 cm，穿刺活检；≤3 cm，随访观察。④条件允许可行 PET－CT 检查。

第三节　女性生殖系统

【大纲要求】

掌握：子宫肌瘤、子宫癌的影像学表现，卵巢囊肿和卵巢肿瘤影像学表现。

熟悉：女性生殖系统正常及基本疾病表现。

了解：女性生殖系统检查技术，先天性异常的影像学表现，妊娠与计划生育。

【内容精析】

一、检查技术

1. X 线检查

(1) 子宫输卵管造影(hysterosalpingography)　经宫颈口注入碘对比剂，显示子宫、输卵管内腔及其改变，评估输卵管通畅情况。

(2) 盆腔动脉造影　用于疾病介入治疗。

2. 超声检查　首选的最主要、常用检查方法。可经腹、阴道、直肠检查。

3. CT 检查　孕妇禁用。绝经后妇女或腹盆腔较大肿块时可用。

4. MRI 检查　应用于多先天子宫发育畸形、子宫内膜癌等疾病。平扫常规行 T1WI 和 T2WI 并脂肪抑制技术。

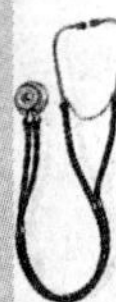

二、正常影像表现

1. 子宫输卵管造影 子宫呈边缘光整倒置三角形，子宫底在上；两侧为子宫角，与输卵管相通；下端与长柱状宫颈管相连，复查片对比剂进入腹腔，表明输卵管正常通畅。

2. 超声检查 子宫前倾或水平位，宫体均质中等回声，轮廓光整；宫腔线状高回声；内膜低或较高回声。宫颈较宫体回声稍强且致密，宫颈管带状高回声，阴道含气体呈强回声。卵巢位于子宫体两侧，杏仁状，回声略高于子宫，卵泡呈圆形无回声区。输卵管高回声管状结构。

3. CT检查 子宫体横置椭圆形或圆形的软组织密度影，边缘光滑，中心低密度区为宫腔。宫颈在子宫体下方的层面，横置梭形软组织密度影，外缘光滑，横径小于3.0 cm。卵巢为宫旁低密度结构。增强检查，正常子宫肌层明显均一强化，宫腔无强化。

4. MRI检查 T1WI上宫体、宫颈和阴道呈一致性较低信号；T2WI上：①宫体自内向外有高、低、中等三层信号；②宫颈自内向外有高、中等、低、中等四层信号；③阴道有高、低两种信号。绝经分层不明显。DWI宫体、宫颈均匀略高信号。卵巢T1WI低信号，T2WI上周围呈高信号，中央部分为低至中等信号。增强检查子宫内膜和子宫肌外层强化，而联合带强化程度较低。

三、基本病变表现

1. 子宫异常

(1) 子宫大小、形态异常　大小、形态改变多为合并子宫肿块，其次为先天性子宫异常。

(2) 子宫肿块　子宫内局灶性异常改变，见于肿瘤。

2. 盆腔肿块 常来自卵巢。卵巢肿块常有一些特征性表现。壁薄均一、内部均匀液性为囊肿；边缘分叶、多房囊实性病变为囊腺瘤或囊腺癌；肿块质地不均、含脂肪为畸胎瘤。

四、疾病诊断

1. 卵巢囊肿和卵巢肿瘤

◎影像学表现

(1) 卵巢囊肿　包括滤泡囊肿、黄体囊肿和黄素囊肿等。表现为边缘光滑、壁薄均一圆形病变，液性回声、密度。MRI上T1低、中或高信号，T2高信号。

(2) 浆液性囊腺瘤和黏液性囊腺瘤　浆液性囊腺瘤壁薄而均匀一，单或多房；黏液性囊腺瘤壁较厚、多房。囊性成分类似与卵巢囊肿。

(3) 囊性畸胎瘤　由三个胚层组织组成，超声液性无回声区内有强光点或光团，液-脂分层；CT与MRI表现为盆腔内混杂密度、信号肿块，内含脂肪成分，CT可见钙化、牙齿、骨骼等。

(4) 浆液性囊腺癌与黏液性囊腺癌　囊实性肿块，边缘不规则；实性成分明显，DWI呈高信号；增强扫描，实性成分强化；CDFI可见瘤内血流丰富。可发生腹膜转移，形成腹水、网膜饼，淋巴结转移。

(5) 卵巢转移瘤　双侧或单侧卵巢肿块，质地不均；增强扫描，不规则强化；CDFI可见瘤内及周围血流丰富。常有胸水和腹水。

2. 子宫肌瘤(uterine leiomyoma) 主要由旋涡状排列的平滑肌细胞和纤维组织构成，可发生变性，周边有假性包膜。分黏膜下、壁内和浆膜下型。

◎影像学表现

(1) 超声检查　子宫不规则增大；肌瘤结节呈圆形低或等回声，可见低回声假包膜；壁间肌瘤子宫内膜变形、移向对侧；黏膜下肌瘤时内膜增宽。

(2) CT检查　平扫显示子宫分叶状增大，肌瘤变性时呈低密度；增强检查肌瘤不同程度的强化，可有钙化。

(3) MRI检查　T1WI信号与子宫肌类似，T2WI上呈明显的低信号。变性时信号混杂。增强扫描不均匀强化。

3. 子宫癌

◎影像学表现

(1) 宫体癌(carcinoma of uterine body)　即子宫内膜癌。肿瘤侵犯子宫肌层，表现为子宫对称性或局限性增大；超声不均质回声肿块，CDFI瘤内和周边血流丰富；CT增强肿瘤强化程度低于邻近子宫肌；MRI T2WI不均匀高信号肿块，中断低信号的联合带，DWI呈高信号，不均匀强化。肿瘤累及宫旁组织、

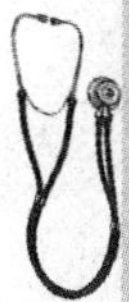

邻近器官，使其密度、信号发生改变，有淋巴结转移。

(2) 宫颈癌(cervical carcinoma) 宫颈增大，可形成肿块，回声、密度、T2WI 信号不均，DWI 呈高信号。侵犯宫旁组织、阴道、膀胱、直肠时，出现肿块。

4. 先天性异常

子宫输卵管造影能显示大多数子宫输卵管畸形，不能发现卵巢异常；超声可诊断多数子宫畸形、卵巢异常；MRI 诊断子宫畸形优于超声。

五、妊娠与计划生育

1. 早期妊娠 自受孕至第 13 周末。超声检查：①子宫随孕龄而增大；②妊娠囊闭经后第 5 周显示，宫底较高回声环；③第 6 周显示胚胎，妊娠囊内点状或不规则小块状回声，孕 6～7 周见原始心管搏动，7 周出现胎动，10 周能辨认胎儿，11～12 周显示躯干、脊柱、长骨；④8～9 周显示胎盘，附于孕囊侧壁的半月形光点区。

2. 妊娠与胎儿

(1) 流产和死胎

(2) 胎儿畸形 ①羊水过多伴发畸形：无脑儿、脊柱裂；②胃肠道畸形：先天性食管闭锁、十二指肠闭锁；③羊水过少伴发畸形：肾缺如。

3. 前置胎盘 胎盘下缘达子宫颈内口，为边缘性前置胎盘；胎盘部分覆盖宫颈内口为部分性前置胎盘；胎盘完全覆盖宫颈内口为中央性或完全性前置胎盘。

4. 节育环检查与节育环异常

(1) X 线检查 正常位置为立位耻骨联合上 2～6 cm，中线旁 3 cm 范围内。

(2) 超声检查 判断节育环有无下移、脱落、嵌入肌层、穿透宫壁等。

(3) CT 检查 判断节育环的位置。

第四节 男性生殖系统

【大纲要求】

熟悉：男性生殖系统正常及基本疾病表现，良性前列腺增生、前列腺癌影像表现。

了解：睾丸肿瘤影像学表现。

【内容精析】

一、检查技术

1. X 线检查

2. 超声检查 初查方法，经腹或直肠进行。

3. CT 检查 较少用，平扫与动态增强扫描。

4. MRI 检查 最有价值的影像学检查。前列腺疾病诊断优势大。

(1) 平扫检查 常规 T1 横断及 T2 横断、矢状、冠状扫描。

(2) 增强扫描 动态增强扫描。

(3) 磁共振波谱成像(^{1}H－MRS) 分析前列腺内代谢物浓度变化，反映病变的代谢特征。

(4) 磁共振功能成像 DWI 与 PWI。

二、正常影像表现

1. 超声检查 前列腺为略低回声，内部均匀细小点状回声，中央见高回声尿道，包膜为线状高回声。精囊呈纤细、蜿蜒条状低回声。睾丸均匀中等或稍低回声，附睾头为睾丸上方半月形回声。

2. CT 检查 前列腺均匀软组织密度。动态增强动脉期中央腺体密度高，晚期与外周带密度趋于一致。精囊位于膀胱底后方，软组织密度，边缘小分叶，两侧精囊于中线处汇合。精囊前缘与膀胱后壁间低密度脂肪间隙呈精囊角(seminal vesicle angles)。

3. MRI 检查 前列腺 T1WI 呈均一较低信号，T2WI 上移行带和中央带呈较低信号，外周带呈新月形较高信号，前纤维基质呈低信号，包膜为细环状低信号。^{1}H－MRS 显示枸橼酸盐(Cit)峰高，胆碱复合物

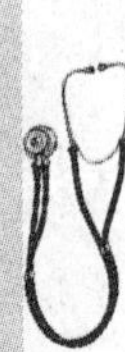

(Cho)与肌酸(Cr)峰较低,(Cho+Cr)/Cit 约 60%。DWI 周围带 ADC 值高。精囊呈长 T1 低信号和长 T2 高信号,精囊壁为低信号。睾丸呈卵圆形结构,T1 低于脂肪高于水,T2 高于脂肪低于水。

三、基本病变表现

1. 前列腺增大 对称性增大时,内部回声、密度、信号多不均匀,^{1}H-MRS 显示 Cit 峰高和较低 Cho 峰及 ADC 值较高,提示良性病变。非对称性增大为局限性结节或分叶状改变,血供丰富与^{1}H-MRS 显示 Cit 峰和 Cho 峰倒置及 ADC 值较低,均提示前列腺癌。

2. 精囊肿块 见于精囊囊肿、脓肿及肿瘤。肿瘤质地混杂、血供丰富,恶性肿瘤科侵犯邻近结构;囊肿边界清晰、质地均匀。

3. 睾丸肿块 睾丸增大,见于睾丸肿瘤。睾丸鞘膜积液表现为液体包绕睾丸。

四、疾病诊断

1. 良性前列腺增生(benign prostatic hyperplasia, BPH) 多见于中、老年人。病理上主要发生在移行带,表现为腺体组织和基质组织不同程度的增生。主要症状为尿频、尿急、、夜尿、排尿困难。

◎影像学表现

(1) 超声检查 前列腺均匀对称增大,移行带为主,可突入膀胱底,回声不均匀,增生结节为等或高回声;可见结石影;外腺变薄,回声稍强。

(2) CT 检查 前列腺增大,横径大于 5 cm,可突入膀胱底。密度均匀。可见钙化。动态增强动脉期中央腺体密度高,晚期与外周带密度趋于一致。

(3) MRI 检查 前列腺增大,信号混杂;增生结节可见假包膜。^{1}H-MRS 显示 Cit 峰高和较低 Cho 峰及 ADC 值较高,膀胱、精囊受压,信号正常。

2. 前列腺癌(prostatic carcinoma) 临床上表现为排尿困难,晚期出现会阴部疼痛,化验检查前列腺特异抗原(PSA)增高。

◎影像学表现

(1) 超声检查 ①早期,外腺内低回声结节,少数为等或非均匀性回声增强;②进展期,前列腺不规则分叶状增大,包膜连续性中断,回声不均匀。CDFI 非对称性演出血流、瘤周、瘤内血流丰富。

(2) CT 检查 ①早期,价值不大;②进展期,前列腺不规则增大、分叶状肿块,邻近器官的侵犯;增强前列腺癌增强强化。

(3) MRI 检查 ①早期,在 T2WI 上表现为较高信号的外周带内出现低信号病灶;②进展期,前列腺包膜受累、变形,^{1}H-MRS 显示 Cit 峰下降或消失,Cho 峰升高,(Cho+Cr)/Cit 显著增高。DWI 肿瘤呈高信号,ADC 减低。动态增强前列腺癌早期强化。

◎诊断与鉴别诊断

① 直肠癌:直肠壁增厚,直肠周围间隙模糊、消失,肿块以直肠为中心;②前列腺肉瘤:儿童或中青年多见;③膀胱癌:前列腺癌肿块与前列腺相连,在前列腺轮廓内,血 PSA 检测有助于鉴别。

3. 睾丸肿瘤 分原发性和继发性。原发性肿瘤多为恶性,又分为生殖细胞肿瘤和非生殖细胞肿瘤;良性肿瘤多为成熟型畸胎瘤。临床表现为一侧性睾丸肿块。血甲胎蛋白(AFP)和人类绒毛膜促性腺激素(hCG)增高。

◎影像学表现

(1) 超声检查 睾丸增大,正常结构消失,包膜可不完整,恶性肿瘤血流丰富,可见坏死、囊变、钙化、出血。

(2) MRI 检查 睾丸肿块,肿瘤长 T1、长 T2 信号,坏死、囊变、钙化、出血信号不均。可有肾门淋巴结增大。

第五节 腹膜后间隙

【大纲要求】

熟悉:腹膜后间隙正常及基本病变的影像学表现。

了解:腹膜后肿瘤、腹膜后纤维化影像学表现。

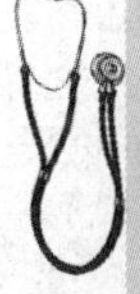

【内容精析】

一、检查技术

1. X 线检查(略)

2. 超声检查　初查方法。

3. CT 检查　主要检查方法,能清晰显示腹膜后结构,发现病变。

4. MRI 检查　主要用于肿块的鉴别诊断。

二、正常影像表现

1. 正常声像图表现　经胰腺长轴显示肾前间隙;经肾横断面显示肾周间隙;经腹主动脉长轴显示肾后间隙。

2. 正常 CT 表现

(1) 肾旁前间隙　位于后腹膜与肾前筋膜之间,内含胰腺,十二指肠降段、水平段和升、降结肠及血管。

(2) 肾周间隙　位于肾前、后筋膜之间,内有肾和肾上腺,肾脏血管及肾周脂肪囊。

(3) 肾旁后间隙　位于肾后筋膜与腹横筋膜之间,其内为脂肪组织。

3. 正常 MRI 表现　解剖结构同 CT,脂肪组织呈高或中高信号,大血管呈流空信号。

三、基本病变表现

1. 腹膜后脂肪改变　腹膜后脂肪由于炎症、外伤等病变出现水肿、出血、坏死、蜂窝织炎、气体等改变,信号、密度、回声出现相应变化。

2. 腹膜后肿块　腹膜后原发瘤、转移瘤、淋巴瘤、脓肿、增大淋巴结、腹膜后纤维化等出现腹膜后肿块。①良性肿瘤,一般较小,质地均匀,边界清楚,均匀强化。②恶性肿瘤较大,常不均质,坏死、囊变常见;形态不规则,可包绕血管、发生转移。

3. 肾筋膜增厚　肾前间隙任何病变均可引起肾前筋膜增厚。常见病因来源于胰腺、结肠、十二指肠。

4. 腹膜后脏器受压移位　①右侧肾旁间隙病变:升结肠、十二指肠降段前移;②左侧肾旁间隙病变:胰体、尾在胰后方病变时向右前方移位;③肾周间隙病变:肾脏受压、推移,肾轴旋转。

四、疾病诊断

1. 原发腹膜后肿瘤　原发性腹膜后肿瘤为原发于腹膜后间隙内脂肪、肌肉、纤维、淋巴、神经的组织肿瘤。

◎影像学表现

(1) 超声检查　恶性肿瘤瘤体较大,边界不规则,无包膜,回声不均匀;CDFI 肿瘤及周边血流丰富。

(2) CT 检查　腹膜后肿块,根据邻近器官移位及与肾筋膜关系判断位置。增强扫描恶性肿瘤多不均匀强化,良性者均匀强化。

(3) MRI 检查　形态学表现同 CT,不同序列可获得肿瘤组织结构信息。

2. 腹膜后纤维化(retroperitoneal fibrosis)　分为特发性、继发性。腹膜后大血管、输尿管周围纤维组织增生,表现为不同程度炎性反应。

◎影像学表现

(1) CT 检查　①平扫,腹膜后间隙内均匀软组织密度肿块,位于肾门水平下方,沿腹主动脉前方及侧方分布,病变可局限或广泛;与腹主动脉关系密切,常包绕输尿管、下腔静脉。②增强扫描,小片状强化,早期强化明显,中晚期强化较差。

(2) MRI 检查　①平扫,T1WI 较低信号;早期 T2WI 呈高或稍高信号,晚期呈低信号。②动态增强扫描,类似于 CT 表现。

◎诊断与鉴别诊断

①淋巴瘤和淋巴结转移瘤,范围更广;②非淋巴来源肿瘤对腹膜后组织表现为挤压,T2WI 呈均匀高或稍高信号;③恶性肿瘤浸润邻近组织,而腹膜后纤维化对邻近组织多为包绕。

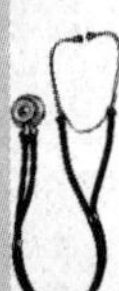

【同步练习】

一、名词解释

1. 肾自截(autonephrectomy)　**2.** 精囊角(seminal vesicle angles)　**3.** 肾旁后间隙(posterior pararenal space)

4. 异位嗜铬细胞瘤(ectopic pheochromocytoma)　**5.** 子宫输卵管造影(hysterosalpingography)　**6.** 静脉性肾盂造影（intravenous pyelography，IVP）　**7.** 肾旁前间隙(anterior pararenal space)　**8.** 肾周间隙(perirenal space)　**9.** 异位肾(ectopic kidney)　**10.** 肾盂、输尿管重复畸形(duplication of renal pelvis and ureter)
11. 马蹄肾(horse-shoe kidney)

二、选择题

(一) 单选题

1. 正常子宫的 MRI 表现中哪项说法是**不正确**的(　　)
A．横断面上呈横置椭圆形　B．矢状面上为倒置的梨形
C．冠状面上呈倒置三角形　D．T1WI 像上宫体、宫颈和阴道为一致性较高信号
E．T2WI 像上能显示宫体、宫颈和阴道的解剖结构

2. 关于宫体的正常 MRI 表现，下列哪项叙述是**错误**的(　　)
A．自内向外有 3 层信号　B．中心的高信号影代表子宫内膜及宫腔内分泌物
C．中间薄的低信号层即联合带为子宫肌内层　D．周围是中等信号的子宫肌外层
E．Gd-DTPA 增强检查，子宫内膜无强化

3. 下列哪项**不是**肾结核的影像特点(　　)
A．不规则钙化　B．肾影可正常　C．早期就有肾盂破坏
D．晚期肾自截　E．多为一侧肾脏侵犯，晚期可累及膀胱和对侧肾脏

4. 发现尿路阳性结石最常用的方法是(　　)
A．腹部 CT 检查　B．腹部 MRI 检查　C．静脉肾盂造影检查
D．腹部平片检查　E．逆行尿路造影检查

5. 腹部侧位片上，肾结石(　　)
A．与脊柱影重叠　B．位于脊柱影前方　C．位于脊柱影后方　D．在椎间隙内　E．与髂骨重叠

6. 右侧肾盂结石主要应与哪种疾病鉴别(　　)
A．胆囊结石　B．腹膜后淋巴结钙化　C．肝癌
D．右输尿管上段结石　E．粪石

7. 下列肾癌影像中，**错误**的是(　　)
A．肾影局限性增大　B．肿瘤内无钙化灶　C．肾盏分离而呈“手握球”状改变
D．肾盂内可见充盈缺损　E．MRI 检查时可见假性包膜

8. 肾盂癌的诊断依据是(　　)
A．肾实质类圆形低密度影　B．肾盂肾盏内固定不变的充盈缺损
C．肾盂区高密度块状影　D．肾小盏虫蚀状破坏
E．肾实质混杂密度影

9. 立位 X 线平片上，正常节育环位于(　　)
A．与耻骨联合重叠　B．耻骨联合上方 2～6 cm，中线两旁 3 cm
C．耻骨联合上方 2～6，中线左侧 10 cm　D．耻骨联合下方，中线左侧 10 cm
E．耻骨联合下方，中线右侧 10 cm

10. 输尿管结石(　　)
A．平片常不显影　B．应作 CT
C．静脉肾盂造影结石以上输尿管可扩张　D．静脉肾盂造影无改变
E．血尿比肾结石少见

11. 下列关于肾自截的叙述，哪项**不正确**(　　)
A．静脉肾盂造影可见肾盏破坏和脓腔形成　B．全肾为干酪坏死物质和空洞所替代
C．肾大部或全肾钙化　D．肾功能完全丧失
E．静脉尿路造影不显影

12. 一侧肾盂不显影，膀胱显著缩小，边缘毛糙，应首先考虑(　　)
A．慢性肾炎　B．肾膀胱结核　C．膀胱癌

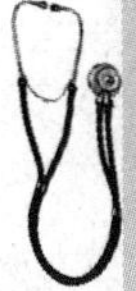

D．肾腺癌　　E．膀胱神经机能障碍

13. 关于正常肾脏的平扫CT表现,下列哪项是**错误**的(　　)

A．横断层面上肾位于脊柱两侧　　B．肾外缘偶可有多发切迹
C．能分辨肾的皮、髓质　　D．肾脏外缘可见局部肾实质外突
E．肾的中部层面见肾门内凹

14. 关于正常肾脏的增强CT表现,下列哪项是**错误**的(　　)

A．早期肾血管和肾皮质明显强化　　B．5～10分钟后扫描可清楚分辨出肾的皮、髓质
C．2分钟扫描,肾髓质明显强化　　D．2分钟扫描,皮、髓质分界不清晰
E．5～10分钟后扫描,肾盏肾盂明显强化

15. 关于正常输尿管的CT表现,下列哪项是**不正确**的(　　)

A．自肾盂向下连续层面追踪观察　　B．多能识别正常输尿管腹段的上、中部分
C．输尿管呈点状软组织密度影　　D．注入对比剂10分钟之后呈点状致密影
E．注入对比剂10分钟之后不能看到输尿管的膀胱入口处

16. 关于肾上腺CT检查,下列哪项是**错误**的(　　)

A．肾上腺周围有丰富的低密度脂肪组织因而能够清楚显示
B．肾上腺位于肾上极前内方
C．肾上腺呈软组织密度
D．增强检查正常肾上腺不强化
E．右肾上腺呈斜线状、倒"V"或倒"Y"形

17. 关于肾后间隙的说法,哪项**不正确**(　　)

A．位于肾后筋膜与腹横筋膜之间　　B．其内主要为脂肪组织
C．外界与腹膜外脂肪间隙相续　　D．胰腺位于其中
E．内侧为肾后筋膜与腰肌筋膜融合处

18. 下列哪一项**不是**肾脏的先天性畸形(　　)

A．一侧肾发育不良　B．孤立肾　C．马蹄肾　D．肾自截　E．异位肾

19. 关于前列腺增大的CT表现,下列哪项**不正确**(　　)

A．前列腺横径超过3 cm　　B．前列腺上缘超过耻骨联合2 cm
C．对称性增大为前列腺增生　　D．分叶状肿块可能为前列腺癌
E．精囊角消失是前列腺癌被膜外侵的表现

20. 下列腹膜后脂肪密度增高的病因,哪项是**错误**的(　　)

A．炎性水肿　B．出血　C．急性胰腺炎　D．腹膜后肿瘤　E．纤维化

21. 关于腹膜后肿块的说法,下列哪项有**错误**(　　)

A．肿块较小时,易于判断其位于腹膜后
B．肿块较大时应与腹腔内肿块鉴别
C．肿块使腹膜后器官移位指示为腹膜后肿块
D．腹膜后肿块多数为炎症
E．腹膜后肿瘤可为良性肿瘤

22. 患儿男,15岁。腰疼,腹部触诊时腰部有一移动性包块,超声检查腹内有一个肾脏形状,且有向上下和左右方向移动的包块。最可能的是下列哪一种先天性畸形(　　)

A．马蹄肾　B．孤立肾　C．游走肾　D．肾旋转异常　E．单纯异位肾

23. 右侧肾盂结石主要需与下列哪一种疾病鉴别(　　)

A．右侧输尿管下段结石　B．肠内容物　C．右叶肝癌
D．胆囊结石　E．腹膜后淋巴结钙化

24. 患者男,47岁,长期反复尿频、脓尿、尿痛和血尿,造影发现膀胱发生挛缩,体积变小,边缘呈锯齿状,最可能是哪一种疾病(　　)

A．膀胱炎症　B．肾盂肾炎　C．膀胱结核　D．膀胱结石　E．膀胱憩室

25. 女性患者，56岁，尿频、尿急、尿痛；尿路造影检查显示膀胱大小正常，但边缘模糊，CT检查膀胱壁轻度弥漫性增厚，MRI检查膀胱壁增厚，膀胱壁T2WI像为高信号。最可能的诊断是(　　)

A．慢性膀胱炎症　B．膀胱结核　C．急性膀胱炎症　D．膀胱出血　E．膀胱癌

26. 关于复杂囊肿，下列哪一项是**不正确**的(　　)

A．单纯性囊肿可发生出血、感染和钙化而转变为复杂囊肿

B．复杂囊肿CT表现为囊壁增厚、钙化，囊内密度增高，并偶见气泡影

C．在T1WI像上表现为不同程度的高信号，T2WI像上仍维持较高信号

D．复杂囊肿有特异性表现，不需要与囊性肾癌鉴别

E．当一种检查技术难以诊断时，可利用其他检查技术，有助于正确诊断

27. 肾癌的病理及临床表现中，下列哪一项是**错误**的(　　)

A．是最多见的肾脏恶性肿瘤，多发生在40岁以上，男多于女

B．肿瘤来源于肾盂上皮细胞

C．肿瘤呈实质性不规则肿块，内常有出血和坏死，可发生囊性变

D．周边可有假包膜，部分发生钙化

E．晚期转移包括局部侵犯、淋巴结转移和血行转移

28. 下列哪一种疾病可以显示假性包膜(　　)

A．肾盂癌　B．肾血管平滑肌脂肪瘤　C．肾癌

D．肾纤维瘤　E．肾母细胞瘤

29. 女性患者，56岁，主诉为血尿3天；CT平扫肾盂内有异常密度阴影，密度高于尿液，与肾实质密度相似，CT值为43～50 Hu；十日后复查CT，肾盂内仍有异常密度阴影，但密度较前次检查减低，范围有缩小。最可能诊断为(　　)

A．肾盂癌　B．肾结石　C．肾盂内出血　D．肾盂积水　E．肾结核

30. 男性患者，65岁。MRI检查T1WI为高信号，T2WI仍然是高信号，边缘光滑，造影后无强化。最可能是下列哪种疾病(　　)

A．肾癌　B．肾错构瘤　C．肾单纯囊肿　D．肾复杂囊肿　E．肾脓肿

31. 下列哪种疾病需要与肾复杂囊肿鉴别(　　)

A．单纯肾囊肿　B．囊性肾癌　C．肾脓肿　D．肾结核　E．多囊肾

32. 下列哪种疾病常常与双侧多发的肾血管平滑肌脂肪瘤并存(　　)

A．多发性硬化　B．结节性硬化　C．肾脓肿　D．肾癌　E．马蹄肾

33. 在输尿管癌的诊断中MRI水成像(MRU)较尿路造影最大的优势是(　　)

A．显示肾盂和输尿管积水　B．显示输尿管肿块　C．判断肾功能

D．显示病变不受肾功能的影响　E．判断病变部位

34. 患者男，68岁，无痛性肉眼血尿3个月，伴有尿频、尿急。CT平扫见膀胱腔内有菜花样软组织密度肿块，位于膀胱三角区，表面有不规则钙化，增强后有中度强化。最可能的诊断是下列哪一项(　　)

A．膀胱炎症　B．膀胱癌　C．膀胱嗜铬细胞瘤　D．膀胱平滑肌瘤　E．膀胱淋巴瘤

35. 前列腺增生主要发生在下列哪一部位(　　)

A．前列腺周围组织　B．前列腺外围带　C．前列腺的尿道周围

D．前列腺膀胱出口附近　E．前列腺移行带

36. 前列腺增生与早期前列腺癌鉴别诊断最有价值的是下列哪一项检查方法(　　)

A．CT检查　B．MRI检查　C．USG　D．X线平片　E．膀胱造影

37. MRI检查在前列腺增生和前列腺癌的鉴别诊断中具有较高价值，前列腺增生的主要诊断依据是下列哪一项(　　)

A．T1WI前列腺组织为低信号　B．T2WI前列腺增大、周围区受压变薄，信号正常

C．T2WI前列腺增大、周围区内有信号减低影

D．T1WI前列腺组织为高信号

E．T1WI及T2WI前列腺不增大

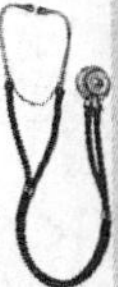

38. 关于子宫肌瘤的病理及临床表现,下列哪一项**错误**(　　)

A. 是子宫最常见的良性肿瘤

B. 根据发生部位分为黏膜下、肌层内和浆膜下

C. 血供障碍后可发生变性、坏死、囊变、出血和钙化

D. 较大的浆膜下肌瘤引起盆部疼痛和压迫感

E. 黏膜下肌瘤一般无症状

39. 关于子宫内膜癌的侵犯转移途径,下列哪一项是**错误**的(　　)

A. 肿瘤最初位于子宫内膜,其后向外侵犯子宫肌,向下侵犯子宫颈

B. 当肿瘤穿破浆膜后,能直接累及宫旁组织、膀胱和邻近肠管

C. 淋巴转移首先累及髂内、髂外及闭孔等淋巴结组,其后至腹膜后淋巴结

D. 即使沿卵巢淋巴系转移时,也不可能仅有腹膜后淋巴结转移,而不伴盆腔淋巴结转移

E. 血行转移和腹膜直接种植较少见,肺和上腹部是较为常见的部位

40. 女性生殖系统最常见的恶性肿瘤是下列哪一种(　　)

A. 卵巢浆液性囊腺癌　　B. 子宫内膜癌　　C. 宫颈癌

D. 卵巢黏液性囊腺癌　　E. 卵巢转移瘤

41. 下列哪一项不是卵巢囊腺瘤的 MRI 表现(　　)

A. 界限清楚、大小不等、多房状肿块

B. 内隔均较薄,有时可见小的乳头状突起

C. 浆液性囊腺瘤呈长 T1 低信号和长 T2 高信号

D. 黏液性囊腺瘤由于黏蛋白而致肿瘤在 T1WI 和 T2WI 上均呈较高信号

E. Gd-DTPA 增强检查肿瘤壁和内隔厚,内有实性部分,都发生明显强化

42. 下列哪一项是黏液性囊腺瘤的 MRI 特点(　　)

A. 边界清楚的单房肿块,T1WI 低信号,T2WI 高信号,Gd-DTPA 增强不发生强化

B. 肿块内多发内隔,T1WI 和 T2WI 上均呈较高信号,增强检查壁和内隔发生强化

C. 界限不清楚的实质性肿块 T1WI 等低信号,T2WI 为高信号,增强后明显强化

D. 肿块内多发内隔,T1WI 高信号,T2WI 低信号,增强检查肿瘤的壁和内隔发生强化

E. 界限清楚的肿块,由于脂肪而致肿瘤在 T1WI 和 T2WI 上均呈较高信号

43. 下列哪一项不是卵巢囊性畸胎瘤的影像表现(　　)

A. X 线表现为盆腔内的牙齿或骨骼

B. CT 表现为盆腔内边界清楚的混杂密度肿块,内含脂肪、软组织密度成分和钙化

C. MRI 见盆腔内脂肪信号肿块,T1WI 上为高信号,T2WI 上为等高信号

D. MRI 见盆腔内 T1WI 上为低信号,T2WI 上为高信号囊性阴影

E. USG 在声像图上见液性无回声区,内有明显强回声点、团或"面团征"

44. 女性患者,52 岁,CT 和 MRI 发现盆腔内有囊实性肿块,壁和内隔厚而不规则并有明显的实体部分。最可能的诊断是下列哪一项(　　)

A. 卵巢囊肿　　B. 巢囊腺瘤　　C. 卵巢畸胎瘤　　D. 卵巢囊腺癌　　E. 卵巢脓肿

45. 肾上腺疾病的影像检查首选方法是(　　)

A. X 线平片　　B. MRI 检查　　C. CT 检查　　D. USG　　E. 尿路造影

46. 女性患者,42 岁,有向心性肥胖,满月脸、皮肤紫纹、痤疮、毛发多、高血压。CT 检查发现右肾上腺有 7 cm 大小肿块,密度不均匀,有点状钙化,造影后明显不均匀强化。最有可能是下列哪一种疾病(　　)

A. 肾上腺增生　　B. 肾上腺 Cushing 腺瘤　　C. 肾上腺 Cushing 皮质腺癌

D. 肾上腺原醛性腺瘤　　E. 嗜铬细胞瘤

47. 肾上腺外嗜铬细胞瘤也称副神经节瘤,最少发生在下列哪一个部位(　　)

A. 腹主动脉旁　　B. 后纵隔　　C. 颈总动脉旁　　D. 中枢神经内　　E. 膀胱

48. 下列哪一项不是嗜铬细胞瘤的 CT 表现(　　)

A. 肾上腺区较大的圆形或椭圆形肿块　　B. 较小肿瘤密度均匀,类似肾脏的密度

C．较大肿瘤可以出现囊性变　　D．肿瘤内有脂肪可以呈低密度
E．增强检查肿瘤明显强化，其内低密度区无强化

49. 下列哪一项是肾上腺非功能性腺瘤的**错误**表现(　　)
A．临床上多无症状，实验室检查相关肾上腺功能测定均为正常
B．影像检查肾上腺非功能腺瘤的密度或信号强度类似 Cushing 腺瘤
C．肾上腺无功能腺瘤无同侧和对侧肾上腺萎缩
D．需要与单侧肾上腺转移瘤鉴别
E．肾上腺无功能腺瘤与转移瘤鉴别，用 MRI 检查无意义

50. 肾上腺非功能腺瘤与单侧肾上腺转移瘤鉴别时，使用下列哪一项检查方法最好(　　)
A．CT　　B．MRI　　C．USG
D．X 线平片　　E．腹膜后充气造影

51. 下列哪一项是肾上腺转移癌最常见的原发肿瘤(　　)
A．肺癌　　B．乳腺癌　　C．甲状腺癌
D．胰腺癌　　E．结肠癌和黑色素瘤

52. 关于肾上腺转移癌的 CT 表现，下列哪一项有**错误**(　　)
A．双侧或单侧肾上腺肿块　　B．肿瘤较大可以发生坏死呈低密度
C．肿瘤边缘不规则呈分叶状　　D．肿瘤内有脂肪密度阴影
E．增强检查，肿瘤呈均一或不均一强化

53. 下列哪一项**不是**原发性恶性腹膜后肿瘤(　　)
A．脂肪肉瘤和平滑肌肉瘤　　B．纤维组织细胞肉瘤和恶性畸胎瘤
C．肾癌　　D．纤维肉瘤
E．横纹肌肉瘤

54. 下列哪一项**不是**原发性良性腹膜后肿瘤(　　)
A．脂肪瘤和平滑肌瘤　　B．畸胎瘤和异位嗜铬细胞瘤
C．神经纤维瘤、神经鞘瘤　　D．肾错构瘤　　E．淋巴管瘤

55. 腹膜后淋巴瘤的 MRI 表现哪一项是**错误**的(　　)
A．局部多个增大的淋巴结或融合成团的增大淋巴结
B．信号强度在 T1WI 上略高于肌肉，而低于脂肪
C．信号强度在 T2WI 上明显高于肌肉信号，类似脂肪信号，抑制脂肪技术仍为高信号
D．不使用对比剂即能区分增大的淋巴结与血管，并显示血管被包绕、移位情况
E．淋巴瘤治疗后，不能鉴别肿瘤残留、复发与纤维化

56. 关于子宫的 CT 检查，下列哪项表现是正确的(　　)
A．子宫体通常不位于盆腔中央
B．子宫大小受年龄和生理状态影响小
C．中心小的低密度区代表子宫肌肉
D．宫颈在子宫体下方为圆形或横置椭圆形软组织密度影
E．后屈后倾位

57. 关于腹膜后间隙的表现哪项**不正确**(　　)
A．位于后腹膜与腹横筋膜之间　　B．以肾筋膜为界分为肾旁前间隙、肾周间隙和肾旁后间隙
C．肾前、后筋膜在外侧联合形成侧锥筋膜　　D．内有脂肪组织、淋巴结和神经
E．腹膜后间隙不含有大血管

58. 关于膀胱异常的 CT 表现，下列哪项说法**不正确**的(　　)
A．膀胱肿块和膀胱壁增厚　　B．与膀胱壁相连的肿块可以是膀胱肿瘤
C．膀胱结石和出血的位置随体位而变化　　D．弥漫性膀胱壁增厚多为炎症
E．局限性膀胱壁增厚仅见于炎症

59. 关于腹膜后肿瘤的 CT 表现，下列哪项**不正确**的(　　)

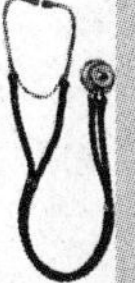

A. 脂肪肉瘤密度不均匀，并有脂肪性低密度
B. 平滑肌肉瘤易有囊变、坏死
C. 畸胎瘤内含有钙化、脂肪等
D. 淋巴管瘤呈水样密度
E. 肿瘤均有特征，定性诊断容易

60. 下列哪项**不是**输尿管结石的特点( )
A. 易停留在生理狭窄处
B. X线平片表现为位于输尿管区卵圆形致密影
C. 尿路造影结石上方的输尿管扩张
D. MRI检查为结节状高信号阴影
E. CT检查为结节状高密度阴影

61. 关于肾结核的影像表现，下列哪项**不正确**的( )
A. CT可见多发或不规则高密度钙化，甚至全肾钙化
B. 逆行造影显示肾盂肾盏及多发空洞共同形成一个大而不规则的空洞
C. CT平扫显示肾脏表面局限性外突，造影后与肾实质同步增强
D. USG早期肾实质有无回声区，后期有肾盂积水，可见钙化
E. MRI在肾实质内有T1W低信号、T2W高信号阴影，肾盂肾盏扩张

62. 下列**除外**哪项是肾脏囊性病变( )
A. 单纯性肾囊肿、多囊肾
B. 肾衰透析后囊肿
C. 髓质海绵肾、肾盂旁囊肿
D. 囊性肾肿瘤
E. 肾结石

63. 关于肾脏肿瘤的说法，下列哪项正确的( )
A. 肾脏肿瘤较为常见，以良性者居多
B. 恶性肿瘤常见的是肾癌、肾盂癌和肾母细胞瘤，少见的是淋巴瘤和转移瘤
C. 肾恶性肿瘤发生率较低
D. 肾脏良性肿瘤最多见的是肾腺瘤
E. 肾血管平滑肌脂肪瘤仅单发

64. 肾癌的影像学表现，下列哪项是**不正确**的( )
A. 尿路造影见肾盏受压变形，边缘不规则，并有不规则的充盈缺损
B. X线平片检查肾盂区有低密度阴影
C. MRI检查T1WI上肿块多为低信号，T2WI上多为混杂高信号，病变周边见假性包膜
D. MRI检查Gd-DTPA造影后肿块呈不均匀强化
E. CT平扫可见肾实质内分叶状肿块，造影后早期明显不均匀增强，延迟后造影剂部分退出

65. 关于肾盂癌的影像表现，下列哪项是**不正确**的( )
A. X线平片价值大
B. 尿路造影可见肾盂肾盏内固定不变的充盈缺损
C. CT表现为肾窦区肿块，造影后仅有轻度强化
D. MRI表现为肾窦区肿块T1WI肿块信号强度高于尿液，T2WI上低于尿液
E. USG表现为集合系统内有低回声区

66. 肾血管平滑肌脂肪瘤正确的影像表现**不包括**哪项( )
A. 尿路造影可见肾盂肾盏受压移位
B. MRI表现为T1WI和T2WI呈混杂信号肿块，内有高信号脂肪
C. CT示边缘清楚的肿块，呈等高混杂密度，内有低密度，CT值为−76 Hu
D. USG示肾实质内大小不一的以强回声为主的肿块
E. X线平片上肾脏有钙化

67～69题共用备选答案
A. 肾上腺转移瘤　B. 肾上腺皮质癌　C. 肾上腺嗜铬细胞瘤　D. 肾上腺增生　E. 肾上腺萎缩

67. 双侧肾上腺肿块常见于( )
68. 双侧肾上腺变小常见于( )

69. 双侧肾上腺弥漫性增大常见于(　　)

70～72 题共用备选答案

A．肾结石　　B．胆结石　　C．肠系膜淋巴结钙化

D．胰腺结石　　E．肾结核钙化

70. 密度中等,形态不规则,边缘不清,较广泛,多位于肾皮质内(　　)

71. 常多发呈"石榴籽"样,侧位片上位于脊柱前方(　　)

72. 多为圆形颗粒状,密度不均,活动范围大,且可横轴移动,位置较低,靠近脊柱(　　)

73～75 题共用备选答案

A．肾盂血块　　B．肾盂内结石　　C．肾内钙化

D．肾盂肿瘤　　E．肾盂旁囊肿

73. 肾盂造影在不同时间摄片,均为圆形或卵圆形充盈缺损、边缘光整(　　)

74. 肾盂造影显示形状多不规则之充盈缺损(　　)

75. 肾盂造影片显示:有圆形或椭圆形边界光滑之阴影,短期内复查此影消失(　　)

（二）多选题

1. 前列腺增生的影像检查正确的表现包括(　　)

A．CT 显示前列腺弥漫性一致性增大,密度均匀

B．膀胱造影时可致膀胱底部产生向上的弧形压迹

C．MRI 检查时 T1WI 像上增大的前列腺呈均一低信号

D．T2WI 像上中心区和移行区体积明显增大

E．耻骨联合上方不能见到前列腺组织

2. 关于前列腺癌的 MRI 检查,下列哪些是正确的(　　)

A．对于发现前列腺癌和确定其大小、范围均有较高价值

B．T1WI 图像前列腺癌与正常前列腺组织均为一致性较低信号,难以识别肿瘤

C．T2WI 图像前列腺癌典型表现为正常较高信号的周围区内出现低信号结节影

D．不能发现起于移行区的早期前列腺癌,因其信号强度类似于周围组织

E．前列腺黏液腺癌在 T2WI 呈较高信号,难与周围区前列腺组织鉴别

3. 下列哪些是子宫肌瘤正确的 CT 表现(　　)

A．平扫子宫增大,分叶状

B．肌瘤的密度可等于或略低于周围正常子宫肌

C．增强检查肌瘤可有不同程度强化,多略低于正常子宫肌的强化

D．约 10%的子宫肌瘤发生钙化

E．有淋巴结转移

4. 下列哪些是卵巢囊肿正确的 CT 及 MRI 表现(　　)

A．CT 在附件区或子宫直肠陷窝内水样密度阴影

B．附件区或子宫直肠陷窝内 MRIT1WI 上为低信号,T2WI 上为高信号阴影

C．附件区或子宫直肠陷窝内 MRIT1WI 上为高信号,T2WI 上为高信号阴影

D．附件区或子宫直肠陷窝内 MRIT1WI 上为低信号,T2WI 上为低信号阴影

E．附件区或子宫直肠陷窝内 MRIT1WI 上为高信号,T2WI 上为低信号阴影

5. CT 和 MRI 检查中,关于卵巢囊腺瘤的诊断及鉴别诊断,下列哪些是正确的(　　)

A．盆腔内较大的分房性囊性肿块

B．肿块的壁和内隔薄而均匀,其内呈液体密度、信号

C．浆液性囊腺瘤有乳头状壁结节,黏液性囊腺瘤壁较厚

D．黏液性囊腺瘤 CT 上密度较高,MRI 检查 T1WI 上呈高信号

E．较小的单房囊性肿物,无强化

6. 下列哪些是卵巢囊性畸胎瘤正确的 CT 表现(　　)

A．盆腔内边界清楚的混杂密度肿块,内含脂肪、软组织密度成分和钙化

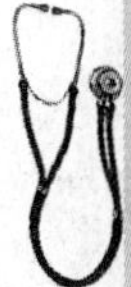

B. 肿块内可见脂肪-液面，偶可在界面处见漂浮物，代表毛发团
C. 某处囊壁局限性增厚，呈结节状突向腔内
D. 少数囊性畸胎瘤无明确脂肪成分和钙化，仅含蛋白样液体
E. 多房或单房状肿块，如为多房状肿块各房密度可有差异

7. 下列哪些是卵巢囊性畸胎瘤正确的 MRI 表现（　　）
A. 盆腔内混杂信号肿块
B. 其内含有 T1WI 上为高信号，T2WI 上为中至高信号灶
C. 其内还可有 T1WI 和 T2WI 无信号区
D. 脂肪抑制像上中、高信号灶的信号强度明显下降，且与皮下脂肪信号下降程度相似
E. 可发现液-液平面、由囊壁向内突入的壁结节

8. 关于卵巢癌转移，下列哪些是正确的（　　）
A. 网膜饼　　B. 在腹膜表面形成多发小的结节
C. 腹腔假性黏液瘤　　D. 输尿管受累，则发生肾积水
E. 侵犯子宫时造成宫旁软组织密度增高，子宫增大而形态不规则

9. 下列哪些是卵巢转移癌的转移途径（　　）
A. 直接延伸　　B. 腹腔种植　　C. 淋巴转移
D. 血行转移　　E. 双侧卵巢互相转移

10. 肾上腺是否为功能性病变，临床和实验室检查均有确切表现，影像学检查的目的包括（　　）
A. 明确病变侧别　　B. 明确病变数目　　C. 明确病变大小
D. 明确病变范围　　E. 明确病变性质

11. 肾上腺增生的 CT 表现，包括（　　）
A. 双侧肾上腺弥漫性增大　　B. 侧支厚度大于 10 mm 和（或）面积大于 150 mm^2
C. 增大肾上腺边缘有小结节影　　D. 增大肾上腺密度和形态正常
E. 约 50％的肾上腺增生 CT 检查显示正常

12. 原发性醛固酮增多症腺瘤（Conn 腺瘤）的 MRI 表现包括（　　）
A. 在 T1WI 和 T2WI 上肿块信号类似或略高于肝实质
B. 梯度回波正、反相位检查，在反相位上肿块信号明显减低
C. 肾上腺肿块较小
D. 增强检查肿块有强化
E. 肿块内大量脂肪信号

13. 原发性醛固酮增多症腺瘤（Conn 腺瘤）的临床及影像学特征包括（　　）
A. 肾上腺较小的肿块，直径多在 2 cm 以下　　B. CT 检查为水样密度
C. MRI 反相位检查可见肿块内脂类丰富　　D. USG 呈实性低回声病变
E. 向心性肥胖，满月脸、皮肤紫纹、痤疮、毛发多、高血压、月经不规则等

14. 肾上腺增生引起的原发性醛固酮增多症，在诊断和鉴别诊断中应该注意（　　）
A. 双侧肾上腺增大可确诊肾上腺增生
B. 发现单一或多发性肾上腺小结节，应与 Conn 腺瘤鉴别
C. 双侧肾上腺大小正常不能除外增生，此时需要依赖临床和实验室检查结果
D. MRI 发现肾上腺增生的敏感性很低，不宜作为主要影像检查方法
E. 实验室检查的主要异常表现是血和尿中醛固酮升高、血钾减低和肾素水平下降

15. 嗜铬细胞瘤的临床表现包括（　　）
A. 任何年龄都可以发病，峰值年龄为 20～40 岁
B. 阵发性高血压、头痛、心悸、多汗和皮肤苍白
C. 24 小时尿中香草基扁桃酸（VMA）升高
D. 肥胖
E. 低血钾、无力

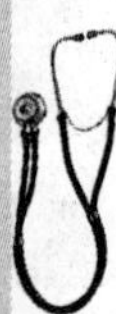

16. 肾上腺嗜铬细胞瘤影像诊断时，应该注意的问题(　　)

A. 发现双侧肾上腺嗜铬细胞瘤时，应对其家族成员相关部位做影像检查

B. 恶性嗜铬细胞瘤影像上无特殊表现，当发现转移时才可以确诊

C. 临床上怀疑嗜铬细胞瘤时，肾上腺区都有肿块

D. 发现双侧肾上腺嗜铬细胞瘤时，需除外多发性内分泌肿瘤病Ⅱ型和Ⅲ型、神经纤维瘤病

E. 怀疑嗜铬细胞瘤但肾上腺未发现肿块时，应做腹主动脉旁检查，除外异位嗜铬细胞瘤

17. 下列哪几种疾病是肾上腺非功能性病变(　　)

A. 肾上腺囊肿　　B. 肾上腺髓脂瘤　　C. 肾上腺非功能性腺瘤

D. 肾上腺转移癌　　E. 肾上腺非功能性皮质癌

18. 肾上腺转移瘤在MRI上的正确表现包括(　　)

A. 双侧或单侧肾上腺肿块，呈分叶状　　B. T1WI上肿瘤信号类似或低于肝实质

C. T2WI上肿瘤信号高于肝实质　　D. 梯度回波反相位检查，信号强度无明显改变

E. 肿瘤内无长T1和长T2信号灶

19. 原发性腹膜后恶性肿瘤的CT表现包括(　　)

A. 推移胰腺、十二指肠、下腔静脉和升、降结肠向前移位或前外侧移位

B. 平扫检查腹膜后肿块密度常不均匀，其内可有囊变和坏死所致的低密度区

C. 脂肪肉瘤表现为不均一密度，并含有脂肪性低密度灶

D. 平滑肌肉瘤易发生坏死、囊变；成神经细胞瘤内常有斑点状的钙化

E. 增强检查，腹膜后恶性肿瘤多呈不均匀强化

20. 原发性腹膜后恶性肿瘤的MRI表现包括(　　)

A. 分化良好的脂肪肉瘤呈混杂信号肿块，内有短T1高信号和长T2高信号灶

B. 平滑肌肉瘤易侵犯下腔静脉，信号不均匀，T1WI低、中等信号和T2WI中、高信号

C. 纤维组织细胞肉瘤在T2WI上呈较高信号，其内无坏死灶

D. 某些腹膜后恶性肿瘤少有特征，常呈混杂信号肿块，增强检查表现为不均一强化

E. 推移胰腺、十二指肠、下腔静脉和升、降结肠向前移位或前外侧移位

21. 腹膜后恶性肿瘤的诊断和鉴别诊断应该注意下列哪些项(　　)

A. 腹膜后较大的肿块是原发性腹膜后恶性肿瘤共同的常见表现

B. 当发现肿瘤浸润周围结构，包围腹部大血管和(或)发现转移灶时，可确诊恶性肿瘤

C. 某些类型的肿瘤，如分化好的脂肪肉瘤、平滑肌肉瘤可以根据影像表现提示诊断

D. 成神经细胞瘤易发生钙化可为CT检查显示，结合病人为婴幼儿或儿童，能做出诊断

E. 其余腹膜后恶性肿瘤影像学表现多缺乏特征，难以确定性质

22. 关于前列腺异常的MRI表现，下列哪些是正确的(　　)

A. 前列腺增大

B. 前列腺信号异常

C. T2WI上前列腺增大主要在移行区者提示前列腺增生

D. T2WI上前列腺周边出现低信号者提示前列腺癌

E. T2WI上前列腺内高信号者提示前列腺囊肿

23. 关于女性生殖系统的异常CT表现，下列哪些是正确的(　　)

A. 子宫增大并密度异常多见于子宫肌瘤和子宫癌

B. 子宫肌瘤常呈边缘光滑的分叶状增大

C. 子宫癌呈分叶状增大并累及宫旁组织

D. 宫颈癌可见宫颈增大和宫旁组织受累

E. 盆腔肿块常来自卵巢

24. 关于肾癌的X线表现，正确的是(　　)

A. 尿路造影可见肾盏伸长、狭窄、变形乃至闭塞

B. 肿瘤侵犯肾盂时，肾盂可发生充盈缺损

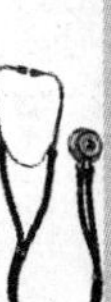

C．肾盏虫蚀状改变

D．腹部平片上少数肿瘤可见钙化

E．选择性肾动脉造影，表现为网状和不规则杂乱血管影

25. 肾上腺嗜铬细胞瘤又称为“10%肿瘤”，即(　　)

A．10%肿瘤位于肾上腺之外　B．10%为多发肿瘤　C．10%为恶性肿瘤

D．10%肿瘤发生在肾上腺　E．10%为良性肿瘤

三、填空题

1. 输尿管的三个生理狭窄区是________、________、________。
2. 结石分为阳性结石和阴性结石，泌尿系统结石多属于________。
3. 腹膜后纤维化分为________________、________________。
4. 胎儿畸形包括________________、________________、________________。
5. 子宫肌瘤分________、________、________。
6. 肾脏CT多期增强分________、________、________三个时相扫描。
7. 常见的子宫畸形包括________、________、________、________。
8. 膀胱的基本病变包括________________、________、________。
9. 肾上腺皮质腺瘤分________________、________________。
10. 肾上腺皮质腺瘤分功能性腺瘤包括________________、________、________。
11. 库欣腺瘤直径常为________；Conn腺瘤直径多在________以下；非功能腺瘤常为________。
12. MRI检查T2WI上：子宫宫体自内向外有________层信号；宫颈自内向外有________层信号；阴道有________种信号。
13. 卵巢肿块常有一些特征性表现：壁薄均一、内部均匀液性为________；边缘分叶、多房囊实性病变为________；肿块质地不均、含脂肪为________。
14. 早期妊娠是指自受孕至第________周末。
15. 超声检查，闭经后第________周显示妊娠囊；第________周显示胚胎；孕________周见原始心管搏动，________周出现胎动；________周显示胎盘。
16. 前置胎盘分为________________、________________、________________。

四、问答题

(一) 简答题

1. 子宫肌瘤影像学表现。

   The imaging features of the uterine leiomyomas.
2. 肾癌的CT表现。

   The CT expression of the renal cell carcinoma.
3. 单纯性肾囊肿的CT表现。

   The CT expression of the simple renal cysts CT.
4. 膀胱结石的X线平片表现。

   The CT expression of the vesical calculus.
5. 试述肾癌的MRI表现。

   The MRI expression of the renal cell carcinoma.
6. 前列腺癌MRI表现。

   The MRI expression of the prostatic carcinoma.
7. 囊性畸胎瘤影像学表现。

   The imaging features of the cystic teratoma.
8. 嗜铬细胞瘤影像学表现。

   The imaging features of pheochromocytoma.
9. 肾上腺增生的CT表现。

   The CT expression of the adrenal cortical hyperplasia.

（二）讨论题

1. 叙述肾血管平滑肌脂肪瘤的CT及MRI表现。
   The CT and MRI expression of AML.
2. 肾结核的CT表现。
   The CT expression of the renal tuberculosis.
3. 肾上腺意外瘤处理基本程序。
   The procedure of handling adrenal incidentaloma.
4. 子宫内膜癌影像学表现。
   The imaging features of the carcinoma of uterine body.
5. 膀胱正常影像表现。
   The imaging features of the bladder.
6. 肾盂癌影像学表现。
   The imaging features of the renal pelvic carcinoma.

【参考答案】

一、名词解释

1. 肾自截　肾结核时，病变波及整个肾脏，全肾广泛破坏，肾盂肾盏不能辨认，并最后形成肾大部或全肾钙化且肾功能完全丧失，称肾自截。
2. 精囊角　两侧精囊前缘与膀胱后壁之间各有一尖端向内的锐角形低密度脂肪间隙，称为精囊角。
3. 肾旁后间隙　位于肾后筋膜与腹横筋膜之间，其内为脂肪组织。
4. 异位嗜铬细胞瘤　肾上腺外的嗜铬细胞瘤又称为异位嗜铬细胞瘤，占嗜铬细胞瘤的10%，常位于腹主动脉旁、后纵隔、颈总动脉旁或膀胱。
5. 子宫输卵管造影　经宫颈口注入碘对比剂，显示子宫、输卵管内腔及其改变，评估输卵管通畅情况。
6. 静脉性肾盂造影　经静脉注入含碘化对比剂，了解两肾的排泄功能。肾功能受损者慎用或禁用。
7. 肾旁前间隙　位于后腹膜与肾前筋膜之间，内含胰腺，十二指肠降段、水平段，和升、降结肠及血管。
8. 肾周间隙　位于肾前、后筋膜之间，内有肾和肾上腺，肾脏血管及肾周脂肪囊。
9. 异位肾　系胚胎发育中，肾上升过程发生异常所致，多位于盆腔，类似正常肾。
10. 肾盂、输尿管重复畸形　单侧肾分为上、下两部分，各自有肾盂和输尿管。
11. 马蹄肾　为两肾上或下极且多为下极的相互融合，状如马蹄。肾轴由外上斜向内下，肾盂位于腹侧，而肾盏指向背侧，可并有肾积水和结石。

二、选择题

（一）单选题

1. D　2. E　3. C　4. D　5. A　6. A　7. B　8. B　9. B　10. C　11. A　12. B
13. C　14. B　15. E　16. D　17. D　18. D　19. A　20. D　21. D　22. C　23. D
24. C　25. C　26. D　27. B　28. C　29. C　30. D　31. B　32. B　33. D　34. B
35. E　36. B　37. B　38. E　39. D　40. C　41. E　42. B　43. D　44. D　45. C
46. C　47. D　48. D　49. E　50. B　51. A　52. D　53. C　54. D　55. E　56. B
57. E　58. E　59. E　60. D　61. C　62. E　63. B　64. B　65. A　66. E　67. A
68. E　69. D　70. E　71. B　72. C　73. E　74. D　75. A

（二）多选题

1. ABCD　2. ABCDE　3. ABCD　4. ABC　5. ABCD　6. ABCD　7. ABCDE　8. ABCDE
9. ABCD　10. ABCDE　11. ABCDE　12. ABCD　13. ABCD　14. ABCDE　15. ABC
16. ABDE　17. ABCDE　18. ABCD　19. ABCDE　20. ABCDE　21. ABCDE　22. ABCDE
23. ABCDE　24. ABDE　25. ABC

三、填空题

1. 输尿管与肾盂相连处　通过骨盆缘处　进入膀胱处　2. 阳性结石　3. 特发性腹膜后纤维化　继发性

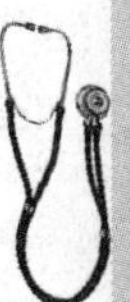

腹膜后纤维化　**4.** 羊水过多伴发畸形　胃肠道畸形　羊水过少伴发畸形　**5.** 黏膜下　壁内　浆膜下　**6.** 皮质期　实质期　排泄期　**7.** 单角子宫　双子宫　双角子宫　纵隔子宫　**8.** 膀胱大小及形态异常　膀胱内团块　膀胱壁增厚　**9.** 功能性腺瘤　非功能性腺瘤　**10.** 库欣腺瘤　Conn 腺瘤　分泌性激素的腺瘤　**11.** 2～3 cm　2 cm　3～5 cm　**12.** 三　四　两　**13.** 囊肿　囊腺瘤或囊腺癌　畸胎瘤　**14.** 13　**15.** 5　6　6～7　7　8～9　**16.** 边缘性前置胎盘　部分性前置胎盘　中央性或完全性前置胎盘

四、问答题

(一) 简答题

1. 子宫肌瘤影像学表现。

答:超声:子宫不规则增大;肌瘤结节呈圆形低或等回声,可见低回声假包膜;壁间肌瘤子宫内膜变形、移向对侧;黏膜下肌瘤是内膜增宽。CT:平扫显示子宫分叶状增大,肌瘤变性时呈低密度;增强检查肌瘤不同程度的强化,可有钙化。MRI:T1WI 信号与子宫肌类似,T2WI 上呈明显的低信号。变性时信号混杂。增强扫描不均匀强化。

2. 肾癌的 CT 表现。

答:肾癌表现为肾实质内肿块,较大者突向肾外。肿块的密度可均匀,低于或类似周围肾实质,偶尔为略高密度;也可密度不均,内有不规则低密度区,尤见于较大肿块。少数肿块内可有点状或不规则形钙化灶。增强早期,肿块由于血供丰富而有明显且不均一强化,其后因周围肾实质显著强化而呈相对低密度。肿瘤向肾外侵犯,致肾周脂肪密度增高、消失和肾筋膜增厚;肾静脉和下腔静脉发生瘤栓时,管径增粗,增强检查其内有低密度充盈缺损。

3. 单纯性肾囊肿的 CT 表现。

答:表现为肾实质内单发或多发类圆形水样密度影,密度均匀,边缘光滑锐利,病变可向肾外突出,增强检查无强化。

4. 膀胱结石的 X 线平片表现。

答:表现为耻骨联合上方圆形或椭圆形致密影,大小不一,边缘光滑或毛糙,密度均匀、不均或分层。结石通常随体位变化而改变位置。

5. 试述肾癌的 MRI 表现。

答:在 T1WI 上肿块信号强度多低于正常肾皮质,在 T2WI 上呈混杂信号,且与病变周边常见低信号带,代表肿瘤的假包膜;Gd-DTPA 增强后肿块呈不均匀强化。MRI 检查的重要性在于确定肾静脉和下腔静脉内有无瘤栓及其范围,发生瘤栓时,血管内流空信号消失。

6. 前列腺癌 MRI 表现。

答:①早期,在 T2WI 上表现为较高信号的外周带内出现低信号病灶;②进展期,前列腺包膜受累、变形,^{1}H-MRS 显示 Cit 峰下降或消失,Cho 峰升高,(Cho+Cr)/Cit 显著增高。DWI 肿瘤呈高信号,ADC 减低。动态增强前列腺癌早期强化。

7. 囊性畸胎瘤影像学表现。

答:由三个胚层组织组成,超声液性无回声区内有强光点或光团,液-脂分层;CT 与 MRI 表现为盆腔内混杂密度、信号肿块,内含脂肪成分,CT 可见钙化、牙齿、骨骼等。

8. 嗜铬细胞瘤影像学表现。

答:单侧或双侧性肾上腺肿块,呈圆形或椭圆形,常较大,直径多在 3 cm 以上。实性部分低或中等回声、密度类似肾脏,T1WI 低、T2WI 非常高信号;出血、坏死和囊变时肿瘤质地不均匀。CT 和 MRI 增强检查,肿块实体部分发生明显强化。恶性嗜铬细胞瘤形态不规则,可查出肝、肺等部位转移灶。

9. 肾上腺增生的 CT 表现。

答:常可发现双侧肾上腺弥漫性增大,侧支厚度大于 10 mm 和(或)面积大于 150 mm^2,但密度和形态仍维持正常。有时于增大肾上腺边缘可见一个或多个小结节影,且与肾上腺等密度。

(二) 讨论题

1. 叙述肾血管平滑肌脂肪瘤的 CT 及 MRI 表现。

答:CT 表现为肾脏实质内边缘清楚的混杂密度肿块,内有脂肪性低密度和软组织密度区。造影后脂肪部分不强化,而血管性成分发生较明显强化。并发急性出血时肿块周边可见高密度出血灶。MRI 图像上肿瘤形态类似

CT 表现，T1WI 和 T2WI 呈混杂信号肿块，内有高信号脂肪和中等信号灶，脂肪抑制技术可使信号明显下降。并存的出血随期龄而有不同信号强度。

2. 肾结核的 CT 表现。

答：病变早期可见肾实质内低密度灶，边缘不整，增强检查可有对比剂进入，代表肾实质内结核性空洞；病变进展，显示部分肾盏乃至全部肾盏、肾盂扩张，呈多个囊状低密度影，CT 值略高于水，常并有肾盂和输尿管壁的增厚。范围较广；肾结核钙化时，显示多发点状或不规则高密度影，甚至全肾钙化。

3. 肾上腺意外瘤处理基本程序。

答：①实验室检查，明确是否为亚临床功能性肿瘤，功能性者手术治疗，非功能性者进一步影像检查。②非功能性意外瘤行 CT、MRI 动态增强鉴别出非功能性腺瘤。③不具有影像学特征的非功能性意外瘤：≥5 cm，手术；3～5 cm，穿刺活检；≤3 cm，随访观察。④条件允许可行 PET－CT 检查。

4. 子宫内膜癌影像学表现。

答：肿瘤犯子宫肌层，表现为子宫对称性或局限性增大；超声不均质回声肿块，CDFI 瘤内和周边血流丰富；CT 增强肿瘤强化程度低于邻近子宫肌；MRI T2WI 不均匀高信号肿块，中断低信号的联合带，DWI 呈高信号，不均匀强化。肿瘤累及宫旁组织、邻近器官，使其密度、信号发生改变，有淋巴结转移。

5. 膀胱正常影像表现。

答：X 线检查：充盈膀胱呈椭圆形，边缘光滑、密度均一；膀胱未充满，边缘不整齐呈锯齿状。超声检查：膀胱壁高回声，厚 1～3 mm；腔内均匀液性无回声区。CT 检查：一般呈圆形或椭圆形。膀胱腔内尿液呈均匀水样低密度。膀胱壁为厚度均一薄壁的软组织密度影，内、外缘均较光整。增强检查，早期扫描显示膀胱壁强化；30 分钟后的延迟扫描，膀胱腔呈均匀高密度，对比剂与尿液混合不均时出现液-液平面。MRI 检查：膀胱腔内均匀长 T1 信号和长 T2 信号。膀胱壁表现为厚度一致的薄壁环状影，与肌肉信号类似。增强　T1WI 检查，膀胱内发生强化，对比剂浓度较高时，可呈低信号表现。

6. 肾盂癌影像学表现。

答：X 线：尿路造影肾盂肾盏内有固定不变的充盈缺损，形态不规则；肾盂和肾盏扩张。当肿瘤侵犯肾实质时肾盏移位、变形。超声：肾窦变形，见低回声肿块周围肾盏扩张；CDFI 瘤内血供丰富。CT 和 MRI 检查：平扫为肾窦区肿块，其密度或信号强度与肾窦脂肪、尿液均不同；可侵犯肾实质。增强检查，肿块轻度强化。MRI 检查，见充盈缺损。

（刘胜全　辛　越）

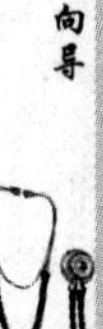

第八章　乳　　腺

乳腺疾病是妇女常见病、多发病，影像学检查是重要的诊断手段。乳腺影像检查目的：检出病变并对其进行诊断及鉴别诊断；对乳腺癌进行分期，间接评估其生物学行为和预后，以及治疗后随诊。

现阶段主要的影像检查技术有：乳腺X线摄影、超声检查、MRI检查及CT检查。

第一节　检查技术

【大纲要求】

掌握：钼靶x线摄影是乳腺常规检查的方法。

熟悉：乳腺检查的主要方法。

了解：乳腺检查方法的适用范围。

【内容精析】

1. X线检查

(1) 钼靶x线摄影　乳腺常规钼靶X线摄片应包括双侧乳腺以利于对比，通常以侧斜位和轴位(或称头尾位、上下位)为主，辅以局部压迫点片及全乳或局部压迫点片放大摄影等。乳腺投照的原则是使可触到的病变尽可能完全地包括在胶片内，又使病变尽可能贴近胶片。

(2) 乳腺导管造影　乳腺导管造影适用于有乳头溢液的患者。经乳腺导管在乳头的开口注入对比剂，使乳腺导管显影的检查方法。可发现乳腺导管内的病变，显示导管有无阻塞、侵蚀及扩张。

2. 超声检查　乳腺超声检查一般置于乳腺区按顺序进行横切、纵切和斜切扫查。同时注意两侧乳腺对比观察。另外乳腺频谱多普勒和CDFI检查能够反映乳腺病变内部及周围的血流状况；乳腺超声弹性成像能够客观定量评估乳腺病变的硬度；超声引导下的乳腺活检可确诊影像难以确定良恶性的乳腺病变。

3. MRI检查　在乳腺MRI检查中，最常用的成像序列包括自旋回波序列、快速自旋回波序列、梯度回波序列及脂肪抑制序列等。

(1) MRI增强扫描　常用对比剂为Gd-DTPA，采用静脉内快速团注方式。一般在增强后进行T1WI不同时相的动态重复扫描，最后对增强前后影像逐一进行数字减影后处理。

(2) DWI检查　常用，能够反映乳腺良、恶性病变组织内水分子受限程度的差异。

(3) ^{1}H-MRS检查　可作为乳腺常规NIRI检查的辅助方法，能够显示良、恶性病变之间的代谢物差异。

4. CT检查　通常不作为乳腺疾病本身的影像检查技术。可检查能够发现较明显的乳腺病变，并可检出乳腺癌的腋窝、纵隔淋巴结转移及肺转移；其他部分的转移瘤等。增强扫描可进一步明确转移。

第二节　正常影像表现

【大纲要求】

掌握：乳腺在X线检查的主要表现。

熟悉：乳腺的解剖结构。

了解：CT在乳腺检查的应用。

【内容精析】

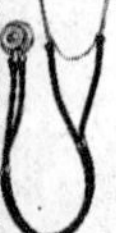

乳腺的基底部位于前胸壁锁骨中线2～5肋间。乳腺主要由输乳管(影像学中常称乳导管)、腺叶、腺小叶、腺泡以及位于它们之间的间质(脂肪组织、纤维组织、血管及淋巴管等)所构成。乳腺组织位于皮下浅筋膜的浅层与深层之间。浅筋膜的浅层纤维与皮肤之间有网状束带相连，称之为乳腺悬吊韧带，又名

为Cooper韧带。在浅筋膜深层与胸大肌筋膜之间，组织疏松呈空隙状，称为乳腺后间隙。

1. X线检查

乳腺是终身变化的器官，判断时除应注意运用双侧对比外（在大多数情况下，两侧乳房的影像表现应是基本对称的，仅少数正常人两侧可不对称），尚需密切结合年龄、生育史、临床情况及体检所见。

(1) 乳头　乳头阴影的密度较高，一般两侧大小相等。

(2) 乳晕　在X线片上，乳晕区的皮肤厚度约1～5 mm，比乳房其他部分的皮肤稍厚。

(3) 皮肤　皮肤呈线样阴影，厚度均匀一致，但在下后方邻近胸壁反褶处的皮肤可略厚于其他部位。皮肤的厚度因人而异，在0.5～3 mm之间。

(4) 皮下脂肪层　皮下脂肪层介于皮肤与浅筋膜浅层之间，此层宽度随年龄及胖瘦而异。皮下脂肪层于X线片上表现为高度透亮带，透亮带内有交错的纤细而密度较淡的线样阴影，为脂肪组织间的纤维间隔、静脉及悬吊韧带。

(5) 悬吊韧带　悬吊韧带的发育因人而异，发育差的在X线片上看不到悬吊韧带阴影，或在皮下脂肪层中见到纤细的线条状阴影，前端指向乳头方向；发育良好的悬吊韧带则表现为狭长的三角形阴影。三角形的基底坐落在浅筋膜的浅层上，尖指向乳头方向。

(6) 腺体组织　X线上的所谓腺体影像，实质上是由许多小叶及其周围纤维组织间质融合而成的片状致密阴影，其边缘多较模糊。随着年龄的变化，腺体组织在X线上表现变化也较大。年轻女性或中年未生育过的妇女，因腺体及结缔组织多较丰富，而脂肪组织较少，故多数表现为整个乳腺呈致密阴影，缺乏层次对比，亦称致密型乳腺。中年女性随着年龄增加，腺体组织逐渐萎缩，脂肪组织相对增加，X线上表现为散在片状致密影，致密影内见散在的脂肪透亮区，亦称中间混合型乳腺。有生育史的老年女性，整个乳腺大部或几乎全部由脂肪组织、"小梁"（残留的纤维结缔组织与乳导管）及血管所构成，X线片上显示较为透亮，亦称脂肪型乳腺。

(7) 乳导管　在X线片上起自乳头下方，放射状向乳腺深部走行，也可表现为均匀密度的扇形阴影而无法辨认出各支导管阴影。乳导管在X线片上应为纤细而密度均匀的线样阴影，若出现密度增高、增宽、粗糙等改变，应视为有病理意义，常见于导管扩张症、大导管乳头状瘤病或为乳腺癌的一个间接征象（导管征）。

(8) 乳后脂肪线　乳后脂肪线位于乳腺组织和胸壁之间，与胸壁平行，向上可追溯到腋部。在钼靶X线片上，乳后脂肪线显示率较低。

(9) 血管　X线片上在乳腺上部的皮下脂肪层中多能见到静脉影，静脉的粗细因人而异，但一般两侧大致等粗。未婚妇女静脉多较细小，生育及哺乳后静脉增粗。乳腺动脉在X线片上多不易见到。

(10) 淋巴　乳腺淋巴引流方向不一，各象限都可引至腋窝淋巴结和胸骨旁淋巴结。乳腺内淋巴结一般不显影。

2. 超声检查　正常乳腺声像图由浅至深，依次为：皮肤，呈强的弧形光带，厚约0.5～3 mm，边界光滑、整齐，其下方浅筋膜较薄，常不能显示。皮下脂肪组织呈低回声区，内有散在的弱回声点，其境界不甚清晰，但有时可见表现为三角形强回声的悬吊韧带。再深部为乳腺腺叶及乳腺导管，腺叶呈中等强度的光点或光斑，导管呈圆或椭圆形暗区，排列不整，但大小相似。胸大肌位于乳腺腺叶的深层，为均匀的低回声区。

3. MRI检查　乳腺在MRI上的信号表现因所选择的序列选择不同而有所差别。通常乳腺脂肪组织在T1WI及T2WI上均表现为高信号，而在脂肪抑制序列上显示为低信号，增强扫描乳腺脂肪组织几乎无强化表现。由乳腺腺体、导管构成的乳腺实质平扫表现为低于脂肪而稍高或等于肌肉组织的中等信号。在动态增强扫描时正常的乳腺实质表现为轻度、缓慢渐进性的信号强度增加，增强强度的范围不超过增强前信号强度的1/3，且强化的峰值出现在延迟期。乳导管最终汇集于乳头，在MRI上以矢状位观察最清晰。根据乳腺实质类型的不同，MRI图像上亦有不同的表现。脂肪型乳腺主要由脂肪组织构成，在T1WI和T2WI上均表现为低及中等信号，根据残留腺体量的不同，也可掺杂有或多或少的中等信号腺体组织。致密型乳腺妇女中乳腺实质占乳腺的大部或全部，在T1WI及T2WI上表现为一致性的低及中等信号，外围由高信号的皮下脂肪层围绕。中间型则介于脂肪型与致密型之间，在高信号的脂肪组织中夹杂有斑片状的中等信号腺体组织。

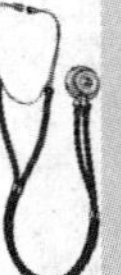

4. CT检查 正常乳腺的CT表现与乳腺X线片类似。在CT上,用不同窗宽可清晰地看到乳头和皮肤。位于皮下脂肪层内的悬吊韧带呈条索状阴影,通过皮下脂肪与皮肤相连。腺体组织在CT上表现为片状软组织密度影,其内均可见或多或少的斑点状透亮的脂肪岛。随腺体逐渐萎缩,脂肪岛增大、增多。腺体的CT值随年龄和生理变化而不同,约为10～20 Hu。

增强CT扫描:正常腺体显示轻度均匀强化,强化后CT值增加约10～20 Hu。乳腺脂肪组织在CT上清晰可见,CT值在－80～－110 Hu之间。大导管在CT上表现为自乳头下呈扇形的软组织影。乳腺与胸大肌之间可见宽约1～2 mm的脂肪间隔。

第三节 基本病变表现

【大纲要求】

掌握:乳腺良、恶性病变的鉴别要点。

熟悉:乳腺病变的表现特征。

了解:乳腺病变在CT检查中的表现。

【内容精析】

一、X线检查

1. 肿块 乳腺肿块可见于良性及恶性病变。对于肿块型病变的分析应包括下面几方面征象。

(1) 形状 分为圆形、卵圆形、分叶状及不规则形,按照此顺序,良性病变的可能性依次减小,而癌的可能性依次增长。

(2) 边缘 分为边缘清晰、边缘模糊及边缘毛刺。肿块边缘清晰、锐利、光滑者多属良性病变;而边缘模糊及毛刺多为癌的征象。但表现为边缘模糊时需注意是否系正常组织重叠所致,少数腺纤维瘤及囊肿因周围感染亦可边缘模糊。

(3) 密度 良性肿块的密度多与正常腺体密度近似,而恶性者多较致密。

(4) 大小 肿物大小对良、恶性的鉴别并无意义,但如果临床触诊时扪及的肿块大于X线片上显示的肿块大小,则恶性可能性大。

2. 钙化 乳腺良、恶性病变都可出现钙化。一般来说,良性病变的钙化多较粗大,可呈条状、新月形或环形,密度较高,比较分散;而恶性病变的钙化多呈细小砂粒状,常密集成簇,粗细不均,浓淡不一,钙化可位于肿块内或外。钙化的大小、形态和分布是鉴别良、恶性病变的一个重要依据。

3. 结构扭曲 乳腺实质与脂肪之间界面发生扭曲、变形、紊乱,系浸润性癌导致反应性纤维组织增生所致。但慢性炎症、术后瘢痕、近期曾行活检或放疗后瘢痕等亦可呈相似表现,应注意鉴别。

4. 局限性不对称致密 与前片比较发现新出现的局限致密区,或双乳对比显示有不对称局限致密区,特别当此致密区呈进行性发展时,应考虑有浸润性癌的可能性,需进行活检。

5. 皮肤局限性增厚、回缩 多见于恶性肿瘤,由于肿瘤与表面皮肤之间的浸润,可致皮肤局限性增厚并向肿瘤方向回缩,即酒窝征(dimplingsign)。也可见于手术后瘢痕形成。

6. 乳头内陷 中央区乳头后方的癌瘤与乳头之间有浸润时,可导致乳头内陷,即漏斗征。也可见于先天性乳头发育不良者。

7. 血管增粗、迂曲 多见于恶性肿瘤。由于血供增加,可在乳腺内出现增多、增粗、迂曲的异常血管。

8. 导管征(ductalsign) 表现为乳头下一支或数支乳导管增粗、密度增高、边缘粗糙。为非特异性病变。

9. 晕圈征 表现为肿块周围一圈薄的透亮带,有时仅显示一部分,为肿块推压周围脂肪组织所形成。此征常见于良性病变,如囊性病变或纤维腺瘤,但有时也可见于恶性肿瘤。

10. 腋下淋巴结增大 病理性增大淋巴结一般呈圆形或不规则形,外形膨隆,边界模糊或毛刺,密度增高,淋巴结门的低密度脂肪结构影消失。淋巴结增大可为乳腺癌转移所致,也可为炎性反应。

二、超声检查

乳腺良性肿块多表现为边缘及轮廓光滑整齐,常有侧方声影,有包膜回声、内部呈均匀低回声或无回声,

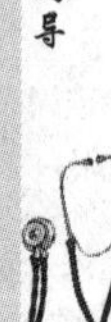

后壁回声整齐、增强、清晰。肿块后方回声正常或增强,周围组织无浸润,彩色多普勒检查显示肿块内一般无彩色血流。含液体的囊性肿块表现为边缘整齐锐利的液性暗区,肿块后方回声增强。恶性肿块轮廓不整齐、粗糙,侧方声影少见,无包膜回声,内部回声不均匀,呈实性衰减,常有周围组织浸润,彩色多普勒检查显示肿块内有较丰富的高速低阻的动脉血流。

三、MRI检查

1. 平扫MRI 主要依据以下几点对乳腺良、恶性病变进行鉴别诊断:

(1) 病变的形态学表现 对于良、恶性病变的形态学分析,与X线平片相似。即大多数恶性病变形态不规则,呈星芒状或蟹足样,与周围组织分界不清,边缘可见毛刺或浸润。而良性病变形态多规则,与周围组织分界清晰,甚至具有完整包膜。

(2) 病变的信号强度及内部结构 T1WI上病变多呈低或中等信号,T2WI上病变信号表现则依据病变内细胞、纤维成分及水的含量不同而不同:纤维成分含量多的病变信号强度低,细胞及水分含量多的病变信号强度高。一般良性病变内部结构多较均匀、信号一致;恶性病变内部可有液化、坏死、囊变或纤维化,甚至出血,因此可表现为高、中、低的混杂信号。

由于乳腺良、恶性病变表现存在着很大的重叠,单纯乳腺MRI平扫除能够对囊、实性病变做出可靠诊断外,在定性诊断方面与常规钼靶X线检查方法相比并无显著优势,故除平扫外应常规行乳腺增强MRI扫描。

2. 动态增强MRI 包括评价增强后病变的早期强化率和时间-信号强度曲线类型等。关于早期强化率,因所用设备和序列而不同,目前尚缺乏统一标准。对于异常强化病变的时间-信号强度曲线的分析包括两个阶段,第一阶段为早期时相(通常指注射对比剂后2分钟内),其信号强度变化可分为缓慢、中等或快速增加;第二阶段为延迟时相(通常指注射对剂2分钟以后),其变化决定了曲线形态。通常将动态增强曲线分为三型:①渐增型;②平台型;③流出型。一般而言,渐增型曲线多提示良性病变(可能性为83%~94%);流出型曲线常提示恶性病变(可能性约为87%);平台型曲线可为恶性也可为良性病变(恶性可能性约为64%)。

3. MRI弥散加权成像及波谱成像 DWI可为乳腺良、恶性病变提供有价值的信息。DWI检查能够检测出与组织内水分子运动受限有关的早期病变:通常恶性肿瘤在DWI上呈高信号,ADC值较低;良性病变的DWI信号相对较低,ADC值较高。

MRS是检测活体内代谢和生化成分的一种无创伤性技术。在^{1}H-MRS上,大多数乳腺癌可检出胆碱峰,相比仅有少数良性病变可出现胆碱峰。

动态增强MRI-DWI和^{1}H-MRS检查可明显提高乳腺良、恶性病变诊断的准确性。

四、CT检查

1. 肿块 CT扫描可清晰显示良、恶性肿块的特征。可以发现较小的病变,并可通过CT值的测量对囊肿或含有脂肪的肿块以及肿块内出血、坏死进行准确判断。囊肿表现为水样密度,CT值为10 HU~15 HU,若囊内液体蛋白含量高或有出血则密度增高。含有脂肪的肿块可表现为均匀或不均匀的低密度肿块,CT值可为-100 HU~-80 HU。增强扫描时囊肿及含脂肪的肿块一般不强化。中心发生坏死液化的肿块,坏死区也不强化。良性肿块可呈中等强化,恶性肿块多有明显强化,CT值增高在25HU以上。

2. 钙化 良性病变的钙化多较粗大,可呈条状或环状。恶性病变的钙化较细微,多呈砂粒状。

3. 乳头内陷及局部皮肤增厚回缩 当乳腺癌与乳头或表面皮肤之间有浸润时,可导致乳头内陷或局部皮肤增厚,密度增高,并向肿瘤方向回缩。

4. 乳腺后间隙消失及淋巴结增大 当乳腺恶性肿瘤侵及胸壁肌肉时,表现乳腺后间隙消失。当发生淋巴结转移时,在腋窝部及胸骨后可见增大的淋巴结。

第四节 疾病诊断

【大纲要求】

掌握:掌握乳腺纤维腺瘤和乳腺癌的病理及影像学表现与良恶性肿瘤的鉴别。

熟悉:熟悉乳腺腺瘤样病变与导管内乳头状瘤的影像学表现。

了解:乳腺增生病和乳腺结构不良的影像学表现。

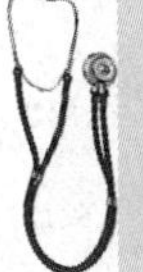

【内容精析】

一、乳腺结构不良

◎临床与病理

乳腺结构不良(mammary dysplasia)是由于卵巢内分泌紊乱而引起的乳腺实质和间质不同程度的增生及恢复不全所致的乳腺结构在数量和形态上的异常,常可形成可触及的结节,是一组非炎症、非肿瘤性疾病。以20～40岁多见,35～40岁为发病高峰。

在组织形态学上有以下基本病变:①小叶数目增多,小叶增大;②小叶内纤维组织增多;③小叶内及小叶周围淋巴细胞浸润;④导管管腔扩大或腺泡扩大,形成囊肿;⑤导管上皮增生,可呈乳头状;⑥增生的小叶扩大、融合,使小叶结构消失,形成腺瘤样增生。

◎影像学表现

X线检查:乳腺实质内多发或弥漫性不规则片状、棉絮状或大小不等结节影,其内见纤维条索影,密度较高,边界模糊。病变严重者常看不见正常乳腺腺体结构。乳腺实质内可见钙化影。无皮肤增厚、乳头凹陷及乳腺血运增加等征象。

二、乳腺增生病

◎临床与病理

乳腺增生病(hyperplasia of breast)为女性乳腺疾病中最多见的一种病变,发病高峰年龄在30～40岁,可单侧或双侧发病。患者主诉多为乳房胀痛和乳腺内多发性肿块,症状常与月经周期有关。WHO将乳腺增生病描述为一类以乳腺组织增生和退化性变化为特征的病变,伴有上皮和结缔组织的异常组合。

◎影像学表现

(1) X线检查　因乳腺增生成分不同而表现各异,通常表现为乳腺内局限性或弥漫性片状、棉絮状或大小不等的结节状阴影,边界不清。需要注意的是在致密增生阴影中可合并癌瘤,此时易造成假阴性诊断。

(2) 超声检查　乳腺增大,内部回声不均,回声光点增粗,低回声区与带状强回声交织成网状,或类似“豹皮样”回声结构。如有囊性扩张,乳腺内可见大小不等的无回声区,边界清晰,多数有包膜,后方有增强效应,无回声区亦可呈管状分布。

(3) MRI检查　在T1WI上增生的导管腺体组织表现为低或中等信号,与正常乳腺组织信号相似;在T2WI上信号强度主要依赖于组织内含水量的程度,含水量越高信号强度越高。在动态增强扫描时,增生的导管腺体组织的强化程度与增生的严重程度成正比。增生程度越严重,强化越明显,如Ⅲ°乳腺增生MRI表现有时可类似于乳腺恶性病变,正确诊断需结合其形态学表现。正常的乳腺实质仅表现为轻度强化。增生病的MRI诊断应密切结合患者年龄、临床症状及体征、生育史及月经情况等,且最好在经后1～2周行MRI检查。

(4) CT检查　CT平扫上增生组织呈片状或结节状多发致密影,密度略高于周围腺体,在增厚的组织中可见条索状低密度影,当有囊肿形成时,可显示为椭圆形水样密度区,密度均匀,无强化。

◎诊断与鉴别诊断

乳腺增生病的诊断要点是:患者多为30～40岁,病变常为两侧多发,临床症状与月经周期有关,增生的乳腺组织多表现为弥漫的片状或结节状致密阴影,结合病史一般不难诊断。

局限性乳腺增生须与浸润型乳腺癌鉴别,局限性增生通常无血运增加、皮肤增厚及毛刺等恶性征象出现,若有钙化,亦多较散在,不像癌瘤那样密集,且增生多系双侧性,必要时可摄双侧乳腺片对比。

三、乳腺腺瘤样病变

◎临床与病理

乳腺腺瘤样病变包括乳汁潴留囊肿(galactocele)、乳腺导管扩张症(mammary duct ectasia)等。好发于哺乳期妇女的单侧乳腺,肿块多位于乳头后方或乳腺周边部位,境界清晰,可移动,不侵犯表皮。

乳腺导管扩张症好发于经产妇的绝经期前后,晚期在乳晕下或周围形成一个或多个边界不清的硬结,可与皮肤粘连,使皮肤呈橘皮状,勿误诊乳腺癌。

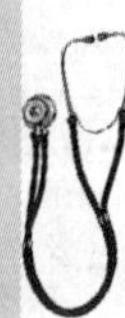

◎影像学表现

X线表现

(1) 乳汁潴留囊肿 乳头后方或周边部类圆形的边缘较清晰肿块影，密度较均匀。在病变晚期，肿块密度可高低不均；有时似厚壁多囊空洞，边缘致密，内壁不光滑，有壁结节。肿块与表皮不粘连，腋淋巴结不增大。

(2) 乳腺导管扩张症 典型表现是乳腺实质内多个沿导管走行排列较粗的条形或铸型钙化影。有时可见皮下脂肪内火焰状的密度增高影，或乳头下结节影，边界不清，乳头内陷。乳腺导管造影可见导管普遍扩张。

四、乳腺良性肿瘤

1. 乳腺纤维腺瘤

◎临床与病理

乳腺纤维腺瘤(fibroadenoma)最常见的乳腺良性肿瘤，多发生于40岁以下，可发生于一侧或两侧、也可多发，多发者约占15%。患者一般无自觉症状，多为偶然发现，少数患者可有轻度疼痛：为阵发性或偶发性。

病理上该肿瘤来源于乳腺小叶纤维组织和腺上皮，根据肿瘤内纤维和腺导管的比例不同分为：乳腺腺瘤、纤维腺瘤和腺纤维瘤。形态呈圆形或椭圆形，常单发，直径约5 cm以下；边界较清晰，活动度好，多好发生在乳腺的外上象限，腋窝淋巴结无增大。

◎影像学表现

(1) X线检查 纤维腺瘤多呈圆形或椭圆形的均匀略高密度的肿块影，边缘光整，偶见分叶。边缘可伴有晕征。有时肿瘤内可见粗大的斑点状、环状或块状钙化影。片中所见肿瘤的大小与扪诊肿瘤的大小一致。

(2) CT检查 表现为类圆形或分叶状肿块，轮廓整齐，并可清晰显示肿块内的钙化，肿块密度一般为15Hu～20Hu。增强扫描示纤维腺瘤一般仅有轻度、均匀强化，强化后CT值的增加不超过25Hu。中心有坏死液化的大腺瘤，可见周边强化。

(3) MRI检查 T1WI肿块呈低信号，内部信号均匀，轮廓清晰。T2WI肿瘤信号可因为其内部的成分不同而信号各异，纤维成分含量多的纤维性纤维腺瘤(fibrous fibroadenoma)信号强度低；而细胞及水分含量多的黏液性及腺性纤维腺瘤(myxoid and glandular fibroadenoma)信号强度高，其内部结构多较均匀，信号一致；肿瘤退化、细胞少、胶原纤维成分多者在T2WI呈低信号伴有钙化的腺瘤信号可不均匀。Gd-DTPA增强扫描，可有不同程度的强化。

(4) USG检查 肿块呈圆形或椭圆形，有光滑清晰的包膜回声，内部呈均匀的弱光点回声，后方回声轻度增强。如有钙化时，钙化灶后方可出现声影。彩色多普勒血流显像，肿块内部及周边有明显彩色血流显示。

◎诊断与鉴别诊断

乳腺纤维腺瘤的诊断要点是：①患者多为40岁以下的青年女性，无明显自觉症状；②影像学表现为类圆形肿块，边缘光滑、锐利，可有分叶；③肿块一般表现为密度或信号均匀，在X线、CT、超声检查可见有较粗的钙化；④CT及MRI增强扫描，大多数纤维腺瘤表现为缓慢渐进性强化。

纤维腺瘤本身所构成的X线征象与其他良性肿瘤相似，常常难以区别。纤维腺瘤与乳腺癌鉴别要点是：①乳腺癌边缘不光滑，有毛刺；②乳腺癌的钙化多为簇状细小钙化；③CT及MRI增强扫描，乳腺癌信号强度趋向于快速明显增高且快速减低；④乳腺癌患者年龄多35岁以上，有一定的临床症状。

2. 导管内乳头状瘤

◎临床与病理

导管内乳头状瘤(intraductal papilloma)多见于40～45岁的经产妇。乳腺导管造影是诊断该病的重要手段。

病理上，导管内乳头状瘤主要发生于输乳管或大导管。肿块位于乳头或乳晕下方的中央区，常孤立，伴导管的明显扩张。主要症状为间歇性、自发性乳头溢液，液体为浆液或血性。

◎影像学表现

(1) X线平片 有时可见增粗导管影或中央区的小结节影，偶可见小的钙化点。

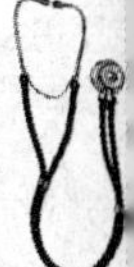

(2) 乳腺导管造影　在大导管中可见圆形或卵圆形充盈缺损，导管系统常有扩张，但管壁光整。有时可见输乳管或大的导管呈杯口状截断。

五、乳腺恶性肿瘤

◎临床与病理

乳腺癌(breast cancer)是乳腺最常见的恶性肿瘤，约80%的乳腺癌发生于40～60岁。乳腺钼靶X线摄影和USG检查为普查乳腺癌的主要检查手段；CT、MRI可明确原发病灶的大小、部位、数目以及了解周围淋巴结转移情况；增强扫描有助于对乳腺癌的鉴别诊断。

乳腺癌主要临床表现为无痛性乳腺肿块，多位于乳腺外上象限，质地硬，表面凹凸不平，与周围界限不清；皮肤可出现橘皮样外观；可有乳头凹陷，乳头溢液多为血性。胸骨旁和锁骨上、腋窝可触及肿大淋巴结。

◎影像学表现

1. X线平片　乳腺癌在X线片上的表现可归纳为主要征象和次要征象两大类。主要征象包括小于临床测量的肿块，局限致密浸润，毛刺和恶性钙化；次要征象包括皮肤增厚和局限凹陷(酒窝征)，乳头内陷和漏斗征，血运增加，阳性导管征以及彗星尾征等。

2. 超声表现　①肿瘤形态不规则，边缘不光滑，常呈蟹足样生长，与正常组织分界不清，无包膜回声；②内部多为不均匀的低回声，可有强回声光点，部分有声影，较大肿块内部可见液性暗区；③肿瘤后方回声衰减，致后方回声减低或消失；④肿瘤较小者活动性好，无粘连。较大者活动性差，常与胸大肌粘连；⑤部分患者可探及患侧腋窝处淋巴结增大；⑥彩色多普勒检查，肿块内及周边见较丰富的斑片状或线状彩色血流显示，为高速低阻的动脉频谱。

3. 乳腺导管造影　导管管腔不规则狭窄或有充盈缺损，导管可呈杯口状截断，导管分支减少，排列紊乱和移位。

4. CT检查

(1) 平扫　肿瘤形状与X线所见相同。瘤体密度略高于腺体，多为25～56Hu，瘤体内的液化坏死区为低密度，CT平扫不易显示丛状、颗粒状钙化。肿瘤呈弥漫性浸润者，表现为片状高密度影，边缘见长短不一的针状细条索影，周围正常结构紊乱或消失，但无明显肿块。累及皮肤或乳腺悬韧带时，可出现皮肤增厚、"酒窝征"、橘皮样改变等。可见腋窝和纵隔淋巴结增大。

(2) 增强CT扫描　瘤体呈明显均匀或不均匀强化，CT值可达60～120 Hu，平均升高水平50 Hu。中心有坏死液化的癌瘤，可见厚薄不均的边缘强化和条状强化的分隔影。一般认为增强后CT值增高达50 Hu或更高，乳腺癌的可能性大，而增强后CT值的增加小于20 Hu，则乳腺良性肿瘤的可能性大。

5. MRI检查　T1WI肿块呈低信号，边缘清楚或不清楚。肿块的形态及浸润性改变同CT。MRI对钙化的显示不佳。T2WI癌瘤信号可因为其内部的成分不同而信号各异，可以为低信号、中等信号和高信号，但信号多不均匀。黏液腺癌为高信号，硬癌为低信号，炎性乳癌为大片边界不清的高信号，正常乳腺实质结构消失。

Gd-DTPA增强扫描：几乎所有的乳腺癌均有不同程度的强化。黏液腺癌增强最快且最明显，而导管癌、小叶癌、髓样癌和硬癌的增强速度呈依次递减趋势。增强后肿块轮廓和边界都更清楚。少数体积较小的肿瘤普通增强扫描不易鉴别，动态增强有利于鉴别。磁共振波谱检查有利于诊断早期乳腺癌及正确鉴别良恶性病变。

◎诊断与鉴别诊断

下列征象可以提示乳腺癌的诊断：①X线平片(钼靶)及CT、MRI平扫见形态不规则、有毛刺、密度高且不均匀，或信号不均的肿块，其内可见泥沙样钙化；②乳腺导管造影显示管腔狭窄、充盈缺损、截断；③CT增强后肿块明显强化，升高CT值大于50Hu；④MRI增强后肿块明显强化。

表现不典型者应与下列疾病鉴别：①乳腺结构不良；②纤维腺瘤；③局限性纤维化和纤维瘢痕组织：CT、MRI鉴别有意义，CT平扫呈局限性高密度，增强后一般无强化；MRI扫描T1WI和T2WI均为低信号，增强后无强化。

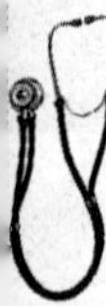

【同步练习】

一、名词解释

1. 导管征(ductal sign) **2.** 酒窝征(dimpling sign)

二、选择题

(一) 单选题

1. 关于乳腺纤维结构不良的X线表现中,**不正确**的是( )

A. 乳腺实质内多发或弥漫性不规则结节影,其内见纤维条索影

B. 病变密度较高,边界模糊

C. 病变严重者常看不见正常乳腺腺体结构

D. 乳腺实质内可见大的钙化影

E. 可见皮肤增厚、乳头凹陷及乳腺血运增加等征象

2. 下列导管内乳头状瘤影像学表现,**错误**的说法是( )

A. X线平片可见增粗导管影或中央区的小结节影

B. 偶尔可见小的钙化点

C. 乳腺导管造影在大导管中可见圆形或卵圆形充盈缺损

D. 导管系统常有扩张,且管壁不光整

E. 输乳管或大的导管呈杯口状截断

3. 在下列乳腺纤维腺瘤的CT表现中,哪项**不正确**( )

A. CT平扫表现为圆形或椭圆形高密度影

B. 多数肿瘤边缘呈分叶状改变

C. CT平扫可清晰显示病灶内的钙化

D. 当其周围有低密度脂肪环绕时边缘更清晰

E. 伴钙化的纤维腺瘤的CT值可达到40～50Hu

4. 关于乳腺癌X线平片表现,下列哪项是**不正确**的( )

A. 肿块多位于乳腺的外上象限,密度不均匀,边缘不整

B. X线所见的肿块影明显小于触诊大小

C. 肿瘤的大小与扪诊肿瘤的大小一致

D. 乳腺癌的特征性钙化是不规则细微钙化

E. 皮肤局限增厚和收缩,呈"酒窝征"或橘皮样

5. 在乳腺癌诸多的X线征象中,直接征象为( )

A. 乳头内陷 B. 皮下脂肪层模糊 C. 皮肤增厚呈橘皮样

D. 钙化肿块 E. 血运增多

6. 乳腺癌最常见的发生部位是( )

A. 乳晕周围 B. 内下象限 C. 外上象限 D. 外下象限 E. 腋窝处

7. CT增强扫描时乳腺癌强化的程度,下列哪项正确( )

A. 增强CT值范围60～120Hu,平均升高50Hu

B. 增强CT值范围50～100Hu,平均升高40Hu

C. 增强CT值范围70～150Hu,平均升高65Hu

D. 增强CT值范围80～160Hu,平均升高80Hu

E. 增强CT值范围30～80Hu,平均升高30Hu

8. 在MRI平扫T2WI图像上哪种肿瘤呈低信号( )

A. 黏液腺癌 B. 硬癌 C. 炎性乳腺癌 D. 转移癌 E. 导管癌

9. Gd-DTPA增强扫描时下列哪种肿瘤增强最快最明显( )

A. 黏液癌 B. 小叶癌 C. 导管癌 D. 髓样癌 E. 硬癌

10. 下列哪种影像方法对局限性纤维化和纤维瘢痕的鉴别更有意义( )

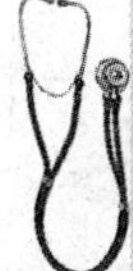

A．X线钼靶摄片 B．X线透视 C．超声检查 D．MRI检查 E．CT检查

11. 关于乳腺正常分型，叙述**错误**的是（ ）

A．脂肪型 B．少量腺体型 C．多量腺体型 D．致密型 E．萎缩型

12. 青年女性，乳腺超声发现边界光滑整齐，均匀的低回声，包膜完整，应考虑（ ）

A．乳腺囊肿 B．乳腺叶状囊性肉瘤 C．乳腺纤维瘤
D．乳腺囊性增生 E．乳腺髓样癌

13. 在乳房筛查摄影中要求的体位是（ ）

A．内、外侧斜位、头尾位 B．内、外侧位、头尾位 C．侧位、头尾位
D．内、外侧斜位、定点压迫位 E．外、内侧斜位、放大位

14. 乳腺摄影"CC"英文缩写代表的体位是（ ）

A．侧位 B．夸大位 C．头尾位（轴位） D．放大位 E．内外侧斜位

15. MLO位时，一般暗盒托盘平面与水平面成呈（ ）

A．5°～10° B．10°～20° C．20°～30° D．30°～60° E．60°～70°

（二）多选题

1. 乳腺腺瘤样病变X线表现中，哪些是正确的（ ）

A．乳汁潴留囊肿为乳头后方类圆形边缘清晰肿块，密度较均匀
B．乳汁潴留囊肿晚期，肿块密度可高低不均；有时似厚壁多囊空洞
C．乳腺导管扩张症可见乳腺实质内多个沿导管走行排列较粗的条形或铸型钙化影
D．乳腺导管扩张症导管造影可见导管普遍扩张
E．乳腺腺瘤样病变不与表皮粘连，腋淋巴结不增大，无乳头内陷

2. 下列乳腺纤维腺瘤的X线表现中哪些说法正确（ ）

A．形态多呈圆形或椭圆形 B．边缘光滑 C．密度较高并且均匀
D．可伴有晕征 E．有时肿瘤内可见钙化

3. 乳腺癌的X线间接征象是（ ）

A．血运增多 B．乳头内陷 C．钙化
D．皮下脂肪层模糊 E．肿块

4. 乳腺结构不良的组织形态学上有哪些基本改变（ ）

A．小叶数目增多，小叶增大
B．增生的小叶扩大、融合形成腺瘤样增生
C．小叶内纤维组织增多
D．导管管腔扩大或腺泡扩大形成大小不等的囊肿
E．局部坏死、钙盐沉着形成大小不等钙化灶

5. 下列乳腺疾病中哪些可见钙化（ ）

A．乳腺结构不良 B．乳腺腺瘤样病变 C．乳腺纤维腺瘤
D．局限性纤维化 E．乳腺癌

6. 乳腺癌不典型时需要与哪些疾病鉴别（ ）

A．纤维腺瘤 B．局限性纤维化 C．炎性肿块
D．乳腺结构不良 E．纤维瘢痕组织

7. 乳腺癌的特征性钙化的特点为（ ）

A．钙化灶微小 B．单位面积内密集成簇 C．密度不一、浓淡不均
D．多位于肿块内或边缘部 E．有时呈环状或蛋壳样

8. 当乳腺癌累及皮肤或乳腺悬韧带时皮肤可出现哪些改变（ ）

A．皮肤水肿、溃疡 B．皮肤增厚 C．皮肤橘皮样 D．皮肤红斑 E．"酒窝"征

9. CT增强检查时乳腺良恶性肿块强化的CT值哪些说法正确（ ）

A．一般认为增强后CT值增高达50Hu或更高，乳腺癌的可能性大
B．一般认为增强后CT值增高达50Hu或更高，乳腺腺瘤的可能性大

C. 一般认为增强后CT值增加小于20Hu,乳腺良性肿瘤的可能性大

D. 一般认为增强后CT值增加大于20Hu,乳腺良性肿瘤的可能性大

E. 以上均不对

三、论述题

1. 试述乳腺癌X线平片的直接与间接征象。

Describe direct and indirect X-ray signs of breast cancer.

2. 试述乳腺癌的CT平扫与增强表现。

Describe CT examination of breast cancer with enhanced performance.

【参考答案】

一、名词解释

1. 导管征 表现为乳头下一支或数支乳导管增粗、密度增高、边缘粗糙。为非特异性病变。

2. 酒窝征 多见于恶性肿瘤,由于肿瘤与表面皮肤之间的浸润,可致皮肤局限性增厚并向肿瘤方向回缩。

二、填空题

(一) 单选题

1. E **2.** D **3.** B **4.** C **5.** D **6.** C **7.** A **8.** B **9.** A **10.** D **11.** E **12.** C **13.** A **14.** C **15.** C

(二) 多选题

1. ABCD **2.** ABCDE **3.** ABD **4.** ABCD **5.** ABCE **6.** ABDE **7.** ABCD **8.** BCE **9.** AC

三、论述题

1. 试述乳腺癌X线平片的直接与间接征象。

答:通常乳腺癌的X线表现分为直接与间接征象两部分。

直接征象:

(1) 肿块:乳腺癌多位于乳腺的外上象限,形态各异(可呈分叶、不规则状,也可为圆形或椭圆形);密度高于腺体,均匀或不均匀,边缘不光整,有长或短毛刺;可见星状影、彗星尾征。

(2) 钙化:钙化是乳腺癌常见的征象。特征性钙化是不规则细微钙化(泥沙样钙化)

间接征象:

(1) 皮肤局限增厚和收缩,呈"酒窝征"或橘皮样。

(2) 皮下脂肪层模糊,内见网状密度增高影。

(3) 肿块边缘血管增多、增粗、迂曲;病变侧静脉直径与对侧比大于1.4。

(4) 靠近乳晕部的癌瘤可引起乳头凹陷。

乳腺导管造影可以显示导管管腔不规则狭窄或有充盈缺损,导管可呈杯口状截断,导管分支减少,排列紊乱和移位。

2. 试述乳腺癌的CT平扫与增强表现。

答:乳腺癌的CT平扫表现:不规则软组织密度肿块,瘤体密度略高于腺体,瘤体内的液化坏死区为低密度,可见钙化。肿瘤呈弥漫浸润者,表现为片状高密度影,边缘见长短不一的针状细条索影,周围正常结构紊乱或消失,但无明显肿块。可见腋窝和纵隔淋巴结增大。

CT增强扫描表现:瘤体呈明显均匀或不均匀强化,CT值可达60～120 Hu,平均升高水平50 Hu。中心有坏死液化的癌瘤,可见厚薄不均的边缘强化和条状强化的分隔影。一般认为增强后CT值增高达50 Hu或更高。

(刘 真 冯 蕾)

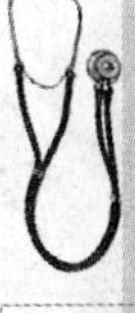

第九章　骨关节与软组织

第一节　骨骼

【大纲要求】

掌握:骨骼基本病变的影像学表现,X线、CT为主;常见部位骨折的X线、CT表现;椎间盘病变的CT、MRI表现;骨骼化脓性和结核性感染的X线、CT表现;最常见骨肿瘤的影像学表现,良恶性肿瘤的影像学鉴别。

熟悉:成人及小儿骨的正常影像学表现;骨骼创伤的影像学表现;常见的骨肿瘤及肿瘤性病变的影像学表现。

了解:各种影像学检查技术的比较及正确应用;其他全身性疾病的骨骼改变。

【内容精析】

一、检查技术

1. X线检查　常是骨骼疾病的影像学检查的首选方法。注意下面几项①四肢长骨、关节和脊柱等需摄正侧位像;②如需要应加照特殊体位,如斜位、轴位;③骨折X线检查需包括周围软组织;④四肢长骨摄片至少包括临近一个关节;⑤脊柱摄片要包括临近的脊柱节段;⑥如有需要,两侧对称的关节应投照双侧。

2. CT　骨骼解剖较复杂的部位可首选CT检查,如骨盆、髋、面骨等。CT易于区分骨质破坏、死骨、钙化和骨化等。尽量同时扫描病变及对侧对称部位,以便对比观察。如有需要可采用增强检查,观察病变血供、范围、有无坏死等。

3. MRI　对早期骨质破坏和细微骨折有优势;观察病变与椎管内结构关系也优于CT;但对细小钙化、骨化及骨皮质显示不佳,如有需要,亦可采用增强扫描进一步观察。

二、正常影像表现

(一) 骨的结构与发育

1. 骨的结构　按形状可分为长骨、短骨、扁骨、不规则骨四类;按结构可分为密质骨(compact bone)和松质骨(spongy bone)两种。密质骨为骨皮质和颅骨内外板,松质骨由骨小梁组成,骨小梁间隙充以骨髓。

2. 骨的发育　骨化主要有两种形式,①膜化骨包括颅盖骨和面骨;②软骨内化骨包括躯干骨、四肢骨、颅底及筛骨。锁骨及下颌骨兼有两种形式,为混合型化骨。骨骼的发育主要是以成骨和破骨的形式进行的。

3. 影响骨发育的因素　成骨细胞活动形成骨样组织、矿物盐的沉积、破骨细胞的活动都能影响骨骼的发育;其中关系密切的有钙磷代谢、内分泌激素和维生素等。

(二) 长骨

1. 小儿骨　主要特点是有未完全骨化的骺软骨,长骨可分为骨干(diaphysis)、干骺端(metaphysis)、骺板(epiphyseal)和骨骺(epiphysis)等部分。

(1) 骨干　①X线平片:骨皮质(cortical bone)表现为均匀致密影,外缘清楚,骨干中部最厚,越近两端越薄,内外侧面均附有骨膜(periosteum);松质骨表现为致密网格影;骨干中央半透明区为骨髓腔(medullary space);②CT检查:骨皮质为致密线状或带状影;骨小梁为致密网格影;骨髓腔呈低密度影;③MRI检查:骨皮质和骨小梁在T1WI和T2WI均为低信号;骨髓腔如为红骨髓则T1WI为中等信号、T2WI为高信号,如为黄骨髓,T1WI和T2WI均为高信号。正常骨膜在X线、CT和MRI上均不能显示。

(2) 干骺端　骨干两端向骨骺移行的较粗大部分,与骨干无明显分界线,周边为薄层骨皮质,内部为骨松质构成,有骨小梁交叉形成的海绵状结构,密度较骨皮质低。临时钙化带在X线平片和CT上为横行薄层致密影,在MRI上呈低信号。干骺端骨髓因为常为红骨髓,且含有骨小梁,故MRI信号低于骨干区的髓腔。

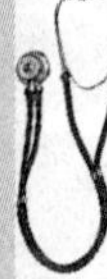

(3) 骨骺 ①X线平片：骺软骨透明不显影，其内的二次骨化中心表现为致密影；②CT检查：骺软骨为软组织密度影，其中骨化中心结构和密度类似与干骺端；③MRI检查：骺软骨为中等信号，骨化中心信号特点与干骺端类似。

(4) 骺板 当软骨与干骺端不断骨化，二者之间的软骨逐渐变薄而呈板状时称为骺板，进一步变薄则称为骺线(epiphyseal line)，X线不显影。骺线消失后则成为不规则线样致密影，为骺板遗迹。CT和MRI上骺板和骺线的表现与骺软骨相似。

2. 骨龄(bone age) 在骨的发育过程中，原始骨化中心和继发骨化中心的出现时间、骨骺与干骺端融合的时间以及形态的变化都有一定的规律性，这种规律以时间来表示即为骨龄。

3. 成年骨 ①X线平片：分为骨干和骨端，骨干的骨皮质较厚，密度高；骨端由松质骨构成，骨端有一薄层壳状骨板为骨性关节面，表面光滑，上面附着关节软骨(articular cartilage)，X线不显影；②CT检查：不再显示骺软骨与骺板；③MRI检查：随着年龄增长，骨髓中脂肪成分增多，信号较婴幼儿高。

(三) 脊柱

1. X线平片 正位片：①椎体：呈长方形，从上向下逐渐增大，主要由松质骨构成，其上下缘致密影为终板(end plate)；②横突和椎弓板：椎体两侧有向外延伸的横突影，横突内侧可见椎弓根投影形成的椎弓环(vertebral arch ring)；③关节突、椎弓板和棘突：关节突投影在椎弓环的上下方，棘突投影于椎体中央偏下，呈尖端向上类三角结构。

侧位片：①椎体呈长方形；②椎管：椎体后方纵行半透明区；③棘突：斜向后下方；④关节突：同一椎体上下关节突之间为椎弓峡部，腰椎斜位显示清楚；颈胸小关节侧位显示清楚，腰椎正位清楚。⑤椎间盘：表现为宽度匀称的横行半透明的椎间隙(intervertebral space)。⑥椎间孔：颈椎斜位显示清楚，胸腰椎侧位片清楚，呈半透明类圆形。

2. CT检查 ①椎体：骨窗像表现为薄层骨皮质包绕的海绵状松质骨结构，后缘略前凹；②椎管：由椎体、椎弓根和椎弓板共同构成；硬膜囊位于椎管中央，为低密度；黄韧带附着在椎弓板和关节突内侧，正常厚2～4 mm；腰段神经根位于硬膜囊前外侧，为两侧对称的圆形中等密度；侧隐窝呈漏斗形，前方为椎体后外面，后方为上关节突，侧位为椎弓根内壁，前后径≥3 mm；③椎间盘：由髓核(nucleus pulposus)、纤维环(annulus)和软骨板(cartilage plate)构成，表现为均匀的软组织密度。

3. MRI检查 T1WI和T2WI：①骨皮质、前后纵韧带、黄韧带均为低信号；②骨髓：T1WI为高信号，T2WI为中等偏高信号；③椎间盘：T2WI纤维环为低信号、髓核高信号，T1WI均为低信号；④脊髓：等信号；⑤神经根：等信号。

三、基本病变表现

1. 骨质疏松(osteoporosis) 一定单位体积内正常钙化的骨组织含量减少，即骨组织的有机质和钙盐减少，两者比例正常。①X线平片和CT检查：主要表现为骨密度减低，皮质变薄和分层，骨小梁减少、变细，但边缘清晰；椎体可呈鱼脊椎改变；②MRI：老年性骨质疏松表现除外形改变外，因为骨小梁变细、减少以及黄骨髓增多，引起T1WI和T2WI信号增高；炎症、外伤等骨质疏松因局部充血水肿可表现为边缘模糊的长T1长T2信号影。广泛性骨质疏松主要见于老年、绝经后、甲状旁腺功能亢进、维生素C缺乏、酒精中毒等。局限性骨质疏松多见于骨折后、感染、肿瘤等。

2. 骨质软化(osteomalacia) 单位体积内骨组织有机成分正常，而矿物质含量减少。X线主要表现为：骨密度减低，但皮质和小梁边缘模糊。骨质软化，承重骨骼发生变形，可出现三叶草样骨盆、假骨折线等表现。骨质软化多见于佝偻病、骨质软化症。

3. 骨质破坏(bone destruction) 局部骨质为病理组织所代替而造成骨组织消失，可由病变组织本身或其引起的破骨细胞活动增强所致。①X线平片：骨质局限性密度减低，骨小梁稀疏消失，正常骨结构消失；早期表现为斑片样、筛孔样密度减低，严重时表现为大片骨质缺失。②CT检查：骨松质破坏表现为斑片样缺损区，皮质破坏表现为筛孔样或虫蚀样改变。③MRI检查：低信号骨质被不同信号强度的病理组织所取代。骨质破坏见于炎症、肉芽肿、肿瘤或瘤样病变。炎症急性期或恶性肿瘤表现为片状骨质破坏，轮廓不规整，边缘模糊；慢性炎症或良性肿瘤表现为膨胀性骨质破坏，边界清楚，周围可见反应性骨质增生，骨质膨胀变形。

4. 骨质增生硬化(hyperostosis and osteosclerosis) 一定单位体积内骨量增多。①X线平片和CT检查：骨质密度增高，可伴有骨骼增大；骨小梁增多、增粗、密集；骨皮质增厚、致密。②MRI：T1WI和T2WI均表现

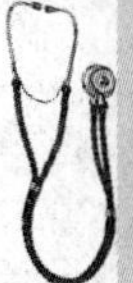

为低信号。局限性骨质增生硬化见于慢性炎症、退行性变、成骨性肿瘤和外伤后修复等；普遍性骨质增生硬化见于代谢性骨病、中毒性骨病和遗传性骨发育障碍等。

5. 骨膜增生(periosteal proliferation)　即骨膜反应(periosteal reaction)，骨膜受刺激后出现水肿、增厚，骨膜内层成骨细胞活性增加，形成骨膜下新生骨。①X线平片和CT：与骨皮质平行的线样致密影，随着病变好转，可逐渐与骨皮质融合，皮质增厚；病变进展，骨膜新生骨被破坏，破坏区两侧的残留骨膜新生骨和骨皮质间可形成骨膜三角或Godman三角(periosteal triangle or Godman triangle)，常为恶性肿瘤征象；②MRI：骨膜水肿表现为T1WI中等信号，T2WI为高信号，骨膜新生骨在T1WI和T2WI均为低信号。炎症、肿瘤、外伤、骨膜下出血等均可见骨膜增生。

6. 骨与软骨钙化　瘤软骨钙化：①X线和CT：颗粒状、小环形或半环形致密影，可在瘤体内广泛分布或局限分布；②MRI：T1WI和T2WI一般均为低信号。

7. 骨质坏死(bone necrosis)　骨组织局部代谢停止，形成死骨(sequestrum)。①X线和CT：早期无异常，其后，死骨表现为骨质局限性密度增高；②MRI：T1WI等或低信号，T2WI为等或稍高信号；死骨周围肉芽组织和软骨化生组织带在T1WI为低信号，T2WI为高信号；最外侧骨质硬化带均为低信号。多见于外伤、炎症等。

8. 矿物质沉积　铅、磷、铋等矿物质沉积主要表现为干骺端平行于骺线的致密带。氟不属于矿物质，亦可在体内引起骨质增生硬化或骨质疏松或软化。

9. 骨骼变形(略)

四、疾病诊断

(一) 骨骼创伤

1. 骨折概论　骨折(fracture)是骨和(或)软骨结构发生断裂，骨的连续性中断。

◎临床与病理(略)

◎影像学表现

1) *X线平片*　是首选影像学检查方法，复杂部位可首选CT。

(1) *骨折表现和类型*　骨的断裂多为不齐整的断面，断端间呈不规则透亮线，称为骨折线。根据骨折线是否完全，一般分为完全性和不完全性骨折；根据骨折线形状和走向分为横行、斜行和螺旋形骨折等；

(2) *骨折的移位*　长骨以骨折近端为标准来判断骨折远端的移位情况，如内、前、外、后等；骨折两断端纵轴可形成大小不等的交角，称为成角移位；骨折远端还可围绕纵轴发生旋转。骨折断端的内、外、前、后和上、下移位称为对位不良，而成角移位则称为对线不良。

(3) *儿童骨折的特点*　骨骺骨折(epiphyseal fracture)，也称骺离骨折；儿童骨骼柔切性较大，外力常不易使骨质完全断裂，仅表现为局部骨皮质和骨小梁的扭曲，而看不见骨折线或只引起骨皮质发生皱折、凹陷或隆突称为青枝骨折(greenstick fracture)。

(4) *骨折愈合的病理及X线表现*　首先在断端之间、骨髓腔内和骨膜下形成血肿；2～3天后开始机化形成纤维骨痂；进而形成骨性骨痂。骨折线开始变得模糊，也可见骨膜增生硬化形成的骨痂。随着骨痂的形成和不断增多，骨折断端连接达一定强度即达临床愈合期。此后，骨痂范围加大，使骨折连接更坚实，骨折线消失而成为骨性愈合。机体为了适应负重和活动的需要，愈合的骨折还要进行缓慢的改建，使承力部骨小梁致密，不承力者则被吸收，使断骨恢复正常形态。

(5) *骨折常见并发症*　①骨折延迟愈合和不愈合；②骨折畸形愈合；③骨质疏松；④骨感染；⑤骨缺血坏死；⑥关节强直；⑦关节退行性变；⑧骨化性肌炎。

2) *MRI检查*　骨折线在MRI显示为低信号；骨挫伤是由于外力作用引起骨小梁的断裂和骨髓的水肿和出血，T1WI呈模糊低信号，压脂T2WI呈高信号。

◎诊断与鉴别诊断

发现骨折线，结合病史即可诊断。骨干骨折线需同滋养动脉管影区别，后者仅斜穿一侧骨皮质且密度高于骨皮质；干骺端的骨折线需同骺线区别，后者有一定解剖位置且两旁有硬化线。

2. 常见的长骨骨折

(1) *Colles骨折*　伸直型桡骨远端骨折，为桡骨远端3 cm内的横行或粉碎骨折，远端向背侧移位，断端向掌侧成角畸形，可伴有尺骨茎突骨折。

(2) 股骨颈骨折 多见于老年妇女。骨折可发生于股骨头下、股骨颈中部或基底部,股骨头的血供几乎均来自股骨颈基底部,股骨头下骨折影响了对股骨头及颈的血供,致骨折愈合缓慢,甚至发生股骨头缺血性坏死。

3. 脊柱骨折

◎临床与病理

脊柱受到突然的纵向性暴力冲击,发生过度前屈,使受应力的椎体发生压缩。常见于活动范围较大的脊椎,如颈椎 5、6,胸椎 11、12,腰椎 1、2 等部位,以单个椎体多见。局部肿胀、疼痛,活动功能障碍,甚至出现神经根或脊髓受压等症状。

◎影像学表现

1) X 线平片 一般可分为 3 种类型。

(1) 单纯压缩骨折 椎体呈前窄后宽楔形改变,无骨折线,椎体内可见横行不规则带状致密影,上下椎间隙一般正常。

(2) 爆裂骨折 爆裂骨折为脊椎垂直方向上受压后的粉碎骨折,椎体及附件骨折片向周围各个方向移位,椎体变扁。

(3) 骨折并脱位 骨折伴有椎体脱位、关节突绞锁等。

2) CT 检查 对于微小骨折、骨折类型、骨折片移位程度、椎管变形、狭窄、骨碎片等观察优于 X 线平片,而且能推断是否损伤脊髓;CT 也容易观察脊椎各附件骨折和椎小关节情况。

3) MRI 检查 ①急性椎间盘损伤:T1WI 低信号,T2WI 高信号改变,矢状位显示较好。②韧带撕裂:低信号失去正常的连续性而表现为不同的高信号,压脂 T2WI 观察较好。

4. 椎间盘突出 椎间盘有纤维环、髓核和软骨板三部分构成。髓核经纤维环向外突出,纤维环可发生局部的部分性或完全性破裂。后方的纤维环较薄,与后纵韧带疏松连接,故椎间盘多向后或外后突出。

◎影像学表现

(1) X 线检查 X 线不能直接观察椎间盘结构,间接征象主要表现为椎间隙狭窄、脊椎排列变直或有侧弯现象,但非特异。

(2) CT 检查 ①椎间盘膨出:椎间盘边缘均匀超出相邻椎体终板的边缘,且椎间盘后缘多与相邻椎体终板后缘形态一致;②椎间盘突出:直接征象是突出于椎体边缘的局限性弧形软组织密度影,后缘多见,可见钙化;间接征象是硬膜外脂肪层受压,硬膜囊受压和一侧神经根鞘受压。

(3) MRI 检查 首选的影像学检查方法,正常椎间盘的髓核和纤维环内侧部的水分较纤维环外侧部和前、后纵韧带为多,在 T1WI 上前两者呈等信号,而后两者呈低信号;在 T2WI 上前两者呈高信号,而后两者仍呈低信号。①椎间盘变性:水分丢失,T2WI 高信号消失;②椎间盘膨出:椎间盘均匀超过椎体边缘;③椎间盘突出:髓核局限突出于椎体边缘,信号与其主体部分一致。MRI 还能直接显示脊髓受压情况,除形态改变,如在 T2WI 上局部出现高信号,往往提示为脊髓水肿,如果同时出现 T1WI 低信号,为脊髓变性坏死。

5. 膝关节半月板撕裂(meniscus tear) 由于外伤或在半月板变性的基础上发生的半月板结构的部分性或完全性撕裂。

◎影像学表现

目前 MRI 是诊断半月板撕裂敏感性和特异性最高的影像学检查方法。①如果单纯半月板内高信号不达其上、下和附着侧边缘,则一般为正常或变性改变;②如果高信号达到上、下和附着侧边缘,则为撕裂,严重者可以呈碎裂状态。半月板撕裂常伴有局部关节软骨的损伤剥脱及软骨下骨髓水肿表现。

(二) 骨感染

1. 化脓性骨髓炎(purulent osteomyelitis) 血源或直接感染化脓性细菌引起的骨髓炎症。常见致病菌为金黄色葡萄球菌、溶血性葡萄球菌、链球菌。好发于四肢长骨,一般由干骺端向骨干发展,以胫骨上端、股骨下端、肱骨和桡骨多见。

◎临床与病理

(1) 急性化脓性骨髓炎(acute purulent osteomyelitis) 临床表现主要有发病急、进展快、高热、寒战和明显中毒症状。局部红、肿、热、痛。实验室检查发现白细胞增高。病理改变:①脓肿形成:发病 1 周到 2 周,骨髓内形成脓肿,并引起骨质破坏。②脓肿蔓延:脓肿可在髓腔内、骨膜下蔓延。③死骨形成:骨膜下脓肿使骨干血供中断,同时长骨骨干发生血栓性动脉炎,形成大片死骨。④骨膜增生:骨质破坏早期即可出现,

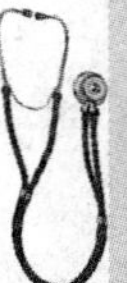

骨膜下新生骨包围死骨形成骨性包壳。⑤脓肿可穿破软组织及骨包壳，形成瘘管。

(2) 慢性化脓性骨髓炎(purulent osteomyelitis)　全身症状不明显，局部可肿痛、窦道形成、流脓等。病理改变：①骨质明显增生硬化。②脓腔、死骨和瘘管形成。

慢性硬化性骨髓炎(sclerosing osteomyelitis)又称 Garre 骨髓炎，低毒感染引起，主要表现为骨质增生硬化，常发生在长骨骨干、锁骨、下颌骨。主要表现为反复发作的病区肿胀、疼痛。

慢性骨脓肿又称 Brodie 骨脓肿(Brodie abscess of bone)，大多局限于长骨干骺端骨松质，形成圆形或类圆形骨质破坏区，边缘齐整，周围有硬化带。一般无骨膜增生和软组织肿胀。

◎影像学表现

(1) 急性化脓性骨髓炎　①早期(2 周内)，主要表现为软组织肿胀，X 线和 CT 可表现为皮下脂肪层内出现网状影，MRI 显示弥漫长 T1 长 T2 信号；②进展期，X 线可表现为干骺端松质骨内筛孔样或斑片样低密度灶，骨小梁模糊，可见到少量骨膜增生；CT 可显示髓腔内密度稍高脓液，进一步显示病灶部位及范围；MRI 显示病灶区呈不均匀长 T1 长 T2 改变；③病灶进一步发展，X 线和 CT 显示骨质破坏范围增大，累及骨皮质，可有死骨形成，骨骺一般不侵犯，骨膜新生骨明显，形成葱皮样或花边样；MRI 显示骨皮质多发虫蚀样骨质破坏，呈长 T1 长 T2 改变，骨膜反应在 T1WI、T2WI 均为连续的环状稍高信号，增强扫描时可见明显强化。

(2) 慢性化脓性骨髓炎　X 线和 CT 显示：①骨质破坏，周围大量骨质增生、硬化，骨小梁增粗、增多，骨密度增高。②条形或不规则形高密度死骨，长轴与骨干平行，小梁模糊，周围骨质硬化，死骨外围可见到肉芽组织或脓液所致低密度区。③髓腔内骨质破坏趋向减少或停止，形成死腔，其内可有块状死骨。④大量骨膜新生骨与骨皮质融合，骨外轮廓不光整。MRI：病灶中炎性水肿、肉芽组织和脓液在 T1WI 均呈低信号，在 T2WI 呈明显高信号。骨质增生硬化灶 T1WI 和 T2WI 均呈低信号。

◎诊断与鉴别诊断

(1) 急性化脓性骨髓炎与骨结核鉴别　骨结核起病隐匿，骨质破坏范围较小，常有沙粒样死骨，病变周围骨质疏松，一般无骨膜新生骨，长越过骺线生长。

(2) 慢性化脓性骨髓炎与成骨性骨肉瘤鉴别　前者反复发作，局部窦道流脓，骨质增生硬化广泛；常有大块死骨，骨膜新生骨明显，周围软组织常无明显肿胀。而成骨性骨肉瘤，一般快速进展，呈间歇性或持续疼痛，形成云絮状、斑片状或针状瘤骨；无明显死骨，骨膜反应明显但不成熟，可被破坏，周围软组织内常有肿块及瘤骨。

2. 骨结核(tuberculosis of bone)　多由体内其他部位结核经血行播散到骨关节所致，一般进展缓慢，属于结核病第 5 型即肺外结核的一种类型。

◎临床与病理

(1) 四肢长骨结核　干骺端松质骨和骨髓血供丰富，活动性结核病灶内细菌经血流到达此处引起结核性炎症。骨结核进展缓慢，形成大小不一的骨质破坏区，结核性肉芽组织很少有成骨倾向，也极少引起骨膜新生骨。病理上分为增殖性和干酪性，干酪性可出现体积较小的死骨。骨结核多发生于干骺端、骨骺，易侵犯软骨，向关节方向侵犯，形成关节结核。骨内结核穿破骨皮质后在软组织内可形成冷脓肿。

(2) 脊柱结核　是最常见的骨关节结核，按部位可分为椎体结核和附件结核，椎体结核约占 90%，单纯附件结核少见。

◎影像学表现

1) 长骨干骺端与骨骺结核　①常穿越骺板线，继而发生骨骺与干骺端病变的相互侵犯；②病灶边缘清晰，其内可见沙粒样小死骨，周围可见少量骨质增生硬化。③临近骨质疏松明显；④易侵犯关节，形成骨型关节结核。

2) 短骨结核　儿童相对多见，双侧多骨发病，掌骨、指、跖、趾骨多见。影像表现“骨气鼓”(spina ventosa)：骨质疏松，骨干膨胀、皮质变薄，骨膜新生骨明显。

3) 脊椎结核　腰椎受累最常见、其次是胸椎、颈椎，好发于相邻的两个椎体，少数病例呈多椎体发病。

(1) X 线检查　主要表现：①骨质破坏：依椎体结核早期破坏的部位可分为 3 型即中心型、边缘型和韧带下型，然而常见的是进展期病变，难以分型，表现为椎体骨质破坏，常见小死骨，典型者呈“砂粒样”；椎体常塌陷变扁或呈楔形；附件型结核少见；②椎间隙变窄或消失：结核性病变易侵袭破坏椎间盘及软骨终板，致椎间隙变窄、消失，造成相邻破坏的椎体互相融合，是脊椎结核的重要特征；③后突畸形；④冷脓肿：指脊椎结核周围软组织内的脓肿；腰大肌脓肿表现为腰大肌外突；胸椎结核形成的椎旁脓肿表现为胸椎两旁梭形软组织

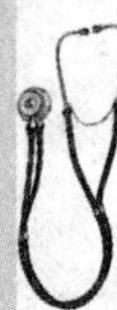

影；颈椎结核形成的咽后壁脓肿表现为咽后壁软组织影增厚，并呈弧形前突。

(2) CT 检查　能更清楚地显示骨质破坏、死骨及病理性骨折碎片；平扫结合增强扫描可进一步解冷脓肿位置、大小及其与周围组织器官的关系；CT 也利于显示脓肿或骨碎片突入椎管内的情况。

(3) MRI 检查　结核病灶在 T1WI 呈不均匀低信号，T2WI 呈混杂高信号，增强扫描常表现为不均匀强化；脓肿和肉芽组织在 T1WI 呈等低信号，T2WI 多为混杂高信号，部分为均匀高信号，增强检查呈不均匀强化，脓肿壁呈环形强化。

◎诊断与鉴别诊断

骨结核的诊断要点是：起病缓慢、以骨破坏为主、少或无骨质增生、临近骨质疏松和可有脓肿形成。干骺端结核与慢性骨脓肿鉴别：结核破坏区常跨越，骺线侵犯骨骺，边界模糊，周围无增生硬化，患肢有骨质疏松，与骨脓肿表现特点不同。脊椎结核与压缩骨折鉴别：前者主要为骨质破坏、变形，椎间隙变窄或消失和形成冷脓肿；后者一般有外伤史，椎体压缩但无骨质破坏，早期椎间隙不变窄。

(三) 骨肿瘤和肿瘤样病变

1. 概述

骨肿瘤影像诊断主要依据图像上的病变部位、数目、骨质改变、骨膜异常和周围软组织变化等进行综合诊断：

(1) 发病部位　不同的骨肿瘤有其一定的好发部位，如骨巨细胞瘤好发于长骨骨端；骨肉瘤好发于长骨干骺端；骨髓瘤好发中轴骨，例如颅骨、脊柱、骨盆等。

(2) 病变数目　原发性骨肿瘤多单发，转移性骨肿瘤和骨髓瘤常多发。

(3) 骨质变化　①良性骨肿瘤多引起膨胀性、压迫性骨质破坏，界限清晰、锐利，邻近的骨皮质多连续完整；恶性母肿瘤则多为浸润性骨质破坏，少见膨胀，病变界限不清，边缘不整，骨皮质较早出现虫蚀状破坏和缺损，同时肿瘤易穿破侧一皮质而进入周围软组织内；②部分骨肿瘤可表现骨质增生：一种原因是生长较慢的骨肿瘤可引起邻近骨质的成骨反应；另一种原因是肿瘤骨，这种骨质增生可呈磨玻璃状、斑片状或针状，常见于骨肉瘤。

(4) 骨膜新生骨　良性骨肿瘤常无骨膜新生骨，恶性骨肿瘤常有广泛的不同形式的骨膜新生骨，且后者还可被肿瘤破坏，形成 Godman 三角。

(5) 周围软组织变化　良性骨肿瘤多无软组织肿块，恶性骨肿瘤常侵入软组织，并形成肿块影，且与邻近软组织界限不清。

良恶性骨肿瘤鉴别诊断

	良　性	恶　性
生长速度	缓慢	迅速
生长方式	膨胀性	浸润性
骨质破坏边缘	清楚，常有周围硬化边	不清楚
骨皮质改变	变薄、膨胀，但多完整	虫蚀状破坏，缺损、中断
骨膜反应	少有	常见，破坏并产生 Codman 三角
肿瘤骨	无	常见，针状、放射状等
软组织肿块	少有，边界清楚	常见，边界不清
远隔器官转移	无	常见

2. 良性骨肿瘤和瘤样病变

1) 骨软骨瘤(osteochondroma)　又名骨软骨外生性骨疣，最常见的骨肿瘤，单发多见，少数可发生恶变，多发性者恶变率较高。

◎临床与病理

肿瘤由骨性基底、软骨帽和纤维包膜三部分组成。长骨干骺端为好发部位，股骨下端、胫骨上端多

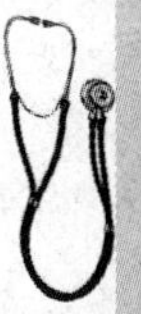

见，好发于10～30岁，男性多于女性，早期一般无症状，如肿瘤生长迅速，出现疼痛应怀疑有恶变。

◎影像学表现

(1) X线检查 ①肿瘤骨性基底为母体骨向外突出的骨性赘生物，发生于长管状骨者多背离关节方向生长；②赘生物周边为骨皮质，其内为骨小梁，两者与母体骨皮质及骨小梁相延续；肿瘤顶端可膨大，或呈菜花状、丘状隆起。x线片不能显示软骨帽，但当软骨帽钙化时，肿瘤顶缘外出现点状或环形钙化影。

(2) CT检查 ①骨性基底的骨皮质和松质均与母体骨相延续；②如果与周围组织形成良好对比时，可显示有软骨帽，为骨性瘤体与周围组织之间的较低密度区域；软骨帽边缘多光整，其内可有点状或环形钙化；③增强扫描无明显强化。

(3) MRI检查 软骨帽信号特点与关节透明软骨相似，在T1WI呈低信号、在脂肪抑制T2WI为明显高信号；软骨厚度大于2 cm，则提示恶变。

◎诊断与鉴别诊断

骨软骨瘤需与以下疾病鉴别：①骨旁骨瘤：肿瘤来源骨皮质表面，不与母体骨的髓腔相通；②表面骨肉瘤；不具有骨皮质和骨松质结构的基底，基底部与母体骨没有皮质和骨小梁的延续。

2) **骨巨细胞瘤**(giant cell tumor of bone) 曾称之为破骨细胞瘤。

◎临床与病理

骨巨细胞瘤以中青年为常见，好发四肢长骨骨端，以股骨下端、胫骨上端和桡骨下端为常见。主要临床表现为局部疼痛、肿胀和压痛；较大肿瘤可有局部皮肤发热和静脉曲张；部分肿瘤较大时可有似捏乒乓球样的感觉。

肿瘤质软而脆，似肉芽组织，富含血管，易出血。一般肿瘤邻近无骨膜新生骨：镜下肿瘤主要由单核基质细胞与多核巨细胞钩成，一表现为良性、生长活跃，少数呈恶性。

◎影像学表现

(1) X线检查 ①病灶常位于骨端，直达骨性关节面下，多数为偏侧性、膨胀性骨质破坏，骨质破坏区与正常骨交界清楚但不锐利、少见硬化；邻近骨皮质变薄，肿瘤明显膨胀时，周围只留一薄层骨性包壳；②多数病例骨质破坏区可有数量不等、纤细的骨嵴，形成大小不一的间隔；③邻近无反应性骨膜增生；④肿瘤一般不穿破关节软骨。

如果破坏区骨性包壳不完全并于周围软组织中出现肿块者，表示肿瘤生长活跃；若肿瘤边缘出现筛孔状或虫蚀状骨破坏，骨嵴残缺紊乱，侵犯软组织出现明确肿块者提示为恶性骨巨细胞瘤。

(2) CT检查 ①平扫检查，骨壳基本完整，但多数可有小范围的间断；骨壳外缘基本光滑，内缘多呈波浪状为骨壳内面的骨嵴所致，骨破坏与正常小梁的交界部一般无骨质增生硬化带；骨破坏区内为软组织密度影，无钙化和骨化影；其内的更低密度区则多为肿瘤坏死液化；②增强扫描，肿瘤组织有较明显的强化，而坏死囊变区无强化。生长活跃或恶性骨巨细胞瘤的骨壳往往不完整，常可见骨壳外的软组织肿块影并有强化。

(3) MRI检查 ①平扫检查：肿瘤在T1WI多呈低或中等信号强度，在T2WI上多为高信号；坏死囊变区在T1WI上信号较低，而在T2WI呈显著高信号；肿瘤内出血在T1WI和T2WI上均为高信号；可见液-液平面，在T1WI下部信号高于上部，在T2WI常相反。②增强扫描：肿瘤可有不同程度强化。

◎诊断与鉴别诊断

良性骨巨细胞瘤应与骨囊肿等鉴别：骨巨细胞瘤以多发于干骺愈合后的骨端和以膨胀性骨破坏为特征。

3) **骨囊肿**(bone cyst) 骨囊肿为单发性骨的瘤样病变，病因不明。

◎临床与病理

骨囊肿好发于青少年、多发生于长骨干髓端，尤以股骨及肱骨近端更为多见；随长骨的纵向生长。患者一般无症状，多因发生病理性骨折而被发现。

◎影像学表现

(1) X线检查 ①长骨干骺端或骨干内卵圆形或圆形、边界清楚的透明区，多为单房；②有时呈膨胀性骨质破坏，骨皮质变为薄层骨壳，其外无骨膜新生骨；③易发生病理骨折，骨折碎片可陷入囊中。

(2) CT检查 平扫一般呈均匀水样密度，增强扫描，囊内无强化。

(3) MRI检查 囊肿内容物的信号通常与水的信号一致，若有病理骨折合并囊内出血，则可见液-液平面。

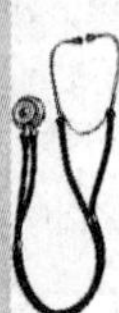

◎诊断与鉴别诊断

骨囊肿应与骨巨细胞瘤等鉴别。

3. 原发性恶性骨肿瘤

骨肉瘤(osteosarcoma)起源于骨间叶组织,以瘤细胞能直接形成骨样组织或骨质为特征,是最常见的原发性恶性骨肿瘤。

◎临床与病理

骨肉瘤多见于青少年,11～20岁约占50%,男性多于女性,以干髓端为好发部位,多见于股骨下端、胫骨上端和肱骨上端。主要临床表现是局部进行性疼痛、肿胀和功能障碍;局部皮温常较高并可有浅静脉怒张;病变进展迅速,早期即可发生远处转移,实验室检查碱性磷酸酶常增高。

大体病理,切面上瘤组织为灰红色,而黄白色处提示为瘤骨形成,半透明区为软骨成分,暗红色为出血区。镜下,肿瘤是由明显间变的瘤细胞、肿瘤性骨样组织及骨组织组成,有时亦可见有数量不等的瘤软骨。

◎影像学表现

(1) X线检查　平片上主要表现为各种形式的骨质破坏骨膜反应、肿瘤骨和软组织肿块:①骨质破坏:分为溶骨性、成骨性或混合性,病灶边缘多不清;②骨膜反应:可呈葱皮样平行状,且可被再破坏而形成Codman三角(也称骨膜三角);③肿瘤骨:为云絮状、针状和斑块状致密影;④软组织肿块:表现为边界不清楚的软组织密度影,其内也可以出现肿瘤骨。

根据骨质破坏和骨质增生的多少,以X线表现为基础,骨肉瘤大致可分为成骨型、溶骨型和混合型,以后者多见:①成骨型骨肉瘤:以肿瘤骨形成为主,明显时可呈大片致密影,呈象牙质样改变;骨破坏较少或不明显;骨膜反应较明显;软组织肿块中也有较多肿瘤骨;②溶骨型骨肉瘤:以骨质破坏为主,很少或没有骨质增生;骨破坏呈不规则斑片状或大片低密度区,边界不清;骨膜增生易被肿瘤破坏,形成Godman三角;无明显肿瘤骨生成;易引起病理性骨折;③混合型骨肉瘤:骨质增生与破坏的程度大致相同。

(2) CT检查　①平扫:骨质破坏、肿瘤骨和软组织肿块;还可显示肿瘤在髓腔内的侵犯,表现为含脂肪的低密度骨髓影被软组织密度的肿瘤所取代;②增强扫描,肿瘤的实质部分有较明显强化。

(3) MRI检查　①平扫:骨质破坏和骨膜增生在T1WI表现为不均匀的低信号,而在T2WI表现为不均匀的高信号;②增强扫描:瘤骨和瘤软骨在T2WI均表现为低信号。

◎诊断与鉴别诊断

骨肉瘤诊断要点包括:多见于男性青少年,并同时存在局限性骨质破坏、骨膜反应、瘤骨形成和软组织肿块表现。病变相对比较局限、一般无急性发病、有骨膜增生、常见数量不等的瘤骨、还可穿破骨皮质形成软组织肿块等特点可与化脓性骨髓炎鉴别。

4. 转移性骨肿瘤　转移性骨肿瘤(metastatic tumor of bone)是恶性骨肿瘤最常见者,主要经血行转移。

◎临床与病理

本病发病年龄较大,原发肿瘤多为乳腺癌、肺癌、甲状腺癌、前列腺癌、肾癌、鼻咽癌等。恶性骨肿瘤很少发生他骨转移,但尤文肉瘤、骨肉瘤和骨恶性淋巴瘤也可以转移到他骨。中轴骨多见,常多发,以胸椎、腰椎、肋骨和股骨上段等常见,其次为髂骨、颅骨和肤骨等。主要临床表现为进行性骨痛、病理性骨折和截瘫。转移瘤引起广泛性骨质破坏时,血清碱性磷酸酶可增高,这有助于同多发性骨髓瘤鉴别。

◎影像学表现

1) X线检查　可分为溶骨型、成骨型和混合型。

(1) 溶骨性转移瘤　最常见,①多在骨干或邻近的干骺端及骨端,表现为骨松质中虫蚀状骨质破坏区,骨膜增生不明显;常并发病理性骨折;②发生在脊椎者,则见锥体的广泛性破坏,椎体变扁,但椎间隙多保持正常,椎弓根多受侵蚀、破坏为其特征之一

(2) 成骨性转移瘤　少见,多为前列腺癌、乳腺癌、肺癌、膀胱癌的转移。病变为高密度影,位于松质骨内,呈斑片样或结节样,皮质多完整;腰椎、骨盆常多发。

(3) 混合型转移瘤　兼有溶骨型和成骨型的骨质改变。

2) CT检查　①溶骨型转移:表现为松质骨或(和)皮质骨的低密度缺损区,边缘较清楚,多无骨硬化,常伴有不太大的软组织肿块;②成骨型转移:为松质骨内斑点状、片状、棉团状或结节状边缘模糊的高密度灶,一般无软组织肿块,少有骨膜反应;③混合型兼有上述两型表现。

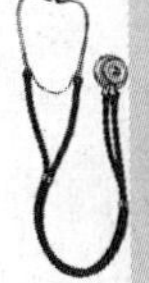

3) MRI检查　平扫显示:①大多数骨转移瘤在T1WI上呈低信号,在高信号的骨髓组织的衬托下显示非常清楚;在T2WI是程度不同的高信号,脂肪抑制序列可以清楚显示;②成骨型转移瘤则在T1WI和T2WI上大多均呈低信号。全身DWI检查有助于协助寻找原发灶,也可以明确其他部位的转移灶。

◎诊断与鉴别诊断

特点为高龄发病、常呈多灶性,以中轴骨受累多见,侵犯长骨时少见骨膜增生及软组织肿块,较少侵犯膝关节与肘关节以远的骨骼。

(四)全身性疾病的骨改变

1. 代谢性骨病　是指机体因先天或后天性因素,破坏或干扰了正常骨代谢和生化状态而引发的骨疾患。代谢性骨病的发病机制包括骨吸收、骨生长和矿物质沉积三个方面的异常,所引起的X线改变主要是骨质疏松、骨质软化和骨质硬化等。

2. 内分泌性骨病　人体内分泌腺功能失调,引起各自分泌的激素增多或减少,均可导致全身性骨病,此类疾病为内分泌性骨病。

巨人症　系骨骺愈合前,垂体腺叶(前叶)增生或腺瘤产生过多生长激素所致,造成全身生长增速,形成巨人症。

(1) X线检查　四肢长骨变长、增粗;蝶鞍增大等。

(2) CT和MRI检查　若为垂体腺瘤所致,可见垂体腺瘤表现。

第二节　关节

【大纲要求】

掌握:关节基本病变的影像学表现;常见部位关节脱位的影像学表现;类风湿及强直性脊柱炎、关节化脓性和结核性感染的X线、CT表现。

熟悉:关节的正常影像学表现;关节创伤的影像学表现;退行性骨关节病的X线表现。

了解:各种检查技术的合理应用。

【内容精析】

骨与骨之间的连结称为关节(joint),按连结方式不同,分为直接连结和间接连结。直接连接结又可分为纤维连结(如颅缝)、软骨连结(椎间盘、耻骨联合等)和骨性连结(如骶椎)。间接连结又称滑膜关节(synovial joint),是骨连结的最高分化形式,活动度大,具有关节腔、关节囊和关节骨端,后者覆有关节软骨。

一、检查技术

1. X线检查　X线平片是观察关节的首选影像检查方法,摄片要求与四肢骨骼检查相同。

2. CT检查　宜采用薄层扫描,充分利用重建技术。

3. MRI检查　尽量使用表面线圈;多方位检查;至少应包括T1WI和压脂抑制T2WI或STRI检查序列等多序列扫描。

二、正常影像表现

1. 关节骨端　关节骨端骨性关节面在X线和CT上表现为边缘光滑整齐的线样致密影,MRI表现为在各种序列图像上均呈一薄层清晰锐利的低信号影。关节软骨及骺软骨在X线和CT上均不能分辨;在MRIT1WI和T2WI上关节软骨呈一层弧形中等偏低均匀信号影,在脂肪抑制T2WI上呈相对高信号影。

2. 关节间隙　关节间隙(joint space)在X线平片上表现为两个骨性关节面之间的透亮间隙,包括关节软骨、潜在关节腔及少量滑液的投影。CT表现为关节骨端间的低密度间隙,关节软骨及少量滑液在CT上并不能分辨。滑液在MRIT1WI上呈薄层低信号,在T2WI上呈细条状高信号。

3. 关节囊、韧带、关节盘　X线上均不能分辨;关节囊壁在CT上可显示呈窄条状软组织密度影,厚约3 mm;在MRI各序列均呈光滑连续的弧形线样低信号。韧带在MRI表现为条状低信号影。膝关节半月板在T1WI和T2WI矢状和冠状图像上均可清楚显示,表现为领结状或三角形低信号结构。

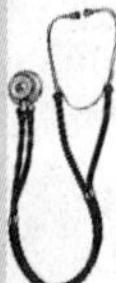

三、基本病变表现

1. 关节肿胀(swelling of joint)

(1) X线平片　表现为关节周围软组织影增大、密度增高。大量关节积液可致关节间隙增宽。

(2) CT检查　可见软组织密度的关节囊肿胀、增厚；关节内积液表现为关节腔内水样密度影，如合并出血或积脓其密度可较高。

(3) MRI检查　关节肿胀除见关节囊增厚外，在T2WI上可见关节囊尤其是滑膜层呈高信号；关节周围软组织肿胀可呈弥漫性长T1长T2信号；一般积液表现为液性长T1长T2信号，合并出血时T1WI和T2WI均为高信号。

2. 关节破坏(destruction of joint)　关节破坏是关节软骨及其下方的骨性关节面被病理组织侵犯、代替所致。

(1) X线平片　当破坏只累及关节软骨时，仅见关节间隙变窄；在累及骨质时，则出现相应区的骨质破坏和缺损；严重时可引起关节半脱位和变形。

(2) CT检查　可清晰显示关节软骨下的骨质破坏，即使是微细的改变也能发现，CT不能显示软骨，但能较好显示软骨破坏导致的关节间隙狭窄。

(3) MRI检查　关节软骨的破坏早期可见关节软骨表面毛糙、凹凸不平、表层缺损致局部软骨变薄，严重时可见关节软骨不连续、呈碎片状或者大片状破坏消失；关节骨质破坏时表现为低信号的骨性关节面中断、不连续。

急性化脓性关节炎，软骨破坏开始于关节持重面，软骨与骨破坏范围可十分广泛；关节滑膜结核，软骨破坏常开始于边缘，逐渐累及骨质，表现为边缘部分的虫蚀状破坏；类风湿关节炎.到晚期才引起关节破坏，也从边缘开始，多呈小囊状。

3. 关节退变(degeneration of joint)　关节退行性变改变始于软骨，为缓慢发生的软骨变性、坏死和溶解，逐渐被纤维组织或纤维软骨所代替，继而造成骨性关节面骨质增生硬化，并于骨缘形成骨赘，关节囊肥厚、韧带骨化。

(1) X线平片　早期X线表现主要是骨性关节而模糊、中断、消失；中晚期表现为关节间隙狭窄、软骨下骨质囊变和关节非负重部位形成明显的骨赘，严重可导致关节变形，不发生明显骨质破坏，一般无骨质疏松。

(2) CT检查　较X线平片显示更加清晰。

(3) MRI检查　关节面下的骨质增生在T1WI和T2WI上均为低信号；骨赘的表面为低信号的骨皮质，其内可见高信号的骨髓；关节面下的囊变区呈长T1、长T2信号。

4. 关节强直(ankylosis of joint)　关节强直分为骨性强直和纤维性强直两种，前者是关节明显破坏后，关节两侧骨端由骨组织连接；后者为纤维组织连接。

(1) X线平片　骨性强直表现为关节间隙明显变窄或消失，并有骨小梁通过关节连接两侧骨端，多见于急性化脓性关节炎愈合后；纤维性强直仍可见狭窄的关节间隙，且无骨小梁贯穿，常见于关节结核。

(2) CT检查　较X线平片更加清晰。

(3) MRI检查　关节骨性强直时，可见关节软骨完全破坏，关节间隙消失，骨髓信号贯穿于关节骨端之间；纤维性强直时，虽然关节骨端有破坏，骨端间有高、低混杂信号影，但关节间隙仍可存在。

5. 关节脱位(dislocation of joint)　X线平片对一般部位的脱位可做出诊断，特殊部位的关节脱位，CT可进一步观察诊断；MRI不但能显示关节脱位，还可直观地显示关节脱位合并的损伤，如关节内积血、囊内外韧带和肌腱断裂，以及关节周围的软组织损伤等。

四、疾病诊断

(一) 关节外伤

1. 关节脱位　肩关节、肘关节常见。

◎临床与病理

关节局部肿痛、活动功能障碍，关节畸形。

◎影像学表现

(1) 肩关节脱位(dislocation of shoulder)　分为肱骨头前脱位和后脱位两种：①肱骨头前脱位：常见，根

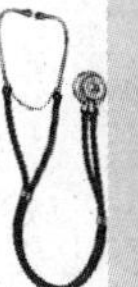

据肱骨头位置，可分为盂下脱位、喙突下、锁骨下脱位；常并发肱骨大结节或肱骨颈骨折；②肱骨头后脱位，肱骨头在关节盂的后方，少见。

(2) 肘关节脱位(dislocation of elbow) 较常见，多因为肘关节过伸引起；①常为后脱位：尺骨与桡骨端同时向肱骨后方脱位，尺骨鹰嘴脱离肱骨滑车；②少数为侧方脱位。肘关节脱位常合并骨折、严重关节囊及韧带损伤，还可并发血管及神经损伤。小儿轻微肘关节脱位需摄双侧肘关节进行对比，并需要和肱骨远端骨骺分离鉴别。

(3) 髋关节脱位(dislocation of hip) 根据股骨头脱位的方向可分为①后脱位：因髋关节囊后壁较薄弱，故以后脱位最为常见，表现为股骨头脱离髋臼并向后、上移位，Shenton 线(耻骨上支下缘与股骨颈内侧缘的弧形连线)不连续，常伴有股骨头骨折；②前脱位；③中心脱位：常继发于髋臼骨折，股骨头通过髋臼底骨折突人骨盆内，常合并骼外动脉损伤。

(4) 寰枢关节脱位(dislocation of atlantoaxial joint) 分过伸性损伤和过屈性损伤，以后者多见：主要表现为寰枢关节间隙增宽，并作为判断脱位的主要依据，成人超过 2 mm 怀疑脱位，超过 2.5 mm 则肯定有脱位；儿童超过 4 mm 应怀疑脱位，超过 4.5 mm 则肯定有脱位；颈椎椎管前、后缘连续性中断；齿状突与寰椎侧块的关系失常，齿状突偏位，两侧小关节不对称常合并齿状突骨折。

◎诊断与鉴别诊断

一般脱位 X 线可明确诊断，较复杂时结合对侧观察或 CT、MRI 检查进一步观察。

2. 关节软骨损失

(1) X 线和 CT 检查 不能直接显示关节软骨的损伤，但如发现骨折线波及骨性关节面时应考虑合并有关节软骨损伤；

(2) MRI 检查 表现为关节软骨内出现较高信号。

(二) 关节感染

1. 化脓性关节炎(pyogenic arthritis) 常由金黄色葡萄球菌经血液至滑膜而发病，也可因化脓性骨髓炎继发侵犯关节而致，多见于承重关节，如髋和膝关节，单发多见。

◎临床与病理

本病儿童较成人多见，急性发病，局部关节有红肿热痛及功能障碍，可有寒战发热及血白细胞增多等全身症状；病理见关节滑膜明显充血及水肿，关节腔内有大量渗出液，内含较多的纤维素及中性粒细胞。

◎影像学表现

X 线检查是基本方法；CT 可以更加清楚地显示关节肿胀、积脓和关节骨端破坏。MRI 能同时显示关节软骨的破坏。

(1) 急性期 关节囊肿胀和关节间隙增宽。

(2) 进展期 关节软骨被破坏(以承重区明显)，关节间隙狭窄，常在发病后一个月左右；软骨下骨质发生破坏，以承受体重的部分出现早且明显，周围可见骨质增生、硬化。

(3) 愈合期 骨质破坏逐渐停止，骨质修复同时进行。骨质增生硬化，严重时可出现骨性强直。

2. 关节结核(tuberculosis of joint) 继发于肺结核或其他部位结核；如继发于骺、干骺端结核，为骨型关节结核；也可是细菌经血行先累及滑膜，为滑膜型结核；在后期则无法分型。

◎临床与病理

多见于儿童和青年，单发，常见于髋、膝关节起病较缓慢，有局部疼痛和肿胀，关节活动受限；大体病理可见滑膜充血明显，表面粗糙，常有纤维素性炎性渗出物或干酪样坏死物被覆；镜下可分为两类，即渗出型和增殖型。

◎影像学表现

(1) 骨型关节结核 即在骺、干骺端结核征象基础上，又有关节周围软组织肿胀、关节间隙不对称性狭窄或关节骨质破坏等。

(2) 滑膜型结核 髋关节和膝关节常见：①早期，X 线表现为关节囊和关节周围软组织肿胀，密度增高，关节间隙正常或增宽、骨质疏松；②随病变进展，滑膜肉芽组织逐渐侵犯软骨和关节面，首先累及承重轻、非接触面的边缘部分，造成关节边缘部虫蚀状骨质破坏，对应关节而常对称受对称受累；③病变进一步发展，关节软骨破坏范围扩大，则出现关节间隙变窄，此时可发生半脱位；关节周围软组织常因干酪性液化物积聚而形成冷脓肿，有时穿破皮肤，形成窦道；④病变愈合，骨质破坏停止发展，关节面骨质边缘变得锐利；骨质疏松

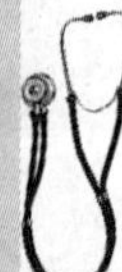

也逐渐消失；严重时可出现纤维性强直。

CT：关节骨结构改变比X线平片表现更清晰，还可见关节囊和关节周围软组织的肿胀增厚，以及关节囊内积液；关节周围的冷脓肿表现为略低密度样，增强检查其边缘出现强化。

MRI：①滑膜型关节结核早期，可见关节周围软组织肿胀，肌间隙模糊，呈弥漫长T1、长T2信号；关节囊内大量积液表现为液性长T1、长T2信号；关节滑膜增厚呈长T1、长T2信号；②病变进一步发展，可见关节腔内肉芽组织呈均匀长T1和长T2混杂信号；软骨不连续、碎裂或大部消失；关节下骨破坏区内的肉芽组织信号特点与关节腔内肉芽组织相同，若为干酪坏死则T2呈较低信号；关节周围的结核性脓肿呈长T1、长T2信号。增强检查：充血肥厚的滑膜明显强化；肉芽组织以及结核性脓肿的边缘亦明显强化。

◎诊断与鉴别诊断

关节结核与化脓性关节的鉴别诊断

	关节结核	化脓性关节炎
发病过程	缓慢、病程长	急、病程较短
临床表现	关节疼痛和梭形肿胀	发热，局部红、肿、热、剧痛
关节软骨及关节面下骨破坏	进展慢，先见于关节边缘部	进展快，先见于关节面承重区
关节间隙狭窄	晚期出现	早期出现
关节强直	多为纤维性强直	骨性强直
患肢软组织萎缩	有	很少

（三）慢性关节病

1. 退行性骨关节病(degenerative osteoarthropathy)　关节软骨退行性改变引起的慢性骨关节病，而不是真正炎性改变。

◎临床与病理

退行性骨关节病分原发与继发两种：前者是原因不明的关节软骨退行性变所致，多见脊柱和膝等；后者则是继发于炎症、外伤等因素。常见症状是局部疼痛、运动受限、关节变形；关节一般无肿胀，也无全身症状。

◎影像学表现

(1) X线检查　脊椎退行性骨关节病包括脊椎小关节和椎间盘的退行性变，可统称为脊椎关节病。①脊椎小关节的上下关节突变尖、关节面骨质硬化和关节间隙变窄，在颈椎还可累及钩椎关节；②椎间盘退行性变表现为椎体边缘出现骨赘，相对之骨赘可连成骨桥；髓核退行性变则出现椎间隙变窄，椎体上下骨缘硬化；③由于退行性变，上下椎体相对移位，称之为退变性滑脱。

(2) CT和MRI检查　可进一步发现椎体后缘骨赘突入椎间孔或椎管内所引起脊神经、脊髓压迫，以及椎管内后纵韧带和两侧黄韧带及脊椎小关节囊的增生肥厚与椎板增厚造成的椎管狭窄和脊髓受压。

◎诊断与鉴别诊断

多见于中老年人，慢性进展；X线可见关节间隙变窄，关节面骨质增生、硬化，形成骨赘。脊椎退行性骨关节病时，若需明确黄韧带肥厚、椎间盘病变及脊髓受压时需行CT或MRI检查。

2. 类风湿关节炎(rheumatoid arthritis RA)　是一慢性全身性自身免疫性疾病，可同时侵犯多处关节，机体其他器官或组织亦可受累；以对称性、进行性关节病变为其主要特点。

◎临床与病理

类风湿关节炎多见中年妇女，早期症状包括低热、疲劳、消瘦、肌肉酸痛和血沉增快等对称性关节炎、手足小关节好发，手部常累及近侧指间关节和掌指关节，受侵关节呈梭形肿胀，有疼痛、活动受限、肌无力、萎缩和半脱位；实验室检查血清类风湿因子常呈阳性。

病理表现：①滑膜炎；②富含毛细血管肉芽组织的血管翳形成，导致关节软骨破坏；③关节相邻的骨质破坏及骨质疏松。

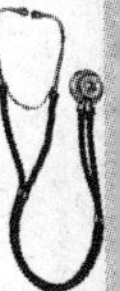

◎影像学表现

X线：骨关节改变大多出现在发病3个月以后：①关节周围软组织常呈梭形肿胀；②关节间隙：早期因关节积液而增宽，待关节软骨破坏后，则间隙变窄；③骨性关节面：骨质侵蚀多先见于边缘部，也可累及邻近骨皮质，以小关节特别是手或足部关节最为常；随病变进展，骨性关节面模糊、中断；软骨下骨质吸收、囊变；④关节邻近骨骼：常发生骨质疏松，随病变进展可延及全身骨骼；⑤髋、膝关节等可形成滑膜囊肿；⑥晚期改变：四肢肌肉萎缩；关节半脱位或脱位，以指间关节或掌指关节半脱位明显，手指向尺侧偏斜畸形，骨端破坏后形成纤维性或骨性融合。

◎诊断与鉴别诊断

主要依靠X线平片：①多发性、对称性，并以手或足部小关节受累为主，常有弥漫性骨质疏松；②关节周围软组织梭形肿胀、关节间隙增宽及关节骨端边缘部侵蚀性破坏为早期表现；③关节间隙变窄或消失、纤维性或骨性强直、半脱位或脱位等则为晚期诊断依据。

3. 强直性脊柱炎（ankylosing spondylitis AS） 是一种病因不明的慢性非特异性、以主要侵犯中轴关节及进行性脊柱强直为主的炎性疾病，为血清阴性脊椎关节病中最常见的一种。

◎临床与病理

青年男性，有明显家族发病倾向。病变主要侵犯中轴骨，几乎全部累及骶髂关节；大多数呈逐渐上行性侵犯脊柱，少数最后可累及颈椎。早期有腰背部或骶髂部疼痛和僵硬，疼痛多为单侧、间断性；数月之后疼痛发展为双侧、持续性、清晨或久坐、久站后腰背部疼痛加重并伴僵硬感，活动后缓解；其后可出现胸或颈椎疼痛、进行性脊柱运动受限甚至畸形。常伴有关节外的疾病特征，如虹膜炎、葡萄膜炎、肺纤维化等。实验室检查血清类风湿因子常呈阴性，但多数患者（90%以上）HLA - B27阳性。

病理上，周围关节可见RA相似的滑膜增生、淋巴细胞浸润及血管翳形成。

◎影像学表现

(1) X线检查 ①髓骼关节：是最先发病的部位，病变最先开始于骶髂关节下1/3有滑膜的部位；初期：边缘模糊，继而出现软骨下虫噬样破坏；中期：关节软骨和软骨下骨质破坏后，出现关节间隙假胜增宽；后期：破坏区边缘出现骨增生硬化，最后形成骨性强直；②脊柱：初期，病变上行累及脊柱，表现为弥漫性骨质疏松，椎体前缘凹面变直致椎体呈方形（方椎）；晚期，椎间盘及椎旁韧带骨化，出现平行于脊柱的韧带性骨赘，形成"竹节椎"，致脊柱变直或呈驼背畸形；③四肢关节：以髋关节受累多见，多为双侧，表现为髋关节间隙变窄，关节面侵蚀，关节外缘骨赘形成；晚期可形成骨性强直。

(2) CT检查 ①病变早期：CT能清楚显示关节面侵蚀、破坏区周围多形性软骨下骨硬化和关节内骨质缺损等骶髂关节炎表现；②病变晚期：则表现为严重的软骨下侵蚀、囊变，以及关节完全性侵蚀和关节韧带部分受累。

(3) MRI检查 能清楚显示关节滑膜增厚和积液。①病变早期：表现为关节软骨下水肿，在T1WI呈低信号、T2W I呈高信号；滑膜增厚和炎性血管翳增生导致关节软骨破坏，在T1WI呈低信号，T2WI呈不均匀高信号；侵蚀破坏的关节软骨表面不规则，早期髂骨侧为主。②随病变进展：浸蚀灶逐渐增大，并累及骶骨关节面软骨；进一步发展，在骶髂关节面两侧均可出现脂肪蓄积，T1WI、T2WI均呈片状高信号，低脂呈低信号；③后期出现不同程度骨性强直，增生的骨小梁在T2WI呈低信号。

◎诊断与鉴别诊断

强直性脊柱炎与类风湿性关节炎的鉴别诊断

	强直性脊柱炎	类风湿关节炎
家族史	有	一般无
发病年龄	青年	30～50岁
性别	男性多见	女性多见
HLA - B27	多为阳性	阴性

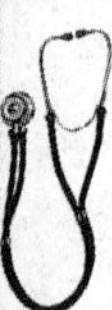

续　表

	强直性脊柱炎	类风湿关节炎
类风湿因子	阴性	多为阳性
四肢关节	非对称、大关节多见，下肢多于上肢	对称性、小关节多见，上肢多于下肢
初发部位	骶髂关节下 1/3 区	手、足小关节、主要侵犯掌指关节和近排指间关节
脊柱受累	自腰椎逐渐向上发展。"方椎""竹节椎"多见	主要累及颈椎，脊柱小关节间隙狭窄，寰枢椎半脱位多见
关节强直	骨性强直	多为纤维性强直

第三节　软组织

【大纲要求】

掌握：软组织基本病变的影像学表现，MRI 为主；韧带与肌腱损伤的 MRI 表现。

熟悉：正常软组织影像表现，MRI 为主；软组织炎症、常见软组织肿瘤的影像学表现。

了解：各种影像学检查技术的比较及正确应用。

【内容精析】

一、检查技术

1. CT 检查　检查时尽量包括对侧对称部位，以便对比观察。根据需要进行重建，必要时增强扫描。

2. MRI 检查　对脂肪、肌肉、韧带、肌腱及软骨等组织及病变，如肿块、坏死、出血和水肿等的显示，均明显优于 X 线平片和 CT。选择不同的体线圈或表面线圈，一般采用 SET1WI 和脂肪抑制 FSET2WI，多方位扫描，根据需要进行增强扫描。

二、正常影像学表现

1. X 线检查　缺乏良好的自然对比，无法显示其各自的组织结构。

2. CT 检查　在 CT 图像上，可分辨脂肪、肌肉和血管等组织结构。

3. MRI 检查　脂肪在 T1WI 和 T2WI 上均为高信号，脂肪抑制序列上呈低信号；肌肉在 T1WI 上呈中低信号，T2WI 上呈低信号；透明软骨在 T1WI 呈中等信号，在 T2WI 上呈等高信号；纤维组织、肌腱、韧带和纤维软骨等在 MRI 各种序列上均为低信号；血管因其存在流空现象，在 T1WI 和 T2WI 上均呈低或无信号的圆形或条状结构；较大的周围神经在 T1WI 和 T2WI 呈中等信号。

三、基本病变表现

1. 软组织肿胀　软组织肿胀(soft tissue swelling)指因炎症、出血、水肿或脓肿等原因引起的软组织肿大膨胀。

(1) X 线平片　局灶性病变的密度可不同于周围软组织；水肿可致皮下脂肪层内出现网状结构影，皮下组织与肌肉界限不清、如形成脓肿，其边界可较清楚、邻近肌束受压移位；结核性脓肿壁可发生钙化；血肿的边缘可锐利清晰或模糊不清。

(2) CT 检查　显示软组织肿胀优于 X 线平片。脓肿的边界较清楚，内可见液体密度区；血肿早期呈边界清晰或模糊的高密度区。

(3) MRI 检查　水肿及脓肿呈长 T1、长 T2 信号，血肿根据不同期别呈不同信号，亚急性期血肿在脂肪抑制 T1WI 和 T2WI 均呈高信号。

2. 软组织肿块

(1) X 线检查　平片上，良性肿块多边界清楚，邻近软组织可受压移位，临近骨质出现压迫性骨吸收

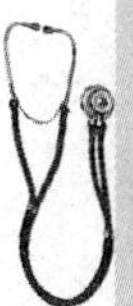

或反应性骨硬化；恶性肿块一般边缘模糊，邻近骨皮质受侵袭；脂肪瘤密度比一般软组织低，软组织类肿瘤可出现钙化影；骨化性肌炎内可出现成熟的骨组织影。

(2) CT 检查　显示软组织肿块的大小、边界及密度均优于 x 线平片；增强扫描，了解肿块血供情况，其内有无液化、坏死；可明确肿块与邻近组织及血管的关系，也可区分肿瘤与瘤周水肿等。

(3) MRI 检查　除对钙化、骨质的显示不如 CT 外，对软组织肿块其他征象显示均优于 CT，强化扫描可进一步观察。

3. 软组织钙化和骨化　不同性质病变内的钙化与骨化有各自特点：软骨组织的病变内钙化多为环形、半环形或点状高密度影；骨化性肌炎骨化常呈片状，可见骨小梁甚至骨皮质；成骨性骨肉瘤的瘤骨多呈云絮状或针状。在 MRI 各序列上钙化和骨化均显示为低信号。

4. 软组织内气体　在 X 线平片与 CT 呈不同形状的气体性极低密度影，在 MRI 各序列均呈无信号。

四、疾病诊断

1. 韧带与肌腱损伤

◎临床与病理

分为不完全撕裂和完全撕裂。

◎影像学表现

(1) X 线检查　一般不能显示肌腱和韧带损伤的直接征象。

(2) CT 检查　平扫，可见损伤部位边缘模糊、肿胀，失去正常形态；如果有出血呈不均匀的较高密度影；还可以清晰显示合并的撕脱骨折和关节内积液。

(3) MRI 检查　MRI 平扫检查是韧带和肌腱损伤的最佳影像检查方法，可直接显示韧带与肌腱。正常状况下，所有成像序列上韧带与肌腱均表现为带状低信号结构，边缘清楚光滑。①不完全性撕裂：T2WI 上表现为低信号的韧带中出现散在的高信号，其外形增粗，边缘不规则，但仍可见部分低信号纤维保持连续性；②完全性断裂：韧带与肌腱的带状低信号结构完全中断，为混杂长 T1、长 T2 信号灶取代，其位置和走行方向也可发生改变。

2. 软组织炎症

◎影像学表现

(1) X 线检查　软组织肿胀、密度略增高，肌间脂肪层模糊，皮下脂肪可出现网状影。

(2) CT 检查　受累肌肉明显肿胀，呈片状低密度影，肌间隙和脂肪层模糊；脓肿表现为液性密度区，壁较均匀，内壁光整，若有气泡，则提示产气菌感染。增强扫描时脓肿壁环形强化。

(3) MRI 检查　对软组织炎症的显示比 CT 敏感，早期为受累肌肉肿胀，肌间隙模糊，呈弥漫性长 T1、长 T2 异常信号；形成脓肿时，脓液呈液性长 T1、长 T2 信号，脓肿边缘为低信号的包膜影，其厚薄较均匀，边界较光整；DWI 上脓腔部分常呈高信号，可以与一般液化坏死鉴别。增强扫描，脓壁呈环形强化而中心脓腔不强化。

3. 软组织肿瘤

1) **脂肪瘤**　脂肪瘤(lipoma)是最常见的软组织良性肿瘤，由分化成熟的脂肪组织构成。

◎临床与病理

软组织脂肪瘤以 30～50 岁最多见，女性多于男性；多位于皮下组织，常为单发，生长缓慢，质地柔软，常无明显临床症状。病理上，脂肪瘤包膜完整，呈圆形或分叶状，肿瘤巨大时可出现脂肪坏死、液化、囊变和钙化；镜下，肿瘤主要由成熟脂肪细胞组成，也可含有其他间叶组织成分；少数脂肪瘤可有多种变异，如有软骨或骨化生者称为软骨脂肪瘤或骨脂肪瘤，富于血管者称为血管脂肪瘤。

◎影像学表现

(1) X 线检查　脂肪瘤表现为圆形或类圆形脂肪样低密度区，边界清晰。

(2) CT 检查　①平扫：表现为软组织内脂肪样低密度区，一般呈圆形或类圆形，边界清楚，CT 值通常在 −100 至 −40 Hu 左右；部分病灶内部可有分隔；随肌肉收缩其形态可发生变化；瘤内偶有不规则钙化；②增强扫描：无强化。

(3) MRI 检查　①平扫：表现为圆形或类圆形、边界清楚的短 T1、中长 T2 异常信号区，应用脂肪抑制序列检查，病变转变为低信号；瘤内可有纤维分隔，厚度常小 2 mm，T1WI 和 T2WI 上均呈略低信号；②增强扫描：肿瘤本身无强化，瘤内分隔可轻度强化。

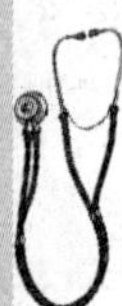

◎诊断与鉴别诊断

①分化良好的脂肪肉瘤，瘤内可含有部分脂肪组织，呈团条片状或无定形脂肪密度和信号，但还含有软组织密度和信号区；②畸胎瘤有3个胚层组织构成，除脂肪外，还含有其他组织成分，如钙化、骨骼、牙齿和液体成分等。

2）血管瘤（hemangioma）

◎临床与病理

按照血管腔的大小和血管类型分为毛细血管型、海绵型、静脉型和混合型。毛细血管瘤呈紫红色的隆起性包块，边界清楚、无包膜；主要发生于1岁内；好发于头面部皮肤和皮下组织，尤以口唇及眼睑部为多见。海绵状血管瘤大小多在10 cm以下，质地柔软，有假包膜，切面呈腔隙状，由囊性扩张管腔、薄壁的较大血管构成，内有大量淤滞的血流；位于表浅部位者呈凹凸不平的蓝色隆起，位于深部者呈颜色较淡的弥漫性肿块。肌间血管瘤是深部软组织中最常见的一种血管瘤，各型均可发生，好发于青少年下肢肌肉。

◎影像学表现

（1）X线和CT检查　海绵状血管瘤常有钙化，呈特征性“纽扣样”高密度影，CT动态增强检查，病变有逐渐强化的特点，呈填充式，延迟期病变的密度更均匀。

（2）MRI检查　①平扫检查，典型的海绵状血管瘤因含有粗细不等的血管且其内充满淤滞的血流，在T1WI呈等或稍高信号，T2WI上呈明显高信号，钙化在各序列上均呈低信号；海绵状血管瘤常含有不同比例的脂肪、纤维、黏液、平滑肌、钙化或骨质等成分，信号不均匀。②强化扫描特点同CT。

3）脂肪肉瘤（liposarcoma）　为起源于原始间叶组织的恶性软组织肿瘤，属于常见的软组织肉瘤之一。

◎临床与病理

脂肪肉瘤多见于40至60岁，男性多于女性；多发生于股部、腹膜后、肩胛区等的深部软组织，与脂肪瘤分布相反；可有肺及其他内脏转移；临床表现为深部无痛性肿块，边界不清。其中以黏液样脂肪肉瘤最常见，由从原始间叶细胞到各种分化阶段的脂肪母细胞组成，部分区域可出现成熟或多形性脂肪细胞，间质内含大量黏液样基质，有丰富毛细血管网。

◎影像学表现

（1）X线检查　病灶较大者表现为局限性软组织肿块影，边界不清，分化较好的病灶内可见脂肪性低密度影。

（2）CT检查　①分化较好者，病灶内含有脂肪成分，可与脂肪瘤表现类似，但有轻度强化；②分化不良者，脂肪密度不明显，密度不均匀，形态不规则，边界多不清，增强扫描可见强化。

（3）MRI检查　①分化较好者，瘤内含有脂肪成分，在T1WI和T2WI上均为高信号；②分化不良者，瘤内少有脂肪成分，表现为T1WI中低混杂信号，T2WI中高混杂信号，边界常较模糊；增强扫描肿瘤常有显著强化；部分肿瘤可发生钙化、出血和坏死。

◎诊断与鉴别诊断

定性诊断有较大限度：分化较好的脂肪肉瘤常难与脂肪瘤鉴别，脂肪瘤一般位于皮下，以脂肪成分为主，增强扫描无强化，对鉴别有一定帮助；分化不良的脂肪肉瘤由于少有脂肪组织，难与恶性纤维组织细胞瘤、纤维肉瘤、原始神经外胚层肿瘤等鉴别。

【同步练习】

一、名词解释

1. 干骺端（metaphysis）　**2.** 骨质疏松（osteoporosis）　**3.** 骨质软化（osteomalacia）　**4.** 骨质破坏（bone destruction）　**5.** 骨龄（bone age）　**6.** 骺线（epiphyseal line）　**7.** 骨膜增生（periosteal proliferation）　**8.** 骨折（fracture）　**9.** 关节间隙（joint space）

二、选择题

（一）单选题

1. 关于骨骼肌肉系统的影像学检查，下列哪项说法是正确的（　　）

A．X线平片具有较高的空间分辨率，至今仍然是首选的检查方法

B．由于CT检查的普及应用和较高的密度分辨率，因此已经取代了X线检查

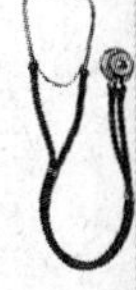

C．磁共振成像技术软组织分辨率高，应该成为首选的检查方法
D．X线检查在软组织病变的诊断中也是首选和有效的检查方法
E．在骨关节病变中，初次的X线平片检查结果阴性即说明没有病变

2. 只有在病理情况下才能在X线平片上见到的影像是下列哪一项(　　)
A．骨皮质　B．营养血管沟　C．骨膜影　D．骨髓腔　E．骨松质

3. 下列关于骨组织的成分的说法，哪项**不正确**(　　)
A．骨组织由细胞和细胞间质组成
B．细胞间质由基质和纤维组成
C．骨基质包括有机成分和无机成分
D．有机成分使骨具有一定硬度，无机成分使骨具有韧性
E．骨的细胞成分包括成骨细胞、骨细胞和破骨细胞

4. 影响钙磷代谢的主要因素是下列哪一项(　　)
A．甲状旁腺激素　B．甲状腺激素　C．维生素E　D．性腺激素　E．维生素A

5. 下列哪项为软骨内化骨的骨化方式(　　)
A．面骨　B．锁骨　C．颅盖诸骨　D．下颌骨的一部分　E．颅底

6. 关于关节的X线解剖，下列哪项说法是**不正确**的(　　)
A．在X线片上，滑膜关节的关节间隙是两骨端骨性关节面之间的透亮间隙
B．X线片上的关节间隙的两端实际上是薄层致密骨质的骨性关节面
C．关节间隙是包括关节软骨、关节盘和关节腔的总合投影
D．在关节的X线片上有时可显示韧带和关节内外的脂肪结构
E．X线片上关节间隙的投影实际上仅仅是指关节软骨之间的关节腔隙的投影

7. 对骨的代谢影响最大的维生素是下列哪一种(　　)
A．维生素D　B．维生素E　C．维生素A　D．维生素B　E．维生素C

8. 在X线平片上引起骨的密度明显增高的病理改变是哪一种(　　)
A．骨质软化　B．骨质疏松　C．骨质破坏
D．骨质增生　E．骨骼膨胀性改变

9. 下列关于骨膜增生的描述，正确的是哪一项(　　)
A．出现骨膜增生不一定是病理现象
B．骨膜增生一定出现Codman三角，为特异性征象
C．骨膜反应既可见于骨的炎症、肿瘤，又可见于骨的外伤、骨膜下出血等
D．骨膜反应多是由于骨膜内层的破骨细胞活动增加所致
E．当临床上怀疑有骨膜反应时，应首选CT或MRI检查

10. 下列哪项**不属于**关节基本病变的X线表现(　　)
A．关节退行性改变　B．关节软骨肿瘤　C．关节骨性或纤维性强直
D．关节破坏和关节脱位　E．关节肿胀

(二) 多选题

1. 关节有间接连结和直接连结两种类型，后者又包括哪三种(　　)
A．软骨连接　B．血管连接　C．纤维连接　D．肌肉连接　E．骨性结合

2. 在X线片上，儿童长管状骨通常分为哪几部分(　　)
A．骨骺　B．干骺端　C．骨端　D．骨骺板　E．骨干

3. 骨骼的基本病变的X线表现为(　　)
A．骨质增生　B．骨质破坏　C．骨质软化
D．骨质疏松　E．骨质周围软组织肿块

三、填空题

1. 人体骨骼按形状可分为四类：________、________、________、________；按结构可分为密质骨和松质骨两种。

2. 正常骨皮质和骨小梁在T1WI和T2WI均为________；骨髓腔如为红骨髓则T1WI为中等信号、T2WI为高信

号，如为黄骨髓，T1WI 和 T2WI 均为________。

3. 正常椎间盘在 MRI 扫描时，T2WI 纤维环为低信号、髓核为________，T1WI 均为________。
4. 骨折常见并发症有：①骨折延迟愈合和不愈合；②骨折畸形愈合；③________；④________；⑤________；⑥________；⑦________；⑧关节退行性变。
5. 脊柱结核依早期破坏的部位可分为 3 型即________、________、________，然而常见的是进展期病变，难以分型，表现为椎体骨质破坏，常见小死骨，典型者呈"砂粒样"。
6. 骨巨细胞瘤病灶常位于四肢长骨________部位，多数为偏侧性、________骨质破坏，骨质破坏区与正常骨交界清楚但不锐利、少见硬化。
7. 根据骨质破坏和骨质增生的多少，以 X 线表现为基础，骨肉瘤大致可分为________、________、________等三型，以后者多见。
8. 肩关节脱位(dislocation of shoulder)分为肱骨头前脱位和后脱位两种，其中________相对常见。

四、问答题

(一) 简答题

1. 良恶性骨肿瘤的鉴别诊断。
   The differential diagnosis of benign and malignant bone tumors.
2. 关节结核与化脓性关节炎的鉴别。
   Identify TB and suppurative inflammation in joints.

(二) 论述题

1. 试述软组织内的钙化和骨化原因及其 X 线表现特点。
   Try to describe in the soft tissue calcification and ossification causes and X-ray performance characteristics.
2. 试述骨骼肌肉系统 X 线观察、分析和诊断的原则。
   Try to say X-ray observation, analysis and diagnosis of musculoskeletal system principle.

【参考答案】

一、名词解释

1. 干骺端　骨干两端向骨骺移行的较粗大部分，与骨干无明显分解线，周边为薄层骨皮质，内部为骨松质构成，有骨小梁交叉形成的海绵状结构，密度较骨皮质低。
2. 骨质疏松　一定单位体积内正常钙化的骨组织含量减少，即骨组织的有机质和钙盐减少，两者比例正常。
3. 骨质软化　单位体积内骨组织有机成分正常，而矿物质含量减少。
4. 骨质破坏　骨质为病理组织所代替而造成骨组织消失，可由病变组织本身或其引起的破骨细胞活动增强所致。
5. 骨龄　在骨的发育过程中，原始骨化中心和继发骨化中心的出现时间、骨骺与干骺端融合的时间以及形态的变化都有一定的规律性，这种规律以时间来表示即为骨龄。
6. 骺线　当软骨与干骺端不断骨化，二者之间的软骨逐渐变薄而呈板状时称为骺板，进一步变薄则称为骺线。
7. 骨膜增生　即骨膜反应，骨膜受刺激后出现水肿、增厚，骨膜内层成骨细胞活性增加，形成骨膜下新生骨。
8. 骨折　骨折是骨和(或)软骨结构发生断裂，骨的连续性中断。
9. 关节间隙　关节间隙指在 X 线平片上表现为两个骨性关节面之间的透亮间隙，包括关节软骨、潜在关节腔及少量滑液的投影。CT 表现为关节骨端间的低密度间隙。

二、选择题

(一) 单选题

1. A　2. C　3. D　4. A　5. E　6. E　7. A　8. D　9. C　10. B

(二) 多选题

1. ACE　2. ABDE　3. ABCD

三、填空题

1. 长骨　短骨　扁骨　不规则骨　2. 低信号　高信号　3. 高信号　低信号　4. 骨质疏松　骨感染　骨缺血坏死　关节强直　骨化性肌炎　5. 中心型　边缘型　韧带下型　6. 骨端　膨胀性　7. 成骨型　溶

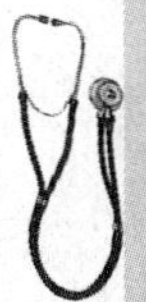

骨型　混合型　　**8.** 前脱位

四、问答题

（一）简答题

1. 良恶性骨肿瘤的鉴别诊断。

答：良恶性骨肿瘤鉴别主要有下面几点：①生长速度：良性肿瘤一般生长缓慢；而恶性肿瘤生长迅速。②生长方式：良性肿瘤为膨胀性生长；而恶性肿瘤为浸润性生长。③骨质破坏边缘：良性肿瘤边缘清楚，常有周围硬化带；而恶性肿瘤骨质破坏边缘不清楚。④骨皮质改变：良性肿瘤骨皮质可以变薄、膨胀，但多完整连续；而恶性肿瘤骨皮质呈虫蚀样改变，缺损、中断。⑤骨膜反应在良性骨肿瘤少见，恶性骨肿瘤多见并破坏形成 Godman 三角。⑥良性肿瘤没有肿瘤骨，而恶性骨肿瘤常见针状、放射状肿瘤骨。⑦良性骨肿瘤中少见软组织肿块，且边缘清晰；而恶性骨肿瘤常见软组织肿块，且边缘不清晰。⑧良性骨肿瘤没有远处转移；恶性骨肿瘤常见有远处转移。

2. 关节结核与化脓性关节炎的鉴别。

答：关节结核与化脓性关节炎鉴别主要有下面几点：①关节结核一般发病缓慢、病程较长，而化脓性关节炎发病急、病程较短。②关节结核一般表现为关节疼痛、梭形肿胀，化脓性关节炎表现为发热、局部红肿、热、剧痛。③关节结核的关节软骨和关节面下骨质破坏进展较慢，先见于关节边缘部，化脓性关节炎进展快，累及范围广，先见于关节承重区。④关节结核多为纤维性强直，化脓性关节炎为骨性强直。⑤关节结核关节间隙狭窄出现较晚，化脓性关节炎关节狭窄出现较早。⑥关节结核一般有患肢软组织萎缩，化脓性关节炎很少有软组织萎缩表现。

（二）论述题

1. 试述软组织内的钙化和骨化原因及其 X 线表现特点。

答：软组织内钙化和骨化的原因可以是出血、退变、坏死、肿瘤、结核、寄生虫感染和血管病变等。钙化多表现为不定型无结构的斑片状很高密度影，软骨组织的钙化可以表现为环行、半环行或点状高密度影；软组织的骨化影可见于骨化性肌炎和来自骨膜和软组织内的骨肉瘤，前者表现为片状，并可见成熟的骨结构，后者多为云絮状或针状高密度影。

2. 试述骨骼肌肉系统 X 线观察、分析和诊断的原则。

答：在观察骨骼肌肉系统 X 线片，分析征象和诊断疾病时应注意以下原则：①要注重 X 线照片的质量，条件过高和过低而导致的质量不佳的 X 线片会严重影响观察甚至导致误诊。②应该熟悉骨和关节的解剖和正常变异，才能正确加以鉴别。③观察 X 线片要全面，即 X 线片上所包括的全部组织和器官均应观察到，才能作到不遗漏病变和全局考虑诊断。④要熟练掌握基本病变的 X 线表现，并能够明确的病理意义，对于细微和相似的征象要认真观察，仔细分析。⑤骨骼肌肉系统的 X 线诊断最终也要密切结合临床，才能做出正确的诊断。

（贾明胜　汤煜春）

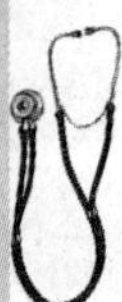

第十章 儿科影像诊断学

【大纲要求】

掌握：掌握儿童各系统临床常见疾病影像诊断学。

熟悉：影像各种成像技术和检查方法在儿科疾病检查的应用价值。

了解：儿科疾病选用影像检查和检查方法的原则。

【内容精析】

儿科疾病的影像诊断不同于成人，有其特殊性。在儿科诊断中需明确几点：首先，儿童不是成人缩影，全身组织和器官逐步成熟，影像表现与成人不同之处很多；其次，儿童疾病谱不同于成人；再有，儿童期病情变化快，可迅速痊愈，也可迅速进展。儿科疾病各种成像技术和检查方法的使用范围与成人有所不同，更需注意合理选择。

第一节 儿科影像学检查技术

一、X线检查

1. 普通X线检查

(1) X线平片 为儿童胸部、骨关节疾病和一些胃肠道先天性发育畸形的首选影像检查方法。应用数字化X线成像设备如CR和DR摄片，可在一定程度上降低X线辐射剂量。

(2) 透视检查 主要用于支气管异物的初步评估以及胃肠道造影检查。

2. X线造影检查

(1) 食管和胃肠道造影 是儿童食管和胃肠道先天发育畸形的常用影像检查方法。

(2) 静脉性尿路造影 主要用于观察儿童泌尿系统的先天性发育畸形。

二、超声检查

1. 二维超声检查 二维超声主要用于检查儿童心脏和腹盆部疾病，并为先天性心脏病和腹盆部肿块的首选影像检查方法；对胃肠道先天性发育畸形也有较高的诊断价值。和成人相比，儿童肌肉脂肪层薄，因而对病变的显示要更加清晰，此外，二维超声还可通过前囟对新生儿和婴幼儿的颅脑疾病进行检查。

2. M型和D型超声检查 M型和D型超声主要用于儿童心脏病变检查，与二维超声联合应用可以全面评估心脏各房室形态、运动功能和血流状况。此外，CDFI还可提供腹盆部肿块的血流信息。

3. 其他超声检查方法 三维实时成像和声学造影检查也可用于儿科一些疾病诊断，其中声学造影能够通过病变内对比剂到达、充盈、排空变现，反映病变的血流情况，诊断价值类似甚至优于CT增强检查。

三、CT检查

CT检查时X线平片和超声检查的重要补充，其中对于某些儿童疾病如纵隔肿瘤、颅脑外伤等病变，已成为首选影像检查技术。

1. 平扫CT CT检查时，应常规先行平扫检查，其对于病变的检出及某些病变如先天性畸形、外伤后出血等诊断均具有重要价值。

2. 增强CT 当平扫CT发现病变而难以确定性质时，应常规行增强CT检查。此外，在婴幼儿期，各脏器未发育成熟且周围脂肪量少，因而平扫时解剖对比较差，增强检查则可以为疾病的检出和诊断提供更多的信息。

四、MRI检查

MRI主要用于检查儿童颅脑疾病、腹部肿块和某些先天性发育畸形等，并可作为颅内肿瘤、炎症、发育畸形等以及肝、肾、腹膜后肿瘤、炎症和外伤等疾病的首选影像检查技术。

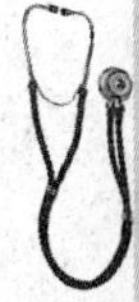

1. 平扫检查

(1) 普通平扫检查 常规包括 T1WI 和 T2WI 成像。宜选用快速成像序列，以尽量减少图像上的运动性伪影。

(2) 特殊平扫检查 脂肪抑制 T1WI 和 T2WI 梯度回波、同反相位 T1WI、水抑制 T2WI 和 SWI 的应用指征和成人相同，可为某些儿科疾病的诊断提供有价值的信息。

2. 对比增强检查 MRI 对比增强检查的适应证、所用对比剂及检查方法基本与成人类似。增强检查常有助于儿科疾病尤为肿瘤性、炎症性等病变的诊断与鉴别诊断。

3. 其他 MRI 检查方法 在儿科疾病 MRI 检查时，也常常应用 MRA、MR 水成像，^1H－MRS 和 DWI 等方法。

五、检查前准备

儿童行影像学检查尤其是 CT 或 MRI 检查时常需镇静，检查期间以自然睡眠最为理想，药物镇静一般适用于 6 个月至 4 岁患儿、常用镇静药物为 10%水合氯醛，口服或保留灌肠。水合氯醛吸收快，维持时间较长；剂量为 0.5 ml/kg，一般极量不应超过 1 g，否则将影响循环和抑制呼吸。用药前应详细了解病史，观察患儿一般情况和了解肝、肾功能；用药后则需密切观察生命体征变化。

第二节 中枢神经系统

一、新生儿缺氧缺血性脑病

◎临床与病理

新生儿缺氧性脑病(meonatal hypoxic ischemic encephalopathy, HIE)是由于新生儿窒息，引起脑供血和代谢异常所致的一种全脑性损伤。

早产儿与足月儿有其各自的易损伤部位，因此发生的病理改变不尽相同：早产儿 HIE 的主要病理改变包括生发基质出血(germinal matrix hemorrhage)、脑室旁出血性脑梗死(periventricular hemorrhagic infarction)、脑室周围白质软化(periventricular leukomalacia)及脑梗死；足月儿 HIE 的主要病理变化包括矢状旁区脑损伤(parasagittal cerebral injury)、基底节和丘脑损伤(basal ganglia and thalamus injury)、颅内出血及脑梗死。

◎影像学表现

CT 和 MRI 检查

(1) 早产儿 HEI ①生发基质出血，分为 4 级：Ⅰ级为室管膜下血肿；Ⅱ级为血肿破入脑室内，不伴脑室扩张；Ⅲ级为肿瘤破入脑室内，伴有脑室扩张；Ⅳ级为脑室旁出血性脑梗死；②脑室周围白质软化，表现为脑室周围多个小囊状病灶，形成“瑞士奶酪”样表现，小囊可融合，造成脑室周围白质减少和脑室扩张；③脑梗死和蛛网膜下腔出血，呈相应的影像学表现。

(2) 足月儿 HIE ①矢状旁区脑损伤，表现为大脑镰旁脑皮质密度或信号异常，常对称，多见于顶枕叶；②基底节和(或)丘脑损伤，表现为双侧基底节和(或)丘脑对称性异常密度或信号强度；③也可有脑梗死或蛛网膜出血表现。

◎诊断与鉴别诊断

新生儿缺氧缺血性脑病受围手术期多种因素影响，目前仅根据影像学检查进行早期评估尚存在一定限度，因此必须密切结合临床、实验室检查和跟踪随访，从而比较客观的做出评价。

二、胚胎脑病

◎临床与病理

胚胎脑病(embryonic cerebropathy)为病原体通过胎盘感染胎儿造成的神经系统损害。临床常用先天性“TORCH”感染来归纳这一组胚胎期感染的常见病因，即：T，弓形虫(toxoplasma)；O，已知的其他病原体(other agents)，如梅毒，埃可病毒，合胞病毒，水痘病毒，腺病毒等；R，风疹病毒(rubella virus)；C，巨细胞病毒(cytomegalovirus)；H，单纯疱疹病毒(herpes simplex virus)。其中以巨细胞病毒和风疹病毒多见。

病原体对神经系统的损害程度取决于感染时胎龄，感染发生越早，脑损伤程度越重。感染可导致生发基质坏死，神经元细胞、神经胶质细胞减少和血管炎等，并可激发室管膜下或皮层下白质内营养不良性钙化。中早期感染(胎龄<6 个月)常合并无脑回畸形、巨脑回畸形、多小脑回畸形等大脑皮质发育畸形和小脑发育不良；晚期感染仅表现为髓鞘发育延迟或破坏和神经胶质细胞增生。临床表现为小头畸形、智

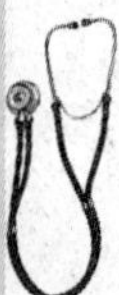

力低下、癫痫、听力丧失和肌张力异常等。

◎影像学表现

(1) 超声检查　经颅超声为新生儿期首选检查方法，显示：①室管膜下颌皮层下白质内钙化呈强回声；②部分患者可见基底节丘脑区线样或分枝状强回声，即豆纹血管病变(lenticulostriate vasculopathy)。

(2) CT检查　①室管膜下颌皮层下白质内多发斑点样钙化为本病特征性表现；②中早期感染可见小头畸形，白质体积减少，脑室扩张，局部脑回粗大、皮质增厚，小脑发育不良；③后期感染可见局部白质密度减低。

(3) MRI检查　发现脑白质病变敏感性高，表现为白质内局灶性长T1、长T2信号。

◎诊断与鉴别诊断

室管膜下或皮层下白质内钙化合并脑先天发育畸形，应首先考虑本病，母子两代血清学检查具有诊断意义。本病需与结节性硬化鉴别，后者为一种神经皮肤综合征，不伴有皮质发育畸形，皮肤改变有助于鉴别诊断。

第三节　头颈部

1. 腺体样肥大

◎临床与病理

腺样体又称咽扁桃体或增殖体，为鼻咽部淋巴组织，约在出生后6～12个月时开始发育，2～10岁为其增殖旺盛期，10岁以后开始逐渐萎缩至成人状。腺样体可因多次炎症刺激而发生病理性增生，称为腺样体肥大(adenoid hypertrophy)。多见于儿童，常与慢性扁桃体炎并存。

腺样体位于鼻咽顶壁与后壁的交界区。儿童鼻咽腔狭小，肥大的腺样体常堵塞后鼻孔和咽鼓管咽口；常并发鼻炎、鼻窦炎和渗出性中耳炎。临床表现为鼻塞、张口呼吸、打鼾、听力减退和耳鸣。

◎影像学表现

(1) X线检查　侧位平片表现为鼻咽顶壁与后壁软组织局限性增厚，表面较光滑、导致相应气道狭窄。

(2) CT检查　①平扫：表现为鼻咽顶壁与后壁软组织对称性增厚，表面可不光滑；鼻咽腔狭窄。咽旁间隙等周围结构形态密度正常，颅底无骨折破坏；伴发中耳炎、鼻窦炎时出现相应改变；②增强扫描：鼻咽部增厚的软组织层均匀强化，咽底筋膜表现为明显线样强化。

(3) MRI检查　宜作为首选检查方法，矢状面可清洗显示鼻咽顶后壁腺样体的肥大程度及鼻咽部的狭窄程度，肥大腺样体呈均匀等T1T2信号。

◎诊断与鉴别争端

本病依据临床症状、内镜检查结合影像表现可明确诊断。

腺样体肥大需与咽部脓肿及鼻咽血管纤维瘤鉴别：①咽部脓肿与周围组织界限不清，CT和MRI增强扫描呈不规则环形强化；②鼻炎血管纤维瘤多见于10岁以上男性、瘤体明显强化，常侵犯邻近组织结构。

2. 早产儿视网膜病

◎临床与病理

早产儿视网膜病(retinpathy of prematurity)与出生时胎龄和体重密切相关，尤好发于出生时胎龄<32周、体重<1 500 g，并在生后10天长时间接受高浓度氧治疗的早产儿。由于早产儿视网膜血管发育不完善，高浓度氧可引起视网膜血管收缩，造成视网膜缺氧，致血管生长因子呈高表达，进而导致新生血管形成并伴有纤维组织增生；在新生血管及纤维组织的牵拉下，产生视网膜下渗出、出血和视网膜脱离，并形成小眼畸形。

◎影像学表现

(1) CT检查　平扫：①表现同其他病因引起的视网膜脱离，即在眼球后方可见低密度的液体或高密度出血影；②双眼发病，但双侧病变常不对称；③病变轻微者眼球大小正常，严重时眼球变小。

(2) MRI检查　可清晰显示视网膜脱离和出血，T1WI显示出血常呈均匀高信号，T2WI依据时间不同可呈低或高信号。

◎诊断与鉴别诊断

双眼病变结合临床病史是鉴别本病与其他病因引起的视网膜脱离的依据；此外，本病还需与视网膜

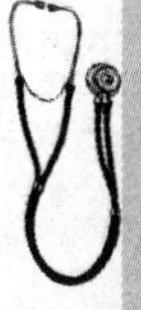

母细胞瘤鉴别，病变眼球变小、钙化少见，而不同于视网膜母细胞瘤。

3. 视网膜母细胞瘤

◎临床与病理

视网膜母细胞瘤(retinmblastoma, RB)为神经外胚层肿瘤，起源于视网膜的神经元细胞或神经节细胞，是儿童最常见的眼球内恶性肿瘤，绝大多数发生在3岁以前。肿瘤病理特征为瘤细胞排列呈假菊形团状，约95%肿瘤内可发现钙质。临床表现为"白瞳症"，即瞳孔区有黄光反射。部分患儿可双眼同时或先后发病。

◎影像学表现

(1) 超声检查　①玻璃体腔内肿块，起自眼底光带，回声强弱不均匀；常见强回声"钙斑"，其后有声影；②CDFI可见瘤内有丰富血流信号。

(2) CT检查　诊断视网膜母细胞瘤的敏感和特异性均较高。眼球内部规则钙化性肿块是诊断的重要直接征象，钙化呈团块状、片状或斑点状。

(3) MRI检查　与正常玻璃体信号相比，肿块T1WI上呈稍高信号，T2WI上为低信号；并有明显强化。MRI观察视神经转移及颅内侵犯更敏感，可作为超声和CT的补充检查方法。

影像学检查可对肿瘤进行分期：①病变局限在眼球内为眼球内期；②病变局限在眼球内，伴有眼球增大为青光眼期；③病变局限于眶内为眶内期；④病变同时累及颅内或远处转移为眶外期。肿瘤的准确分期对选择治疗方案及评估预后均具有重要意义。

◎诊断与鉴别诊断

3岁以下儿童发现"白瞳症"并眼球内钙化性肿块，应首先考虑视网膜母细胞瘤。鉴别诊断包括原始永存玻璃体增生症和Coats病：①原始永存玻璃体增生症眼球小，钙化少见，玻璃体腔密度增高，可见原始玻璃体管存在；②Coats病常为单侧，多见于4～8岁儿童，MRI显示视网膜下积液，增强检查脱离的视网膜明显强化。

第四节　呼吸系统

一、新生儿呼吸窘迫综合征

◎临床与病理

新生儿呼吸窘迫综合征(neonatal respiratory distress syndrome, NRDS)又称肺透明膜病(hyaline membtane disrase, HMD)，为肺表面活性物质缺乏，呼气后不能有效地保持肺的残余气，导致进行性呼气性肺泡萎陷引起的呼吸窘迫。本病多见于早产儿，于生后数小时出现进行性呼吸困难、发绀和呼吸衰竭。

◎影像学表现

典型X线肺部表现：①肺充气不良伴颗粒样阴影；②支气管充气征：广泛肺泡萎陷，肺野含气量减少，与正常充气的各级支气管形成对比，呈支气管充气征。

依肺泡萎陷程度，X线表现分为4级：Ⅰ级：两肺充气有所减少，肺野透过度稍减低，肺内见细小颗粒阴影；Ⅱ级：两肺野透过度进一步减低，肺内可见磨玻璃样影、细小颗粒影和支气管充气征；Ⅲ级：两肺野透过度明显减低，肺内颗粒影增大，境界模糊，支气管充气征更广泛，心脏和横膈边缘模糊；Ⅳ级：两肺野密度增高，呈现"白肺"，心脏及横膈边缘难以识别。

并发症有肺气漏、动脉导管开放、持续性胎儿循环、坏死性小肠结肠炎、支气管肺发育不良等。

◎诊断与鉴别诊断

胸部X线平片为本病首选检查方法，并可进行治疗前后比较。当怀疑并发支气管肺发育不良时，应行高分辨力CT检查。本病需与新生儿湿肺和肺出血鉴别，依据典型影像学表现并结合临床病史有助其鉴别。

二、呼吸道异物

◎临床与病理

呼吸道异物(foreign body of the airway)为儿科常见急症，多见于5岁以下儿童，1～3岁为发病高峰。临床表现为刺激性咳嗽、喘鸣、反复肺炎，临床症状与气道阻塞部位、程度和病程长短有关。异物分为不透X线异物和可透X线异物：前者多为金属、石块、玻璃球等物，较易发现；后者以食品(花生、瓜子、豆类、瓜果等)、木质制品、塑料制品为主、异物引起的病理改变有阻塞性肺气肿、肺不张和肺感染等。

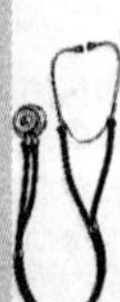

◎影像学表现

(1) X线检查 表现取决于异物大小、形态、位置、病程长短、异物性质及并发症。

不透X线异物,胸部X线平片可清楚显示其位置、大小、形态。

可透X线异物,可根据气道通气异常等间接征象判断:①气管异物:表现两肺气肿,以呼气相较明显,双肺野保持较高透光度,横膈低位;心脏因胸内压力增高,反而以呼气相为小,与正常所见相反。②支气管异物:右侧多见;气道不全性阻塞,吸气时患侧吸入气量减少,肺野透光度减低,纵隔移向患侧,呼气时两肺含气量无差异,纵隔位置复原;如异物完全阻塞一侧支气管时,则引起一侧肺不张,患肺致密,心脏向患侧偏移,患侧心缘及膈面消失。③肺段支气管异物:按照阻塞程度表现为相应肺段之阻塞性肺气肿或肺不张,以右肺中、下叶肺段多见。

(2) CT检查 可直接显示气管、支气管腔内异物、多层螺旋CT三维重组和仿真支气管镜能清晰显示气管、支气管树结构,并可逐级观察叶支气管、段支气管、甚至亚段支气管形态,显示支气管腔内异物要明显优于X线平片和CT横断位图像。

◎诊断与鉴别诊断

X线平片是呼吸道异物的首选检查方法,必要时再行CT检查。本病需要与非异物引起的支气管疾病鉴别,如浓痰、肿瘤引起的支气管阻塞,有时仅据影像学表现鉴别较困难,需要密切结合临床病史、症状并于治疗后随访观察。

第五节 循环系统

一、完全性肺静脉畸形引流

◎临床与病理

完全性肺静脉畸形引流(total anomalous pulmonary venous connection, TAPVC)是胚胎发育过程中肺静脉发育异常所致,全部肺静脉开口均不与左心房相通,而引流入右心,使右心容量负荷增加,造成右心房扩大和右心室肥厚扩张。左心房通常缩小,左心室也常发育不良。完全性肺静脉畸形引流存在心房水平的右向左分流,这是患儿存活的基本条件。

根据肺静脉的引流部位不同,本病可分为心上型、心内型、心下型和混合型。①心上型:最多见,该型肺静脉经垂直静脉至无名静脉,再经上腔静脉汇入右心房;②心内型:肺静脉直接或经冠状静脉窦引流进入右心房;③心下型:两侧肺静脉汇合成一条下行静脉在心脏后方与下腔静脉、门静脉连接,再汇入右心房;④混合型:为肺静脉与腔静脉间存在以上异常连通部位。

◎影像学表现

(1) X线检查 表现与病变类型有关:①心上型:由于垂直静脉、无名静脉和右上腔静脉扩张,心影增大,形成特征性的"雪人"征;②心内型:表现与房间隔缺损相似;③心下型:呈肺静脉高压的表现。

(2) 超声检查 超声心动图宜为本病首选检查方法,但其对心下型的显示有一定限制。检查显示:①各型均有右心房扩大及心房水平的右向左分流;②无肺静脉引流入左心房,四支肺静脉汇合成共同静脉直接开口于右心房,或通过引流静脉汇入右心房。

(3) CT和MRI检查 增强CT和MRI检查均可清楚显示肺静脉引流异常。

如上述影像检查均未能明确诊断,可选用心血管造影检查。

◎诊断与鉴别诊断

本病中,心内型引流入冠状静脉窦者,冠状静脉窦明显扩张并入口扩大,据此超声心动图可与原发孔型房间隔缺损鉴别。

二、完全性大动脉转位

◎临床与病理

完全性大动脉转位(complete transposition of great arteries, CTGA)是指解剖上的右心室与主动脉连接,而解剖上的左心室与肺动脉连接,为新生儿期最常见的发绀型先天性心脏病。临床分为三型:室间隔完整型大动脉转位;大动脉转位合并室间隔缺损型;大动脉转位合并室间隔缺损及肺动脉狭窄型。

◎影像学表现

(1) X线检查 ①正位胸片上纵隔血管影狭小为典型表现,系由于主、肺动脉干常呈前后位排列所致;②出生时心影大小可正常,肺血改变也不明显;出生后数日,心影逐步增大,肺血逐渐增多;③无肺动脉狭窄

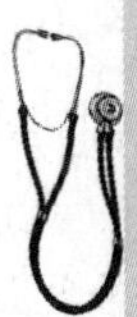

或肺动脉狭窄轻者，心脏呈重度至重度增大，以向左增大为主，肺动脉段不凸出，但肺门血管扩张，呈明显肺充血改变；合并明显肺动脉狭窄者，表现较不典型、肺血减少。

(2) 超声检查 超声心动图剑突下切面可以同时显示两侧心室的流出道及大动脉，诊断价值很高。本病表现：①主动脉与肺动脉呈平行关系；②胸骨旁长轴切面中可同时显示位于前方的主动脉和位于后方的肺动脉，但主动脉瓣的位置高于肺动脉瓣；③此外，超声心动图还可以同时观察心内分流方向、大小及合并的。

(3) CT 和 MRI 检查 对完全性大动脉转位诊断有一定帮助：T1WI 上可清楚显示心肌小梁的粗糙程度，据此可判断心室位置；同时还可观察左、右心室大小，室间隔缺损的有无及大小、部位及有无肺动脉狭窄等。

◎诊断与鉴别诊断

新生儿可疑发绀型先天性心脏病，若 X 线胸片表现为肺充血，应首先考虑完全性大动脉转位。心室与大动脉连接不一致是本病诊断的直接依据。

第六节 消化系统与腹膜腔

1. 十二指肠闭锁

◎临床与病理

十二指肠闭锁(duodenal atresia)为新生儿十二指肠梗阻的常见病因，多见于早产儿，主要症状为呕吐。可伴肠旋转不良、环状胰腺、食管或肛门直肠闭锁、先天性心脏病等。

◎影像学表现

X 线：立位腹部平片上可见：①十二指肠闭锁的典型表现为"双泡征"，即胃及十二指肠内各有一个气液平面，而其余肠管内无气；②如为十二指肠远端闭锁，亦可表现为"三泡征"，即除胃泡外，在十二指肠降段和水平段各有一气液平面；③若闭锁十二指肠内潴留液体，仅胃泡含气时，则呈"单泡征"。

◎诊断与鉴别诊断

本病需与肠旋转不良鉴别，后者系异常的腹膜带压迫十二指肠所造成的梗阻，钡灌肠检查观察回盲部位置可资鉴别。

2. 肠套叠

◎临床与病理

肠套叠(intussusception)指部分肠管及其肠系膜套入邻近肠管，是婴幼儿肠梗阻最常见的原因。以回肠结肠型套叠最常见。由于肠系膜血管受压、肠管供血障碍，导致肠壁淤血、水肿、坏死。临床上表现患儿阵发性哭闹、呕吐、血便及腹部包块。4 个月至 2 岁幼儿多见，男多于女。95%以上为特发性，与饮食改变等多种因素有关；5%以下为继发性，常继发于胃肠道炎症、肿瘤和畸形。

◎影像学表现

(1) X 线检查 腹部平片检查：①发病数小时内，由于呕吐和肠痉挛，造成肠管内生理积气减少；②发病 24～48 小时，出现不全性肠梗阻表现。

(2) 空气灌肠检查 ①回肠结肠型肠套叠时，当气体抵达套入部，可发现肠管内类圆形或马铃薯状软组织包块影；②在连续注气中，套入部阴影沿结肠向回盲部退缩，至回盲部停留片刻，随后套入部变小、消失；大量气体进入小肠犹如水沸腾状或礼花状，说明肠套叠已复位。

(3) 超声检查 可作为首选检查技术。①横切面上，套叠部各层肠壁呈"同心圆"状表现，明暗相间，其中外层为鞘部，中、内层为套入部，共三层肠壁；②纵切面上，套叠部呈"套筒征"表现。

◎诊断与鉴别诊断

肠套叠需与其他腹部肿物鉴别，"同心圆"样或"套筒征"表现具有诊断意义，但有时某些肠腔内肿物如息肉，也可出现类似"同心圆"样表现，需结合临床病史加以鉴别。

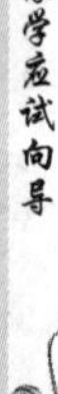

3. 先天性巨结肠

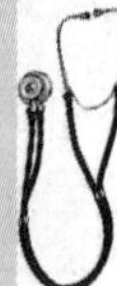

◎临床与病理

先天性巨结肠(congenital megacolon)又称西施斯普龙病(Hirschsprung disease)，是由于直肠或结肠肠壁肌间和黏膜下神经丛内神经节细胞先天性缺如所致的肠道畸形。病变肠管呈痉挛状态，粪便通过障碍，近段肠管肥厚、扩张。本病男性多于女性。主要症状为便秘、腹胀和呕吐。

◎影像学表现

X线：腹部X线平片呈低位不全性肠梗阻表现。钡灌肠检查为本病确诊方法之一。

先天性巨结肠钡灌肠典型表现包括三部分肠段。①痉挛段：病变段肠管，持续痉挛狭窄；②扩张段：为近侧结肠，显示肥厚、扩张；③移行段：介于上述两者之间，呈漏斗状。

根据痉挛段肠管的长度，分为：①常见型：多见，痉挛段位于直肠下段至中上段，甚至包括部分乙状结肠；②短段型：痉挛段局限于直肠下段；③长段型：痉挛段超过乙状结肠与降结肠交界部；④全结肠段：累及全结肠：累及全结肠，甚至部分小肠。

◎诊断与鉴别诊断

本病需与胎粪黏稠综合征鉴别：后者为直肠及乙状结肠内有多量胎便，钡灌肠检查，结肠内有胎粪所致的充盈缺损，结肠无扩张，直肠无痉挛段，经洗肠胎便排出后，症状消失。

第七节　泌尿生殖系统与腹膜后间隙

1. 肾母细胞瘤

◎临床与病理

肾母细胞瘤(nephroblastoma)又称 wilms 瘤，为婴幼儿最常见的腹部恶性肿瘤，肿瘤多单发，但也可单侧多中心起源或为双侧性。病理上，肿瘤呈类圆形，少数呈分叶状，体积较大，切面呈鱼肉样，出血、坏死和囊变较常见；镜下见未分化肾胚组织，由胚芽、间叶、上皮三种成分构成。发病高峰年龄1～3岁。腹部肿块为常见临床表现。

◎影像学表现

(1) 超声检查　可见起源于肾脏的巨大混合回声肿块，有时可显示下腔静脉内瘤栓。

(2) CT 和 MRI 检查　①肾窝内较大的软组织肿块，其内常见坏死囊变区和新旧同时存在的出血灶，钙化少见；②早期肿瘤限于肾包膜内；③晚期肿瘤突破肾包膜侵及肾周组织，并破坏肾盂、肾盏；残存肾实质推压向一侧；肾静脉和下腔静脉内可有瘤栓形成，肺转移也比较常见。

◎诊断与鉴别诊断

本病需与肾母细胞瘤病、肾透明细胞肉瘤、肾横纹肌样瘤、先天性中胚叶肾瘤、多发囊性肾瘤、肾细胞瘤等鉴别，这些肿瘤影像表现与肾母细胞瘤相似，仅据影像学检查鉴别较为困难，需组织学确诊。

2. 神经母细胞瘤

◎临床与病理

神经母细胞瘤(neuroblastoma)又称交感神经母细胞瘤(sympathicoblastoma)，由未分化的交感神经节细胞组成。在儿童腹部恶性肿瘤中，发生率仅次于肾母细胞瘤；肾上腺为最常发生的部位，其次是腹膜后脊柱旁，也可见于后纵隔、盆腔和颈部、病理上，肿瘤无包膜，表面色泽灰紫，切面呈灰红色，其内有多发出血、坏死和囊变区，瘤内钙化多见。腹部肿块为常见的临床表现，早期呈质地较硬的结节状，晚期浸润周围组织而形成巨大肿块。

◎影像学表现

CT 和 MRI 检查　①肾上腺区较大的混杂密度或信号肿块，形态多不规则，边界模糊不清，呈浸润生长，常包绕腹部大血管，可跨越中线；钙化发生率较高，达80%左右；常伴有瘤内出血或坏死；②肿瘤可导致患侧肾脏缺血和积水，常伴淋巴结合骨转移。

◎诊断与鉴别诊断

神经母细胞瘤需与肾上腺嗜铬细胞瘤、肾上腺皮脂腺瘤、肾上腺皮质癌、畸胎瘤等多种肾上腺及腹膜后肿瘤鉴别，依据典型影像学表现多能明确诊断，但最终确诊仍需组织学证实。

3. 新生儿肾上腺出血

◎临床与病理

肾上腺出血(adrenal hemorrhage)在新生儿期比较常见。病因不明，一般认为与围产期窒息、酸中毒、应激、产伤等因素有关。临床表现为黄疸和贫血。

◎影像学表现

(1) 超声检查　表现与就诊时间有关：①早期呈无回声或低回声团块；②血凝块形成后变为高回声肿块；③随液化区吸收肿块缩小呈低回声，最后血肿消失，肾上腺形态恢复正常。连续超声随诊可以显示血肿

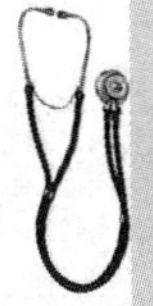

的演变过程。

(2) CT 和 MRI 检查 能清楚显示血肿的位置、形态、大小,其密度和信号随时间而变化。

◎诊断与鉴别诊断

本病需与肾上腺神经母细胞瘤相鉴别,依典型影像学表现不难鉴别。

4. 子宫阴道积液

◎临床与病理

子宫阴道积液(hydrometrocolpos)可在新生儿期或月经初潮时被发现,多由于阴道或宫颈闭锁、横膈或无孔处女膜所致。新生儿期,由于在宫内受母体激素刺激,产生大量分泌物并积聚于宫腔和阴道内。临床表现为盆腔肿块,可出现尿潴留等症状。

◎影像学表现

超声、CT 和 MRI 检查:均可见膀胱与直肠之间的单房囊性肿物,自上而下逐渐变细,呈"倒圆锥"样,末端止于会阴区;扩张的子宫、阴道壁变薄。

◎诊断与鉴别诊断

本病需与卵巢囊肿鉴别,卵巢囊肿多位于子宫一侧,病变旁可见正常的子宫影像。

第八节 骨关节与软组织

1. 营养性维生素 D 缺乏性佝偻病

◎临床与病理

营养性维生素 D 缺乏性佝偻病(rikets of vitamin D deficiency)是婴幼儿维生素 D 不足引起钙磷代谢障碍,使骨生长中的骨样组织缺乏钙盐沉积所致,是全身性骨疾病。维生素 D 缺乏的主要原因包括围手术期维生素 D 不足,日照不足,食物中维生素 D 缺乏,生长过速,或消化道疾病影响维生素 D 吸收等。

佝偻病骨质变化主要发生在生长活跃的骨骺和干骺端,由于软骨基质钙化不足和骨样组织不能钙化,而大量堆积与骺软骨处,使之向四周膨大;骨质脱钙和原有的骨结构被吸收而发生普遍性骨质软化、变形、骨小梁稀少、粗糙和骨皮质变薄。

本病多见于 3 岁以下婴幼儿,以 6 个月至 1 岁最多见。早期临床表现为睡眠不安,夜惊及多汗等;以后出现肌肉松弛,肝大,牙齿萌出晚,前囟闭合延迟、方形颅、串珠肋、鸡胸,"O"型腿或"X"型腿畸形等。实验室检查,血钙、血磷降低和碱性磷酸酶增高等。

◎影像学表现

(1) X 线检查 典型表现见于长骨干骺端,特别是发育较快的尺桡骨远端,胫骨、肱骨上端,股骨下端和肋骨前端等。

(2) 活动期检查 ①由于软骨基质钙化不足,导致骺板软骨堆积、增厚和膨出,骺与干骺端的距离增宽;临时钙化带不规则,模糊和变薄,以致消失;干骺端宽大,其中心部凹陷,明显者呈杯口状变形,其边缘因骨样组织不规则钙化而呈毛刷状致密影,向骨骺方向延伸;干骺端侧缘出现骨赘,为骨皮质向骨干骺端周围延伸所致;②二次骨化中心出现延迟,密度低,边缘模糊,甚至可不出现;③由于骨质软化,承重长管状骨常弯曲变形,下肢发生膝内翻(O 形腿)或膝外翻(X 形腿)畸形;少数可发生青枝骨折和假性骨折;④肋骨前端由于软骨增生而膨大,呈宽的杯口状,形成串珠肋。

(3) 恢复期 ①临时钙化带重新出现,几周后干骺端由于钙盐沉积使杯口状凹陷和毛刷状改变减轻、消失;骺板宽度恢复正常,但干骺端重新钙化的致密带需经数月后才能恢复正常密度;②骨膜下骨样组织钙化后,先呈层状改变,随后与骨皮质融合,呈均匀性增厚和致密,尤其是已弯曲变形的长管状骨的凹面;③骨骺骨化中心也因迅速骨化而增大;④至于骨变形,则多长期存在。

◎诊断与鉴别诊断

本病初期,X 线片较难识别,须结合临床症状及实验室结果进行诊断;活动期 X 线表现具有特征,不难诊断,营养性维生素 D 缺乏性佝偻病需与多种代谢性佝偻病及骨质疏松症等鉴别,与各种代谢性佝偻病的鉴别主要依据临床表现和实验室检查。

2. 发育性髋关节发育不良

◎临床与病理

发育性髋关节发育不良(developmental dysplasia of the hip, DDH),过去称之为先天性髋关节脱位

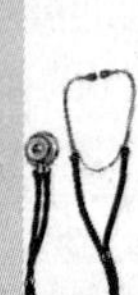

(congenital dislocation of the hip，CDH)，为髋臼与股骨头失去正常对位关系，导致二者及周围软组织发育不良，病因不明病理改变包括髋臼发育不良，髋臼窝内充填脂肪纤维组织，圆韧带迂曲肥大，关节囊松弛，骨骼前倾角增大，股骨头骨骺小等。本病女性发病率高；单侧发病多见；双侧病变者多有家族史。新生儿期即可发现腹股沟皮肤皱纹不对称，双侧肢体不等长；行走后，单侧脱位出现跛行，双侧脱位则腰部生理前突加大，步态摇摆呈鸭步。

◎影像学表现

(1) X 线检查　常规摄取双髋正位和双髋外展位片。髋臼形态因脱臼程度、病程长短而异：①轻者仅髋臼角稍大；②重者除髋臼角明显增大外，尚可见髋臼顶发育不良呈斜坡状，髋臼窝平浅宽大，股骨头是否位于髋臼窝内示诊断本病的直接依旧；在股骨头骨化中心出现之前(6 个月内婴儿)，主要根据股骨近端位置来判断。

评估髋臼与股骨头的关系，可用下列 X 线测量方法：①Perkin 方格：经两侧髋臼最深处的 Y 形软骨重点做水平连线，再通过髋臼外缘左垂直线，构成四个象限；正常时股骨头位于方格的内下象限，超出此区域，则为脱位或半脱位；②Shenton 线：为沿股骨颈内缘与同侧闭孔上缘的连线，正常应为圆滑抛物线，脱位时则失去应有的弧线形；③髋臼指数：经两侧髋臼最深处的 Y 形软骨中点做水平连线，再通过髋臼外上缘至髋臼最深处做连线，两直线夹角为髋臼指数，也称髋臼角；此角度超过 30°应考虑髋臼发育不良。

(2) CT 检查　多层螺旋 CT 三维重组，可直接显示股骨头与髋臼的解剖关系、股骨颈前倾角和髋臼窝深度等。

(3) MRI 检查　是本病理想的影像检查方法，可清晰显示股骨头软骨和二次骨化中心发育状况，直接显示股骨头移位情况与髋臼形态。

◎诊断与鉴别诊断

本病需与婴幼儿化脓性关节炎鉴别，后者早期于骨质破坏前即出现病理性髋关节脱位，但两侧髋臼形态对称是与前者的主要差别，结合临床和实验室检查也有助鉴别。

3. 肌间血管瘤

◎临床与病理

肌间血管瘤(intermuscular hemangioma，IMH)发生于骨骼肌内，为一种血管性错构瘤，由血管及纤维、脂肪组织等非血管成分组成。肿瘤无包膜，常在肌肉间隙内呈浸润性生长，分为局限型和弥漫型两种，以弥漫型多见。

◎影像学表现

(1) CT 检查　①平扫：显示肿瘤与周围肌肉呈等密度，肌肉间隙模糊、界限不清、发现静脉石可提示本病；②增强检查：肿瘤明显强化。

(2) MRI 检查　对本病的诊断价值高，宜作为首选检查方法。①平扫：病变信号强度不均匀，以等 T1、长 T2 信号为主，夹杂点状、蚓状、线状低信号的静脉石、流空血管、纤维分隔影，以及高信号的脂肪成分；肿瘤呈局限性，或沿多个肌间隙呈弥漫性生长。②增强检查：肿瘤呈明显强化。③MRA 检查：可显示肿瘤周围血管紊乱、增多。

◎诊断与鉴别诊断

本病需要与淋巴管瘤相鉴别，MRI 增强扫描，后者无明显强化可资鉴别。

【同步练习】

一、名词解释

1. 瑞士奶酪样表现(swiss cheese sample performance)　**2.** 豆纹血管病变(leiticulostriate vasculopathy)　**3.** 腺样体肥大(adenoid hypertropy)　**4.** 雪人征(snowman sign)　**5.** 双泡征(double bubble sign)　**6.** Shenton 线　**7.** 髋臼角(acetabular angle)　**8.** Purkin 方格(Purkin grid)

二、选择题

(一) 单选题

1. 儿童一侧肺气肿，最有可能的原因是(　　)

A. 支气管异物　B. 支气管肿瘤　C. 支气管哮喘　D. 支气管炎　E. 支气管肿瘤

2. 下列关于儿童呼吸道异物，正确的是(　　)

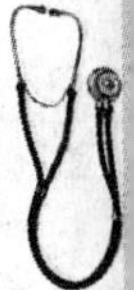

A．为儿科少见急症　B．多见于5～12岁　C．支气管异物以右侧常见
D．胸部X线片均可清晰显示　E．异物常不引起阻塞性肺气肿，肺不张和感染等病理改变

3. 检查6岁儿童骨龄的主要摄片部位是(　　)
A．腕关节　B．肘关节　C．踝关节　D．骨盆　E．脊柱

4. 关于肌间血管瘤，**错误**的是(　　)
A．发生于骨骼肌间　B．为一种血管性错构瘤
C．有血管及纤维、脂肪组织等成分组成　D．肿瘤有包膜
E．可分为局限型和弥漫性

5. 患者男，7岁，上腹包块并黄疸2月，CT示肝总、胆总管扩张，管腔密度均匀，最大管径62 mm，肝内胆管轻度扩张，胰腺大小形态正常，最可能的诊断是(　　)
A．胆总管癌　B．先天性胆管囊肿　C．胆总管结石　D．胰头癌　E．壶腹癌

6. 营养性维生素D缺乏性佝偻病X线典型表现见于(　　)
A．长骨干骺端　B．骨干　C．骨骺
D．骺线　E．扁骨和不规则骨

7. 新生儿肾上腺出血的超声表现，**错误**的是(　　)
A．表现与就诊时间有关　B．早期呈无回声或低回声团块
C．血凝块形成呈等回声　D．血凝块形成呈高回声
E．液化区呈缩小低回声

8. 关于肾母细胞瘤的描述，**错误**的是(　　)
A．又称Wilms瘤　B．为婴幼儿最常见的腹部恶性肿瘤
C．多单发　D．可多中心起源或双侧性
E．疼痛为常见临床表现

9. 下列疾病中首选检查为X线平片的是(　　)
A．新生儿呼吸窘迫综合征　B．完全性肺静脉畸形引流
C．完全性大动脉转位　D．视网膜母细胞瘤
E．胚胎脑病

10. 胚胎脑病最需与下列哪种疾病鉴别(　　)
A．新生儿缺氧缺血性脑病　B．结节性硬化　C．星形细胞瘤
D．转移瘤　E．多发性硬化

（二）多选题

1. 下列关于儿科疾病特点的描述，**错误**的是(　　)
A．儿童是成人的缩影　B．儿科疾病与成人在影像表现相同
C．儿童疾病谱不同于成人　D．遗传性、先天性疾病常见
E．儿童疾病较成人疾病病情变化慢

2. 关于胚胎脑病的CT表现，描述正确的是(　　)
A．室管膜下和皮层下白质内多发斑点样钙化
B．中早期感染可见小头畸形，白质体积减少
C．中早期感染可见脑室扩张，小脑发育不良
D．后期感染无异常表现
E．后期感染可见局部白质密度减低

3. 下列关于腺样体肥大影像检查，描述正确的是(　　)
A．侧位平片表现顶壁与后壁软组织局限性增厚
B．侧位平片显示相应气道狭窄
C．CT显示颅底骨质破坏
D．CT增强扫描显示鼻咽部增厚软组织均匀强化
E．MRI宜作为首选检查方法

4. 下列关于早产儿视网膜病，描述正确的是(　　)
　A．与出生胚胎和体重及生后10天内长时间接受高浓度氧治疗相关
　B．CT和MRI可显示视网膜脱离和出血
　C．双眼可同时发病
　D．双眼发病常对称
　E．严重时眼球可变小

5. 下列关于先天性巨结肠，描述正确的是(　　)
　A．是由于直肠或结肠肌间和黏膜下神经丛内神经节细胞先天性缺如所致
　B．腹部平片呈低位不全肠梗阻表现
　C．钡灌肠检查为本病确诊方法之一
　D．典型表现包括三段肠管：痉挛段、扩张段、移行段
　E．钡灌肠检查肛管不宜插入很深

6. 下列关于子宫阴道积液的影像学表现，描述正确的是(　　)
　A．膀胱与直肠间可见单房囊状肿物　　B．囊状肿物呈"倒圆锥状"，末端止于会阴区
　C．子宫、阴道壁变薄　　D．子宫、阴道正常
　E．膀胱与直肠间可见多个囊状肿物

三、填空题

1. TORCH感染分别指病因为T，________、O，________、R，________、C，________、H，________。
2. 腺样体肥大需与________、________鉴别。
3. 儿童呼吸道异物引起的病理改变有________、________、________。
4. 完全性肺静脉畸形引流分为________、________、________、________。
5. 肠套叠超声检查横切面上呈________状表现，纵切面上呈________状表现。
6. 先天性巨结肠钡灌肠典型表现包括三部分肠段为________、________、________。
7. 神经母细胞瘤在儿童腹部恶性肿瘤中发生率仅次于________，最常发生于________，其次是________，也可见于________、________、________。
8. 评估髋臼与股骨头的关系，可用X线测量方法包括________、________、________。

四、问答题

1. 简述早产儿HIE的CT表现。
2. 简述视网膜母细胞瘤的分期。
3. 简述新生儿呼吸窘迫综合征的X线表现。
4. 简述可透X线支气管异物的X线表现。
5. 简述肠套叠空气灌肠检查影像学表现。
6. 简述肾母细胞瘤的MR表现。
7. 简述肾上腺神经母细胞瘤的MR表现。
8. 简述佝偻病活动期的X线表现。

【参考答案】

一、名词解释

1. 瑞士奶酪样表现　早产新生儿缺氧缺血性脑病脑室周围白质软化，表现为脑室周围多个小囊状病灶，称瑞士奶酪样表现。
2. 豆纹血管病变　胚胎脑病部分患者超声检查可见基底节丘脑区线样或分支状强回声。
3. 腺样体肥大　腺样体可因多次炎症刺激而发生病理性增生，称腺样体肥大。
4. "雪人"征　心上型完全性肺静脉畸形引流由于垂直静脉、无名静脉和右上腔静脉扩张，心影增大，形成特征性"雪人"征。
5. 双泡征　十二指肠闭锁胃及十二指肠内各有一个气液平面，而其余肠管无气。
6. Shenton线　沿股骨颈内缘与同侧闭孔上缘的连线，正常为圆滑抛物线。

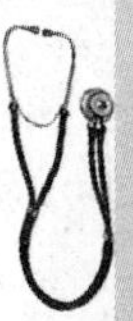

7. 髋臼角 经两侧髋臼最深处的Y形软骨中点做水平线，再通过髋臼外上缘至髋臼最深处做连线，两直线夹角。

8. Purkin方格 经两侧髋臼最深处的Y形软骨中点做水平线，再通过髋臼外缘做垂直线，构成四个象限。

二、选择题

(一) 单选题

1. A 2. C 3. A 4. D 5. B 6. A 7. C 8. E 9. A 10. B

(二) 多选题

1. ABE 2. ABCE 3. ABDE 4. ABCE 5. ABCDE 6. ABC

三、填空题

1. 弓形虫 已知的其他病原体 风疹病毒 巨细胞病毒 单纯疱疹病毒 2. 咽部脓肿 鼻咽血管纤维瘤 3. 阻塞性肺气肿 肺不张 肺感染 4. 心上型 心内型 心下型 混合型 5. 同心圆 套筒征 6. 痉挛段 扩张段 移行段 7. 肾母细胞瘤 肾上腺 腹膜后脊柱旁 后纵隔 盆腔 颈部 8. Purkin方格 Shenton线 髋臼指数

四、问答题

1. 简述早产儿HIE的CT表现。

答:CT和MRI:早产儿HIE:(1)生发基质出血,分为4级:Ⅰ级为室管膜下血肿;Ⅱ级为血肿破入脑室内,不伴有脑室扩张;Ⅲ级血肿破入脑室内,伴有脑室扩张(图10-1);Ⅳ级为脑室旁出血性脑梗死;(2)脑室周围白质软化,表现为脑室周围多个小囊状病灶,形成“瑞士奶酪”样表现,小囊可融合,造成脑室周围白质减少和脑室扩张;(3)脑梗死和蛛网膜下腔出血,呈相应的影像学表现。

2. 简述视网膜母细胞瘤的分期。

答:影像学检查可对肿瘤进行分期:(1)病变局限在眼球内为眼球内期;(2)病变局限在眼球内,伴有眼球增大为青光眼期;病变局限于眶内为眶内期;病变同时累及颅内或远处转移为眶外期。肿瘤的准确分期对选择治疗方案及评估预后均具有重要意义。

3. 简述新生儿呼吸窘迫综合征的X线表现。

答:依肺泡萎陷程度,X线表现分为4级:Ⅰ级:两肺充气有所减少,肺野透过度稍减低,肺内见细小颗粒阴影;Ⅱ级:两肺野透过度进一步减低,肺内可见磨玻璃样影,细小颗粒影和支气管充气征;Ⅲ级:两肺野透过度明显减低,肺内颗粒影增大,境界模糊,支气管充气征更广泛,心脏和横隔边缘模糊;Ⅳ级:两肺野密度增高,呈现“白肺”,心脏及横隔边缘难以识别。

4. 简述可透X线支气管异物的X线表现。

答:可透X线异物,可根据气道通气异常等间接征象判断:

(1) 气管异物:表现两肺气肿,依呼气相较明显,双肺野保持较高透亮度,横隔低位;心脏因肺内压力增高,反而以呼气相为小,与正常所见相反。

(2) 支气管异物:右侧多见;气道不完全阻塞,吸气时患侧吸入气量减少,肺野透光度减低,纵隔移向患侧,呼气时两肺含气量无差异,纵隔位置复原;如异物完全阻塞一侧支气管时,则引起一侧肺不张,患肺致密,心脏向患侧偏移,患侧心缘及膈面消失。

(3) 肺段支气管异物:按照阻塞程度表现为相应肺段之阻塞性肺气肿或肺不张,以右肺中,下叶肺段多见。

5. 简述肠套叠空气灌肠检查影像学表现。

答:空气灌肠检查:①回肠结肠型肠套叠时,当气体抵达套入部,可发现肠管内类圆形或马铃薯状软组织包块影;②在连续注气中,套入部阴影沿结肠向回肠部退缩,至回盲部停留片刻,随后套入部变小,消失;大量气体进入小肠犹如水沸腾状或礼花状,说明肠套叠已复位。

6. 简述肾母细胞瘤的MR表现。

答:CT和MRI:①肾窝内较大的软组织肿块,其内常见坏死囊变区和新旧同时存在的出血灶,钙化少见;②早期肿瘤限于肾包膜内;③晚期肿瘤突破肾包膜侵及肾周组织,并破坏肾盂,肾盏;残存肾实质推压向一侧;肾静脉和下腔静脉内可有瘤栓形成,肺转移也比较常见。

7. 简述肾上腺神经母细胞瘤的MR表现。

答:CT和MRI显示:①肾上腺区较大的混杂密度或信号肿块,形态多不规则,边界模糊不清,呈浸润生长,常包绕

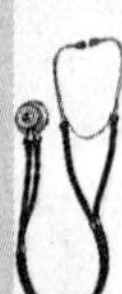

腹部大血管，可跨越中线；钙化发生率较高，达 80%左右；常伴有瘤内出血或坏死；②肿瘤可导致患侧肾脏缺血和积水，常伴淋巴结和骨转移。

8. 简述佝偻病活动期的 X 线表现。

答：活动期表现：①由于软骨基质钙化不足，导致骺板软骨堆积，增厚和变薄，以至消失；干骺端宽大，其中心部凹陷，明显者呈杯口状变形，其边缘因骨样组织不规则钙化而呈毛刷状致密影，向骨骺方向延伸；干骺端侧缘出现骨赘，为骨皮质向干骺端延伸所致；②二次骨化中心出现延迟，密度低，边缘模糊，甚至可不出现；③由于骨质软化，承重长管状骨常弯曲变形，下肢发生膝内翻(O 型腿)或膝外翻(X 型腿)畸形；少数可发生青枝骨折和假性骨折；④肋骨前端由于软骨增生而膨大，呈宽的杯口状，形成串珠肋。

（闫呈新　于广会）

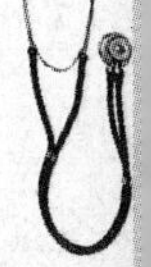

第十一章　介入放射学总论

介入放射学(interventional radiology)是在DSA、超声、CT及MRI等影像设备引导下，利用经皮穿刺或体表自然孔道的路径，引入导管、导丝、球囊导管、支架、引流管等相关介入器材对疾病进行微创诊断和治疗的新兴亚学科。

介入放射学按其目的可分为介入诊断学和介入治疗学，按其临床应用技术和解剖部位可分为血管介入技术及非血管介入技术。血管介入技术主要包括：①血管造影术；②血管成形术；③血管内支架置入术；④血管栓塞及封堵术；⑤药物灌注术等。非血管介入技术主要包括：①经皮穿刺引流术；②非血管管腔内支架置入术；③经皮消融术；④经皮椎体成形术；⑤经皮穿刺活检术等。

第一节　血管介入技术

【大纲要求】

掌握：经皮血管造影术、经皮血管内支架置入术、经导管血管栓塞及封堵术。

熟悉：经皮血管成形术、经导管动脉药物灌注术。

了解：血管介入基本器材、材料与药品。

【内容精析】

血管介入技术是在医学影像设备的导引下，利用相应介入器材，经血管途径进行诊断与治疗的操作技术。它是以Seldinger技术及同轴导管技术为基础发展而来的。

一、血管介入基本器材、材料与药品

1. 穿刺针　穿刺针(access needle)是所有介入操作的基本器材。共同点是均呈中空管状结构以适合导丝通过。

2. 导管鞘　在手术时间较长或较复杂的介入手术中，通过经皮插入的导管鞘(catheter sheath)进行各种操作，可以防止穿刺路径的血管及局部组织损伤。

3. 导管和导丝　导管和导丝(catheter and wire)是血管介入操作的必备器材。常规导管可用于诊断性血管造影，也可用于介入手术中输送栓塞剂或治疗性药物，同时还可作为外套管用于插入同轴微导管和导丝。导丝是引导导管进入血管并进行选择性或超选择性插管的重要辅助器材。

4. 球囊扩张导管　球囊扩张导管(balloon catheter)是一种头端带有可膨胀球囊的软性导管，一般为双腔结构，主要用于扩张狭窄的血管。在不膨胀的情况下，球囊导管进入靶病变部位，然后通过留在体外的导管端注入对比剂，逐渐充盈球囊，对靶病变进行扩张治疗，治疗成功后再抽出对比剂使球囊回缩，以便撤出球囊导管到体外。

5. 血管内支架及覆膜血管内支架　血管内支架(endovascular stent)是指应用医用不锈钢或各重合金材料制作的管状网格结构，为专门用于治疗狭窄性血管病变的介入治疗器材。根据材质的性质及扩张方式不同还可分为自膨式支架和球囊扩张式支架及热形状记忆式支架等。

6. 下腔静脉滤器　下腔静脉滤器(inferior vena cava filter)可预防下肢深静脉血栓脱落引发的肺栓塞。大体上可分为永久性滤器和可回收滤器。

7. 栓塞剂及封堵器材　栓塞剂及封堵器材(embolization materials and devices)的主要作用是对某些心血管的正常管腔或异常通道进行机械性堵塞。其用途包括：控制出血、阻断肿瘤供血动脉、器官的灭活以及血管畸形的治疗等。理想的栓塞材料应具备的条件：无毒、无抗原性、有良好的生物相容性、易获得、易消毒、不透X线、易经导管注入。栓塞剂及封堵器材根据作用时间分为生物可降解栓塞剂(如明胶海绵、自体凝血块等)和永久性栓塞剂；根据其性状和形态分为液体栓塞剂(如无水乙醇、碘化油等)、颗粒栓塞剂(如栓塞微球等)和机械栓塞材料(如金属弹簧圈和血管封堵装置等)。

8. 对比剂　对比剂(contrast medium)是血管介入诊疗技术操作不可或缺的药品，以显示血管的形态

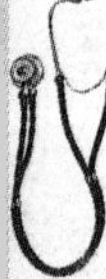

及器官或病灶的血供特点:适用于血管介入的对比剂应具备以下特点:①良好的 X 线可视性;②能很好地与血液混合;③毒副作用小,生物安全性好。含碘的非离子型对比剂是最常用的类型。介入诊疗中常需使用较多量的对比剂,一旦发生不良反应需及时处理。

对比剂不良反应主要包括:①对比剂过敏反应:表现为恶心呕吐、皮肤瘙痒、荨麻疹、打喷嚏、呼吸困难、休克甚至死亡;为减少对比剂过敏反应可于介入手术前 12 小时及 2 小时时口服甲基泼尼松龙32 mg;②对比剂肾病:是指使用对比剂 48 小时内发生的排除其他原因的急性肾功能损害;为减少对比剂肾病可于介入手术前 2～12 小时开始以 1 ml/(kg・h)的速度静脉滴注生理盐水进行水化治疗,持续 24 小时。

二、血管介入基本技术

1. 经皮血管造影术　经皮血管造影术(percutaneous angiography)是所有血管介入技术的基本步骤,除对血管病变进行诊断性造影外,还可根据造影结果制订下一步介入治疗方案。常用的血管入路包括动脉入路和静脉入路:动脉入路包括股动脉入路、肱动脉入路和桡动脉入路等;静脉入路包括股静脉入路和颈静脉入路等。另有部分病人治疗需经皮经肝穿刺门静脉进行。

2. 经皮血管成形术　经皮血管成形术(percutaneous trahnsluminal angiography, PTA)已广泛应用于外周动脉、内脏动脉、冠状动脉及颈动脉等血管狭窄的治疗。基本原理是通过球囊扩张,使狭窄段血管内膜、中膜及动脉粥样硬化斑块撕裂,管壁张力下降,以达到血管通畅的目的。PTA 最常见并发症是血管夹层、血管破裂出血及血栓形成;而血管内膜增生和血管弹力回缩是影响 PTA 中远期疗效的主要因素。

3. 经皮血管内支架置入术　经皮血管内支架置入术(percutaneous endovascular stent implantation)主要用于 PTA 术后血管夹层及血管弹力回缩或直接用于狭窄闭塞程度较重的血管病变,是对平 PTA 治疗的重要补充,可提高血管介入治疗术后的中远期通畅率。并发症主要包括:血管损伤、支架移位、折断、支架内血栓形成及远期支架内再狭窄等。

4. 经导管血管栓塞及封堵术　经导管血管栓塞及封堵术是将人工栓塞材料或装置经导管注入或放置到靶血管内,使之发生闭塞,中断血供或封堵血管瘘口,以达到控制出血、减少血供或治疗肿瘤性病变的目的。其临床应用包括以下几个方面:

(1) 止血　姑息性或治疗性控制体内多种原因引起的出血,包括:①外伤性肝、脾、肾、胸腔、腹腔及盆腔出血;②手术后、活检术后等医源性出血;③支气管扩张、肺结核、肺肿瘤及血管性病变所致咯血;④鼻咽血管纤维瘤、鼻咽部血管畸形所致鼻出血;⑤胃肠道出血;⑥肿瘤引起的泌尿系统出血;⑦盆腔肿瘤、产伤、剖宫产后所致阴道流血等。

(2) 血管疾病的治疗　血管畸形的封堵和动脉瘤的栓塞。

(3) 肿瘤的治疗　① 手术前辅助性栓塞,有利于减少术中出血、预防术中转移及有助于肿瘤病灶的完整切除。适用于富血管肿瘤。② 姑息性栓塞治疗。③ 相对根治性栓塞治疗。

(4) 器官灭活　治疗脾功能亢进、终止异位妊娠。

5. 经导管动脉药物灌注术　经导管动脉灌注(transcatheter arterial infusion, TAI)是将导管选择性插入靶血管内,经导管注入血管活性药物或化疗药物以达到局部治疗的目的。

6. 经导管溶栓术　经导管溶栓术(transcatheter directed thrombolysis)是指经导管向靶血管的血栓性病变局部灌注溶血栓药物,使血栓局部溶栓药物浓度增高,外周血浆药物浓度降低,从而提高疗效,减小全身副作用。

第二节　非血管介入技术

一、非血管介入基本器材、材料

1. 穿刺针　穿刺针(access needle)目的是为实施进一步治疗而建立通路。与血管介入治疗用的穿刺针相比,其较长较细,针芯和外套管均为金属制成,便于穿刺位置较深的器官及骨组织。

2. 引流管　引流管主要用于某些非血管管腔阻塞后淤积体液的引出,如胆管、输尿管梗阻等,或病理性腔隙如脓肿、囊肿的引流治疗。可分为外引流管、内引流管及内涵管等。

3. 球囊导管　球囊导管用于扩张治疗非血管性空腔器官如消化道、泌尿道的狭窄。

4. 支架　目前非血管介入治疗中使用的内支架多为自膨式金属支架,具有良好柔顺性、超弹性、耐磨、耐腐蚀等特点,利于推送到位。支架置入的部位包括胆道、食管、胃肠道、气管与支气管、输尿管以及鼻泪管等。通过经皮插入的导管鞘(catheter sheath)进行各种操作,可以防止穿刺路径的血管及局部组织

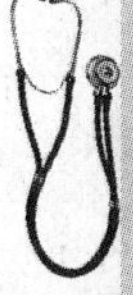

损伤。

5. 导管和导丝　导管和导丝(catheter and wire)是血管介入操作的必备器材。常规导管可用于诊断性血管造影,也可用于介入手术中输送栓塞剂或治疗性药物,同时还可作为外套管用于插入同轴微导管和导丝。导丝是引导导管进入血管并进行选择性或超选择性插管的重要辅助器材。

6. 肿瘤射频消融设备　肿瘤射频消融设备主要由射频电极针、射频电磁波发生器等器件构成。射频电极针穿刺至肿瘤部位后,发射的射频电磁波可使针尖周围 3～5 cm 范围内的组织发生高频振荡,产生80℃以上的高温,从而使肿瘤发生凝固性坏死。

7. 活检针　分为细胞抽吸针、组织切割针和环钻针:①细胞抽吸针为金属细针,尾端接注射器,获得组织碎屑和细胞团进行细胞病理学检查;②组织切割针是目前最常用的活检针,针尖部设计成槽状,外部有锋利的金属外套管,利用弹簧激发的切割力将局部组织切取至针槽中;③环钻针又称骨髓活检针,用于骨组织活检。

二、非血管介入基本技术

1. 经皮穿刺引流术　经皮穿刺引流术是常用的非血管介入操作技术,是通过经皮穿刺在阻塞的生理性管道或病理性腔隙中置入引流管,进行引流治疗的技术。主要包括:

(1) 经皮经肝胆道引流术(percuteaneous transhepatic cholangic drainage, PTCD)　是在经皮经肝穿刺胆管造影的基础上发展起来的一种非血管介入技术,应用于各种良恶性疾病引起的梗阻性黄疸的治疗。治疗目的在于迅速缓解肝内胆管的张力,消退黄疸,控制胆系感染,改善症状,也可作为长期姑息性治疗手段。近年来形成了:外引流术、内外引流术、内引流术等多种介入技术

(2) 脓肿或囊肿的引流术　已成为介入治疗技术中可以取代外科手术而被积极推行的方法,应用的领域越来越广泛。

(3) 经皮造瘘术　包括胃造瘘术和肾盂造瘘术。

2. 球囊扩张成形术　指利用不同直径的球囊导管对血管以外的生理性管腔狭窄、阻塞性病变进行扩张,使其恢复通畅和排泄功能的治疗技术。适用于非血管管腔的良性狭窄或阻塞性病变,如贲门失弛缓症、食管-胃吻合口狭窄、胆肠吻合口狭窄、输尿管和尿道的瘢痕性狭窄、输卵管阻塞等。

3. 支架置入术　是利用支架输送器将预先压缩在输送系统中的支架沿导丝送至狭窄的非血管管腔,跨越狭窄段时释放支架,利用支架持续向外的膨胀力扩张管腔,解除梗阻。适用于恶性病变引起的非血管管腔梗阻、经球囊扩张无效的良性狭窄及用腹膜支架封堵管腔瘘口。血管病变,是对平 PTA 治疗的重要补充,可提高血管介入治疗术后的中远期通畅率。并发症主要包括:血管损伤、支架移位、折断、支架内血栓形成及远期支架内再狭窄等。

4. 经皮肿瘤消融术　是在影像设备的引导下,采用经皮穿刺的方式,对肿瘤进行物理或化学方式灭活,以达到治疗肿瘤治疗目的的介入治疗技术。依据采用的消融方式分为物理消融及化学消融。①物理消融的主要方式为射频消融(radiofrequency ablation, RFA);②化学消融主要是无水乙醇和乙酸消融。已有足够的循证医学证据表明,小肝癌进行射频消融治疗的中远期生存率与根治性外科切除没有差异。

5. 放射性粒子植入术　又称组织间近距离放射治疗,是指将放射性核素包裹在金属包壳内制成细小棒状的种子源,通过细针插植途径将其按照一定的空间排布方式种植在肿瘤组织内,其发出的低能 γ 射线对肿瘤细胞长时间持续照射,从而灭活肿瘤。目前临床最常用的放射性核素为 ^{125}I 和 ^{103}Pd。

6. 经皮椎体成形术(略)

7. 影像引导下经皮穿刺活检术(略)

【同步练习】

一、名词解释

1. 介入放射学(interventional radiology)　**2.** 球囊扩张导管(balloon catheter)　**3.** 经皮血管成形术(percutaneous trahnsluminal angiography, PTA)　**4.** 经皮肿瘤消融术(percutaneous tumor ablation)

二、选择题

(一) 单选题

1. 近距离放射治疗使用的放射性核素,发出的低能射线为(　　)

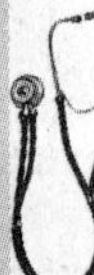

A. α　B. β　C. γ　D. χ　E. 以上都不是

2. 理想的栓塞材料应具备的条件中**不包括**哪一项(　　)

A. 无毒　B. 无抗原性　C. 有良好的生物相容性

D. 易获得、易消毒　E. 透过X线

3. 肿瘤射频消融设备发射的射频电磁波,产生多少摄氏度以上的高温,使肿瘤发生凝固性坏死(　　)

A. 50℃　B. 60℃　C. 70℃　D. 80℃　E. 90℃

(二) 多选题

1. 血管内支架根据材质的性及扩张方式不同可分为(　　)

A. 自膨式支架　B. 球囊扩张式支架　C. 热记忆式支架　D. 弹簧支架　E. 带膜支架

三、填空题。

1. 血管介入技术主要包括:________、________、________、血管栓塞及封堵术、药物灌注术等。
2. 所有介入操作的基本器材是__________。
3. PTA最常见并发症是__________、__________及__________。
4. 活检针分为__________、__________和__________。

四、问答题。

1. 试述经导管血管栓塞及封堵术的临床应用。

Describe clinical application of transcatheter arterial embolization andtranscatheter closure。

2. 试述介入对比剂的不良反应。

Describe The adverse reaction in contrast agent。

【参考答案】

一、名词解释

1. 介入放射学　是在DSA、超声、CT及MRI等影像设备引导下,利用经皮穿刺或体表自然孔道的路径,引入导管、导丝、球囊导管、支架、引流管等相关介入器材对疾病进行微创诊断和治疗的新兴亚学科。
2. 球囊扩张导管　是一种头端带有可膨胀球囊的软性导管,一般为双腔结构,主要用于扩张狭窄的血管。
3. 经皮血管成形术　是通过球囊扩张,使狭窄段血管内膜、中膜及动脉粥样硬化斑块撕裂,管壁张力下降,以达到血管通畅的目的。
4. 经皮肿瘤消融术　是在影像设备的引导下,采用经皮穿刺的方式,对肿瘤进行物理或化学方式灭活,以达到治疗肿瘤治疗目的的介入治疗技术。

二、选择题

(一) 单选题

1. C　2. E　3. D

(二) 多选题

1. ABC

三、填空题

1. 血管造影术　血管成形术　血管内支架置入术　2. 穿刺针　3. 血管夹层　血管破裂出血　血栓形成　4. 细胞抽吸针　组织切割针　环钻针

四、问答题

1. 经导管血管栓塞及封堵术的临床应用。

答:(1) 止血:姑息性或治疗性控制体内多种原因引起的出血,包括:①外伤性肝、脾、肾、胸腔、腹腔及盆腔出血;②手术后、活检术后等医源性出血;③支气管扩张、肺结核、肺肿瘤及血管性病变所致咯血;④鼻咽血管纤维瘤、鼻咽部血管畸形所致鼻出血;⑤胃肠道出血;⑥肿瘤引起的泌尿系统出血;⑦盆腔肿瘤、产伤、剖宫产后所致阴道流血等。

(2) 血管疾病的治疗:血管畸形的封堵和动脉瘤的栓塞。

(3) 肿瘤的治疗:①手术前辅助性栓塞,有利于减少术中出血、预防术中转移及有助于肿瘤病灶的完整切除。适用于富血管肿瘤。②姑息性栓塞治疗。③相对根治性栓塞治疗。

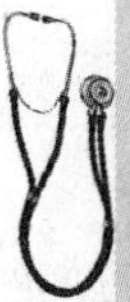

（4）器官灭活：治疗脾功能亢进、终止异位妊娠。

2. 介入对比剂的不良反应。

答：①对比剂过敏反应：表现为恶心呕吐、皮肤瘙痒、荨麻疹、打喷嚏、呼吸困难、休克甚至死亡；可于介入手术前12小时及2小时口服甲基泼尼松龙32 mg。②对比剂肾病：是指使用对比剂48小时内发生的排除其他原因的急性肾功能损害；可于介入手术前2～12小时开始以1 ml/(kg·h)的速度静脉滴注生理盐水进行水化治疗，持续24小时。

（秦　健　李长勤）

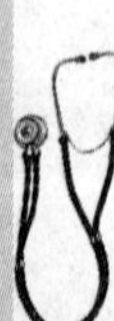

第十二章　血管疾病的介入治疗

第一节　分支动脉狭窄、闭塞性疾病

【大纲要求】

掌握：分支动脉狭窄、闭塞介入治疗的适应证与禁忌证。

熟悉：分支动脉狭窄、闭塞介入技术与操作方法。

了解：介入治疗的并发症及防治。

【内容精析】

分支动脉主要是指自胸、腹主动脉发出的各级分支动脉。此类动脉狭窄、闭塞是一类常见的动脉系统疾病，病因包括动脉粥样硬化、大动脉炎等，也是糖尿病的主要并发症之一。术前影像学评估手段包括：CT血管造影(CTA)、MR血管造影(MRA)、数字减影血管造影(DSA)等。围手术期和术后药物的应用对保证手术的成功和防止并发症的发生，以及预防支架术后的再狭窄都有重要作用。具体包括：①抗血小板药物治疗；②抗凝治疗；③其他治疗如降压处理等。此外术后也应积极的控制血压、戒烟以及降血脂等治疗。

一、弓上动脉狭窄、闭塞

目前，血管内支架技术已逐渐用于颈动脉狭窄的治疗，并已证明颈动脉支架置入术(CAS)具有较高的安全性和有效性。

(一) 适应证与禁忌证

1. 适应证　①症状性颈动脉狭窄，管腔狭窄(直径)大于50%，伴有溃疡和(或)不稳定斑块者可适当放宽；症状性颈动脉狭窄，主要指患者已经发生过病变血管侧脑梗死，或者多次、反复发生病变血管侧脑短暂性缺血发作(transient ischemic attack，TIA)，或者病变血管侧的眼部症状，如黑蒙、视物不清等；②无症状双侧颈动脉狭窄，狭窄直径达到70%，也应积极治疗；③无症状单侧颈动脉狭窄，管腔狭窄(直径)大于80%者。

2. 禁忌证　①严重的神经系统疾患，如病变侧的脑功能已完全丧失者；②颈动脉完全闭塞性病变，伴有造影证实的腔内血栓；③伴有颅内动脉瘤或动脉畸形，又不能同时给予治愈者；④3个月内发生颅内出血或4周内发生严重脑中风者；⑤严重心脑肾功能障碍。

(二) 介入技术及操作方法

1. 诊断性血管造影　首先行颈动脉和全脑血管造影检查，明确颈动脉狭窄侧别、部位、程度和颅内血管分支情况。

2. PTA和颈内动脉支架置入术　应用远端栓子保护装置(EPD)，再行球囊扩张和支架置入前，将远端保护装置越过狭窄、放置，确定打开和位置无误后，对于重度狭窄(70%以上)使用4～6 mm直径球囊对狭窄病变先进行有效的预扩张后置入支架，也可直接置入支架。

3. 血管造影　支架置入成功并经造影证实后，取出EPD。

(三) 并发症及防治

1. 脑梗死　为CAS最严重的并发症。

2. 再灌注损伤　常表现为头痛和癫痫发作，严重时可以发生脑出血。围手术期有效的血压控制是预防再灌注损伤的最有效手段。

3. 心动过缓和低血压　颈动脉窦受压可导致反应性心动过缓并低血压，严重时患者可出现意识丧失。一旦发生，应立即给以阿托品治疗，严重时需用多巴胺等药物。

(四) 疗效评价

CAS技术成功的标准为：①残存狭窄小于30%；②临床症状减轻或消失；③无严重并发症发生。目前，

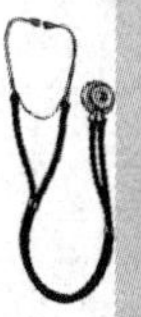

CAS的技术成功率为90%～100%，围手术期并发症发生率为2%～5%左右。随访5年，再狭窄率5%～10%左右。

二、肾动脉狭窄

肾动脉狭窄以动脉粥样硬化为主，约占75%；年轻患者则以大动脉炎居多。经皮肾动脉球囊扩张成形术(PTRA)和血管内支架技术已成为肾动脉狭窄的首选治疗方法。

(一) 适应证与禁忌证

1. 适应证　任何原因造成的肾动脉狭窄，临床上表现有难治性高血压，或病变侧肾功能障碍，局部肾动脉管腔狭窄超过50%，或超声监测狭窄局部血流速度超过180 cm/s。

2. 禁忌证　①严重心、脑、肝等重要器官功能障碍；②凝血机制异常；③感染状态或大动脉炎活动期；④狭窄段广泛、累及动脉全长，或累及到肾内动脉分支；⑤严重肾萎缩，肾功能完全丧失者。

(二) 介入技术及操作方法

1. 诊断性血管造影　以明确有无肾动脉狭窄，狭窄的部位和程度以及狭窄两端的正常动脉管腔直径，制订治疗方案。

2. PTRA和(或)支架置入术　将导丝越过狭窄至治疗血管的远端分支。若决定行单纯PTRA，可选择直径与狭窄两端正常动脉相同的球囊，对狭窄段行单纯球囊扩张。若决定置入血管内支架，则选择比正常肾动脉小1～2 mm的球囊对重度狭窄(狭窄程度＞85%)血管做预扩张，然后释放支架。狭窄不足85%，可直接置入支架。

3. 血管造影　以评估狭窄血管的通常情况。

(三) 并发症及防治

1. 穿刺点并发症　局部血肿较为常见，一般会自行吸收，严重时及时行血肿清除术。

2. 急性脏器动脉血栓或栓塞　有可能发生(约1%)，致远端动脉分支闭塞，应立即行动脉溶栓术。

3. 动脉内膜撕脱　目前多主张立即置入血管内支架治疗，十分有效。

4. 肾动脉破裂出血　轻者可保守治疗；若大量出血，应尽快行肾动脉造影检查，发现出血部位后行栓塞治疗，必要时转外科手术治疗。

(四) 疗效评价

成功率高达90%～100%。目前，多主张直接行支架置入术。

三、主髂动脉闭塞症

主髂动脉闭塞症(aortoiliac occlusive disease，AIOD)的病因主要是动脉粥样硬化及大动脉炎。发病年龄多为50～60岁。主要临床症状是间歇性跛行、部分患者伴有阳痿(Leriche综合征)，病变严重者可出现静息痛和下肢缺血坏死。

(一) 适应证与禁忌证

1. 适应证　症状性主髂动脉狭窄、闭塞性病变。①主髂动脉管腔狭窄超过50%；②间歇性跛行、静息痛或足部缺血性破溃及坏疽；③股动脉搏动减弱或消失；④节段动脉压测定提示股肱指数降低。

2. 禁忌证　①无法纠正的凝血功能障碍；②无法耐受介入手术或无法仰卧；③透析无效的严重肾功能不全；④全身系统感染；⑤大动脉炎活动期；⑥病变范围广泛，闭塞严重。

(二) 介入技术及操作方法

1. 入路选择　病变同侧或对侧股动脉为最常用入路，也可选择左侧肱动脉入路。

2. 诊断性血管造影　应用多侧孔造影导管在腹主动脉末端进行造影，了解主髂动脉闭塞情况。

3. PTA和(或)支架置入术　首先，开通狭窄、闭塞段，通常选用方向可调节导管及超滑导丝开通狭窄、闭塞段血管。对于伴有急性血栓形成者，可进行术中经导管溶栓治疗。成功后需立即置入血管内支架来覆盖整个病变血管段。

4. 血管造影　评估主髂动脉血流情况及是否有远端动脉栓塞。

(三) 并发症及防治

1. 穿刺点血肿或假性动脉瘤形成　局部血肿较为常见，一般会自行吸收，严重时及时行血肿清除术。

2. 动脉夹层、假性动脉瘤形成或破裂　一旦发现夹层，应密切随访观察；若出现假性动脉瘤或髂动脉破裂，应在损伤处用低压充盈球囊止血，并尽快置入覆膜血管内支架。必要时外科手术处理。

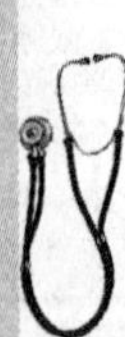

3. 闭塞段急性血栓形成　一旦出现应在术中给予经导管局部溶栓治疗。

4. 远端分支动脉栓塞　一旦发生应给予罂粟碱或前列地尔等血管扩张药物，观察肢体血供情况，必要时给予小剂量溶栓药物。

5. 远期并发症　支架内再狭窄及支架断裂等。

（四）疗效评价

评估主要包括三方面：技术成功率、临床成功率和通畅率。目前已成为首选治疗方法。

四、股腘动脉狭窄、闭塞

常见于动脉粥样硬化的患者，根据TASC（TransAtlantic InterSociety Consensus）Ⅱ最新给出的建议，依据病变的部位、程度等形态学特点将其分为4个级别，称TASCⅡ分级（见下表）。

股腘动脉病变TASCⅡ分级

A级	1. 长度≤10 cm的单发狭窄病变 2. 长度≤5 cm的单发闭塞病变
B级	1. 多发狭窄/闭塞病变，每段长度≤5 cm 2. 长度≤15 cm的单发狭窄或闭塞病变，未累及膝下腘动脉 3. 膝下胫腓动脉血流不连续，流出道条件不好的单发或多发病变 4. 长度≤5 cm的伴有严重钙化的闭塞性病变 5. 单发腘动脉狭窄
C级	1. 多发狭窄或闭塞性病变，总长度＞15 cm，伴有或不伴有严重钙化 2. 经过2次介入治疗后的复发狭窄或闭塞病变
D级	1. 股总或股浅动脉的慢性完全闭塞（长度＞20 cm，累及腘动脉） 2. 腘动脉及胫腓干慢性完全闭塞

（一）适应证与禁忌证

1. 适应证　①有间歇性跛行及严重下肢缺血表现，如静息痛、皮肤破溃及坏疽者；②TASCⅡ分级中的A级和B级病变。

2. 禁忌证　①无法纠正的凝血功能障碍；②无法耐受介入手术或无法仰卧；③透析无效的严重肾功能不全；④全身系统感染或缺血肢体局部严重感染。

（二）介入技术及操作方法

1. 入路选择　根据病变的位置可选择病变对侧股动脉逆行性穿刺或病变侧股动脉顺行性穿刺。

2. 诊断性血管造影　行下肢动脉选择性造影。

3. PTA和（或）支架置入术　应用超滑导丝开通狭窄、闭塞段血管。复杂的病变可用内膜下开通技术，即导丝及导管在内膜下通过闭塞段后再返回到真腔。

4. 血管造影　评估动脉血流情况及是否有远端动脉栓塞。

（三）并发症及防治

请参阅本节“主髂动脉闭塞症”。

（四）疗效评价

患者介入治疗术后2年内的成功率均在95%以上，术后3年通畅率为52%～68%。

第二节　主动脉疾病

【大纲要求】

掌握：主动脉夹层、腹主动脉瘤介入治疗的适应证与禁忌证。

熟悉：主动脉夹层、腹主动脉瘤的介入技术与操作方法。

了解：主动脉疾病介入治疗的并发症及防治。

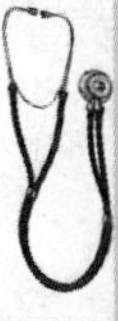

【内容精析】

本节主要介绍主动脉夹层和腹主动脉瘤。患者行必要的体检和实验室检查后，根据CTA影像资料，制订相应介入治疗方案。

一、主动脉夹层

主动脉夹层(aortic dissection，AD)又称主动脉夹层动脉瘤，是由于主动脉内膜破损，高压血流冲入血管壁造成中层撕裂而形成的。

临床上根据内膜破裂口部位和主动脉夹层累及的范围有以下两种分型。①Stanford分型。A型：内膜瓣破口位于升主动脉，病变扩展可累及升主动脉、弓部，也可延及降主动脉甚至腹主动脉；B型：内膜瓣破口位于主动脉峡部、病变扩展仅累及降主动脉或延伸至腹主动脉，但不累及升主动脉。②DeBakey分型。Ⅰ型：内膜瓣破口位于升主动脉，而扩展累及腹主动脉；Ⅱ型：内膜瓣破口位于升主动脉，而扩展仅限于升主动脉：Ⅲ型：内膜瓣破口位于主动脉峡部，而扩展可仅累及降主动脉(Ⅲa型)或达腹主动脉(Ⅲb型)。发病在两周以内者为急性期。

(一) 适应证与禁忌证

1. 适应证　AD急性期介入手术为胸主动脉腔内修复术(thoracic endovascular aortic repair，TEVAR)，指征为复杂型AD。复杂型AD主要指伴有持续性或发作性难以控制的疼痛、药物难以控制的高血压、主动脉的进行性扩张、脏器或肢体缺血和先兆破裂表现。非复杂型AD则可严密观察、随访。对于慢性AD，腔内治疗的适应证主要包括：①主动脉最大径大于5 cm；②主动脉夹层的迅速增大(大于5 mm/6月)；③合并内脏、下肢动脉的严重缺血；④Marfan综合征或其他结缔组织病患者；⑤长期进行糖皮质激素治疗以及主动脉峡部缩窄者。

2. 禁忌证　① 因髂动脉严重迂曲或闭塞，且不能纠正而无介入治疗入路者；②双侧股动脉受夹层累及，造成重度狭窄者；③碘过敏者；④凝血机制障碍及肝肾衰竭者。

(二) 介入技术及操作方法

目前，TEVAR技术主要用于StandfordB型主动脉夹层。

1. 入路选择　近年由于血管缝合器的应用和Stent-graft置入装置的不断改进，股动脉切开逐渐被经皮穿刺技术取代。

2. 诊断性血管造影　经股动脉穿刺行胸主动脉造影，再次确认主动脉夹层的病理类型，尤其是破口的具体位置，以及与左锁骨下动脉的距离等。选择大小合适的覆膜支架。

3. 覆膜支架置入术　沿加硬导丝将支架推送器缓慢推至主动脉弓，根据CTA和造影确定的破裂孔位置，将支架近端覆膜缘置于左锁骨下动脉开口以远或左颈总动脉开口以远。释放支架。

4. 血管造影　再次行主动脉弓造影，观察支架的位置，夹层破裂口是否完全封堵，夹层假腔是否仍然显影以及弓上动脉是否通畅等。

(三) 并发症及防治

1. 髂股动脉损伤　当直径较粗的推送系统通过严重扭曲的髂动脉时，可引起动脉壁的损伤甚至主动脉破裂出血，动脉壁钙化性粥样斑块可加剧这种损伤。为此，应选择小直径推送器。

2. 内漏　治疗术后可发生内漏，复查以增强CT为首选，可发现内漏。介入治疗仍可作为内漏的首选治疗方法。

3. TEVAR术后综合征　出现在介入治疗7天内。患者常感背部疼痛或发热，没有白细胞计数升高等感染表现。可口服药物对症处理。

4. 脊髓缺血　是TEVAR后严重神经系统并发症。

(四) 疗效评价

临床研究资料表明，TEVAR治疗复杂型B型主动脉夹层，患者术后生活质量有大幅度提高。TEVAR技术成功率接近100%，破裂口完全封闭率为80%左右，假腔闭塞率为30%左右。

二、腹主动脉瘤

腹主动脉瘤(abdominal aortic aneurysm，AAA)是由各种原因引起腹主动脉壁的局部薄弱，继而扩张、膨

出形成的梭形或囊形瘤样扩张。临床上患者多无症状，常在查体时发现，表现为腹部搏动性包块，瘤体较大时也可出现对周围器官的压迫症状。若腹痛突然加剧或出现休克症状时，应考虑动脉瘤破裂的可能；一旦破裂死亡率高达 23%～69%。1991 年开始，腹主动脉瘤腔内修复术（endovascular aneurysm rwpair EVAR）获得了广泛应用。

AAA 按病理可分为两型。①真性 AAA，主动脉管腔异常扩张，但管壁保留完整，瘤壁包括内膜、中膜、外膜全层；②假性 AAA，系多种原因引起的血管壁破裂，在其周围形成的局限性纤维包裹性血肿，并与主动脉管腔相通，瘤壁的成分为纤维组织而不是血管壁结构。这里主要叙述真性 AAA。

（一）适应证与禁忌证

1. 适应证　肾动脉平面以下的腹主动脉瘤且瘤体直径＞5 cm 者；或瘤体直径为 4～5 cm，但动脉瘤有破裂趋向者，如伴重度高血压，瘤壁厚薄不等或有子瘤以及有疼痛症状；瘤体近期增长迅速，即 6 个月内直径增加超过 5 mm 者。

2. 禁忌证　主要包括因髂股动脉严重迂曲或闭塞，且不能纠正而无介入操作入路者；碘过敏者；严重凝血机制障碍及肝肾衰竭者。

（二）介入技术及操作方法

主要采用覆膜支架腔内隔离动脉瘤，又称主动脉瘤腔内修复术（EVAR）。

1. 疼痛和血尿　与 TEVAR 相同。

2. 诊断性血管造影　经股动脉穿刺行腹主动脉造影，再次对主动脉瘤的病理类型，尤其是破口 AAA 的瘤颈、是否累及肾动脉等进行评估。选择大小、形状合适的覆膜支架。

3. 覆膜支架置入术　沿加硬导丝将支架推送器缓慢推至腹主动脉，根据 CTA 和造影确定支架近端位置。释放支架，同时应暂时性药物控制低血压状态。

4. 血管造影　再次行腹主动脉造影，观察支架的位置、主动脉瘤腔是否完全隔绝。

（三）并发症及防治

与胸主动脉腔内修复术（TEVAR）完全相同。

（四）疗效评价

介入治疗的成功标准是 AAA 被完全隔绝，无支架周围“漏”存在。目前与传统外科手术相比，在治疗成功率、围手术期死亡率和中远期疗效等方面两组之间无统计学差异。

第三节　急性动脉出血性疾病

【大纲要求】

掌握：急性动脉出血介入治疗的适应证与禁忌证。

熟悉：急性动脉出血介入技术与操作方法。

了解：常见动脉出血及消化道出血介入治疗的并发症及防治。

【内容精析】

经导管动脉栓塞术和经导管药物灌注术被广泛用于各种病理性、创伤性、医源性急性动脉出血性疾病的治疗。常见的急性出血包括咯血、呕血、便血、血尿等。介入治疗前常规检查包括血常规、血型及凝血指标，如病情允许可同时进行血清肌酐水平和肝功能指标测定。为明确诊断及判断出血部位及病因，必要时可进行超声、增强 CT 扫描或胃镜、肠镜检查。此外应准备好各种栓塞材料及药物。患者通常病情危急，应在建立静脉通路，积极抗休克、止血等内科治疗的同时，争取时间尽快进行介入治疗。

一、适应证与禁忌证

1. 适应证　内科治疗无效、介入治疗疗效确切的急性动脉出血性疾病的根治性止血治疗；无法立即进行外科手术的急性动脉出血性疾病的姑息性止血治疗。

2. 禁忌证　绝对禁忌证仅限定严重碘对比剂禁忌者。相对禁忌证包括：①无法纠正的凝血功能障碍；②难以纠正的休克状态；③透析无效的严重肾功能不全。

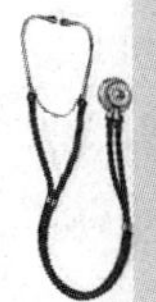

二、介入技术及操作方法

(一) 入路选择

通常选择穿刺右侧股动脉作为入路。

(二) 诊断性血管造影

根据病情初步判定出血责任动脉,应用造影导管对所有可疑责任动脉进行诊断性血管造影,寻找出血点及确定需要治疗的靶动脉。DSA典型的血管破裂出血征象为对比剂外溢,并在其他血管分支对比剂影像消失后仍然存在。

(三) 经导管血管栓塞剂封堵术

1. 超选择插管并注入栓塞材料或灌注血管加压素　明确出血部位和责任供血动脉后,应用超滑导丝将导管选择性插入靶血管。再次造影确定后,经导管注入适合的栓塞材料,如明胶海绵颗粒、栓塞微球和弹簧圈;对于弥漫性病变或超选择插管困难的病例,可经导管灌注血管加压素进行局部止血治疗。

2. 覆膜血管内支架置入术　对作为重要器官单一血供的直径稍大的动脉损伤、破裂或假性动脉瘤形成,可于病变血管段置入覆膜血管内支架对出血部位进行封堵。

(四) 血管造影

再次血管造影评价疗效。

三、并发症及防治

(一) 支气管动脉栓塞治疗咯血的并发症

1. 脊髓损伤　部分患者支气管动脉与脊髓动脉共干,栓塞后造成脊髓动脉缺血、梗死,从而出现神经系统并发症。因此,于栓塞前行支气管动脉造影辨别脊髓动脉共干是极为重要的。

2. 异位栓塞引起其他组织器官缺血梗死　对作为重要器官单一血供的直径稍大的动脉损伤、破裂或假性动脉瘤形通常选择穿刺右侧股动脉作为入路。

(二) 消化道出血栓塞或血管加压素灌注治疗的并发症

1. 血管栓塞后消化道缺血　可引起的消化管狭窄、管壁溃疡和坏死,一旦发生应在生命体征平稳后,进行外科手术治疗。

2. 血管加压素治疗后引起的腹部绞痛　通常会自行缓解或排便后结束。

(三) 肝动脉栓塞的并发症

1. 胆管缺血坏死　导致胆道狭窄胆汁瘤形成和胆汁渗漏引起的肝组织坏死。

2. 肝脓肿　可通过经皮穿刺引流治疗。

3. 胆道狭窄　是远期并发症,往往需要置入支架。

(四) 脾动脉栓塞的并发症

脾动脉栓塞后缺血梗死引起腹痛、发热等栓塞后综合征甚至脾脓肿通常经内科保守治疗后可痊愈,必要时需外科手术治疗。

四、疗效评价

选择性动脉栓塞治疗各种急性动脉出血性疾病具有安全、见效快的优点,已成为首选方法。

第四节　静脉狭窄、闭塞性疾病

【大纲要求】

掌握:囊静脉狭窄、闭塞性疾病介入治疗的适应证与禁忌证。

熟悉:囊静脉狭窄、闭塞性疾病的介入技术与操作方法。

了解:并发症及防治。

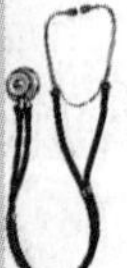

【内容精析】

静脉狭窄、闭塞性疾病是指各种原因引起的静脉主干或其重要分支血液回流受阻,造成相关组织及器官的淤血，以及由此引发的一系列临床症状与体征。常见病因包括急、慢性静脉血栓形成、炎症和纤维化等。微创介入治疗因其具有创伤小、并发症少，可重复治疗等优点而逐步成为此类疾病的首选治疗方法。本节重点阐述深静脉血栓形成(deep venous thrombosis, DVT)与肺栓塞(pulmonary embolism, PE)、上腔静脉综合征(superior vena cava syndrome, SVCS)、布-加综合征(Budd-Chiari syndrome, BCS)的介入治疗。

一、下肢深静脉血栓形成与肺栓塞

下肢深静脉血栓形成(DVT)是一种常见病。临床表现为一侧肢体突然肿胀，常伴有胀痛，行走或站立时加剧，严重者出现“股青肿”。对急性期下肢DVT进行经导管局部溶栓治疗，显示了较好的安全性和有效性。此外，各种经皮血栓清除术也具有较好的临床疗效。

肺栓塞(PE)是静脉血栓栓塞性疾病血栓脱落导致的最严重的并发症。全身抗凝是目前公认的急性PE首选治疗方法。但对大面积肺栓塞者，经导管肺动脉局部溶栓术和(或)经皮血栓清除、碎栓术也是有效的介入治疗方法。对于急性PE的高危患者还可置入下腔静脉滤器，来预防急性大面积肺栓塞的发生。

(一) 适应证与禁忌证

1. 经导管局部溶栓术

(1) 适应证　①急性髂股深静脉血栓形成者；②股腘深静脉血栓形成者；③亚急性和慢性髂股深静脉血栓形成者；④已出现“股青肿”者；⑤急性和亚急性下腔静脉血栓形成者。

(2) 禁忌证　包括肝功能不全引起的凝血功能异常、血小板减少、近期外科手术史、活动性内出血、近期脑血管意外等。

2. 下腔静脉滤器置入术

(1) 适应证　①绝对适应证(已证实有静脉血栓栓塞)：抗凝治疗中静脉血栓栓塞复发；存在抗凝治疗禁忌证；抗凝治疗出现并发症；抗凝治疗失败；②相对适应证(已证实有静脉血栓栓塞)：髂静脉或下腔静脉血栓形成；大的漂浮血栓；髂、腔静脉溶栓治疗；心肺功能储备差者；抗凝治疗依从性差者；存在抗凝治疗高风险因素者；③预防应用适应证(无静脉血栓栓塞，但存在抗凝治疗高风险因素)：有发生静脉血栓栓塞高风险的创伤和外科手术及其他疾病与状态者。

(2) 禁忌证　①下腔静脉缺如、下腔静脉血栓形成等导致无滤器置入空间；②所有静脉入路阻塞导致无法置入滤器者；③下腔静脉直径超过目前市售各种滤器的最大直径(28 mm)者。

3. 经导管肺动脉局部溶栓术及肺动脉血栓清除术、碎栓术

(1) 适应证　超过50%的大面积肺栓塞或已有心肺疾病导致心肺功能储备不良，需尽快纠正右心负荷增高、右心室功能衰竭等血流动力学异常者。

(2) 禁忌证　肺动脉局部溶栓术的禁忌证可参考下肢深静脉局部溶栓术的禁忌证。而肺动脉经皮血栓清除术及碎栓术则无绝对禁忌证。

(二) 介入技术及操作方法

1. 入路选择　①患侧肢体静脉远心端顺行穿刺，最常用部位为腘静脉，其次为胫静脉；②健侧股静脉穿刺并逆行插入患侧肢体静脉；③右侧颈静脉穿刺等。

2. 下肢深静脉造影　将导管插入静脉远心端，通过对比剂的回流充分显示血栓闭塞段血管全貌及血流状态。下肢DVT的典型静脉造影表现为静脉管腔内形态不规则的对比剂充盈缺损。

3. 下腔静脉滤器置入术　将造影导管置于下腔静脉远心端进行下腔静脉造影，明确下腔静脉是否通畅及双侧肾静脉开口位置并测量下腔静脉直径。在导丝导引下将长导引导管置于下腔静脉，并置入下腔静脉滤器。

4. 经导管局部溶栓术　应用超滑导丝在造影导管支撑下开通血栓栓塞段静脉。在加硬导丝导引下拔除造影导管，并置换、留置溶栓导管，以利进行溶栓治疗，并定期行静脉造影，观察疗效。如静脉血流改善理想，即可结束治疗。疗程一般不超过10天。

5. 球囊扩张和支架置入术　对于溶栓治疗后髂股静脉仍有短段血栓残留者可进行球囊扩张成形术；经球囊扩张成形术效果不佳者，可行金属支架置入术。

6. 肺栓塞局部溶栓术　对于合并肺栓塞的患者应将造影导管置于肺动脉主干，并进行肺动脉造影；

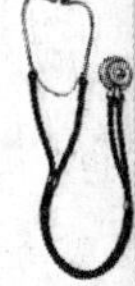

明确肺动脉栓塞部位后，将带侧孔造影导管置于栓塞肺动脉段并留置导管进行溶栓，定期行肺动脉造影复查。

下腔静脉滤器置入术后，若患者已具备滤器的回收条件，应在各种滤器允许回收的时间窗内对下腔静脉滤器进行回收。

（三）并发症及其防治

1. 穿刺点动脉损伤造成血肿或动静脉瘘　必要时给予相应的局部压迫或外科手术处理。

2. 溶栓引起的出血并发症　包括穿刺点出血、血肿及腹膜后血肿；胃肠道出血；血尿；颅内出血等。一旦发生，应停止溶栓治疗并积极内科止血治疗，必要时行外科手术清除血肿。

3. 下腔静脉滤器置入术并发症　最常见的是下腔静脉及滤器内血栓形成，但大部分患者并无自觉症状。

（四）疗效评价

髂股静脉 DVT 经导管局部溶栓术的技术成功率为 79%～81%，术后 1 年一期通畅率为 63%～64%，股静脉经导管局部溶栓的术后 1 年一期通畅率为 40%～47%。

下腔静脉滤器置入可将肺栓塞的复发率降至 2.8%～7.5%。

二、上腔静脉综合征

上腔静脉综合征是上腔静脉狭窄、闭塞导致头面部、上肢及胸壁静脉回流受阻，并由此引发的一系列临床症状与体征。介入治疗的方法包括导管溶栓、静脉开通、球囊扩张成形、支架置入等多种介入技术的综合应用。

（一）适应证与禁忌证

1. 适应证　各种原因引起的上腔静脉狭窄、闭塞性病变，内科保守治疗无效者。

2. 禁忌证　弥漫性慢性静脉血栓形成；恶性疾病的终末期患者；因呼吸困难，无法耐受介入手术者。

（二）介入技术及操作方法

1. 入路选择　狭窄、闭塞位于右侧无名静脉和上腔静脉者可选择股静脉入路或右侧颈内静脉入路；狭窄、闭塞位于左侧无名静脉者可选择股静脉入路或左侧腋静脉入路。

2. 狭窄、闭塞静脉的造影检查与开通术　将造影导管置于狭窄、闭塞段的远心端进行造影，并将导丝穿过狭窄、闭塞段，跟进造影导管，重新进行造影显示流出道情况。

3. 血栓处理　如静脉管腔内有继发性血栓形成，可在经皮球囊导管成形术和血管内支架置入术前进行经导管溶栓治疗。

4. 经皮球囊导管成形术　采用球囊导管对静脉狭窄、闭塞性病变，特别是良性病变进行扩张成形处理依然是此类疾病介入治疗的首选方法。但对于恶性静脉狭窄、闭塞，实施球囊导管成形术往往效果不佳。此外，如血管支架置入后展开不良，也可应用球囊导管进行后扩张处理。

5. 血管内支架置入术　对于经球囊导管扩张治疗后效果不佳或出现再狭窄的病变，可根据狭窄、闭塞段静脉的情况实施血管内支架治疗。但对于良性静脉狭窄、闭塞病变，应慎重考虑是否置入血管内支架。

（三）并发症及防治

1. 静脉穿孔与心包填塞　在开通闭塞的上腔静脉过程中应避免粗暴操作，并随时进行手推对比剂确认导管导丝是否位于静脉管腔内。

2. 静脉开通后血栓脱落所致肺栓塞　应在开通术前给予充分溶栓和抗凝治疗。一旦发生肺栓塞应积极给予相应溶栓治疗。

3. 静脉内支架置入治疗的并发症　较为少见，包括支架释放位置不当或支架移位等。

（四）疗效评价

介入治疗的目的主要是快速缓解临床症状和体征。68%～100%的患者在有效治疗后症状体征立即消失或缓解。上腔静脉良性狭窄、闭塞的介入治疗需考虑远期疗效，但介入治疗后 1 年和 2 年的管腔通畅率仅为 40%和 25%。

三、布-加综合征

布-加综合征(BCS)是由多种原因引起的主要肝静脉分支和(或)肝段及肝上段下腔静脉膜性或节段性狭窄、闭塞或肝小静脉狭窄、闭塞所导致的肝静脉回流受阻，继而形成肝脏淤血，门静脉高压、肝功能受损，以及

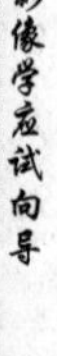

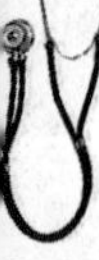

因此所产生的以肝大、腹胀(痛)、腹水及下肢水肿等主要临床表现的一组综合征。腹部超声检查是BCS的首选影像学检查方法,可初步明确并对肝静脉及下腔静脉狭窄、闭塞部位、长度以及侧支循环情况进行初步评估。CT或MRI可除外肝脏其他病变,观察肝脏有无淤血表现。

(一) 适应证与禁忌证

1. 适应证　诊断明确,且内科保守治疗无效的以肝静脉和(或)下腔静脉狭窄、闭塞为主的各种类型BCS患者。

2. 禁忌证　①肝功能衰竭,Child-Pugh评分C级;②恶性肿瘤无法切除或已全身转移,预计生存期较短;③全身状态差无法耐受手术。

(二) 介入技术及操作方法

1. 入路选择　根据病变类型,可选择股静脉入路和(或)右侧颈内静脉入路。

2. 经皮下腔静脉和(或)肝静脉开通术　能否开通下腔静脉或肝静脉闭塞段管腔是此类治疗的关键环节。对于单纯膜性闭塞病变的开通成功概率较高;但对于静脉管腔节段型闭塞性病变,开通过程有较大风险和难度,应根据不同静脉的不同病变类型和程度选择不同开通方法。如经股静脉途径开通、经颈静脉途径开通和经皮肝穿刺途径开通等。

3. 经导管局部溶栓术　适用于已并发静脉血栓形成的BCS。将溶栓导管置于静脉狭窄闭塞病变远心端血栓处进行经导管局部溶栓术治疗。

4. 经皮球囊导管成形术　对于肝静脉口部局限性狭窄、闭塞病变及下腔静脉膜性或短节段性狭窄、闭塞性病变可首先进行经皮球囊导管成形术治疗,往往可取得较好的临床疗效。

5. 经皮血管内支架置入术　对于反复行经皮球囊导管成形术治疗效果不理想的病变、长节段性下腔静脉闭塞病变及伴有远端管腔血栓形成的狭窄、闭塞性病变,通常选择经皮血管内支架置入术。

6. 术后处理　因静脉梗阻解除后回心血流量突然增加,可能加重右心负荷、导致心功能衰竭、肺水肿,因此术后应进行必要的心电监护并监测尿量、高危患者应监测中心静脉压。一旦出现,及时给予对症处理。

(三) 并发症及防治

1. 静脉闭塞开通术的并发症　对于完全闭塞的静脉病变,特别是下腔静脉节段性闭塞的开通术中,偶有静脉穿孔、腹腔出血及心包填塞等严重并发症的发生。开通过程中应严格遵循对端标识、双向定位和造影示踪的实施原则。

2. 静脉开通后血栓脱落所致肺栓塞　应在开通术前给予充分溶栓和抗凝治疗。开通后立即置入血管内支架使残余血栓贴壁。一旦发生积极给予肺栓塞的相应治疗。

3. 经皮经肝穿刺肝静脉开通术所致腹腔出血和胆道出血　必要时应在超声引导下进行穿刺,避免损伤肝动脉。一旦发生可进行肝动脉造影及选择性肝动脉栓塞术。

4. 静脉内支架置入治疗的并发症　较少见,主要包括支架释放位置不当,或支架移位等。

(四) 疗效评价

BCS介入治疗术后患者总体肝功能水平会有所提高,Child-Pugh评分降低;PTA的首次治疗通畅率约为70%,再次治疗通畅率约为97%;血管内支架置入术的首次通畅率约为80%,再次通畅率约为95%。

第五节　门静脉高压症

【大纲要求】

掌握:门静脉高压介入治疗的适应证与禁忌证。

熟悉:门静脉高压介入技术与操作方法。

了解:门静脉高压介入治疗的并发症及防治。

【内容精析】

门静脉高压症(portal hypertension, PH)是由门静脉系统压力增高而引起的一系列症状和体征的

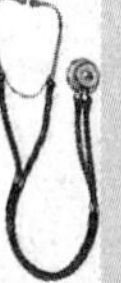

总称，常由肝硬化所致门静脉血流阻力增加引起。其临床表现主要包括：脾肿大并功能亢进，食管胃底静脉曲张破裂引起上消化道出血和顽固性腹水等。近年来，各种微创的介入治疗手段已越来越多地应用于门静脉高压症临床治疗，主要的介入治疗技术包括部分性脾动脉栓塞术，经颈静脉肝内门体静脉分流术和球囊阻塞逆行性静脉曲张消融术等。

一、部分性脾动脉栓塞术

对于门静脉高压性脾肿大、严重脾功能亢进者，如内科保守治疗效果不佳可行部分性脾栓塞术，也称内科性脾切除术来使部分脾组织坏死消融，既可缓解脾功能亢进，又能保留部分脾功能。

（一）适应证与禁忌证

1. 适应证　各种原因引起的门静脉高压性脾功能亢进，血小板计数小于 60×10^9/L 并至少有过一次食管胃底静脉曲张破裂出血病史。

2. 禁忌证　部分脾栓塞术无绝对禁忌证。应全面评估患者对手术的耐受能力。对于脾肿大较严重的患者，可分 2～3 次进行栓塞治疗。

（二）介入技术及操作方法

1. 入路选择　右侧股动脉穿刺入路。

2. 脾动脉造影　将造影导管经腹腔干选择性插入脾动脉并进行血管造影。

3. 部分脾栓塞术　将造影导管尽量插入脾动脉远端。经导管注入抗生素及对比剂浸泡过的明胶海绵颗粒。栓塞过程中应通过实时血管造影对脾栓塞面积与体积进行估算，理想的栓塞百分比为60%～70%。

4. 术后处理　①绝对卧床制动 6 小时，限制活动 24 小时，术后一周内避免剧烈活动；②观察动脉入路穿刺点有无血肿及股动脉和足背动脉搏动情况；③如术后出现栓塞后综合征，可给予止痛等对症处理。

（三）并发症及防治

1. 脾脓肿　部分脾栓塞术后可造成相应脾组织梗死，同时也会使脾的免疫调节功能降低，而易引起脾脓肿。一旦脓肿形成应及时给予抗炎治疗或进行经皮脾脓肿穿刺引流。

2. 栓塞后综合征　包括脾破裂、肾功能损伤、急性胰腺炎、肺炎和脾静脉血栓形成等。手术操作时应栓塞适度，避免栓塞材料反流入其他动脉分支。

3. 其他并发症　左上腹疼痛、恶心呕吐、麻痹性肠梗阻、胸腔积液及左下叶盘状肺不张等。一旦出现应积极对症处理。

（四）疗效评价

通常在栓塞术后 2 周时，白细胞及血小板计数有所上升，1～2 年中 96%的患者血小板计数恢复至正常值，食管胃底静脉曲张破裂出血发生率也大大降低。

二、经颈静脉肝内门体静脉分流术

经颈静脉肝内门体静脉分流术（TIPS）是采用特殊的介入治疗器械，在 DSA 导引下，经颈静脉入路，在肝实质内建立肝静脉与门静脉主要分支之间的人工分流通道，并以金属内支架维持其永久性通畅，从而降低门静脉压力，并控制食管胃底静脉曲张破裂出血，促进腹水吸收。该技术应用早期，由于 TIPS 分流道中应用覆膜支架，在很大程度上解决了分流道的再狭窄问题。

（一）适应证与禁忌证

1. 适应证　①门脉高压性食管胃底静脉曲张及异位（十二指肠、空肠、脾肾及直肠）静脉曲张；②成功内镜硬化或结扎治疗后上消化道出血病情再发；③门脉高压性食管胃底静脉曲张破裂出血内镜治疗失败；④存在上消化道出血复发高风险因素者；⑤大量难治性腹水及肝性胸腔积液。

2. 禁忌证　TIPS 治疗无绝对禁忌证，相对禁忌证包括以下几方面。①心功能异常：心功能衰竭、右心压力增高和肺动脉高压；②快速进展的肝功能衰竭或肝功能 Child-Pugh 评分 C 级，预后较差者；③严重的不能纠正的凝血功能障碍；④未控制的败血症；⑤胆道梗阻；⑥弥漫性的原发或转移性肝脏恶性肿瘤；⑦肝性脑病。

（二）介入技术及操作方法

1. 入路选择　右侧颈内静脉入路，穿刺成功后插入导管鞘。

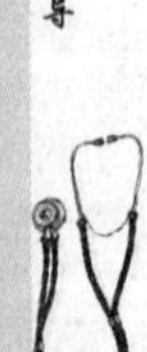

2. 经颈静脉肝内门体静脉分流术(TIPS)

(1) 将TIPS穿刺套装中的外套管插入下腔静脉;

(2) 将多功能导管选择性插入右肝静脉,并利用加硬导丝置换成TIPS套装中的内套管;

(3) 将TIPS穿刺针经内套管插入右肝静脉内,经肝实质向前下方穿刺门静脉右干,成功后经内套管注入对比剂确认TIPS套管位于门静脉内;再将外套管沿超硬导丝送入门静脉主干,并测量门静脉压力;

(4) 置入并保留超硬导丝,回撤外套管,并测量右心房压力;

(5) 应用8 mm球囊扩张导管对肝实质分流道进行预扩张,并测量下一步置入支架的长度;

(6) 选择直径适宜的血管内支架或覆膜血管内支架置入分流道,并再次测量门静脉压力,再对出血的曲张静脉进行硬化栓塞治疗;

(7) 拔除导丝、外套管及导管鞘,右颈内静脉穿刺点加压包扎。

(三) 并发症及防治

1. 出血 肝动脉损伤、肝被膜破裂或穿刺肝外门静脉造成腹腔出血及胆道损伤出血等。一旦出现,保守治疗无效时进行肝动脉造影并栓塞出血责任动脉,必要时外科手术。

2. 肝功能衰竭 门体静脉分流道建立后,门静脉的向肝血流减少,可能导致肝功能衰竭。可通过减小分流道直径或栓塞分流道的方法得到缓解。

3. 肝性脑病 门静脉血流直接进入体循环可能导致血氨增高,发生肝性脑病。轻度者可通过内科药物疗法改善症状,严重者需再次介入手术对分流道进行处理,如减小分流道直径(限流)或部分栓塞分流道。

4. 心功能衰竭 TIPS术前需严格评估患者的心功能及耐受力。一旦发生,通常可通过内科抗心衰得到缓解。

(四) 疗效评价

TIPS术后随访应特别关注腹水、上消化道出血及肝性脑病。随访方法除问诊及体检外,还应该在出院前、术后3个月及以后每6个月时进行腹部超声检查,明确TIPS分流道是否有再狭窄。TIPS的技术成功率约为95%,术中死亡率仅为1%。TIPS术后急性上消化道出血的控制率约为90%。60%～85%的TIPS术后患者腹腔积液明显减少。

三、球囊阻塞逆行性静脉曲张消融术

球囊阻塞逆行性静脉曲张消融术(B-RTO)是经门静脉高压后形成的自发性胃-肾分流道向胃底静脉曲张血管内注入硬化剂进行消融治疗的介入技术。应用该技术治疗和预防胃底静脉曲张破裂出血,可获得较好的临床疗效。但此项技术因相关器材的限制在国内应用尚少。

(一) 适应证与禁忌证

1. 适应证 ①内科保守治疗无效、纤维内镜食管曲张静脉套扎及硬化剂治疗后消化道出血反复发作;②如果肝功能较差,预计进行TIPS治疗预后不良或可能出现肝性脑病,可行B-RTO。

2. 禁忌证 ①已出现门静脉阻塞和难治性腹水者;②有高破裂风险的食管静脉曲张者;③严重肾功能不全者。

(二) 介入技术及操作方法

1. 入路选择 标准的B-RTO入路为右侧股静脉。

2. 球囊阻塞逆行性静脉曲张消融术

① 经左肾静脉入口将球囊阻塞导管插入胃-肾分流的流出道,充盈球囊并阻塞流出道后经球囊端孔进行分流道静脉造影,并显示肾静脉曲张。

② 将球囊阻塞导管插入静脉曲张附近、尽量避开侧支循环。向曲张静脉内缓慢注入5%乙醇胺油酸酯碘帕醇(EOI),并保持球囊阻塞30～50分钟,使EOI充分凝固。

③ 尽量抽吸球囊导管中残余EOI,并拔除导管及导管鞘,右股静脉穿刺点清洁加压包扎。

(三) 并发症及防治

1. EOI溶血效应引起血尿、腹痛、背痛和低热 发生于术中及术后几天内,通常在保守治疗后好转。

2. 急性肾衰竭 尽量减少EOI用量,并可预防性经静脉应用结合珠蛋白。

3. 门静脉压力升高 术后应进行严密随访并给予相应保守治疗。

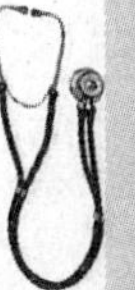

（四）疗效评价

除术后早期住院期间监测心肾功能外，还需术后2周进行CT随访，评价曲张静脉的血栓形成情况，并监测是否有腹腔积液及其他相关并发症。此外，还应在术后1个月和3个月行纤维胃镜检查，观察食管及胃底静脉曲张变化。B－RT0的技术成功率为90%～100%；内镜随访发现静脉曲张缓解或消失率为80%～100%。

第六节　颅内血管性疾病

【大纲要求】

掌握：颅内血管疾病介入治疗的适应证与禁忌证。

熟悉：颅内血管疾病介入技术与操作方法。

了解：介入治疗的并发症及防治。

【内容精析】

脑血管疾病是危害人类健康的三种主要疾病之一，居国内死亡病因的第一位。随着神经介入技术的进步，对于颅内动脉瘤、脑血管畸形和颈内动脉－海绵窦瘘，在临床中主要应用介入技术进行治疗。

一、颅内动脉瘤

颅内动脉瘤为颅内动脉壁的局部异常扩张，是引起自发性蛛网膜下腔出血(SAH)的首位病因。CT平扫对动脉瘤破裂致蛛网膜下腔出血的检出率为60%～100%；CTA可检出大多数颅内动脉瘤，并可显示动脉瘤与邻近血管之间的关系。DSA全脑血管造影，为颅内动脉瘤诊断的金标准。

根据动脉瘤位置将其分为：①颈内动脉系统动脉瘤，约占颅内动脉瘤的90%；②椎基底动脉系统动脉瘤，约占颅内动脉瘤的10%。

（一）适应证与禁忌证

1. 适应证　颅内动脉瘤的血管内介入治疗包括动脉瘤栓塞术和载瘤动脉闭塞术。①大多颅内囊状动脉瘤均可行动脉瘤栓塞术；②后循环(椎基底动脉)动脉瘤、夹层动脉瘤的介入治疗多优于开颅夹闭术；③发病后状态较差或开颅手术存在较大风险因素者；④颈内动脉、椎基底动脉系统的宽颈、巨大囊状动脉瘤和梭形动脉瘤，可进行载瘤动脉和梭形动脉瘤腔内闭塞术。

2. 禁忌证　①因对比剂禁忌证不能行血管造影者；②严重凝血机制障碍及肝、肾衰竭患者；③严重心肺功能障碍以及动脉瘤出血后病情严重者；④老年入由于动脉粥样硬化及血管严重迂曲导致无安全、合适的血管路径者；⑤动脉瘤体或瘤颈处有重要的血管分支发出，栓塞或闭塞后可能导致严重临床症状者。

（二）介入技术及操作方法

颅内动脉瘤的介入治疗，依据动脉瘤的大小、位置、瘤颈的宽度及形态采用不同的栓塞技术。

1. 入路选择　在全麻下采用Seldinger穿刺法建立动脉或静脉入路。

2. 诊断性血管造影　在导丝导引下，将造影导管分别送至双侧颈内动脉、双侧颈外及双侧椎动脉行全脑血管造影，明确动脉瘤位置、大小形态及其与载瘤动脉的关系，制订手术方案。

3. 动脉瘤栓塞或载瘤动脉闭塞术　将引导管置入目标血管(颈内动脉或椎动脉)；在微导丝导引下将微导管送入动脉瘤腔内；通过微导管将弹簧圈送入动脉瘤内将动脉瘤栓塞。载瘤动脉闭塞：使用可脱球囊或弹簧圈在侧支循环良好的情况下将目标血管闭塞。

（三）并发症及防治

1. 血管痉挛　血管痉挛在动脉瘤性蛛网膜下腔出血中最常见，一般发生于出血后3～14天。血管内治疗术中发生血管痉挛除蛛网膜下腔出血因素外，与导管、微导管及导丝的刺激有关。术前、术中可应用钙离子拮抗剂。

2. 缺血性并发症　主要见于大脑中动脉瘤或前交通动脉瘤，这种倾向与靠近动脉瘤颈处载瘤动脉的复杂分支有关。另外由于术中导丝、导管可能损伤血管内皮及植入物的存在，可能导致急性血栓事件的

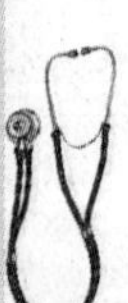

发生或血管内壁斑块的脱落。为此，在颅内血管介入治疗时应随时进行监测，并操作尽量轻柔。

3. 术中动脉瘤破裂　术中动脉瘤破裂主要发生在尝试微导管进入瘤腔内并将其稳定最佳位置时，因此操作时应避免微导管过度松弛，以防止导管突然向前移动穿破动脉瘤壁。

4. 弹簧圈解旋或逸出动脉瘤腔　多因术中反复推拉弹簧圈所致。一旦发生弹簧圈逸出或解旋，应积极采取补救措施。

（四）疗效评价

颅内动脉瘤的血管内介入治疗术是一项非常安全的治疗手段，术前的充分准备，以及术中仔细解读血管造影片，对于手术成功非常重要。此外，随着神经介入技术的提高，栓塞材料的改进，能进一步预防术中并发症的发生，使更多的颅内动脉瘤得以有效治疗，从而降低了患者致残率与病死率。

二、颅内动静脉畸形

颅内动静脉畸形（AVM）是临床上最常见的颅内血管畸形。男女发病率近似。临床上约 40%的 AVM 可以没有任何症状；出血是 AVM 的主要临床表现，多发生在 50 岁以前，脑实质内出血最为常见，其次为脑室内出血和蛛网膜下腔出血；癫痫是 AVM 患者的另一表现。

影像学上，CT 和 MRI 检查可以发现绝大多数的 AVM；脑血管造影是 AVM 诊断的金标准。

对于 AVM，血管内栓塞治疗、显微外科手术切除和立体定向放射治疗是三种主要治疗方法。近年来，随着神经介入技术及介入材料的发展，AVM 的介入栓塞治疗越来越得到重视。

（一）适应证与禁忌证

1. 适应证　目前，AVM 的介入治疗适应证尚无统一标准。比较公认的介入治疗适应证为：①血管结构简单，可以单独应用介入技术治愈的血管畸形；②血管畸形团较大、有深部静脉引流、多支动脉供血或有高流量瘘者，开颅手术治疗前，介入栓塞治疗有利于提高成功率、减少脑组织术中损害、降低出血量和缩短手术时间；③放疗前的介入栓塞可以缩小血管畸形体积、提高放射治疗的效果；④对于无法根治的血管畸形，可以姑息性消除畸形血管团的薄弱部分如畸形血管团里的动脉瘤、高流量的瘘或减小畸形血管团体积，以降低出血的机会。

2. 禁忌证　① 畸形血管团的供血动脉无法清晰显示的 AVM，一些人 AVM 发育比较幼稚，供血动脉为一些非常纤细的血管，微导管难于到达或到达后仅能栓塞很少的部分；②供血动脉没有足够的反流距离；③严重打破AVM 的血流动力学平衡，可能导致严重出血；④供血动脉过度迂曲，微导管无法到达。

（二）介入技术及操作方法

经股动脉入路，将导引导管置入目标血管（颈内动脉或椎动脉）；将漂浮微导管导入畸形血管团的供血动脉内，并逐渐接近畸形血管团。微导管到位后应行超选择性血管造影，目的是评价供养动脉的血流、AVM 结构、引流静脉状况，以及 AVM 的循环时间和循环量。确定微导管位置后，即可开始注入栓塞材料。

目前常用的栓塞材料为液体胶 NBCA（氰丙烯酸正丁酯）和 Onyx（乙烯-乙烯醇共聚物）。注射 NBCA 前，先将 NBCA 与碘苯醋以一定比例混合（1∶2，1∶3 等），这种比例由畸形团的血流速度和流量决定。使用 Onyx 栓塞前，先以 DMSO（二甲基亚砜）完全充满微导管（90 秒）然后，再缓慢注入 Onyx，透视下实时监控 Onyx 流出的量及方向、区域。栓塞完成后，回抽栓塞剂的同时，回撤微导管。

（三）并发症及防治

经血管内治疗 AVM 的并发症发生率约为 5%～50%，主要分为缺血性和出血性并发症两类。

1. 缺血性并发症　主要原因是胶的误栓和操作过程中导丝和导管造成正常血管损害导致的闭塞。故术前应精确的确认病变血管，减少导丝导管误入正常血管的次数，操作要轻柔。

2. 出血性并发症　①过于稀释的胶可能会通过畸形团而阻塞引流静脉造成出血，因此应根据血流速度配制合适浓度的胶；②血管穿破，多为微导丝穿破血管壁，故微导丝尽可能不要伸出微导管头，且在通过微导管小角度转弯处时，动作要轻柔，不要强行通过。

（四）疗效评价

AVM 介入治疗效果与治疗目的有关：对于血管结构简单，有可能仅通过介入治疗一种方式就可以得到治愈的 AVM，应争取治愈；如介入治疗为放射治疗的辅助治疗，或为难能治愈的血管畸形的姑息治疗，应消除畸形血管团内的动脉瘤样改变和高流量的量，并尽量减少畸形血管团的体积；开颅手术前介入栓塞治疗时，应首选栓塞深部供血动脉。

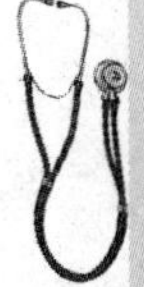

三、颈动脉海绵窦瘘

颈动脉海绵窦瘘(CCF)是一种发生于颈内动脉海绵窦段和(或)其分支破裂,与海绵窦之间形成异常动静脉交通而引起的临床综合征。根据病因可分为自发性CCF和外伤性CCF两种,以外伤性CCF多见。

根据血流动力学,颈内动脉海绵窦瘘可分为高流量和低流量两种类型。还有一些CCF是以上两种类型的综合。

当今治疗颈内动脉海绵窦瘘主要采取血管内介入治疗。根据其手术路径可分为动脉入路和静脉入路,应用的栓塞材料组合也较多,如可脱球囊、弹簧圈、液体胶与弹簧圈或可脱球囊结合、覆膜支架等,可根据病灶特点进行选择。

(一) 适应证与禁忌证

1. 适应证 ①进行性的视力下降;②无法控制的眼压升高;③不能忍受的杂音或头痛;④角膜暴露、复视、影响美观的突眼;⑤出现皮层引流静脉,可能造成颅内出血;⑥脑缺血症状严重。

急诊治疗的指征:①颅内出血;②鼻出血;③眼内压增高、视力急剧下降;④快速进展的眼球前突;⑤脑缺血造成的神经功能障碍。

2. 禁忌证 ①无法纠正的凝血功能障碍;②无法耐受介入手术或无法仰卧;③原发疾病未能给予纠正;④全身系统感染。

(二) 介入技术及操作方法

1. 诊断性全脑血管造影 全脑血管数字减影是行介入治疗前的必要检查。目的是评价瘘口的大小及位置以及相关引流静脉。

2. 治疗方式的选择

(1) *单个或多个球囊填塞* 应用可脱球囊通过颈内动脉,在高流量的血流冲击下球囊到达海绵窦(静脉端),在靠近瘘口的部位冲起球囊并解脱,从而将异常的静脉沟通闭塞。球囊闭塞瘘的优点是治疗快捷,并可以保持颈内动脉的通畅。缺点是球囊容易移位、脱漏和破裂造成瘘的复发,如果球囊突入颈内动脉过多可能造成颈内动脉狭窄。

(2) *弹簧圈填塞* 可脱性弹簧圈填塞为又一常用方法。为保证栓塞物质不在颈内动脉内释放,在放置弹簧圈前,通常需要海绵窦内的微量对比剂证实微导管头端的位置是否适宜。弹簧圈应尽可能放置于靠近瘘口的位置,以减少应用弹簧圈的数量。弹簧圈填塞治疗的缺点是瘘口的闭塞可能是逐渐的。

(3) *液体栓塞剂和球囊、弹簧圈填塞* 近些年新型液体栓塞剂Onyx已在临床上广泛应用。治疗开始时放置可脱性球囊或者弹簧圈可大幅度降低血流,为应用液体栓塞剂完全栓塞瘘口的安全性提供了保证,但栓塞剂的逆流仍是其主要的缺陷。

(4) *覆膜支架* 对于年轻或者血管较直患者,可应用覆膜支架将瘘口封闭,从而治愈CCF并能保留颈内动脉通畅。如果向直径较小、较迂由的颅内血管内置入支架,则需要制作精巧、顺应性和弹性较好的支架。

(5) *球囊闭塞患侧颈内动脉* 在上述技术都不成功时,如经"球囊闭塞实验"证实,对侧动脉代偿良好,球囊闭塞患侧颈内动脉也是可以考虑的治疗方式。

(三) 并发症及防治

1. 球囊破裂 操作时应注意动作轻柔缓慢,球囊位置正确,充盈适宜,减少移位。必要时可给予多枚球囊继续封堵。

2. 液体栓塞剂逆流 应用液体栓塞剂进行栓塞的过程中,栓塞剂向颈内动脉逆流可以导致严重的缺血性脑卒中。实时的数字减影技术和慎重缓慢推注栓塞剂可减少其发生。

3. 动脉血栓形成 覆膜支架使用后,支架内血栓形成是一主要并发症,为防止其发生,围手术期要应用足量的抗血小板和抗凝治疗。

4. 血管破裂或颅内出血 操作过程中要动作轻柔,避免对血管的损伤。

(四) 疗效评价

介入手术后3~6个月、1年及2年时应对患者进行随访观察。随访内容包括:①残余血流量的多少,但注意造影上的残余血流并不是进一步治疗的绝对适应证;②若瘘口有明显的复发,可再次行介入治疗;③瘘口侧颈内动脉封堵性栓塞并不代表治疗的失败,但需注意患者是否可以正常耐受单侧血流供应,是否出现明显的缺血症状;④完整的眼科检查,评定患者患侧眼的视力、视野、眼球活动度等。目前,血管内栓塞瘘口是

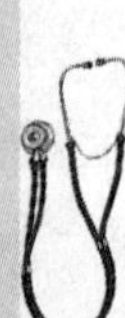

治疗颈内动脉海绵窦瘘的首选治疗方法，随着导管技术、栓塞剂和支架的发展，这种复杂疾病可以得到安全有效的治疗。

【同步练习】

一、名词解释

1. 主动脉夹层(aortic dissection，AD) **2.** 腹主动脉瘤(abdominal aortic aneurysm，AAA) **3.** 布-加综合征(Budd-Chiari syndrome，BCS) **4.** 下肢深静脉血栓形成(deep venous thrombosis，DVT)

二、选择题

(一) 单选题

1. 为预防肺动脉栓塞，常采用下列哪种介入放射学方法进行治疗(　　)
A．血管内支架治疗　B．下腔静脉滤器置放术　C．经导管溶栓法
D．钳取法　E．TAE

2. 脾动脉栓塞术的关键(　　)
A．栓塞剂的选择　B．栓塞前的脾动脉造影　C．栓塞后的脾动脉造影
D．术中控制栓塞程度　E．超选靶血管

3. 治疗肾动脉狭窄的方法中，首选的是(　　)
A．肾动脉成形术　B．药物治疗　C．肾血流重建术　D．肾移植术　E．肾切除术

4. 下腔静脉滤器植入术可有效阻止血栓进入肺动脉，植入滤器的位置应为(　　)
A．肾静脉开口水平　B．肾静脉开口水平以上 2 cm　C．下腔静脉邻近右心房处
D．肾静脉开口水平以下　E．肾静脉上缘 1 cm

5. 不可试用血管内栓塞术控制的出血为(　　)
A．外伤性出血　B．肿瘤出血　C．胃十二指肠溃疡出血
D．胃食管静脉曲张出血　E．脑出血

6. 当出血速度达到多少时血管造影方可显示对比剂外溢(　　)
A．0.3 ml/min　B．0.5 ml/min　C．0.7 ml/min　D．2 ml/min　E．5 ml/min

7. 经导管动脉内药物溶栓治疗，术中监测凝血酶原时间在正常几倍以上时，须减少药物剂量或停止溶栓(　　)
A．1　B．1.5　C．2　D．3　E．3.5

(二) 多选题

1. 较好的下腔静脉滤过器应该符合以下哪些标准(　　)
A．能够阻止较大的血栓块通过　B．不影响正常的血流　C．易于置放
D．置放后稳定、不移位　E．生物相容性好

2. 布加综合征的介入治疗方法有(　　)
A．经导管溶栓药物灌注治疗　B．球囊成形术　C．TIPSS
D．血管支架成形术　E．经导管栓塞术

3. 肾动脉狭窄球囊扩张成功的标志是(　　)
A．狭窄解除　B．残存狭窄小于50%　C．残存狭窄小于30%
D．跨狭窄压小于 20 mmHg　E．跨狭窄压小于 30 mmHg

4. 切除的适应证**不包括**(　　)
A．不宜行手术和血管成形术的肾动脉狭窄所致的高血压
B．恶性高血压的晚期肾衰患者
C．肾病所致严重蛋白尿
D．不明原因的大量血尿
E．肾分泌生物活性物质功能丧失

三、填空题

1. 引起自发性蛛网膜下腔出血(SAH)的首位病因是________。

2. 称为完全性栓塞的是指________以上的栓塞。

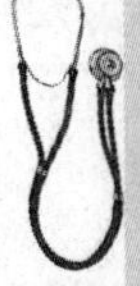

3. BCS的首选影像学检查方法是________。

4. AAA按病理可分为两型：________和________。

四、问答题。

1. 试述主动脉夹层(aortic dissection，AD)的分型。

Describe the clinical application of transcatheter arterial embolization andtranscatheter closure.

2. 试述腹主动脉瘤(AAA)介入治疗的适应证。

Describe the adverse reaction in interven tional therapy of AAA.

3. 简述TIPS手术的方法。

Describe the TIPS operation wethod.

【参考答案】

一、名词解释

1. 主动脉夹层　又称主动脉夹层动脉瘤，是由于主动脉内膜破损，高压血流冲入血管壁造成中层撕裂而形成的。

2. 腹主动脉瘤　是由各种原因引起腹主动脉壁的局部薄弱，继而扩张、膨出形成的梭型或囊型瘤样扩张。

3. 布-加综合征　是由多种原因引起的主要肝静脉分支和(或)肝段及肝上段下腔静脉膜性或节段性狭窄、闭塞或肝小静脉狭窄、闭塞所导致的肝静脉回流受阻，继而形成肝脏淤血，门静脉高压、肝功能受损，以及因此所产生的以肝大、腹胀(痛)、腹水及下肢水肿等主要临床表现的一组综合征。

4. 下肢深静脉血栓形成　是一种常见病。临床表现为一侧肢体突然肿胀，常伴有胀痛，行走或站立时加剧，严重者出现"股青肿"。

二、选择题。

(一) 单选题　1. B　2. D　3. A　4. D　5. E　6. B

(二) 多选题　1. C　2. ABCDE　3. ABCD　4. ACD

三、填空题。

1. 颅内动脉瘤　2. 95%　3. 腹部超声检查　4. 真性AAA　假性AAA

四、问答题。

1. 试述主动脉夹层的分型。

答：临床上根据内膜破裂口部位和主动脉夹层累及的范围有以下两种分型。①Stanford分型：A型：内膜瓣破口位于升主动脉，病变扩展可累及升主动脉、弓部，也可延及降主动脉甚至腹主动脉；B型：内膜瓣破口位于主动脉峡部、病变扩展仅累及降主动脉或延伸至腹主动脉，但不累及升主动脉。②DeBakey分型：Ⅰ型：内膜瓣破口位于升主动脉，而扩展累及腹主动脉；Ⅱ型：内膜瓣破口位于升主动脉，而扩展仅限于升主动脉；Ⅲ型：内膜瓣破口位于主动脉峡部，而扩展可仅累及降主动脉(Ⅲa型)或达腹主动脉(Ⅲb型)。发病在两周以内者为急性期。

2. 试述腹主动脉瘤介入治疗的适应证。

答：肾动脉平面以下的腹主动脉瘤且瘤体直径>5 cm者；或瘤体直径为4～5 cm，但动脉瘤有破裂趋向者，如伴重度高血压，瘤壁厚薄不等或有子瘤以及有疼痛症状；瘤体近期增长迅速，即6个月内直径增加超过5 mm者。

3. 简述TIPS手术的方法。

答：(1) 将TIPS穿刺套装中的外套管插入下腔静脉；

(2) 将多功能导管选择性插入右肝静脉，并利用加硬导丝置换成TIPS套装中的内套管；

(3) 将TIPS穿刺针经内套管插入右肝静脉内，经肝实质向前下方穿刺门静脉右干，成功后经内套管注入对比剂确认TIPS套管位于门静脉内；再将外套管沿超硬导丝送入门静脉主干，并测量门静脉压力；

(4) 置入并保留超硬导丝，回撤外套管，并测量右心房压力；

(5) 应用8 mm球囊扩张导管对肝实质分流道进行预扩张，并测量下一步置入支架的长度；

(6) 选择直径适宜的血管内支架或覆膜血管内支架置入分流道，并再次测量门静脉压力，再对出血的曲张静脉进行硬化栓塞治疗；

(7) 拔除导丝、外套管及导管鞘，右颈内静脉穿刺点加压包扎。

(秦　健　李长勤)

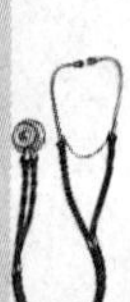

第十三章　非血管疾病的介入治疗

第一节　胆道梗阻

【大纲要求】

掌握:胆道梗阻介入治疗的适应证与禁忌证。

熟悉:经皮穿刺肝胆管的介入技术与操作方法。

了解:经皮穿刺肝胆管的并发症及防治。

【内容精析】

胆道梗阻是临床常见疾病,表现为全身及巩膜黄染、胆红素升高等征象,主要分为良性及恶性梗阻,前者预后较好,后者发病隐蔽,大多失去手术机会,解决此类患者梗阻症状对其预后及后续治疗至关重要。自 1974 年首次报道使用经皮经肝胆管引流术(PTCD)以来,该技术已被临床广泛使用。主要包括:经皮胆道引流术、胆道支架置入术。

一、适应证与禁忌证

1. 适应证　胆道梗阻介入治疗的适应证包括:①不适合外科手术治疗的各类恶性胆道梗阻,可行经皮胆道引流术和(或)胆道支架置入术;②各种良恶性胆道梗阻外科术前改善患者全身状况,可行经皮胆道引流术。

2. 禁忌证　胆道梗阻介入治疗的禁忌证包括:①胆管广泛狭窄者;②严重的凝血功能障碍;③大量腹水;④严重感染;⑤终末期的患者。

二、介入技术及操作方法

1. 入路选择　根据术前影像资料选择穿刺点,应避开通过胸腔,选择便于介入操作的进针角度,同时最接近胆管的进针点是最佳穿刺点。穿刺左肝管是最快捷、安全的途径。①行右肝管穿刺者于右侧腋中线肋膈角以下的肋上缘(常为第 7~9 肋间隙)为穿刺点;②行左肝管穿刺者,常选择剑突下偏左侧作为穿刺点,向偏右方穿刺。

2. 穿刺技术　局麻或全麻下令患者浅吸气后屏气,将套管针穿刺至胆管,患者浅呼吸,拔除针芯后,确认经外套管流出胆汁,或在负压吸引下缓慢拔出外套管见胆汁流出后,注入少量稀释造影剂,透视证实为胆道显影,至肝内胆管 3~4 级胆管显影为宜,再穿刺肝内胆管分支,穿刺到位后,退出针芯,经套针插入细导丝,直达胆总管或十二指肠,如果总管完全梗阻,则将导丝插至梗阻部位,退出针管,用扩张管沿导丝扩张引流通道后,换入粗导丝,引入引流管,退出导丝。

3. 胆管引流或支架置入术

(1) 肝胆道外引流术　对于良性狭窄或导管、导丝无法通过的恶性肿瘤导致的梗阻,经导丝置入多侧孔猪尾导管,收紧内置线固定导管于体表。

(2) 胆道内-外引流术　如导管能顺利通过狭窄段,可置入内-外引流管,引流管侧孔须骑跨狭窄段胆道的两侧引流管前端送入十二指肠腔内,近端测控必须在近侧扩张胆管内,收紧内置线固定导管于体表。

(3) 胆道支架置入术　需置入支架导管才能顺利通过狭窄段者,选择合适的支架经超硬超长导丝引导,送至梗阻部位并释放支架,最后置入外引流管,收紧内置线固定导管于体表。

4. 术后处理　术后需常规止血,冲洗引流管,观察引出胆汁性状,记录胆汁引流量,观察患者黄疸消退情况,必要时给予支持治疗。

三、并发症及防治

1. 出血　主要由穿刺造成的肝胆管-血管瘘造成,部分可出现肝包膜撕裂出血,轻者对症处理,重者需介入栓塞或外科手术处理。规范操作及使用超声引导可减少出血的发生。

2. 术后感染　胆道梗阻患者术前感染率较高,术中造影时如压力过大,易造成感染的胆汁逆流入血

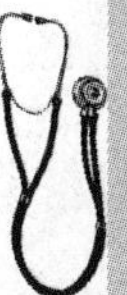

形成脓毒血症，行内-外引流者应注意肠内容物逆流而造成胆道感染及胰腺炎。规范操作及术后及时使用抗生素可减少此类并发症的发生。

3. 胆汁瘘 表现为腹膜炎症状，常见于胆道支架置入后，未放置引流管或穿刺通道未有效封堵造成。

4. 引流管移位、脱落

5. 支架移位

四、疗效评价

经皮经肝胆管引流术(PTCD)技术成功率可达100%，支架置入术成功率70%以上，可达明显降低黄疸及胆红素的作用，总有效率可达95%以上，恶性梗阻结合其他治疗，平均生存时间可达6个月以上。

第二节 消化道管腔狭窄、梗阻

【大纲要求】

掌握：消化道狭窄、梗阻介入治疗的适应证与禁忌证。

熟悉：食道、胃、十二指肠梗阻、直肠、乙状结肠梗阻的介入技术与操作方法。

了解：消化道狭窄、梗阻介入治疗的并发症及防治。

【内容精析】

消化道狭窄、梗阻是临床常见疾病，表现为病变部位腔道内容物通过受阻，病变部位以上腔道扩张为临床表现。临床按治疗部位分为：食道狭窄，胃及十二指肠狭窄、梗阻，直肠、乙状结肠狭窄、梗阻等；按病因分为：消化道原发肿瘤，周围脏器病变外压，外科术后瘢痕等。消化道狭窄、梗阻介入治疗包括：食道狭窄球囊成形及支架置入术，胃、十二指肠狭窄、梗阻支架置入术，直肠、乙状结肠狭窄、梗阻支架置入术。

一、适应证与禁忌证

1. 适应证 介入治疗适应证：①食管癌不能手术者；②食管癌术后吻合口狭窄；③纵隔转移性肿瘤累及食管引起梗阻者；④球囊扩张无效的难治性良性食道狭窄者；⑤恶性肿瘤浸润、压迫十二指肠引起狭窄、梗阻者；⑥恶性肿瘤浸润、压迫直结、乙状结肠引起狭窄、梗阻者；⑦急性直肠、乙状结肠梗阻，外科术前过渡期。

2. 禁忌证 介入治疗禁忌证：①食管梗阻位置超过颈7水平；②胃肠道重度静脉曲张出血期；③疑有小肠多发、广泛粘连、梗阻；④严重的出凝血功能障碍；⑤严重的心肺功能障碍；⑥恶病质患者；⑦食管、气管瘘及食管化学性损伤后的急性期。

二、介入技术及操作方法

1. 食管球囊导管成形和(或)支架置入术

(1) 单纯球囊扩张术 先以导丝通过狭窄部，再沿导丝送入球囊导管，确认球囊中央覆盖狭窄段，以稀释造影剂充盈球囊。间断充盈球囊直至压迹消失，每次扩张3分钟，间隔3分钟，共3～5次，直至球囊容易扩张为止。

(2) 支架置入术 根据术前造影结果选择合适的支架沿导丝送至狭窄段并释放支架，需注意支架要超过病变上下端2 cm。

2. 胃、十二指肠支架置入术 操作类似食管支架置入术，将超长、超滑导丝越过十二指肠狭窄段，据病变特点选择合适支架释放。

3. 直肠、乙状结肠支架置入术 经肛门插入导管、导丝，将导丝通过直肠、乙状结肠狭窄段的近端，选择合适的支架推送至狭窄段并释放。

以上操作结束后，均应使用对比剂进行造影观察支架位置及扩张情况。

三、并发症及防治

1. 出血 主要由狭窄段扩张过程中造成的消化管黏膜损伤和出血，轻者对症处理，重者需内镜下处理。

2. 消化道破裂出血 主要与操作不当有关，如发现疑似症状时需CT检查明确，并进行禁食、胃肠减压、止血、抗感染处理，无效时需外科处理。

3. 支架移位、脱落 主要由支架直径较小或位置不当造成，发现移位时及时通过内镜进行调整。

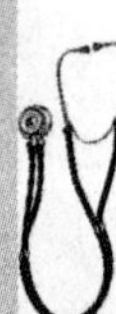

四、疗效评价

1. 食管球囊导管成形和(或)支架置入术　食管良性狭窄球囊成形术疗效肯定,但化学性灼伤效果有限,易复发。

食管恶性狭窄支架置入术能即刻缓解吞咽困难症状,平均生存期107～125天。

2. 胃、十二指肠及直肠、乙状结肠支架置入术　与食管恶性狭窄支架术相似,95%以上可缓解梗阻症状,患者的预后主要取决于原发病的治疗。

第三节　气管、支气管狭窄

【大纲要求】

掌握:气管、支气管狭窄介入治疗的适应证与禁忌证。

熟悉:气管、支气管狭窄的介入技术与操作方法。

了解:气管、支气管狭窄介入治疗的并发症及防治。

【内容精析】

气管、支气管狭窄是临床常见疾病,以进行性呼吸困难为常见症状。相关疾病包括:气管、支气管肿瘤,纵隔转移性肿瘤,气管切开置管后,气管、支气管内膜结核等。当患者诊断明确并出现呼吸困难时应及早行球囊或支架成形术。

一、适应证与禁忌证

1. 适应证　介入治疗适应证:①气管、主支气管腔内肿瘤造成的气管狭窄;②肿瘤浸润、外压引起的气管狭窄;③气管软化症多发性狭窄;④气管内膜结核引起的狭窄;⑤气管插管或切开后局限性狭窄。

2. 禁忌证　介入治疗禁忌证:①严重的心肺功能衰竭;②出凝血功能障碍者;③气道严重急性感染者。

二、介入技术及操作方法

1. 单纯球囊扩张术　先以导丝通过狭窄部,再沿导丝送入相应直径的球囊,确认球囊位置进行扩张,根据患者反应,可分次进行。

2. 支架置入术　沿超滑导丝送入支架输送系统,确认支架完全覆盖狭窄段后释放支架,操作结束后,应使用对比剂进行造影观察支架位置及扩张情况。

三、并发症及防治

1. 咯血　轻者对症处理,必要时需纤维支气管镜下处理。

2. 支架移位　主要发生于覆膜支架,可透视下借助纤维支气管镜矫正复位。

3. 支架断折　不常见。

四、疗效评价

气管、支气管狭窄的球囊扩张或支架置入术近期疗效肯定,但远期疗效不尽如人意,再狭窄率较高,单纯支架置入生存期2～17个月,中位生存期5个月。

第四节　囊肿与脓肿

【大纲要求】

掌握:囊肿与脓肿介入治疗的适应证与禁忌证。

熟悉:囊肿与脓肿的介入技术与操作方法。

了解:囊肿与脓肿介入治疗的并发症及防治。

【内容精析】

肝囊肿与肾囊肿是临床常见良性疾病,可单发、多发,目前囊肿的经皮穿刺硬化术不仅作为诊断手段,还是替代外科手术治疗一种介入技术。腹腔脓肿是指化脓性急性腹膜炎局限后,未被吸收的脓液被周围脏器、网膜包裹,经皮穿刺脓肿引流术与囊肿引流术一样,已逐渐取代外科手术。

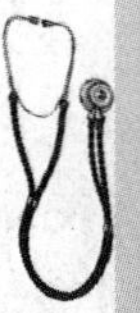

一、适应证与禁忌证

1. 适应证

介入治疗适应证:①囊肿增大压迫周围组织或伴发出血引起临床症状;②较大的腹腔、盆腔脓肿或腹腔脏器脓肿;③需经肝胃等复杂通道进行引流的脓肿。

2. 禁忌证

介入治疗禁忌证:①超声或CT提示无穿刺入路者;②严重出凝血功能障碍者;③脓肿未液化;④可疑肝包虫囊肿;⑤大量腹水。

二、介入技术及操作方法

采用CT或超声引导下穿刺,穿刺到位后,先抽吸囊液或脓液10 ml做细胞学及生化检查。

1. 囊肿穿刺引流术　抽空囊液后分次注入无水乙醇,每次注入抽出囊液量的25%,最多不宜超过100 ml,转动体位充分接触,15分钟后抽出乙醇,注意观察颜色变化,最后注入5 ml乙醇。

2. 脓肿穿刺引流术　穿刺成功后使用PTCD穿刺套装,沿超滑导丝送入支架输送系统,确认支架完全覆盖狭窄段后释放支架,操作结束后,应使用对比剂进行造影观察支架位置及扩张情况。

三、并发症及防治

1. 疼痛和血尿　肝肾囊肿穿刺引流可引起局部疼痛及血尿,一般无需处理。

2. 气胸或脓胸　穿刺点近膈肌时易产生,术前借助超声定位,可避免发生。

3. 局部腹膜炎或菌血症　主要是穿刺后注入过多对比剂导致反流造成,应用抗生素治疗为主。

4. 引流管阻塞或脱落　及时冲洗,加强外固定可防止。

四、疗效评价

肝肾囊肿的穿刺引流硬化术与外科治疗相比,手术成功率与疗效基本相同,目前已逐渐成为囊肿治疗首选方法,总有效率达92%以上。

第五节　椎间盘与椎体病变

【大纲要求】

掌握:腰椎间盘突出及腰椎良恶性病变介入治疗的适应证与禁忌证。

熟悉:腰椎间盘突出及腰椎良恶性病变的介入技术与操作方法。

了解:腰椎间盘突出及腰椎良恶性病变介入治疗的并发症及防治。

【内容精析】

以往脊柱疾病的治疗以外科为主导,但由于脊柱解剖结构复杂、外科手术损伤大且并发症较多,目前,脊柱介入治疗不断完善发展,使许多患者得到了有效治疗。目前临床常用的有:经皮腰椎间盘摘除术(PLD),经皮椎体成形术(PVP)等介入技术。

一、腰椎间盘突出症

(一)经皮腰椎间盘摘除术(PLD)的适应证与禁忌证

1. 适应证　介入治疗适应证:①明显的腰痛及坐骨神经放射痛;②病史>2个月,经保守治疗>8周无效;③经CT或MRI确诊为单纯性椎间盘突出,影像学表现与症状一致;④依据CT、MRI排除禁忌证。

2. 禁忌证　介入治疗相对禁忌证:①椎间盘突出并钙化;②合并有马尾神经麻痹或单根神经麻痹;③椎间隙明显狭窄;④合并椎管狭窄,侧隐窝狭窄;⑤纤维环及后纵韧带破裂,髓核组织脱入椎管内;⑥突入物压迫硬膜囊>50%;⑦突入物致侧隐窝填塞嵌顿者;⑧合并椎体滑脱Ⅰ°者;⑨合并椎体内肿瘤、椎体转移肿瘤者。

介入治疗绝对禁忌证:①椎间盘穿刺通路感染;②邻近椎体结核;③严重凝血功能障碍者;④心、肺、肝、肾功能衰竭。

(二)介入技术及操作方法

具体操作步骤:①取健侧卧位;②根据CT测得数据在体表定出穿刺点;③穿刺点为中心消毒、铺巾;④沿穿刺途径局部浸润麻醉;⑤双向透视定位,确定进针无误后,逐级进入扩张套管,最后进入工作套管至椎间盘

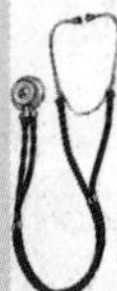

后1/3处；⑥经套管进入环锯锯开纤维环，并摘除部分髓核；⑦经套管插入切割器反复切割、抽吸髓核；⑧退出切割器及套管，穿刺点无菌敷料包扎。

（三）并发症及防治

1. 腰肌血肿　主要为手术器械损伤椎旁静脉，对症治疗2～4周可吸收痊愈。

2. 腹腔脏器损伤　后位结肠是最易损伤的器官，术中严格遵循双向定位原则，可避免发生。

3. 椎间盘感染　是椎间盘介入手术最严重的并发症，发生率为0.02%～1.4%，多为低毒性感染，表现为术后4～20天出现较严重的腰痛、坐骨神经痛，血沉加快，C反应蛋白升高。一旦确诊，应绝对卧床，使用大剂量广谱抗生素6周。

（四）疗效评价

该手术有效率在75%～90%之间，近期疗效与远期疗效基本一致。

二、椎体良恶性病变

（一）适应证与禁忌证

1. 适应证　介入治疗适应证：①骨质疏松所致椎体压缩骨折；②椎体转移瘤；③椎体骨髓瘤；④椎体血管瘤。

2. 禁忌证　介入治疗禁忌证：①椎体后缘广泛骨质破坏，肿瘤明显压迫脊髓；②成骨型椎体转移瘤；③椎体压缩程度>75%；④出凝血功能障碍，有出血倾向；⑤体质极度虚弱，不能耐受手术。

介入治疗绝对禁忌证：椎体感染病变。

（二）介入技术及操作方法

具体操作步骤：①取俯卧位；②透视下使两侧椎弓根对称显示，选择椎弓根外缘的体表投影外侧1～2 cm为穿刺点；③沿穿刺途径局部浸润麻醉；④透视下进针，侧位观位于椎体前中1/3处，正位位于椎体中央；⑤调制骨水泥至黏稠状态，侧位透视下缓慢注入椎体；⑥置入针芯将残留在穿刺针内的骨水泥推入椎体内，旋转向后退出穿刺针，局部加压包扎；⑦正侧位观察骨水泥在椎体内分布情况。

（三）并发症及防治

1. 与穿刺相关的并发症　肋骨骨折、气胸、脊髓损伤、大出血等，较少见。

2. 与骨水泥注射相关的并发症　①骨水泥周围渗漏造成的相应压迫；②骨水泥经静脉回流导致肺栓塞。

（四）疗效评价

重点观察疼痛缓解及防止椎体塌陷，转移性肿瘤PVP后疼痛近期缓解率达75%～90%，骨质疏松造成的压缩骨折疼痛缓解率达90%～96%，并可提高压缩椎体高度，平均2.2 cm。

【同步练习】

一、名词解释

1. PTC（percutaneous transhepatic cholangiography）　**2.** PTCD（percutaneous transhepatic choledochal drainage）　**3.** PLD(percutaneous lumbar diskectomy)　**4.** PVP(percutaneous vertebroplasty)

二、选择题

1. 经皮经肝胆管引流术(PTCD)行右肝管穿刺时穿刺点选择(　)

A. 右侧第7～9肋间隙肋上缘　B. 右侧第7～9肋间隙肋下缘　C. 右侧第6～8肋间隙肋上缘

D. 右侧第6～8肋间隙肋下缘　E. 剑突下偏左侧

2. 食管支架置入术操作时应注意支架覆盖狭窄段的同时，还应强调支架应超过病灶(　)

A. 上方20 mm　B. 下方20 mm　C. 上下方20 mm　D. 上方30 mm　E. 下方30 mm

3. 气管、支气管狭窄介入治疗适应证中，**不包括**哪项(　)

A. 气管、主支气管腔内肿瘤造成的气管狭窄　B. 肿瘤浸润、外压引起的气管狭窄

C. 气管软化症多发性狭窄　D. 气管内膜结核引起的狭窄

E. 气管插管或切开后广泛性狭窄

4. 囊肿穿刺引流术介入治疗禁忌证中，**不包括**哪项(　)

A. 超声或CT提示无穿刺入路者　B. 严重出凝血功能障碍者

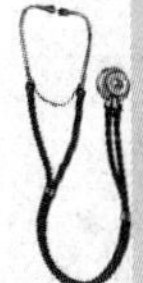

C．较大的腹腔、盆腔脓肿　　D．可疑肝包虫囊肿

E．大量腹水

三、填空题

1. 经皮经肝胆管引流术（PTCD）常见的并发症有：________、________、________、________、________。

2. 消化道狭窄、梗阻介入治疗禁忌证包括：①________；②________；③________；④________；⑤________；⑥恶病质患者；⑦食管、气管瘘及食管化学性损伤后的急性期。

3. 气管、支气管狭窄介入治疗禁忌证：①________；②________；③________。

4. 经皮椎间盘摘除术（PLD）的适应证：①________；②病史________，经保守治疗________无效；③经CT或MRI确诊为________，影像学表现与症状一致；④________。

四、问答题

1. 简述经皮穿刺引流术的应用范围。

Describe the scope of application of percutaneous drainage.

2. 简述经皮经肝胆管引流术（PTCD）的适应证及禁忌证。

Describe the indication and contraindication of PTCD.

3. 简述经皮腰椎间盘摘除术（PLD）的禁忌证。

Describe the contraindication of PLD.

【参考答案】

一、名词解释

1. PTC（percutaneous transhepatic cholangiography）　经皮肝穿刺胆管造影，在X线电视或B型超声仪监视引导下，穿刺入肝内胆管，再注入造影剂即可清晰显示肝内外胆管，可了解胆管内病变部位、程度和范围，有助于黄疸的鉴别。

2. PTCD（percutaneous transhepatic choledochal drainage）　经皮经肝胆管引流术，主要用于胆道狭窄导致的阻塞性黄疸的姑息性治疗。

3. PLD（percutaneous lumbar diskectomy）　经皮腰椎间盘摘除术，是通过椎间盘镜或特殊器械在X线监视下进入椎间隙，将部分髓核绞碎吸出，从而减轻了椎间盘内压力达到缓解症状的目的。

4. PVP（percutaneous vertebroplasty）经皮椎体成形术，即在影像导引下，通过将穿刺针经皮穿刺到病变椎体后，向椎体内注入骨水泥，以达到增强椎体强度和稳定性，防止塌陷，缓解腰背疼痛，甚至部分恢复椎体高度的目的一种新型技术。

二、选择题

1. A　2. C　3. E　4. D

三、填空题

1. 出血　术后感染　胆汁瘘　引流管移位　脱落　支架移位　2. 食管梗阻位置超过颈7水平　胃肠道重度静脉曲张出血期　疑有小肠多发、广泛粘连、梗阻　严重的出凝血功能障碍　严重的心肺功能障碍　3. 严重的心肺功能衰竭　出凝血功能障碍者　气道严重急性感染者　4. 明显的腰痛及坐骨神经放射痛　＞2个月　＞8周　单纯性椎间盘突出　依据CT、MRI排除禁忌证

四、问答题。

1. 简述经皮穿刺引流术的应用范围。

答：正常人体管道阻塞引起阻塞段以上液体过量积聚而引起的病理反应，如胆道、泌尿道阻塞。体腔内由于炎症、外伤等原因引起腔内脏器受压，功能受损，或毒性物质不能排除而大量吸收有害于机体时，如气胸、脓胸，心包积液、积脓，腹（盆）腔脓肿。实质脏器内积液或积脓，如肝、脾、胰、肾脓肿、巨大囊肿引起症状者。

2. 简述经皮经肝胆管引流术（PTCD）的适应证及禁忌证。

答：适应证：胆道梗阻介入治疗的适应证包括①不适合外科手术治疗的各类恶性胆道梗阻，可行经皮胆道引流术和（或）胆道支架置入术；②各种良恶性胆道梗阻外科术前改善患者全身状况，可行经皮胆道引流术。

禁忌证：胆道梗阻介入治疗的禁忌证包括①胆管广泛狭窄者；②严重的凝血功能障碍；③大量腹水；④严重感

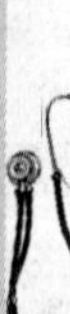

染；⑤终末期的患者。

3. 简述经皮腰椎间盘摘除术（PLD）的禁忌证。

答：相对禁忌证：①椎间盘突出并钙化；②合并有马尾神经麻痹或单根神经麻痹；③椎间隙明显狭窄；④合并椎管狭窄，侧隐窝狭窄；⑤纤维环及后纵韧带破裂，髓核组织脱入椎管内；⑥突入物压迫硬膜囊＞50%；⑦突入物致侧隐窝填塞嵌顿者；⑧合并椎体滑脱Ⅰ°者；⑨合并椎体内肿瘤、椎体转移肿瘤者。

绝对禁忌证：①椎间盘穿刺通路感染；②临近椎体结核；③严重凝血功能障碍者；④心、肺、肝、肾功能衰竭。

（赵红金　秦　健）

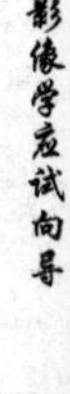

第十四章　良恶性肿瘤的介入治疗

第一节　原发性肝癌

【大纲要求】

掌握：肝动脉化疗栓塞术的适应证与禁忌证；肝癌射频消融术的适应证与禁忌证。

熟悉：肝动脉化疗栓塞术的介入技术与操作方法；肝癌射频消融术的介入技术与操作方法。

了解：肝癌合并症的治疗；肝动脉化疗栓塞术的并发症及防治；肝癌射频消融术的并发症及防治。

【内容精析】

原发性肝癌(hepatic celluler cancer，HCC)是我国常见的恶性肿瘤之一，发病率在男性肿瘤中居第三位。肝癌起病隐匿，早期无症状或不明显，就诊时大多已是晚期或远处转移，大部分失去手术机会或术后复发率较高，预后很差。非手术疗法中，介入治疗已成为首选治疗方法，主要包括肝动脉化疗栓塞术，肝癌射频消融术及其他综合疗法。

一、肝动脉化疗栓塞术

(一) 适应证和禁忌证

1. 适应证　①外科手术不能切除的肝癌或患者拒绝手术治疗的；②巨块型肝癌，肿块占整个肝脏比例＜70%；③多发结节型肝癌；④大肝癌术前的减瘤治疗，使肿瘤缩小创造手术机会；⑤外科手术失败或术后复发的病人；⑥肝癌切除术后预防性肝动脉灌注化疗；⑦肝癌肝脏移植术后复发。

2. 禁忌证　①肝功能严重障碍，属 Child-Pugh C 级；②严重凝血功能障碍者；③门静脉主干完全被癌栓阻塞，侧枝循环少或门脉高压伴逆向血流；④合并感染，如肝脓肿不能同时治疗；⑤肿瘤全身广泛转移，估计生存期＜3 个月；⑥恶病质，多器官功能衰竭；⑦肿瘤占全肝的比例≥70%(若肝功能基本正常，可少量碘油多次栓塞)。

(二) 介入技术及操作方法

1. 肝动脉造影　局部麻醉下采用 seldinger 方法，插入导管置于腹腔动脉或肝总动脉造影及经脾动脉或肠系膜上动脉行间接门静脉造影，了解门静脉血流情况。

2. 灌注化疗(transcatheter arterial infusion，TAI)　超选择插管至肿瘤供血动脉内灌注化疗药物，主要使用蒽环类、铂类，稀释后缓慢灌注。

3. 化疗性栓塞(transcatheter arterial chemoembolization，TACE)　必须超选择插管至肿瘤供血动脉内，选择合适栓塞剂，一般使用碘化油与化疗药物充分混合，透视下缓慢注入，碘油用量一般不超过 20 ml。

4. 再次肝动脉造影　TACE 后再次肝动脉造影了解肿瘤栓塞情况。

(三) 并发症及防治

1. 化疗栓塞综合征　TACE 术后可出现恶心、呕吐、疼痛等症状，给予支持疗法及对症治疗即可。

2. 术中胆心反射　是化疗栓塞引起肝区缺氧、疼痛，刺激胆道血管丛的迷走神经引起的严重反应，表现为严重胸闷、心律不齐等症状，严重者可导致死亡，术前可给阿托品、山莨菪碱预防，术中对症治疗。

3. 肝脓肿、胆脂瘤　较少见，可采用经皮引流及抗生素治疗。

4. 上消化道出血　溃疡造成的出血对症治疗，门脉高压性出血，给予止血药、抗酸药剂降低门脉压力的药物。

5. 血小板减少　化疗药物或脾亢可致白细胞、血小板或全血减少，对症治疗即可，必要时输血。

(四) 疗效评价

一般具有丰富血供的巨块型肝癌效果较好，严重肝硬化患者效果较差。以 TACE 为主的综合治疗可使中晚期肝癌患者 1 年生存率达 74.1%，3 年生存率达 43.5%，5 年生存率达 21.2%。但是肝癌的治疗非常复杂，要多种治疗手段综合应用，以提高患者的生存质量。

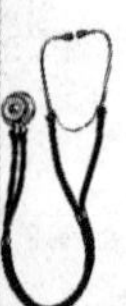

二、肝癌射频消融治疗

射频消融治疗(Radiofrequency ablation，RFA)是近年发展起来的针对实体肿瘤，特别是原发性或转移性肝癌的微创治疗技术，对于小肝癌，射频消融可达根治效果。

(一) 适应证与禁忌证

1. 适应证　①单发肿瘤直径不超过 5 cm，或肿瘤不超过 3 个，且最大直径不超过 3 cm；②无血管、胆管及邻近器官侵犯或远处转移；③肝功能 Child-PughA 级或 B 级；④直径＞5 cm 的单发肿瘤或直径＞3 cm 的多发肿瘤，消融可作为姑息性综合治疗的一部分。

2. 禁忌证　①肿瘤巨大或者弥漫性肝癌；②伴有血管、胆管及邻近器官侵犯或远处转移；③肝功能 Child-PughC 级；④不可纠正的出凝血功能障碍；⑤肿瘤邻近危险器官，如胆囊、肠管等。

(二) 介入技术及操作方法

具体操作步骤：选择肋间进针，在超声或 CT 引导下，尽量选择先经过部分正常肝脏，再进入肿瘤，逐点消融，结束后拔针时对针道进行消融，防止出血及针道种植。再次行超声或 CT 扫描，确定消融范围已覆盖肿瘤。

(三) 并发症及防治

消融治疗安全性较高，轻微并发症发生率约 4.7%，主要包括发热、疼痛、皮肤烧伤、胸腔积液、气胸等。严重并发症发生率约 2.2%，包括感染、消化道出血、腹腔出血、肿瘤种植、肝功能衰竭及肠穿孔等。

(四) 疗效评价

治疗后 1 个月，可行影像检查进行疗效评估，分为部分缓解及完全缓解，对治疗后有残留着，可进行再次消融。两次消融后仍有残留，视为消融失败，选择其他治疗方法。

三、肝癌合并症的治疗

1. 肝癌伴门静脉癌栓　肝癌伴门静脉癌栓是 TAE 的相对禁忌证，伴有大量侧枝循环时可酌情：①适量 TACE 治疗；②置放门静脉支架和 ^{125}I 条进行治疗；③对癌栓进行外放射治疗。

2. 肝癌伴肝动脉-门静脉或肝动脉-肝静脉瘘及肝静脉癌栓　对于此类合并症，可使用颗粒栓塞剂、不锈钢圈及支架治疗。

3. 肝癌伴下腔静脉癌栓　给予 TACE 治疗及下腔静脉支架治疗。

4. 肝癌伴梗阻性黄疸　先行 PTCD 术或放置胆道支架，使黄疸减退，肝功能好转后给予 TAE 治疗。

5. 肝癌伴肺转移　以治疗原发灶为主，尽量控制肝癌病灶，对肺内转移行综合治疗。

第二节　其他恶性肿瘤

【大纲要求】

掌握：肺癌、肾癌、胰腺癌介入治疗的适应证与禁忌证；盆腔恶性肿瘤的介入治疗的适应证与禁忌证。

熟悉：肺癌、肾癌、胰腺癌的介入技术与操作方法；盆腔恶性肿瘤的介入技术与操作方法。

了解：肺癌、肾癌、胰腺癌介入治疗的并发症及防治；盆腔恶性肿瘤介入治疗的并发症及防治。

【内容精析】

作为肿瘤综合治疗的重要组成部分，介入治疗已广泛应用于全身其他实质脏器恶性肿瘤的治疗，如肺癌、肾癌、胰腺癌及盆腔恶性肿瘤，临床常用血管内介入治疗、经皮穿刺肿瘤消融治疗及经皮穿刺肿瘤内放射粒子置入治疗，其中血管内介入治疗最常用。

一、肺癌的介入治疗

(一) 适应证与禁忌证

1. 适应证　①不能手术切除的晚期肺癌患者；②手术风险大或患者拒绝手术者；③手术切除前局部灌注化疗；④手术切除后胸内复发或转移者。

2. 禁忌证　①病情属终末期，恶病质，预计生存期≤3 月；②心、肝、肺、肾等脏器功能衰竭者；③严重感染者；④严重出血倾向和对比剂应用禁忌者。

(二) 介入技术及操作方法

1. 支气管动脉造影　了解肺癌供血情况。

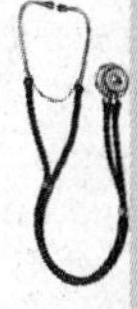

2. 支气管动脉灌注化疗术 选择插管至肿瘤供血动脉内灌注化疗药物。

3. 支气管动脉栓塞术 超选择插管至肿瘤供血动脉分支内，建议使用微导管，避开正常血管分支，常用固态栓塞剂，如明胶海绵条或微粒。

4. 肺癌的消融治疗 主要适用于直径≤3 cm的肿瘤，常与其他治疗结合。

5. 放射粒子置入术 常用^{125}I粒子置入，可用于肿瘤及转移淋巴结的治疗。

6. 肺癌合并症的治疗

(1) 肺癌伴咯血 肺癌可引起大咯血，危及生命，支气管动脉栓塞成为治疗肺癌伴咯血的有效疗法。

(2) 肺癌伴上腔静脉阻塞综合征 肺癌或纵隔转移淋巴结可压迫、包绕上腔静脉，使其狭窄、回流障碍，可放置金属支架，使其血流复通。

(3) 肿瘤所致气道狭窄 肺癌或纵隔转移淋巴结所致气管狭窄，造成呼吸困难，可放置气管支架解决。

(三) 并发症及防治

1. 脊髓损伤 是支气管动脉介入治疗最严重的并发症，应注意识别共干血管。一旦发生应立即停止介入操作，经导管给予地塞米松、罂粟碱等扩血管药物，术后使用扩血管及神经营养药物，大部分能恢复。

2. 化疗药物引起的副反应 介入治疗后3～5天充分补液，加强止酸、止吐对症治疗。

3. 栓塞后综合征 出现恶心、呕吐、疼痛等症状，给予支持疗法及对症治疗即可。

(四) 疗效评价

多种药物联合的支气管动脉灌注优于单药灌注，反复多次给药也优于单次给药，可明显提高晚期肺癌的疗效，延长患者生存期。

二、肾癌的介入治疗

(一) 适应证与禁忌证

1. 适应证 ①外科术前准备，术前5～7天行肾动脉栓塞，可明显减少术中出血；②降低手术分期，增加手术切除机会；③不能手术切除的肾癌行姑息性治疗，缓解症状；④拒绝外科手术且直径<4 cm的可行射频治疗。

2. 禁忌证 与肺癌类似。

(二) 介入技术及操作方法

1. 肾动脉造影 行选择性肾动脉造影，观察肿瘤血供情况。

2. 肾动脉栓塞或化疗栓塞 选择插管至肿瘤供血动脉内进行栓塞或化疗性栓塞，常用栓塞物质为碘油、无水酒精、明胶海绵、微球等。

(三) 并发症及防治

可参照肺癌相应并发症处理原则。

(四) 疗效评价

肾动脉栓塞术在肾癌的治疗中意义较大，无论是术前还是姑息性治疗，都起到了相当有效的作用，明显延长患者寿命，提高治疗效果。

三、胰腺癌的介入治疗

(一) 适应证与禁忌证

1. 适应证 ①不能外科手术切除的患者；②伴有梗阻性黄疸的患者；③外科术后复发的患者；④胰腺癌伴有远处转移或术后转移者；⑤胰腺癌术后预防复发的灌注治疗；⑥不愿接受外科手术的患者。

2. 禁忌证 ①全身衰竭恶病质者；②严重肝肾功能异常；③严重凝血功能异常；④大量腹水；⑤白细胞<3.0×10^9/L，血小板<50×10^9/L。

(二) 介入技术及操作方法

1. 血管造影 行选择性腹腔动脉及肠系膜上动脉造影，观察肿瘤血供情况。

2. 胰腺供血动脉灌注化疗 胰头癌需选择性肝总动脉和胃十二指肠动脉灌注化疗，胰尾癌需在腹腔动脉及脾动脉进行灌注化疗。

3. 胰腺癌伴肝转移灌注治疗 导管放置于腹腔动脉及肝总动脉化疗，然后行肝动脉栓塞。

4. 胰头癌伴梗阻性黄疸介入治疗 先行PTCD治疗，待胆红素降至正常后行胰腺癌供血动脉灌注

化疗。

5. 胰头癌伴十二指肠狭窄、梗阻的介入治疗　可经口放置肠腔支架，后行胰腺癌供血动脉灌注化疗。

6. 药盒导管置入术　将导管尾端连接药盒，埋植于皮下，经药盒进行灌注化疗。

7. 预防术后复发的灌注化疗　胰腺癌术后40～45天进行，将导管置于腹腔动脉及肝总动脉进行。

(三) 并发症及防治

可参照肺癌相应并发症处理原则。

(四) 疗效评价

胰腺癌整体疗效较差，全身化疗生存率平均6个月，化疗加放疗平均寿命1年，而单独灌注化疗1年生存率约50%。

四、盆腔恶性肿瘤的介入治疗

(一) 适应证与禁忌证

1. 适应证　①外科术前或放疗前辅助治疗；②不能手术切除的中晚期肿瘤；③复发性恶性肿瘤；④不能控制的肿瘤性出血；⑤外科手术后的辅助治疗。

2. 禁忌证　基本同肺癌禁忌证。

(二) 介入技术及操作方法

1. 血管造影检查　行选择性腹主动脉下段、髂内动脉、子宫动脉、膀胱动脉、骶正中动脉的造影，观察肿瘤血供情况。

2. 一次性动脉灌注化疗　导管超选择至肿瘤供血动脉，进行灌注化疗。

3. 短期内连续动脉灌注治疗　导管放置于肿瘤供血动脉，固定导管，采用动脉泵进行灌注化疗，每日一次，连续灌注治疗。

4. 药盒导管置入术　将药盒埋植于皮下，经药盒进行灌注化疗。

5. 动脉栓塞术　用于外科术前栓塞及治疗肿瘤性出血。

(三) 并发症及防治

可参照肺癌相应并发症处理原则。

(四) 疗效评价

女性生殖系统恶性肿瘤对化疗药物相对敏感，可使更多肿瘤患者获得根治性手术机会，对于盆腔肿瘤造成的出血，栓塞近期效果显著。

第三节　良性肿瘤的介入治疗

【大纲要求】

掌握：肝血管瘤介入治疗的适应证与禁忌证；子宫肌瘤介入治疗的适应证与禁忌证。

熟悉：肝血管瘤的介入技术与操作方法；子宫肌瘤的介入技术与操作方法。

了解：肝血管瘤介入治疗的并发症及防治；子宫肌瘤介入治疗的并发症及防治。

【内容精析】

肝血管瘤是肝脏最常见的良性肿瘤，以海绵性血管瘤最多见，近10年来，介入治疗使用肝动脉栓塞术，注入平阳霉素碘化油乳剂，阻断肿瘤血供，破坏内皮细胞，显示出了很好的疗效。

子宫肌瘤是女性生殖系统常见的良性肿瘤，传统方法采用外科手术及激素治疗。子宫动脉栓塞术(Uterine artery embolization，UAE)最早用于产后大出血，止血效果肯定，近年来逐渐采用UAE治疗症状性子宫肌瘤，可缓解症状、使肿瘤缩小，取得较好的临床疗效。

一、肝血管瘤的介入治疗

(一) 适应证与禁忌证

1. 适应证　介入治疗适应证：①瘤体直径≥5 cm，特别是有腹胀、腹痛等症状者；②病变位于肝脏表面，易于破裂出血或已破裂出血者；③瘤体直径<5 cm，但病人过度恐惧，影响正常生活者。

2. 禁忌证　介入治疗禁忌证：①碘对比剂过敏者；②严重肝、肾脏器功能衰竭者及出血倾向者，此外肝

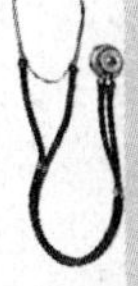

血管瘤体积超过整个肝脏体积 70%者，应慎重选择。

（二）介入技术及操作方法

1. 入路选择　一般选用右侧股动脉穿刺。

2. 诊断性血管造影　明确血管瘤的诊断、大小、位置及血供。

3. 肝动脉栓塞术　超选择插管至肿瘤供血动脉分支内，建议使用微导管，尽可能接近供血动脉，根据瘤体大小选择适量平阳霉素碘化油乳剂进行栓塞。

（三）并发症及防治

1. 发热　一般在 38℃以下，对症治疗即可。

2. 肝区疼痛　多数患者术后肝区胀痛，术后 3～5 天明显，必要时对症治疗。

3. 急性胆囊炎　术中注意超选择插管，降慢注药速度，密切观察腹痛程度及有无腹膜炎体征，必要时外科处理。

4. 急慢性肝损伤　主要为平阳霉素误入肝实质造成的肝损伤，如大量药物注入肝实质可导致肝纤维化，最终发展成肝硬化。

（四）疗效评价

一般 3 个月左右肿瘤可见显著缩小，肿瘤持续缩小可达 1 年以上，据统计，栓塞后缩小 75%以上者占 70%，而缩小程度不足 25%者仅为 1%。

二、子宫肌瘤的介入治疗

（一）适应证与禁忌证

1. 适应证　介入治疗适应证：①月经过多，经期延长；②慢性盆腔、下腹部疼痛者；③子宫和肌瘤慢性增大造成压迫症状者；④保守治疗无效或不能忍受其副作用或拒绝手术，想保留子宫及生育能力者；⑤体弱或不能耐受手术者。

2. 禁忌证　介入治疗禁忌证：①妇科急慢性炎症未得到控制者；②无症状子宫肌瘤者；③妊娠；④子宫肌瘤生长迅速，怀疑子宫肉瘤或恶变者；⑤细蒂状浆膜下肌瘤或阔韧带肌瘤；⑥其他血管造影和栓塞禁忌者。

（二）介入技术及操作方法

1. 诊断性血管造影　行腹主动脉下段及髂动脉造影，明确血管走形，了解卵巢动脉有无参与供血。

2. 子宫动脉栓塞术　超选择插管至子宫动脉内，越过宫颈-阴道分支，使用大小适宜的固体颗粒。UAE 原则为：①完全闭塞供养子宫肌瘤的子宫动脉分支；②保存正常子宫和阴道上段的动脉分支血流。

（三）并发症及防治

1. 栓塞后综合征　最常见，表现为疼痛、发热、恶心、呕吐、白细胞一过性升高，对症治疗即可。

2. 子宫感染　尽早联合抗生素治疗，无效时考虑子宫切除。

3. 子宫缺血性损伤　表现盆腔持续疼痛，伴有栓塞后其他症状，严重者应子宫切除。

4. 子宫破裂　严重子宫感染及浆膜下肌瘤栓塞后缺血、坏死可致子宫破裂，必须行紧急子宫切除。

5. 提前闭经　分为短暂闭经和永久闭经，年轻者多为短暂闭经，多能恢复正常月经。

（四）疗效评价

UAE 技术成功率为 94%～98%，月经异常改善率 85%～90%，压迫症状改善率 90%～93%。与传统手术比较，创伤小，并发症少，住院时间短，不影响患者妊娠及生育。

【同步练习】

一、名词解释

1. TAI(transcatheter arterial infusion)　**2.** TACE(transcatheter arterial chemoembolization)　**3.** RFA (Radiofrequency ablation)

二、选择题

1. 以下哪项不是肺癌介入治疗的禁忌证(　　)

A. 病情属终末期，恶病质　　B. 手术切除后胸内复发或转移者

C. 心、肝、肺、肾等脏器功能衰竭者　　D. 严重感染者

E. 严重出血倾向者

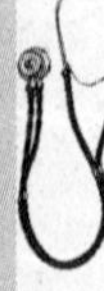

2. 肝血管瘤的介入治疗常用的栓塞剂是(　　)

A. 碘化油　　B. 明胶海绵颗粒　　C. 平阳霉素碘化油乳剂

D. 放射粒子　　E. 弹簧圈

三、填空题

1. 肝癌介入治疗的并发症有：__________、__________、__________、__________、__________

2. 肝癌射频消融治疗的禁忌证：__________；__________；__________；__________；__________。

3. 胰腺癌的介入治疗禁忌证：__________；__________；__________；__________；__________。

四、问答题

1. 简述肝癌介入治疗适应证。

Describe the indication in interventional therapy of liver cancer.

2. 简述肝血管瘤的介入治疗适应证。

Describe the indication in interventional therapy of liver hemangioma.

【参考答案】

一、名词解释

1. TAI(transcatheter arterial infusion)　灌注化疗，超选择插管至肿瘤供血动脉内灌注化疗药物，主要使用蒽环类、铂类，稀释后缓慢灌注。

2. TACE(transcatheter arterial chemoembolization)　化疗性栓塞，超选择插管至肿瘤供血动脉内，选择合适栓塞剂，一般使用碘化油与化疗药物充分混合，透视下缓慢注入。

3. RFA(Radiofrequency ablation)　射频消融治疗，针对实体肿瘤，特别是原发性或转移性肝癌的微创治疗技术。

二、选择题

【补充答案】

三、填空题

1. 化疗栓塞综合征　术中胆心反射　肝脓肿　胆脂瘤　上消化道出血　血小板减少　**2.** 肿瘤巨大或者弥漫性肝癌　伴有血管　胆管及邻近器官侵犯或远处转移　肝功能 Child-PughC 级　不可纠正的出凝血功能障碍　肿瘤邻近危险器官　**3.** 全身衰竭恶病质者　严重肝肾功能异常　严重凝血功能异常　大量腹水　白细胞＜3.0×10^9/L　血小板＜50×10^9/L

四、问答题

1. 简述肝癌介入治疗适应证。

答：①外科手术不能切除的肝癌或患者拒绝手术治疗的；②巨块型肝癌，肿块占整个肝脏比例＜70%；③多发结节型肝癌；④大肝癌术前的减瘤治疗，使肿瘤缩小创造手术机会；⑤外科手术失败或术后复发的病人；⑥肝癌切除术后预防性肝动脉灌注化疗；⑦肝癌肝脏移植术后复发。

2. 简述肝血管瘤的介入治疗适应证。

答：①瘤体直径≥5 cm，特别是有腹胀、腹痛等症状者；②病变位于肝脏表面，易于破裂出血或已破裂出血者；③瘤体直径＜5 cm，但病人过度恐惧，影响正常生活者。

（赵红金　秦　健）

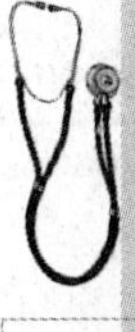

附录　模拟综合试卷及参考答案

模拟综合试卷(一)

一、名词解释(每题 2 分,共 10 分)

1. Codman 三角(Codman triangle)　**2.** 空洞(cavity)　**3.** 支气管气像(air bronchogram)　**4.** 心胸比率(cardiothoracic ration)　**5.** 龛影(niche)

二、选择题

(一) 单选题(每题 1 分,共 30 分)

1. 人体组织密度由低至高排列顺序正确的是(　　)

A. 气体,液体及软组织,脂肪,骨骼　B. 骨骼,脂肪,液体及软组织,气体　C. 气体,脂肪,液体及软组织,骨骼　D. 脂肪,气体,液体及软组织,骨骼　E. 气体,骨骼,液体及软组织,脂肪

2. 人体 MRI 最常用的成像原子核是(　　)

A. 氢原子核　B. 钠原子核　C. 钙原子核　D. 磷原子核　E. 碳原子核

3. 孕妇避免 X 线检查,是因为 X 线的(　　)

A. 穿透作用　B. 感光效应　C. 生物效应　D. 荧光效应　E. 肉眼不可见

4. 关于心腰的观点,**错误**的是(　　)

A. 正常心腰由肺动脉段构成　B. 正常心腰可略内凹　C. 指心脏左缘第二弓　D. 指心右缘第二弓　E. 正常心腰可略平直

5. 下列空泡征的描述,**错误**的是(　　)

A. 大小为 1~5 mm　B. 为小空洞　C. 常见于周围型肺癌　D. CT 上为低密度区　E. 为暂时未受侵犯小支气管

6. 在 CT 上表现为高密度,MRI 检查 T1、T2 加权上均为低信号的是(　　)

A. 肌肉　B. 脑脊液　C. 钙化　D. 脂肪　E. 正铁血红蛋白

7. 下述左心房增大的影像特点,**错误**的是(　　)

A. 后前位,右心缘"双房影"　B. 后前位,支气管分叉角度增大　C. 左前斜位,心前间隙缩小甚至消失　D. 右前斜位,食管受压、后移　E. 左心缘可呈四个弧段

8. 无壁空洞最常见于(　　)

A. 周围性肺癌　B. 干酪性肺炎　C. 肺脓肿　D. 肺结核　E. 大叶性肺炎

9. 下列溃疡型胃癌的 X 线征象,**错误**的是(　　)

A. 放射状黏膜纠集,直抵龛影口部　B. 不规则状黏膜中断,杵状增粗　C. 腔内龛影　D. 指压迹　E. 周围胃壁僵硬

10. 大叶性肺炎的典型影像学变化见于病变的(　　)

A. 充血期　B. 实变期　C. 消散期　D. 病变全程　E. 发病 1~2 小时

11. 心包积液的表现中哪项是**错误**的(　　)

A. 心影明显增大,呈普大型　B. 心缘失去正常弧度　C. 心搏减弱或消失　D. 心影中出现钙化　E. 心影可呈烧瓶形

12. 灯泡征常见于(　　)

A. 原发性肝癌　B. 肝海绵状血管瘤　C. 肝脓肿　D. 转移性肝癌　E. 肝腺瘤

13. 左心室增大常见的原因是(　　)

A. 高血压病　B. 主动脉瓣关闭不全　C. 二尖瓣关闭不全

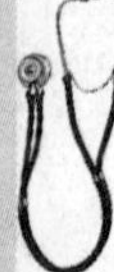

D．主动脉瓣狭窄　　E．以上都是

14. 男性，26岁。体检胸片发现前纵隔中部类圆形肿块影，CT提示肿块为囊性质地，含脂肪成分和骨化影，考虑（　　）
A．甲状腺瘤　　B．畸胎瘤　　C．胸腺瘤　　D．神经源性肿瘤　　E．淋巴瘤

15. 皮革胃是属于下列哪一种胃癌（　　）
A．溃疡型胃癌　　B．蕈伞型胃癌　　C．浸润型胃癌　　D．平坦型胃癌　　E．早期胃癌

16. 肺动脉高压描述**错误**的是（　　）
A．肺动脉收缩压＞30 mmHg　　B．肺动脉突出，肺门增大　　C．右下肺动脉直径＞15 mm
D．主动脉结增大　　E．可见肺门截断征象

17. 男性60岁，钡灌肠发现乙状结肠下段呈局限环形狭窄，肠壁僵硬，与正常肠管分界截然，首先考虑（　　）
A．溃疡性结肠炎　　B．结肠癌　　C．先天性巨结肠
D．过敏性结肠炎　　E．肠结核

18. 窗宽为300、窗位为20时，其CT值显示范围为（　　）
A．－170～130 Hu　　B．－150～150 Hu　　C．－130～170 Hu　　D．0～300 Hu　　E．20～300 Hu

19. 正常食管X线解剖，**错误**的是（　　）
A．始于颈6椎体水平　　B．通常分项段、胸段、腹段　　C．黏膜皱襞与胃相似
D．有3个生理压迹　　E．可见膈壶腹

20. 食管下段管腔狭窄，扩张受限，黏膜破坏，有充盈缺损，应诊断为（　　）
A．食道炎症　　B．食道异物　　C．食道癌
D．食管良性狭窄　　E．贲门失弛缓症

21. 女性，18岁。心悸、气急、发育不良。胸部摄片：心影呈梨形。右心房、右心室增大为主，主动脉球缩小，肺充血改变，诊断（　　）
A．风湿性心脏病、二尖瓣狭窄　　B．风湿性心脏病、二尖瓣关闭不全
C．先天性心脏病、室间隔缺损　　D．先天性心脏病、房间隔缺损
E．先天性心脏病、法洛四联症

22. 化脓性关节炎与结核性关节炎的主要X线**不同点**（　　）
A．是否有关节周围软组织肿胀　　B．是否合并关节脱位
C．是否有骨质疏松　　D．是否有承重部位骨质破坏和早期关节间隙狭窄
E．是否有软组织钙化

23. 患者30岁，膝关节间歇性隐痛多年，查胫骨上端内侧肿胀，触之有乒乓球感。X线摄片示胫骨上端内侧呈膨性皂泡性骨质破坏，横径大于纵径。首先考虑诊断为（　　）
A．骨囊肿　　B．溶骨性骨肉瘤　　C．骨纤维异常增殖症
D．骨巨细胞瘤　　E．骨结核

24. 急性化脓性骨髓炎的X线摄片骨骼表现在发病多少时间可出现（　　）
A．2周内　　B．2周后　　C．1周内　　D．即刻　　E．1月后

25. 下列哪项**不是**脊椎结核的X线征象（　　）
A．椎体破坏变形　　B．脊柱后凸畸形　　C．脊柱呈"竹节状"外观
D．椎间隙变窄或消失　　E．可见冷脓肿

26. 半月板损伤首选影像学检查方法是（　　）
A．X线平片　　B．血管造影　　C．CT　　D．MRI　　E．超声

27. 椎间盘突出的部位常见于（　　）
A．颈1～2　　B．胸3～4　　C．腰1～2　　D．腰4～5　　E．胸1～2

28. 最常见的原发性恶性骨肿瘤是（　　）
A．尤文肉瘤　　B．恶性骨母细胞瘤　　C．软骨肉瘤　　D．骨肉瘤　　E．转移瘤

29. 儿童长骨分为四部分，下列哪一项**错误**（　　）
A．骨干　　B．骨端　　C．骨骺　　D．干骺端　　E．骺线

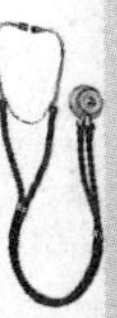

30. 关于骨囊肿的 X 线表现,哪项**错误**(　　)

A. 好发于肱骨、股骨和胫骨　　B. 为膨胀性、边界清楚圆形、卵圆形透亮区

C. 病变长轴方向与骨干一致　　D. 骨膜反应常见

E. 可见骨片陷落征

(二) 多选题(每题 1 分,共 10 分)

1. 大叶性肺炎 X 线表现为(　　)

A. 早期仅有肺纹理改变　　B. 实变期呈大片状阴影,密度较均匀

C. 叶间裂多不移位　　D. 肺门淋巴结增大

E. 实变影内有支气管含气征

2. 以下关于原发综合征的叙述,正确的是(　　)

A. 原发病灶多位于上叶下部或下叶上部　　B. 原发病灶多位于上叶下部或下叶下部

C. 原发病灶多位于胸膜下　　D. 除原发病灶外,常有气管旁或肺门淋巴结增大

E. 除原发病灶和淋巴结肿大外,可有淋巴管炎

3. 指出纵隔淋巴瘤的特征(　　)

A. 好发于中纵隔下部

B. 好发于中纵隔中上部

C. 为气管旁和肺门淋巴结增大,以气管旁为主

D. 双侧对称性分布,边缘呈分叶状

E. 单侧分布多见,边缘呈分叶状

4. 指出左侧位心及大血管边缘阴影构成的正确描述(　　)

A. 心前缘由右心室前壁、右室漏斗部、肺动脉主干和升主动脉前壁构成

B. 心前缘由右心房、主动脉构成

C. 心后缘由左心房、左心室和下腔静脉构成

D. 前胸壁与右室漏斗部、肺动脉主干和升主动脉前壁之间为胸骨后区

E. 心后缘由降主动脉构成

5. 哪些属正常人心型(　　)

A. 二尖瓣型　　B. 横位型　　C. 靴型　　D. 斜位型　　E. 垂位型

6. 肝硬化可有以下哪些 CT 表现(　　)

A. 右叶缩小,尾叶增大　　B. 肝裂增宽　　C. 脾大

D. 平扫肝密度不均　　E. 门静脉增宽

7. 泌尿系统结核影像学的典型表现为(　　)

A. 肾盏呈虫蚀样破坏,并且累及多个肾盏　　B. 输尿管的不规则狭窄和扩张呈串珠状

C. 膀胱容积缩小,扩张度差　　D. 膀胱内可见充盈缺损

E. 膀胱增大

8. 子宫内膜癌的超声表现有(　　)

A. 子宫增大,形态尚规则或不规则

B. 宫腔内回声杂乱或有不规则强、弱回声,内膜厚大于 0.6 cm

C. 宫腔内有积液、积脓或积血,液性暗区不规则且有点、块状回声

D. CDFI:血供丰富,高速低阻

E. 影像学检查中,超声优于 MRI

9. 骨肉瘤的基本 X 线征有(　　)

A. 瘤骨　　B. 骨质破坏　　C. 死骨形成　　D. 骨膜增生　　E. 软组织肿块

10. 有关脑转移瘤的 CT 表现特点,下列说法**错误**的是(　　)

A. 转移瘤常好发于大脑镰旁和上矢状窦旁　　B. 增强扫描后肿瘤出现结节状或环形强化

C. 肿瘤周围常见大片指状低密度水肿　　D. 转移瘤常为单发

E. 肿瘤占位征象明显

三、填空题(每空 1 分,共 15 分)

1. 法洛四联症的 4 种畸形为________、________、________、________。
2. X 线上空洞分为________、________、________,其中壁厚度大于 3 mm 的空洞常见疾病有________、________、________。
3. MRA 常用的技术有________、________。
4. 局限性胸腔积液包括________、________、________。

四、简答题(每题 5 分,共 25 分)

1. 简述周围型肺癌的 CT 表现。
2. 简述良恶性骨肿瘤的鉴别诊断。
3. 简述风湿性心脏病二尖瓣狭窄的 X 线表现。
4. 简述肝细胞肝癌的 CT 表现。
5. 简述缺血性脑梗死 CT 表现。

模拟综合试卷(二)

一、名词解释(每题2分,共10分)

1. 骺离骨折(epiphyseal fracture) **2.** 中心型肺癌(central type carcinoma of lung) **3.** 肺门舞蹈(hilar dance) **4.** 腔隙性脑梗死(lacunar infarction) **5.** 反"S"征

二、选择题

(一) 单选题(每题1分,共30分)

1. 半卵圆中心的髓质**不包括**下列哪种纤维( )

A. 投射纤维 B. 辐射冠 C. 联络纤维 D. 连合纤维 E. 内囊

2. 第二肝门指的是( )

A. 三支肝静脉汇入下腔静脉处 B. 肠系膜上静脉与脾静脉汇合处
C. 门静脉左右分支处 D. 肝动脉、门静脉、胆管进出肝脏处
E. 尾状叶静脉汇入无腔静脉处

3. 关于胰腺区的解剖,哪项是**错误**的( )

A. 胰腺位于腹膜后
B. 胰腺钩突部前方为肠系膜上静脉
C. 胰头的上方是门静脉及肝动脉,后方是下腔静脉
D. 胰腺位于脾静脉的前方
E. 胆总管自胰头的前上缘穿过

4. 关于椎间盘的描述,**错误**的是( )

A. 由髓核、纤维环和纤维软骨板构成 B. CT可以区分髓核、纤维环
C. MR可以区分髓核、纤维环 D. X线不能直接显示椎间盘
E. X线平片中椎间盘位置称为椎间隙

5. 黄韧带厚度一般**不超过**( )

A. 1 mm B. 2 mm C. 3 mm D. 4 mm E. 5 mm

6. 下述关于关节的描述,哪项**不正确**( )

A. 关节软骨主要靠骨膜营养 B. 平片所示关节间隙主要由关节软骨构成
C. 关节囊由纤维层和滑膜层构成 D. 平片难以区分正常关节囊与周围软组织
E. 高质量平片能隐约显示关节周围软组织层次

7. 孕妇应避免X线检查,是因为( )

A. X线的光化学效应 B. X线的荧光作用 C. X线的生物作用
D. X线的感光效应 E. 以上都不是

8. 下列成像方法,哪一种较**少用**于胸部( )

A. 平片 B. 纤支镜 C. CT D. MRI E. US

9. 血液、尿液、胆汁、胸腹水在人体体液中声衰减程度最低( )

A. 血液 B. 尿液 C. 胆汁
D. 胸腹水 E. 声衰减一样

10. 脊髓空洞症的首选检查方法( )

A. MRI B. CT C. X-ray D. SPECT E. US

11. 构成肺门阴影最主要的结构是( )

A. 肺动、静脉 B. 神经 C. 主支气管 D. 肺组织 E. 淋巴结

12. 双肺弥漫粟粒样阴影可见于下列病变,**除外**哪一项( )

A. 血源播散性肺结核 B. 肺转移瘤 C. 支气管肺炎
D. 结节病 E. 矽肺

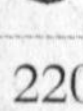

13. 下列关于急性肺泡性肺水肿的描述,**错误**的是( )
A. 早期小结节状影,迅速融合呈大片状　B. 肺门旁蝶形浓密影
C. 胸腔积液　D. 由中,下肺内带向上肺及外带发展
E. 经有效治疗,病变可于数周后完全消散

14. 下述继发性肺结核影像的特点,**错误**的是( )
A. 纤维灶　B. 增殖灶　C. 钙化
D. 肺门淋巴结肿大　E. 肺内病灶新旧不一

15. 下列空泡征的描述,**错误**的是( )
A. 大小为1 mm至数mm　B. 病理基础为小空洞
C. 常见于肺腺癌或细支气管肺泡癌　D. CT上为低密度区
E. 为残存的含气肺泡或细支气管

16. 下列关于肺转移瘤描述,**错误**的是( )
A. 肺动脉是最常见的转移途径　B. 胃癌是最常见的原发肿瘤
C. CT检出率高于胸片　D. 对肺内小病灶的显示,MRI不及CT
E. 肺尖、胸膜下、肋膈角等处病变,胸片易漏诊

17. 关于慢性支气管炎,下列影像哪项**错误**( )
A. X线表现常缺乏特征性　B. 很少发生肺气肿
C. 急性发生时,肺内可有斑片状影　D. 病变多分布在中下肺野
E. 肺纹理增多

18. 老年男性,刺激性干咳2个月,多次痰查癌细胞阴性,胸片除右中肺叶局限性透亮度增加外,未见其他异常,应首先考虑( )
A. 支气管结石　B. 气管异物　C. 早期肺癌
D. 慢性支气管炎　E. 急性支气管炎

19. 正常成人心胸比率一般**不超过**( )
A. 0.4　B. 0.5　C. 0.6　D. 0.7　E. 0.8

20. 食管造影通常可见到下列压迹,**除外**哪一项( )
A. 主动脉弓压迹　B. 左支气管压迹　C. 左心房压迹
D. 左心室压迹　E. 降主动脉压迹

21. 胸部后前位X线片上出现双心房影,提示( )
A. 左心室增大　B. 右心房增大　C. 右心室增大
D. 主动脉增宽,扭曲　E. 左心房增大

22. 若疑右膝关节腔内撕脱骨折,首选检查方法为( )
A. 普通X线平片　B. 骨放射性核素显像　C. 血管造影
D. CT　E. MRI

23. 肺源性心脏病主要表现是( )
A. 左心房,右心室增大　B. 左心室增大　C. 右心室肥大
D. 右心房,右心室增大　E. 右心房增大

24. 左侧心力衰竭的主要X线表现为( )
A. 肺淤血　B. 胸膜增厚或产生少量积液
C. 肺水肿　D. 心脏房室增大
E. 以上都是

25. 正常成人右下肺动脉主干直径一般为( )
A. ≤5 mm　B. ≤8 mm　C. ≤10 mm　D. ≤15 mm　E. ≤20 mm

26. 肺血增多的X线征象,下列哪项**不正确**( )
A. 肺动脉段突出　B. 双肺门影增大　C. 肺门舞蹈
D. 肺纹理增粗模糊　E. 右室增大

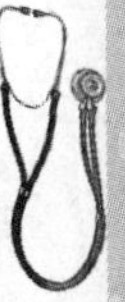

27. 儿童颅内压增高较常见可靠的X线征象是(　　)

A．蝶鞍扩大和骨质吸收　　B．颅缝分离　　C．脑回压迹增多

D．颅骨普遍性吸收　　E．蛛网膜颗粒增大

28. 脑血管畸形最常见的是(　　)

A．Galen静脉瘤　　B．烟雾病　　C．动静脉畸形

D．海绵状血管瘤　　E．毛细血管扩张症

29. 下述胃溃疡征象,哪一项提示为恶性(　　)

A．项圈征　　B．狭颈征　　C．黏膜纠集

D．腔外龛影　　E．局部胃壁僵硬

30. 早期胃癌是指癌肿尚未侵及(　　)

A．黏膜层　　B．肌层　　C．黏膜下层

D．浆膜层　　E．黏膜上层,且大小不超过5 mm

(二) 多选题(每题1分,共10分)

1. 关于血行播散型肺结核,叙述正确的是(　　)

A．包括急性粟粒型、亚急性和慢性血行播散型

B．亚急性或慢性血行播散型系较少量结核菌在较长时间内多次侵入血液循环引起

C．急性者病灶小而呈粟粒样,分布、大小和密度均匀

D．慢性者病灶大小不一,分布不均,病灶以中上肺多见

E．常伴有肺门纵隔淋巴结增大

2. 进展期中央型肺癌的CT征象可以有(　　)

A．支气管狭窄　　B．支气管梗阻　　C．支气管壁增厚

D．支气管管腔内结节　　E．肺门肿块

3. 指出哪些是右心室增大的X线表现(　　)

A．后前位示心尖上翘、圆凸、肺动脉段突出

B．右前斜位示心后下缘向后突出

C．右前斜位示心前缘圆锥部突出,心前间隙变窄

D．左前斜位示心前缘上段突出

E．左侧位示心前缘下段前凸,与胸骨接触面增大

4. 指出引起肺多血(肺充血)的心脏病(　　)

A．房间隔缺损　　B．室间隔缺损　　C．动脉导管未闭

D．甲亢性心脏病　　E．Fallot四联症

5. 消化道狭窄的原因有(　　)

A．肿瘤　　B．炎症瘢痕　　C．痉挛　　D．外压性　　E．先天性

6. 以下哪些符合肝囊肿的MRI特征(　　)

A．T1加权像呈均匀一致低信号　　B．T1加权像与正常肝组织信号接近

C．T1加权像呈混杂高信号　　D．T2加权像呈均匀一致明亮高信号

E．病灶圆形、光滑、界限清楚

7. 关于肾癌的X线表现,正确的是(　　)

A．尿路造影可见肾盏受压拉长现象,边缘可不规则

B．肾盏呈虫蚀样破坏

C．若肿瘤侵及肾盂,可形成肾盂充盈缺损

D．选择性肾动脉造影,实质期可见到肿瘤染色

E．尿路造影可见到肾盏受压拉长,分开或变形,但边缘光滑

8. 骨骼的基本病变有(　　)

A．骨质疏松　　B．骨质软化　　C．骨质破坏

D．骨质增生硬化　　E．骨膜增生

9. 垂体微腺瘤的 MR 特征为(　　)

A. 瘤体局限于鞍内,直径小于 10 mm　　B. 瘤体突出于鞍外

C. 垂体柄向对侧移位　　D. Gd-DTPA 增强,早期呈垂体内局限性低信号区

E. 阻塞性脑积水

10. 关于脑膜瘤的 MRI 特征,下列描述正确的是(　　)

A. T1WI,与正常脑组织信号相仿　　B. T1WI,多数脑膜瘤比正常脑组织信号高

C. T2WI,与正常脑组织信号相仿　　D. 对瘤内钙化和颅骨破坏程度价值有限

E. Gd-DTPA 增强,多呈明显均匀强化

三、填空题(每空 1 分,共 15 分)

1. X 线照片利用了 X 线特性中的________、________、________、________。
2. 佝偻病骨改变最早发生于________。
3. 大多数的纵隔肿瘤都有一定的好发部位,前纵隔肿瘤常见为________、________、________;中纵隔肿瘤常见为________;而后纵隔肿瘤常见为________。
4. 骨折断端发生移位时,横向移位、纵向移位称为________;成角称为________。
5. 骨肉瘤的主要 X 线表现为________、________、________。

四、简答题(每题 5 分,共 25 分)

1. 简述鼻咽癌影像学表现。
2. 简述骨巨细胞瘤影像学表现。
3. 简述硬膜外血肿与硬膜下血肿的鉴别诊断。
4. 简述前列腺癌 MRI 表现。
5. 简述早期食管癌 X 线表现。

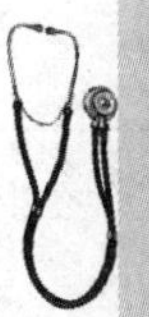

模拟综合试卷(三)

一、名词解释题(每题2分,共10分)

1. CDFI　**2.** 骨"气鼓"　**3.** 相反搏动点(Instead pulse point)　**4.** 充盈缺损(filling defect)　**5.** 骨质疏松(osteoporosis)

二、选择题

(一) 单选题(每题1分,共30分)

1. 人体各组织对X线的衰减,由大变小的顺序是(　　)

A. 骨、脂肪、肌肉、空气　B. 骨、肌肉、脂肪、空气
C. 脂肪、骨、肌肉、空气　D. 肌肉、骨、脂肪、空气
E. 肌肉、脂肪、骨、空气

2. 下列哪项类型的积液可出现外高内低的弧线(　　)

A. 游离性胸膜腔积液　B. 包裹性胸膜腔积液　C. 肺底积液
D. 肺囊肿　E. 肺脓肿

3. 孕妇需避免X线检查,是因为X线的(　　)

A. 穿透作用　B. 荧光作用　C. 生物作用　D. 电离作用　E. 光化学作用

4. X线胸片上有一直径约2.4 cm的圆形肿块,边缘光滑锐利,密度较高,内有爆米花状钙化,病人无自觉症状。最可能诊断为(　　)

A. 肺癌　B. 错构瘤　C. 炎性假瘤　D. 包虫囊肿　E. 结核球

5. 关于阻塞性肺气肿,X线表现描述**错误**的是(　　)

A. 横膈低平　B. 双肺透光度增高　C. 肺内可见多个肺大泡
D. 肋间隙变窄　E. 肺纹理稀疏

6. 法洛四联征包括(　　)

A. 肺动脉狭窄　B. 室间隔缺损　C. 主动脉骑跨　D. 右心室肥厚　E. 以上全是

7. 患者25岁,膝关节间歇性隐痛、肿胀半年,查体胫骨上端内侧肿胀,触之有乒乓球感,X线片示胫骨上端偏内侧呈膨胀性皂泡样骨质破坏,横径大于纵径,应诊断为(　　)

A. 骨巨细胞瘤　B. 动脉瘤样骨囊肿　C. 软骨母细胞瘤　D. 骨肉瘤　E. 骨囊肿

8. 下列哪项**不是**脊柱结核的X线表现(　　)

A. 相邻椎体破坏　B. 椎间隙变窄、消失　C. 边缘性、虫噬样骨质破坏
D. 腰大肌肿胀,可有钙化　E. 骨赘、骨桥形成

9. 女,25岁,右侧耳鸣,听力下降。CT平扫无异常。临床拟诊内听道听神经瘤,选择以下哪种方法进一步检查为宜(　　)

A. 颈内动脉造影　B. CT增强扫描　C. MRI　D. 动态CT扫描　E. 椎动脉造影

10. 多数"颅咽管瘤"位于下列哪个部位(　　)

A. 鞍上　B. 鞍旁　C. 鞍内　D. 四叠池　E. 以上都不对

11. 男,3岁,腹痛、腹胀伴呕吐1天。腹部透视见多个气液平面,首先考虑的诊断是(　　)

A. 结肠息肉　B. 息肉恶变　C. 结肠癌　D. 肠梗阻　E. 结肠炎

12. 关于胃癌钡餐造影表现,下列哪项**不正确**(　　)

A. 胃壁局限性僵硬　B. 线状溃疡　C. 病变周围黏膜皱襞中断、破坏
D. 底部凹凸不平的浅大溃疡　E. 表面凹凸不平的充盈缺损

13. 有关肝硬化的CT表现,**不正确**的是(　　)

A. 肝左叶及尾状叶增大较为常见　B. 肝脏密度一般与正常肝无明显变化
C. 肝表面凹凸不平,肝缘变钝　D. 肝硬化再生结节动态增强扫描无明显强化
E. 胃底部可见粗大扭曲的血管影

14. 正常前列腺的中央区与外周区在 T2WI 的信号特点是(　　)
A．二者均为高信号　　B．二者均为低信号
C．中央区为低信号,外周区为高信号　　D．中央区为高信号,外周区为低信号
E．中央区为等信号,外周区为低信号

15. 立位 X 线检查正常节育环的位置正确的是(　　)
A．耻骨联合水平　　B．耻骨联合上方 2～6 cm,中线两旁 3 cm
C．耻骨联合上方 2～8 cm,中线两旁 6 cm　　D．左侧膈下
E．耻骨联合下方 2 cm

16. 彩色多普勒血流成像中规定(　　)
A．朝向探头的血流为红色　　B．背向探头的血流为红色　　C．朝向探头的血流为蓝色
D．背向探头的血流为绿色　　E．朝向探头的血流为绿色

17. 下列哪种检查方法在胸部检查最常用(　　)
A．MR 检查　　B．DSA 检查　　C．超声检查
D．X 线检查和 CT 检查　　E．PET 检查

18. 周围型肺癌空洞的 X 线特征是(　　)
A．壁厚而不规则,偏心性,内壁凹凸不平
B．壁薄,无液平面
C．厚壁空洞,有浅小液平面,附近有斑点状播散灶
D．壁薄,周边光整,大小形态不变
E．壁薄,其中有大液平面,边缘清晰完整

19. 钡餐检查,病理性胃形态为(　　)
A．牛角型　　B．瀑布型　　C．葫芦型　　D．钩型胃　　E．无力型

20. X 线平片上肾结石可以表现为(　　)
A．圆形　　B．卵圆形　　C．桑葚形　　D．鹿角形　　E．以上都是

21. MRI 检查的禁忌证为(　　)
A．眼球内金属异物　　B．动脉瘤用银夹节扎术后　　C．装有心脏起搏器
D．幽闭综合征　　E．以上都是

22. 女性,35 岁,拍片发现右前上纵隔有一椭圆形阴影,透视下见块影可随吞咽动作上、下移动。首先考虑(　　)
A．胸腺瘤　　B．畸胎瘤　　C．支气管囊肿
D．胸内甲状腺　　E．神经源性肿瘤

23. 腺癌最好发于(　　)
A．胰头颈部　　B．胰体　　C．胰尾
D．胰体、尾交界处　　E．胰体、尾部

24. 最易出现空洞内液平的病变是(　　)
A．肺结核　　B．肺脓肿　　C．肺炎　　D．肺癌　　E．错构瘤

25. 溃疡型食管癌的特征影像是(　　)
A．食管内充盈缺损　　B．憩室
C．龛影　　D．食管全程扩张,末端呈鼠尾状
E．轮廓毛糙

26. 下述胃溃疡征象,哪一项提示为恶性(　　)
A．项圈征　　B．狭颈征　　C．腔外龛影　　D．局部胃壁僵硬　　E．黏膜线

27. 关于急性肺脓肿,描述**错误**的是(　　)
A．葡萄球菌为常见致病菌　　B．常有高热、寒战、大量脓痰　　C．多数为薄壁空洞
D．常有"液平面"　　E．厚壁空洞常见

28. 下面哪项**不**是生理钙化(　　)
A．松果体钙化　　B．脉络膜钙化　　C．大脑镰钙化　　D．脑垂体钙化　　E．苍白球

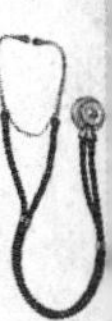

29. 慢性化脓性骨髓炎的X线摄片主要表现为(　　)
A. 骨质硬化增生　B. 骨膜增生　C. 骨皮质增厚　D. 骨干增粗　E. 骨质坏死

30. 科莱斯骨折是(　　)
A. 桡骨远端骨折　B. 桡骨近端骨折　C. 尺骨远端骨折
D. 尺骨近端骨折　E. 桡骨中段骨折

(二) 多选题(每题1分,共10分)

1. 胸膜增厚、粘连、钙化的叙述,哪些正确(　　)
A. 局限性增厚粘连,表现为肋膈角变钝
B. 广泛性增厚粘连时,见患侧胸廓塌陷,肺野密度增高
C. 沿肺野外侧肋骨内缘见线条状密度增高影
D. 肋间隙变宽和横膈低平
E. 胸膜钙化多见于结核性胸膜炎和脓胸

2. 大叶性肺炎与大叶性肺不张的鉴别点有(　　)
A. 肺体积:肺炎不变,肺不张小　B. 支气管充气征:肺炎有,肺不张无
C. 纵隔位置:肺炎不变,肺不张向患侧移位　D. 膈肌:肺炎动度可能小肺不张、膈升高
E. 肋间隙:肺炎和肺不张均无变化

3. 引起心影普遍增大的疾病有(　　)
A. 心包积液　B. 心肌炎
C. 严重贫血性心脏病　D. 风湿性心脏病—二尖瓣狭窄及关闭不全伴心衰
E. 慢性肺源性心脏病

4. 法洛四联症平片的X线表现为(　　)
A. 靴形心脏　B. 右室增大　C. 左房不大　D. 肺血减少　E. 左心室增大

5. 贲门失弛缓症的X线表现中,**错误**的是(　　)
A. 贲门管的功能性狭窄和食管的高度扩张同时存在
B. 食管下端逐渐变细呈鸟嘴状进入膈下
C. 食道狭窄不对称,内壁不规则,又随呼吸改变
D. 食管极度扩张,形成巨大囊袋,横卧膈上
E. 狭窄区管壁僵硬

6. 典型肝脓肿的CT表现为(　　)
A. 病灶呈圆形或椭圆形低密度　B. 中心区域CT值略高于水而低于正常肝组织
C. 密度均匀或不均匀　D. 病灶周围往往出现不同密度的环形影
E. 环状结构呈不同程度的增强

7. 膀胱结石的主要临床表现有(　　)
A. 排尿疼痛　B. 尿流间歇中断　C. 血尿
D. 改变体位排尿中断症状消失　E. 肾脏绞痛

8. 有关病理性骨折,下列哪些是**不正确**的(　　)
A. 骨折发生在已有病变的骨质部位
B. 引起病理性骨折的外伤力量很大
C. 曾患慢性骨髓炎现已愈合的骨骼容易骨折
D. 原有骨折现已完全愈合的部位容易骨折
E. 病理性骨折的形态一般为粉碎性

9. 骨巨细胞瘤典型X线表现有(　　)
A. 好发于长骨骨端,关节面下、偏心部位
B. 瘤体为溶骨性破坏区,边界清楚,有时呈皂泡状
C. 骨皮质变薄、膨胀或骨壳形成
D. 当骨皮质或骨壳局限性破裂并周围软组织肿块,提示肿瘤生长活跃

E．当病变迅速扩大，出现骨皮质多处破裂，软组织肿块和骨膜增生，提示肿瘤为恶性

10. 关于脑内动静脉畸形的特点，下列CT描述正确的是(　　)

A．多发生于基底节区　　B．平扫呈混杂密度，有钙化　　C．增强，可明显强化

D．病灶边缘不清，形态不规则　　E．常有出血

三、填空题(每空1分，共15分)

1. 肺纹理是由_______、_______、_______和_______构成的复合影像，其中主要成分是_______。
2. 肝癌从大体上可分为_______、_______、_______三型。
3. 喉癌中转移早的为_______。
4. 长骨骨纤维异常增殖症平片上四种基本改变为_______、_______、_______和_______。
5. 良性骨肿瘤中最常见的是_______，原发性恶性骨肿瘤中最常见的是_______。

四、简答题(每题5分，共25分)

1. 简述囊性、实性、混合性占位性病变的声像图特点。
2. 简述高血压性脑出血的CT表现。
3. 简述进展期胃癌的X线表现。
4. 简述肾结石的影像学表现。
5. 简述星形细胞瘤CT表现。

模拟综合试卷(一)参考答案

一、名词解释(每题2分,共10分)

1. Codman三角 引起骨膜反应的病变进展使形成的骨膜新生骨破坏,破坏区两侧的残留骨膜新生骨呈三角形。
2. 空洞 肺内病变组织发生坏死经引流支气管排出后而形成的病变状态。
3. 支气管气像 含气的支气管与渗出、实变的肺组织形成对比,在渗出、实变区中可见含气的支气管分支影。
4. 心胸比率 心影最大横径与胸扩最大横径之比。
5. 龛影 局限性溃疡形成的凹陷为钡剂充盈。

二、选择题

(一) 单选题(每题1分,共30分)

1. C 2. A 3. C 4. D 5. B 6. C 7. C 8. B 9. A 10. B 11. D 12. B
13. E 14. B 15. C 16. D 17. B 18. C 19. C 20. C 21. C 22. D 23. D
24. B 25. C 26. D 27. D 28. D 29. B 30. D

(二) 多选题(每题1分,共10分)

1. ABCE 2. ACDE 3. BCD 4. ACD 5. BDE 6. ABCDE 7. ABC 8. ABCD
9. ABDE 10. AD

三、填空题(每空1分,共15分)

1. 肺动脉狭窄 室间隔缺损 主动脉骑跨 右心室肥大 2. 无壁空洞 薄壁空洞 厚壁空洞 肺癌 肺结核 肺脓肿 3. 时间飞跃(TOF) 相位对比(PC) 4. 包裹积液 叶间积液 肺下积液

四、简答题(每题5分,共20分)

1. 简述周围型肺癌的CT表现。

答:肺内不规则形肿块或结节影(1分);增强扫描呈明显强化;可见细短毛刺、胸膜凹陷征、血管集束征等;密度均匀或不均匀,与肿瘤大小有关,小者可见空泡征,大者可见偏心空洞,钙化少见;深分叶,脐征,常呈明显强化;淋巴转移可见肺门及纵隔淋巴结肿大,呈软组织密度,单个或多个,可融合成分叶状,增强扫描无强化;血行转移可见肺内多发转移灶或胸部骨质破坏等。

2. 简述良恶性骨肿瘤的鉴别诊断。

答:

	生长速度	破坏性质	边缘硬化	骨皮质	骨膜反应	软组织肿块	增强	瘤骨
良性肿瘤	缓慢	膨胀性生长	清晰,有硬化	变薄,连续	无,或薄而致密,与骨皮质融合	无	均匀强化	无
恶性肿瘤	快	浸润性生长	模糊,无硬化	密度减低,酥,局部中断	多中断,Codman三角形成	有	不均匀明显强化	有

3. 简述风湿性心脏病二尖瓣狭窄的X线表现。

答:心影中度增大,呈梨形;左房增大,压迫食管,可见双房影,双边或双弧征,左心缘左心房段突出呈四弧,左侧主支气管受压抬高,气管隆突角开大;右室增大,后前位上心腰丰满或膨隆,长度增加,左心缘相反搏动点向下移位,心尖向左上移位、上翘,心前缘膨隆,心前间隙变小,右心房房可增大;左心室缩小,室间沟左移;主动脉球缩小,隐藏在纵隔影内;可见二尖瓣钙化;肺淤血,肺内静脉纹理增粗,模糊,可见含铁血黄素沉着颗粒,肺水肿可见双肺透光度减低,双肺内可见片状密度增高影或Kerley氏线,以KerleyB线最多见;肺动脉高压,右肺下动脉增粗,直径大于15 mm,远段呈残根状。

4. 简述肝细胞肝癌的CT表现。

答:肝内可见圆形、分叶、不规则形低密度、混杂或等密度病灶,呈巨块状或结节状或弥漫分布,边缘清晰或模糊,可见到钙化、出血；增强扫描动脉期明显强化门静脉期较肝实质强化弱，平衡期继续下降，呈现快升快降型强化特点；可见肝内动脉与门脉瘘形成，门静脉内癌栓，肝门部或腹主动脉旁、腔静脉旁淋巴结肿大。合并肝硬化可见肝脏体积缩小，肝裂增宽，各叶比例失调，肝脏表面不光滑，呈扇贝状或波浪状，密度不均，可见等或略高密度的小结节，增强扫描肝脏密度趋于均匀，脾大、腹水，脾门胃底肝门区见迂曲扩张血管。

5. 简述缺血性脑梗死CT表现。

答：动脉闭塞即刻：CT灌注成像，局部脑血流量减少，平均通过时间延长；

6～8小时，可见早期征象：致密血管征、基底核回避现象、局部脑组织肿胀；

24小时：楔形低密度，基底朝向大脑凸面，脑灰白质受累，可见占位效应；

2～3周：出现模糊效应、脑回状强化；

1～2月：软化灶，边缘清晰的液体密度。

模拟综合试卷(二)参考答案

一、名词解释(每题2分，共10分)

1. 骺离骨折　由于儿童骨骺尚未与干骺端结合，外力可经过骺板达干骺端引起骨骺分离。

2. 中心型肺癌　是指发生于主支气管、肺叶及肺段支气管的肺癌。

3. 肺门舞蹈　当肺充血时，在透视下观肺动脉段和两侧肺门血管搏动增强。

4. 腔隙性脑梗死　系指脑内穿支小动脉闭塞所致，主要位于基底节区、脑干、小脑，直径小于1.5 cm的边缘较清晰小病灶。

5. 反“S”征　右肺上叶中心型肺癌造成肺不张，水平裂上叶在肺门处受到阻挡，使水平裂胸膜呈反“S”形。

二、选择题

(一) 单选题(每题1分，共30分)

1. E　**2.** A　**3.** E　**4.** E　**5.** E　**6.** A　**7.** C　**8.** E　**9.** E　**10.** A　**11.** A　**12.** C
13. E　**14.** D　**15.** B　**16.** B　**17.** B　**18.** C　**19.** B　**20.** D　**21.** E　**22.** D　**23.** C
24. E　**25.** D　**26.** D　**27.** A　**28.** C　**29.** E　**30.** B

(二) 多选题(每题1分，共10分)

1. ABCD　**2.** ABCDE　**3.** ACE　**4.** ABCD　**5.** ABCDE　**6.** ADE　**7.** ABCD　**8.** ABCDE
9. ACD　**10.** ACDE

三、填空题(每空1分，共15分)

1. 穿透性　荧光效应　摄影效应　电离效应　**2.** 临时钙化带　**3.** 胸内甲状腺　胸腺瘤　畸胎瘤　恶性淋巴瘤　神经源性肿瘤　**4.** 对位不良　对线不良　**5.** 骨质破坏　肿瘤骨　骨膜反应　软组织肿块

四、简答题(每题5分，共25分)

1. 简述鼻咽癌影像学表现。

答：①鼻腔变形、不对称；②鼻咽侧壁增厚、软组织肿块；③咽周软组织及间隙改变)；④继发炎症；⑤颅底骨质破坏；⑥颅内侵犯；⑦淋巴转移；⑧远处转移。

2. 简述骨巨细胞瘤影像学表现。

答：好发长骨的骨端，偏侧生长，分房征，呈溶骨性破坏，骨皮质变薄；CT的表现，膨胀性骨质破坏区，骨壳完整；MRI的表现T1WI低或等信号，T2WI多为高信号。

3. 简述硬膜外血肿与硬膜下血肿的CT鉴别诊断。

答：硬膜下血肿：多由桥静脉或静脉窦损伤出血所致，血液聚集于硬膜下隙，沿脑表面广泛分布。CT表现：急性期：颅板下新月形或半月形高密度影，常伴有脑挫裂伤或脑内血肿，脑水肿和占位效应明显；亚急性和慢性硬膜下血肿呈稍高、等、低或混杂密度灶，范围广泛，不受颅缝限制；增强扫描对于亚急性和慢性硬膜下血肿的诊断有帮助。

硬膜外血肿：病理上多发生于头颅直接损伤部位，局部多有骨折，以动脉性出血为主(脑膜中动脉常见)。血肿常见于颞、额顶和颞顶部；多不伴脑实质损伤。因硬膜与颅骨粘连紧密，故血肿范围局限，呈双凸透镜形。CT表现：平扫为颅骨内板下双凸形高密度影，边界锐利，局限，一般不超过颅缝；血肿密度多均匀；可见占位效

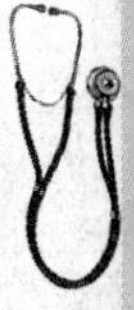

应；局部颅骨可伴有骨折。

4. 简述前列腺癌MR表现。

答：T1WI低信号，难以识别，T2WI典型变现较高信号周围带出现低信号结节；被膜有或没有中断，直肠、膀胱、精囊是否受侵，两侧神经血管丛是否对称；盆腔及其他部位是否转移，骨盆是否转移；MRS Cit峰明显下降，(cho+Cre)/Cit比值升高。

5. 简述早期食管癌X线表现。

答：(1) 平坦型：边缘欠规则，扩张性略差，钡剂涂布不连续；黏膜粗糙呈颗粒状，附近黏膜粗细不均、扭曲或聚拢、中断。

(2) 隆起型：不规则扁平隆起，分叶或花边状，可有溃疡形成。

(3) 凹陷型：切线位边缘不规则，正位不规则浅钡斑，周围可见小颗粒隆起或黏膜集中现象。

模拟综合试卷(三)参考答案

一、名词解释(每题2分，共10分)

1. CDFI　彩色多普勒血流显像。此方法不仅能清楚显示心脏大血管的形态结构与活动情况，且能直观和形象地显示心内血流的方向、速度、范围、有无血流紊乱及异常通路等。又称之为非损伤性心血管造影法，主要用于心血管疾病的检查。

2. 骨"气鼓"　短骨结核可在骨内形成囊性破坏，骨皮质变薄，骨干膨胀。

3. 相反搏动点　左心缘肺动脉段与左心室段交界处随心脏搏动在透视下呈跷跷板样运动。

4. 充盈缺损　造影检查中造影剂涂布的轮廓局限性内陷。

5. 骨质疏松　单位体积内骨组织的含量减少，即骨组织的有机成分和无机成分均减少，但两者的比例正常。影像表现为骨质密度减低，骨皮质变薄，内可见透亮线，骨性关节面下可见透亮区或透亮带，骨小梁稀疏、变细。

二、选择题

(一) 单选题(每题1分，共30分)

1. B　2. A　3. C　4. B　5. D　6. E　7. A　8. E　9. C　10. A　11. D　12. B
13. B　14. C　15. B　16. A　17. D　18. A　19. C　20. E　21. E　22. D　23. A
24. B　25. C　26. D　27. C　28. D　29. A　30. A

(二) 多选题(每题1分，共10分)

1. ABCE　2. ABCD　3. ABCD　4. ABCD　5. CE　6. ABCD　7. ABCD　8. BCDE
9. ABCDE　10. BCDE

三、填空题(每空1分，共15分)

1. 肺动脉　肺静脉　淋巴管　支气管　肺动脉及其分支　2. 巨块型　结节型　弥漫型　3. 声门上区癌
4. 囊状膨胀性改　磨玻璃样改变　丝瓜瓤状改变　虫蚀样改变　5. 骨软骨瘤　骨肉瘤

四、简答题(每题5分，共25分)

1. 简述囊性、实性、混合性占位性病变的声像图特点。

答：囊性病变的内部为无回声液性暗区，后方回声增强；界限清楚、边缘光滑、形态规则。

实性病变的内部为有回声，回声可以为低回声、等回声或高回声；后方可见有回声减弱；界限可以清楚或不清楚；形态可以规则或不规则。

混合性占位性病变具备囊性和实性占位病变的特点。

2. 简述高血压性脑出血的CT表现。

答：常发生于基底节区、丘脑、小脑、脑干等处。

急性期血肿呈边界清楚的肾形、类圆形或不规则形均匀高密度影，周围水肿带宽窄不一，局部脑室受压移位。破入脑室可见脑室内积血。

吸收期始于3～7天，可见血肿周围变模糊，水肿带增宽，血肿缩小并密度减低，小血肿可完全吸收。

囊变期始于2个月后，较大血肿吸收后常遗留大小不等的囊腔，伴有不同程度的脑萎缩。

3. 简述进展期胃癌的X线表现。

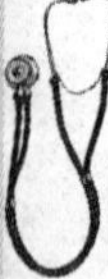

答：充盈缺损；胃腔狭窄、胃壁僵硬；龛影、环堤、指压迹状充盈缺损；黏膜皱襞破坏、消失、中断；蠕动消失。

4. 简述肾结石的影像学表现。

答：超声：肾窦区高回声，后方伴有声影；X线：位于肾窦区，圆形、桑葚状、鹿角状高密度影。侧位片上，肾结石与脊柱影重叠；CT：能够发现肾盏、肾盂内的高密度结石。

5. 简述星形细胞瘤CT表现。

答：(1) 星形细胞瘤Ⅰ、Ⅱ级：脑内低密度病灶，类似水肿，CT值18～24 Hu，边界不清，瘤周水肿不明显。增强扫描，强化不明显；

(2) 星形细胞瘤Ⅲ、Ⅳ级：杂密度，高密度为出血，低密度为肿瘤的坏死区。增强扫描不规则强化；

(3) 小脑星形细胞瘤：分为囊性星形细胞瘤和实性星形细胞瘤，多有水肿，四脑室受压，上位脑室扩大，脑干受压前移，桥小脑角池闭塞。